AF650841

E-Book inside auf psychotherapie.tools

Mit dem untenstehenden Download-Code erhalten Sie dieses Buch als E-Book im PDF-Format. Hierfür ist eine Registrierung auf www.psychotherapie.tools notwendig:

1. www.psychotherapie.tools/e-book-inside öffnen.
2. Code eingeben.
3. Auf »Freischalt-Code einlösen« klicken. Der Code ist einmal gültig.
4. Im Warenkorb auf »Zur Kasse« klicken und Vorgang nach Login abschließen.

Das E-Book steht Ihnen in Ihrem Kundenkonto unter »Mein Material« zur Verfügung. Es ist ausschließlich für den persönlichen Gebrauch einer einzelnen Person bestimmt.

Für Institutionen und Teams bieten wir gestaffelte Mehrplatz-Lizenzen an, die sich an der Zahl Ihrer Nutzer:innen orientieren. Kontaktieren Sie uns unter vertrieb-psychotherapie.tools@beltz.de und sichern Sie sich Ihre Mehrplatz-Lizenz!

ZULFJXDV9A

Beck

Praxis der Kognitiven Verhaltenstherapie

Judith S. Beck, Ph.D., ist die Leiterin des renommierten Beck Institute for Cognitive Therapy and Research in Philadelphia und Professorin für Psychologie und Psychiatrie an der University of Pennsylvania.

Judith S. Beck

Praxis der Kognitiven Verhaltenstherapie

Mit E-Book inside und Arbeitsmaterial

3., vollständig überarbeitete und erweiterte Auflage

BELTZ

Judith S. Beck, PhD
Beck Institute for Cognitive Behavior Therapy
One Belmont Avenue
Bala Cynwyd, PA 19004-1610
USA

Das Original des Buchs ist unter dem Titel »Cognitive Behavior Therapy: Basics and Beyond« (3rd edition) erschienen.

Dieses Buch ist erhältlich als:
ISBN 978-3-621-28895-8 Print
ISBN 978-3-621-28896-5 E-Book (PDF)

3. Auflage 2024

Beltz Verlagsgruppe GmbH & Co. KG
Werderstraße 10, 69469 Weinheim
service@beltz.de

Lektorat: Dagmar Kühnle Zerpa
Umschlagbild: © Getty Images / Sergei Krestinin
Herstellung: Uta Euler
Satz: WMTP Wendt-Media Text-Processing GmbH, Birkenau
Gesamtherstellung: Beltz Grafische Betriebe, Bad Langensalza
Beltz Grafische Betriebe ist ein Unternehmen mit finanziellem Klimabeitrag (ID 15985-2104-1001).
Printed in Germany

Weitere Informationen zu unseren Autor:innen und Titeln finden Sie unter: www.beltz.de

Inhaltsübersicht

Inhalt

Geleitwort

Ich freue mich sehr über die dritte Auflage dieses Buches. Der Einsatzbereich der Kognitiven Verhaltenstherapie (KVT) ist allein in den letzten zehn Jahren sprunghaft gewachsen. Diese neue Auflage ist unter anderem aufgrund der Adaptation von Techniken aus einer Vielzahl von psychotherapeutischen Methoden in die kognitiv-verhaltenstherapeutische Behandlung wertvoll. Sie finden hier beispielsweise Interventionen aus der Akzeptanz- und Commitmenttherapie, der Dialektisch-Behavioralen Therapie, der Achtsamkeitsbasierten kognitiven Therapie (MBCT). Ebenso wichtig ist aber auch, dass die Genesungs- oder Stärkenorientierung als Aspekt der KVT aufgenommen wurde. Das Fallbeispiel »Finn« begleitet einen einzelnen depressiven Klienten während des gesamten Buches. Eine zweite, komplexere Klientin »Maria« wird ebenfalls ausführlich porträtiert, um Variationen der Behandlung zu veranschaulichen, wenn Schwierigkeiten auftreten.

Als ich in den 1960er- und 1970er-Jahren die kognitive Therapie entwickelte, konzentrierte ich mich bei der Erstellung der Fallkonzepte und Behandlung von Patienten auf deren Probleme, negative Kognitionen und dysfunktionale Bewältigungsstrategien. Mitte der 1980er-Jahre konnte ich behaupten, dass die kognitive Therapie den Status eines »Psychotherapiesystems« erlangt hatte. Sie bestand aus (1) einer Theorie der Persönlichkeit und der Psychopathologie mit soliden empirischen Erkenntnissen zur Unterstützung der Postulate, (2) einem Psychotherapiemodell mit einer Reihe von Grundsätzen und Strategien, die mit der Theorie der Psychopathologie übereinstimmten und (3) soliden empirischen Erkenntnissen basierend auf klinischen Outcome-Studien zur Unterstützung der Wirksamkeit des Ansatzes.

Jetzt, zu Beginn des dritten Jahrzehnts des dritten Jahrtausends, haben wir einen anderen Schwerpunkt in der Konzeptualisierung und Behandlung entwickelt. Zwar sind die negativen Aspekte der Erfahrungen des einzelnen Klienten nach wie vor wichtig, doch ist es mindestens ebenso bedeutsam, seine Wünsche, Werte, Ziele, Stärken und Ressourcen in das Fallkonzept einzubeziehen. Ziel ist es, den Klienten bei Schritten zu unterstützen, die mit dem verbunden sind, was ihm selbst am wichtigsten ist. Es ist auch wichtig, Hindernisse zu erkennen, die dem Ergreifen dieser Schritte im Wege stehen, grundlegende KVT-Techniken (z. B. kognitive Umstrukturierung, Problemlösen, Kompetenztraining) zu nutzen, um die Hindernisse zu überwinden, und dem Klienten dabei zu helfen, positive Schlussfolgerungen über sich selbst aus seinen Erfahrungen zu ziehen.

Diese dritte Auflage bietet den Lesern neue Einblicke in die KVT des 21. Jahrhunderts und ist sowohl für diejenigen wichtig, die bereits in der traditionellen KVT bewandert sind, als auch für Studierende und Ausbildungskandidaten, die neu auf diesem Gebiet sind. Angesichts der enormen Menge an neuer Forschung und der Ausweitung von Ideen, die das Feld in aufregende neue Richtungen bewegen, begrüße ich, dass dieser

Band erweitert wurde, um verschiedene Möglichkeiten der Fallkonzepterstellung und Behandlung unserer Klienten einzubeziehen.

Die Anwendungsmöglichkeiten der KVT bei einer Vielzahl von psychischen und somatischen Störungen gehen weit über das hinaus, was ich mir vorstellen konnte, als ich meine ersten depressiven und ängstlichen Klienten mit kognitiver Therapie behandelte. Die beeindruckende Vielfalt der verschiedenen KVT-Anwendungen basiert auf den in diesem Buch dargelegten Grundprinzipien. Dieses Buch wurde von Dr. Judith Beck geschrieben, einer der führenden KVT-Ausbilderinnen der zweiten Generation, die als Teenager eine der ersten war, die mir zuhörte, als ich meine neue Theorie erläuterte. Das Buch hilft angehenden Therapeutinnen und Therapeuten dabei, die modernsten Grundlagen der KVT zu erlernen. Selbst Therapeuten, die mit der traditionellen KVT vertraut sind, dürften es als sehr hilfreich empfinden, um einen stärkenbasierten Ansatz zu verfolgen, ihre Wahrnehmungsfähigkeiten zu schärfen, ihr therapeutisches Repertoire zu erweitern, eine effektivere Behandlung zu planen und Schwierigkeiten in der Therapie zu beheben. Natürlich kann kein Buch eine kognitiv-verhaltenstherapeutische Supervision ersetzen – aber dieses Buch ist ein wichtiger Band und kann die Supervisionserfahrung bereichern.

Judith Beck ist hervorragend qualifiziert, um diesen Leitfaden zur KVT anzubieten. In den letzten 35 Jahren hat sie viele Hunderte von Workshops und Schulungen in KVT auf der ganzen Welt sowie online durchgeführt, Anfänger und erfahrene Therapeuten betreut, an der Entwicklung von Behandlungsleitlinien für verschiedene Störungen mitgewirkt und sich aktiv an der KVT-Forschung beteiligt. Vor diesem Hintergrund hat sie ein Buch geschrieben, das eine Fülle von Informationen zur Anwendung der KVT enthält und dessen frühere Auflagen zentrale Texte in vielen Studiengängen der Psychologie, Psychiatrie, Sozialen Arbeit und Beratung sind.

Die Praxis der KVT ist nicht einfach. Zu viele Fachleute aus dem Bereich der psychischen Gesundheit nennen sich KVT-Therapeuten, verfügen aber nicht einmal über die grundlegendsten konzeptionellen und therapeutischen Fähigkeiten. Judith Beck will mit ihrem Buch sowohl Neulinge als auch erfahrene Therapeutinnen und Therapeuten in der KVT ausbilden, lehren und schulen, und das ist ihr in bewundernswerter Weise gelungen.

Dr. Aaron T. Beck

Vorwort

Ich freue mich, Ihnen diese dritte Auflage der »Kognitiven Verhaltenstherapie« vorstellen zu können. Bevor ich mit der Überarbeitung begonnen habe, bat ich Fachleute aus der ganzen Welt um Feedback zur zweiten Auflage. Was würden sie gerne verbessert sehen? Was hat funktioniert und was nicht? Die Antworten haben mir bei der Konzeption der Änderungen und Ergänzungen, die ich vornehmen wollte, sehr geholfen. In diese Auflage sind somit die Rückmeldungen vieler Leser eingeflossen, und sie spiegelt den neuesten Stand der Forschung und die aktuellen Entwicklungen auf dem Gebiet der Kognitiven Verhaltenstherapie (KVT) wider.

Die Leserinnen und Leser haben immer wieder geäußert, dass sie sich einen komplexeren Klienten wünschen, der im gesamten Buch als Hauptbeispiel dient. »Finn«, der Klient im Fallbeispiel in dieser Auflage, ist daher schwerer depressiv als die Klientin in der zweiten Auflage. Zusätzlich zu seiner Depression kämpft Finn auch mit mittelschweren Angstzuständen und komplizierenden Problemen wie Arbeitslosigkeit und einer kürzlich erfolgten Scheidung. Ich habe auch ein zweites Klientenbeispiel, »Maria«, mit Borderline-Persönlichkeitsmerkmalen aufgenommen.

Eine weitere wichtige Änderung besteht darin, dass ich einen Großteil des Textes überarbeitet habe, um sowohl unsere traditionelle Orientierung als auch eine Recovery- bzw. Genesungs-Orientierung zu berücksichtigen. Die genesungsorientierte kognitive Therapie (KVT-Recovery oder KVT-R, Beck et al., 2020b) ist eine hochmoderne, evidenzbasierte Behandlung für Menschen, bei denen eine schwere psychische Erkrankung, einschließlich Schizophrenie, diagnostiziert wurde und von denen viele seit Jahrzehnten im Krankenhaus sind. Die KVT-R wurde von meinem Vater, Dr. Aaron T. Beck, und seiner Forschungs- und Ausbildungsgruppe, die jetzt Teil des *Beck Institute for Cognitive Behavior Therapy* ist, entwickelt und wird derzeit erforscht. Unsere anderen Psychotherapeuten und Ausbilder und ich haben diesen Ansatz für die Arbeit mit unseren ambulanten Klienten angepasst, die unter einer Vielzahl von psychischen Störungen und Problemen und medizinischen Erkrankungen mit psychologischen Komponenten leiden. Die Recovery-Orientierung konzentriert sich darauf, die Werte und Bestrebungen der Klienten (und die Bedeutung ihrer Bestrebungen) zu erkennen und ihnen dabei zu helfen, in ihrem Leben ein Gefühl von Zielstrebigkeit und Eigenverantwortung zu entwickeln. Dies geschieht, indem sie jede Woche Schritte zur Verwirklichung ihrer Ziele unternehmen. Wir konzentrieren uns darauf, den Klienten dabei zu helfen, positive Schlussfolgerungen über sich selbst, andere und ihre Zukunft zu ziehen, die sich aus diesen positiven Handlungen ergeben, und wir identifizieren und verstärken ihre positiven Eigenschaften, Fähigkeiten und Ressourcen. Wir betonen das Erleben positiver Emotionen sowohl innerhalb als auch außerhalb der Sitzungen. Wir gehen davon aus, dass die Recovery-Bewegung in den kommenden Jahren und Jahrzehnten eine große Rolle bei der Gestaltung der Zukunft der KVT und der Psychotherapie im Allgemeinen spielen wird.

Schließlich habe ich diese Ausgabe in einem hoffentlich leserfreundlicheren Stil verfasst. Wenn ich Workshops am Beck-Institut in Philadelphia oder Online-Kurse gebe, beziehe ich oft Anekdoten aus meiner eigenen klinischen Praxis ein. Außerdem ermutige ich die Teilnehmenden zur Interaktion, z. B. indem ich sie auffordere, Rollenspiele mit anderen Teilnehmern durchzuführen, Fragen zu beantworten und ihre eigenen herausfordernden Fälle für Feedback und Diskussionen vorzustellen. Die meisten Teilnehmenden empfinden diese interaktiven Komponenten als sehr sinnvoll und inspirierend. In dieser Ausgabe des Buches verwende ich nicht nur einen persönlicheren Ansatz, sondern habe jeweils am Kapitelende auch klinische Tipps aus meiner eigenen Praxis, Reflexionsfragen und Übungen für die Praxis aufgenommen, um Ihnen zu helfen, sich mit dem Material zu beschäftigen.

Ich hoffe, dass Sie dieses Buch so gerne lesen, wie ich es geschrieben habe. Ich sage immer, dass das Erlernen der KVT ein lebenslanges Unterfangen ist. Unabhängig davon, wo Sie auf Ihrer Reise stehen, hoffe ich, dass dieses Buch Sie dazu inspiriert, mehr über die Kognitive Verhaltenstherapie zu lernen.

Danksagung. Im Alter von 98 Jahren lehrte mich Aaron Beck, mein Vater, immer noch die Kognitive Verhaltenstherapie (KVT). In jüngster Zeit haben er und unser Kollegium am *Beck Institute for Cognitive Behavior Therapy* in einem Vorort von Philadelphia eine Genesungsorientierte Kognitive Therapie für Menschen mit schweren psychischen Erkrankungen entwickelt und erforscht. Ich habe die KVT-Recovery bei den Klienten, die ich in unserer Ambulanz behandle, mit großem Erfolg angewandt. Ich freue mich sehr über diese neue Entwicklung, bei der der Schwerpunkt darauf liegt, die Klienten zu motivieren, indem sie ihre Ziele und Werte, ihren Sinn und Zweck erkennen, sich auf ihre Stärken und Ressourcen konzentrieren, ihnen dabei zu helfen, Hindernisse zu überwinden, um jede Woche auf ihre Ziele hinzuarbeiten, und positive Schlussfolgerungen über ihre Erfahrungen und sich selbst ziehen. Ich bin meinem Vater und unserem Team unter der Leitung von Paul Grant und Ellen Inverso dankbar, dass sie die Genesungsorientierung, die ich in dieses Buch aufgenommen habe, inspiriert haben.

Ebenso glücklich bin ich über die Zusammenarbeit mit unserem Team von hervorragenden Kliniker:innen, Rob Hindman, Norman Cotterell, Fran Broder und Allen Miller. Sie behandeln Klienten, unterrichten in unseren Workshops, betreuen Therapeuten (vom Anfänger bis zum Experten) und sind an der Entwicklung des Therapieverfahrens beteiligt. Ich lerne so viel, wenn ich mit ihnen jede Woche bei unseren Fallkonferenzen über meine Klienten spreche. Sie und Brianna Bliss haben zur Verbesserung dieses Manuskripts beigetragen.

Dankbar bin ich auch Lisa Pote, die das Beck-Institut in ein weltweites Schulungs- und Ressourcenzentrum verwandelt hat, und Kitty Moore von The Guilford Press, die seit fast 25 Jahren meine Freundin und Herausgeberin ist. Großer Dank gebührt auch meinem Mann Richard Busis, der mich täglich ermutigt und das Manuskript abschließend bearbeitet hat. Abschließend möchte ich meiner wunderbaren Assistentin Sarah Fleming danken, die mir auf unermessliche Weise geholfen hat, dieses Buch in Druck zu bringen.

Ich danke Ihnen allen.

Judith Beck

1 Einführung in die Kognitive Verhaltenstherapie

Finn (Name und einige identifizierende Merkmale geändert) ist ein 55-jähriger geschiedener Amerikaner europäischer Herkunft, der vor mehr als zwei Jahren nach großen Schwierigkeiten am Arbeitsplatz und in seiner Ehe schwer depressiv wurde. Zu Behandlungsbeginn war er sehr isoliert und passiv und verbrachte die meiste Zeit zuhause, sah fern, surfte im Internet und spielte gelegentlich Videospiele.

Finn und ich trafen uns über einen Zeitraum von acht Monaten zu insgesamt 18 Sitzungen, in denen wir sowohl traditionelle Kognitive Verhaltenstherapie (KVT) als auch eine genesungsorientierte Weiterentwicklung der KVT, die sogenannte KVT-Recovery (KVT-R), einsetzten. Auf die Genesungsorientierung als wichtige konzeptuelle Weiterentwicklung wird in diesem und anderen Kapiteln eingegangen. Zunächst führte ich die Diagnostik durch. In der ersten Behandlungssitzung informierte ich Finn dann über seine Diagnose, die der KVT zugrunde liegende Theorie, den Ablauf der Therapie und den von mir vorgeschlagenen Behandlungsplan. Ich erkundigte mich nach seinen Wünschen (wie er sein Leben gestalten wollte) und Werten (was ihm wirklich wichtig war), und dann legten wir Therapieziele fest. Finn wollte ein besseres Leben führen, produktiv und hilfreich für andere sein sowie optimistisch, widerstandsfähig und souverän. Konkret war es ihm wichtig, in der Organisation seines Zuhauses besser zurechtzukommen, einen Job zu finden, die Beziehungen zu seiner Ex-Frau und seinen Kindern zu verbessern, wieder Kontakt zu Freunden aufzunehmen, wieder zur Kirche zu gehen und körperlich in Form zu kommen. Wir besprachen, wie er in der kommenden Woche aktiver werden könnte, und einigten uns auf einen Aktivitätenplan (d.h. therapeutische Hausaufgaben). Dann erkundigte ich mich nach Finns Reaktion auf die Sitzung.

Im Folgenden bestand der größte Teil jeder Sitzung darin, Finn dabei zu helfen, seine Ziele für die Sitzung zu bestimmen, zu entscheiden, welche Schritte er in der kommenden Woche unternehmen wollte, Lösungen für mögliche Hindernisse zu finden, seine negative Stimmung zu reduzieren und die positive Stimmung zu verbessern. Wir beschäftigten uns häufig mit dem Lösen von Problemen und dem Aufbau von Fertigkeiten, insbesondere hinsichtlich der Veränderung seiner depressiven Denk- und Verhaltensweisen. Ich setzte nicht nur verschiedene Interventionen ein, sondern brachte Finn auch bei, wie er diese Techniken selbst anwenden kann, um seine Widerstandsfähigkeit zu stärken und einen Rückfall zu verhindern. Die eingesetzte Struktur und die Techniken waren ebenso wichtig wie die Entwicklung einer guten therapeutischen Beziehung. Das Fallbeispiel Finn wird uns durch das gesamte Buch begleiten und Sie werden noch viel über Finn und seine Behandlung erfahren. Eine Zusammenfassung dieses Fallbeispiels finden Sie auch im Anhang.

In einem weiteren Fallbeispiel lernen wir Maria kennen. Maria ist 37 Jahre alt und leidet unter wiederkehrenden schweren Depressionen und Zügen einer Borderline-Persönlichkeitsstörung. Ihre Behandlung war sehr viel komplexer und dauerte wesentlich länger. Maria sah sich selbst als hilflos, minderwertig, nicht-liebenswert und emotional verletzlich an. Andere Menschen sah sie als potenziell kritisch, gefühllos, nicht-fürsorglich und als Quelle von Verletzungen. Diese Überzeugungen wurden oft auch während unserer Sitzungen ausgelöst. Anfangs war sie mir gegenüber sehr misstrauisch – auf der Hut, dass ich ihr nicht in irgendeiner Weise schade. Es war viel schwieriger als bei Finn, eine enge therapeutische Beziehung zu Maria aufzubauen. Ihre große Hoffnungslosigkeit und Angst vor der Therapie und vor mir hinderten sie eine ganze Weile daran, sich voll auf die Behandlung einzulassen. Während Finns Behandlung das Standardvorgehen darstellt, musste ich die Behandlung für Maria erheblich anpassen.

Im weiteren Verlauf dieses Kapitels werden Sie Antworten auf die folgenden Fragen finden:

- Was ist KVT? Welche Theorie steckt hinter KVT?
- Was sagt die Forschung über ihre Wirksamkeit?
- Wie wurde das Therapieverfahren entwickelt?
- Was ist genesungsorientierte Kognitive Verhaltenstherapie (KVT-R)?
- Wie sieht eine typische kognitive Intervention aus?
- Wie können Sie ein effektiver KVT-Therapeut werden?
- Wie können Sie dieses Buch am besten nutzen?

1.1 Was ist Kognitive Verhaltenstherapie (KVT)?

Aaron Beck entwickelte in den 1960er- und 1970er-Jahren eine Form der Psychotherapie, die er ursprünglich »Kognitive Therapie« nannte, ein Begriff, der oft synonym mit »Kognitiver Verhaltenstherapie« (KVT) verwendet wird. Beck (1964) entwickelte eine strukturierte, gegenwartsorientierte Kurzzeit-Psychotherapie für Depressionen. Seitdem haben er und andere auf der ganzen Welt diese Therapie erfolgreich an eine erstaunlich vielfältige Gruppe von Menschen mit einem breiten Spektrum von Störungen und Problemen angepasst, und zwar in vielen Settings und Formaten. Diese Anpassungen veränderten den Fokus, die Techniken und die Dauer der Behandlung, aber die theoretischen Annahmen selbst blieben konstant.

Alle von Becks Modell abgeleiteten Formen der KVT stützen sich auf kognitive Konzepte: die maladaptiven oder dysfunktionalen Überzeugungen, Verhaltensweisen und aufrechterhaltenden Faktoren, die eine bestimmte Störung charakterisieren (Alford & Beck, 1997). Auch wir stützen uns bei der Behandlung auf unser Fallkonzept bzw. unser Verständnis der einzelnen Klienten und ihrer spezifischen Grundannahmen und Verhaltensmuster. Eine der zugrunde liegenden negativen Überzeugungen von Finn lautete etwa: »Ich bin ein Versager«, und er zeigte ein ausgeprägtes Vermeidungsverhalten, um seine (vermeintliche) Inkompetenz oder sein Versagen zu verbergen. Sein Vermeidungsverhalten verstärkte jedoch ironischerweise seine Überzeugung zu versagen.

Ursprünglich als Psychoanalytiker ausgebildet, stützte sich Beck bei der Entwicklung der KVT auf zahlreiche Quellen, darunter frühe Philosophen wie Epiktet und Theoretikerinnen wie Karen Horney, Alfred Adler, George Kelly, Albert Ellis, Richard Lazarus, Albert Bandura und viele andere. Becks Arbeit wurde wiederum von einer Vielzahl von Forscherinnen und Theoretikern in den Vereinigten Staaten und international erweitert, die hier nicht alle aufgezählt werden können. Historische Übersichten über das Feld zeigen anschaulich, wie die verschiedenen Strömungen der KVT entstanden und gewachsen sind (Arnkoff & Glass, 1992; Beck, 2005; Dobson & Dozois, 2009; Thoma et al., 2015).

Einige Varianten und Weiterentwicklungen der KVT weisen Merkmale der Beck'schen Therapie auf, ihre Formulierungen und Behandlungsschwerpunkte variieren jedoch bis zu einem gewissen Grad. Dazu gehören etwa die Rational-emotionale Verhaltenstherapie (Ellis, 1962), die Dialektisch-Behaviorale Verhaltenstherapie (Linehan, 1993), die Problemlösungstherapie (D'Zurilla & Nezu, 2006), die Akzeptanz- und Commitmenttherapie (Hayes et al., 1999), Expositionstherapie (Foa & Rothbaum, 1998), Kognitive Verarbeitungstherapie (Resick & Schnicke, 1993), CBASP (McCullough, 1999), Verhaltensaktivierung (Lewinsohn et al., 1980; Martell et al., 2001) und die kognitive Verhaltensmodifikation (Meichenbaum, 1977). Die aus dem Beck'schen Modell abgeleitete Form der KVT umfasst Techniken aus all diesen Methoden sowie aus anderen evidenzbasierten Psychotherapien mit kognitiven Grundlagen. Im Laufe der Zeit wird es nützlich sein, mehr über andere evidenzbasierte Interventionen zu erfahren. Es wäre jedoch nicht sinnvoll, sich damit auseinanderzusetzen, während Sie die KVT noch erlernen. Ich möchte Sie ermutigen, zunächst die Grundlagen der KVT zu beherrschen und dann zusätzliche Techniken zu erlernen.

KVT wurde an Patientinnen und Patienten mit unterschiedlichem Bildungsstand und Einkommen sowie an eine Vielzahl von Kulturen und Altersgruppen angepasst. Sie wird heute in Krankenhäusern und Kliniken, Schulen, Berufsbildungsprogrammen, im Strafvollzug und vielen anderen Einrichtungen eingesetzt. Sie findet im Gruppen-, Paar- und Familiensetting statt. Die in diesem Buch beschriebene Behandlung konzentriert sich zwar auf 45- bis 50-minütige Einzelsitzungen im ambulanten Setting, doch können die therapeutischen Interaktionen auch kürzer sein. Vollständige Sitzungen sind für manche Patient:innen nicht adäquat, z. B. für diejenigen, die zur Behandlung einer schweren Schizophrenie stationär eingewiesen wurden. Zudem nutzen verschiedene Anbieter von Gesundheitsdienstleistungen KVT-Techniken, ohne vollständige Therapiesitzungen durchzuführen, etwa im Rahmen von kurzen Arzt- oder Rehabilitationsterminen oder Medikamentenkontrollen. Auch medizinische Hilfsberufe und Selbsthilfegruppen setzen entsprechend angepasste KVT-Techniken ein.

1.2 Theoretisches Modell der KVT

Das *kognitive Modell* geht davon aus, dass allen psychischen Störungen dysfunktionales Denken (das die Stimmung und das Verhalten des Klienten beeinflusst) gemeinsam ist. Wenn Menschen lernen, ihr Denken realistischer und anpassungsfähiger einzuschätzen, reduzieren sich negative Emotionen und dysfunktionales Verhalten. Wenn Sie etwa sehr deprimiert sind und Schwierigkeiten haben, sich zu konzentrieren und Ihre Rechnungen zu bezahlen, haben Sie vielleicht einen *automatischen Gedanken*, eine Idee (in Worten oder Bildern), die Ihnen sofort in den Sinn kommt: »Ich kann nichts richtig machen«. Dieser Gedanke führt dann zu einer bestimmten Reaktion: Sie fühlen sich vielleicht traurig (Emotion) und ziehen sich ins Bett zurück (Verhalten).

In der traditionellen KVT würde Ihre Therapeutin Ihnen wahrscheinlich helfen, die Gültigkeit dieses Gedankens zu überprüfen, und Sie könnten zu dem Schluss kommen, dass Sie übergeneralisiert haben und in Wirklichkeit trotz Ihrer Depression viele Dinge gut machen. Wenn Sie Ihre Erfahrungen aus dieser neuen Perspektive betrachten, würde Ihre negative Stimmung wahrscheinlich abnehmen, und Sie könnten sich funktionaler verhalten (z. B. anfangen, Rechnungen zu bezahlen). Auch bei einem genesungsorientierten Ansatz würde Ihr Therapeut Ihnen helfen, Ihre automatischen Gedanken zu bewerten. Der Schwerpunkt läge jedoch weniger auf den bereits aufgetretenen Gedanken als vielmehr auf den Gedanken, die in der kommenden Woche wahrscheinlich auftauchen werden und Sie daran hindern könnten, ein bestimmtes Ziel zu erreichen.

Drei Ebenen von Kognitionen. Sowohl adaptive als auch maladaptive Kognitionen treten auf drei Ebenen auf:

- Automatische Gedanken (z. B. »Ich bin zu müde, um etwas zu tun«) befinden sich auf der oberflächlichsten Ebene.
- Dann gibt es bedingte Annahmen, wie z. B. zugrunde liegende Glaubenssätze (z. B. »Wenn ich versuche, eine Beziehung einzugehen, werde ich abgewiesen«).
- Auf der tiefsten Ebene finden sich Grundannahmen über sich selbst, andere und die Welt (z. B. »Ich bin hilflos«, »Andere Menschen werden mich verletzen«, »Die Welt ist gefährlich«).

Um eine dauerhafte Verbesserung der Stimmung und des Verhaltens der Patient:innen zu erreichen, arbeiten Sie auf allen drei Ebenen. Die Änderung sowohl der automatischen Gedanken als auch der zugrunde liegenden dysfunktionalen Annahmen führt zu einer dauerhaften Veränderung. Nehmen wir beispielsweise an, Sie unterschätzen ständig Ihre Fähigkeiten. In diesem Fall haben Sie vielleicht die Grundannahme, inkompetent zu sein. Wenn Sie diese allgemeine Überzeugung ändern (d. h. sich selbst in einem realistischeren Licht sehen), kann sich Ihre Wahrnehmung bestimmter Situationen, die Sie täglich erleben, verändern. Sie werden nicht mehr so viele Gedanken mit dem Thema Inkompetenz haben. Stattdessen werden Sie in bestimmten Situationen, in denen Sie Fehler machen, wahrscheinlich denken: »Ich bin nicht gut in dieser [*bestimmten Aufgabe*].« Darüber hinaus ist es bei der Genesungsorientierungwichtig, realistisch positive automatische Gedanken (z. B. »Ich kann viele Dinge gut«) und realistisch positive bedingte Annahmen und Grundannahmen zu kultivieren (z. B. »Wenn ich durchhalte, kann ich wahrscheinlich lernen, was ich brauche« und »Ich habe Stärken und Schwächen wie jeder andere«).

1.3 Forschung zur KVT

Die KVT wurde seit der Veröffentlichung der ersten Studie von Rush et al. im Jahr 1977 ausgiebig getestet. Inzwischen haben mehr als 2.000 Studien die Wirksamkeit der KVT bei einem breiten Spektrum psychischer Störungen und Probleme und medizinischer Erkrankungen mit psychologischen Komponenten nachgewiesen. Viele Studien zeigten auch, dass die KVT dazu beiträgt, künftige Probleme und Störungen zu verhindern oder deren Schwere zu verringern. Von Brachel et al. (2019) zeigten beispielsweise, dass sich ambulante Patient:innen mit einer Reihe psychischer Störungen, die im Rahmen der Routineversorgung mit KVT behandelt wurden, fünf bis 20 Jahre nach Beendigung der Therapie weiter verbesserten, und zwar stärker als diejenigen, die eine medizinische Behandlung erhielten. Für Metaanalysen und Übersichten zur KVT siehe: Butler et al., 2006; Carpenter et al., 2018; Chambless & Ollendick, 2001; Dobson et al., 2008; Dutra et al., 2008; Fairburn et al., 2015; Hanrahan et al., 2013; Hofmann et al., 2012; Hollon et al., 2014; Linardon et al., 2017; Magill & Ray, 2009; Matusiewicz et al., 2010; Mayo-Wilson et al., 2014; Öst et al., 2015, und Wuthrich & Rapee, 2013. Eine Liste mit Störungen, bei denen KVT sich als wirksam erwiesen hat, findet sich z. B. unter www.div12.org/psychological-treatments/treatments oder www.nice.org.uk/about/what-we-do/our-programmes/nice-guidance/nice-guidelines. Zu Studien zur genesungsorientierten Kognitiven Therapie sei auf Beck et al. (2020b) sowie Grant et al. (2012, 2017) verwiesen.

1.4 Entwicklung der Kognitiven Verhaltenstherapie nach Beck

In den späten 1950er-Jahren war Aaron Beck ein zertifizierter Psychoanalytiker: Seine Klienten assoziierten frei auf einer Couch, während er Interpretationen vornahm. Beck erkannte, dass die Konzepte der Psychoanalyse experimentell validiert werden mussten, wenn diese Psychotherapieschule von der Wissenschaft ernstgenommen werden sollte. Beck beschloss daher in den frühen 1960er-Jahren, das psychoanalytische Konzept zu testen, wonach Depressionen das Ergebnis einer nach innen gerichteten Feindseligkeit gegenüber dem eigenen Selbst sind.

Er untersuchte die Träume depressiver Patient:innen, von denen er annahm, dass sie mehr feindselige Themen enthielten als die Träume psychiatrischer Patient:innen ohne Depression. Zu seiner Überraschung stellte er schließlich fest, dass die Träume der von Depression Betroffenen weniger feindselige Themen und weitaus mehr Themen wie Mangelhaftigkeit, Entbehrung und Verlust enthielten. Er erkannte, dass diese Themen auch in deren Denken präsent waren, wenn sie wach waren. Weitere seiner Studien brachten Beck zu der Überzeugung, dass auch eine damit zusammenhängende psychoanalytische Vorstellung – dass Depressive ein Bedürfnis zu leiden haben – unzutreffend sein könnte (Beck, 1967). An diesem Punkt war es fast so, als ob eine Reihe von Dominosteinen fiele: Wenn diese psychoanalytischen Konzepte nicht stimmten, wie konnte man dann die Depression verstehen?

Als Beck seinen Klient:innen auf der Couch zuhörte, stellte er fest, dass sie gelegentlich von zwei Arten des Denkens berichteten: einem Strom freier Assoziationen und einem Strom schneller, bewertender Gedanken, insbesondere über sich selbst. Eine Frau erzählte etwa von ihren sexuellen Erfahrungen. Am Ende der Sitzung berichtete sie spontan, dass sie sich dabei ängstlich gefühlt habe. Aaron Beck nahm eine Interpretation vor: »Sie dachten, ich kritisiere Sie«. Die Klientin widersprach: »Nein, ich hatte Angst, ich würde Sie langweilen.« Als er seine anderen depressiven Klient:innen befragte, erkannte Beck, dass alle von ihnen »automatische« negative Gedanken hatten, die eng mit ihren Gefühlen verbunden waren. Er begann, ihnen zu helfen, ihre unrealistischen und dysfunktionalen Gedanken zu erkennen, zu bewerten und darauf zu reagieren. Als er dies tat, ging es ihnen rasch besser.

Beck begann daraufhin, seine Assistenzärzte für Psychiatrie an der Universität von Pennsylvania in dieser Form der Behandlung zu unterrichten. Auch sie stellten fest, dass ihre Patient:innen gut darauf ansprachen. Mit dem leitenden Assistenzarzt A. John Rush, später eine führende Autorität der Depressionstherapie, war sich Beck einig, dass eine Outcome-Studie notwendig war, um die Wirksamkeit der kognitiven Therapie zu belegen. Ihre 1977 veröffentlichte randomisierte, kontrollierte Studie mit depressiven Patienten wies nach, dass die kognitive Therapie genauso wirksam war wie Imipramin, ein gängiges Antidepressivum. Dies war eine erstaunliche Studie. Es war eine der ersten Studien, in der eine Gesprächstherapie mit einem Medikament verglichen wurde. In einer Follow-up-Studie erwies sich die kognitive Therapie bei der Rückfallprävention als wesentlich wirksamer als Imipramin. Zwei Jahre später veröffentlichten Beck et al. (1979) das erste Behandlungsmanual für kognitive Therapie.

Ab Ende der 1970er-Jahre begannen Beck und seine Postdoktoranden, Angstzustände, Substanzkonsum, Persönlichkeitsstörungen, Paarprobleme, Feindseligkeit, Bipolare Störungen und andere Erkrankungen zu untersuchen, indem sie kognitive Therapie einsetzten. Zunächst erfassten sie klinische Beobachtungen über die Störung; sie skizzierten die aufrechterhaltenden Faktoren und die wichtigsten Kognitionen (Gedanken und zugrunde liegende Annahmen, Emotionen und Verhaltensweisen). Dann testeten sie ihre Theorien, passten die Behandlung an und führten randomisierte kontrollierte Studien durch. Spulen Sie einige Jahrzehnte vor. Dr. Beck und ich sowie Forschende auf der ganzen Welt studieren, konzeptualisieren, adaptieren und testen weiterhin Behandlungen für Klient:innen aus einem immer breiteren Störungs- und Problemkreis. Die KVT wird heute an den meisten Graduiertenschulen in den USA und Ausbildungsinstituten in vielen anderen Ländern gelehrt. Sie ist das am weitesten verbreitete Therapieverfahren der Welt (David et al., 2018; Knapp et al., 2015).

1.5 Genesungsorientierte Kognitive Therapie (KVT-Recovery)

In den letzten Jahrzehnten hat es auf dem Gebiet der psychischen Gesundheit eine Innovation gegeben: die Recovery-Bewegung, die als alternativer Ansatz zum medizinischen Modell für Personen mit einer schweren psychischen Erkrankung ins Leben gerufen wurde. Aaron Beck, unsere Kollegen vom *Beck Institute for Cognitive Behavior Therapy* und ich entwickeln diese Genesungsorientierte Kognitive Therapie oder Recovery-oriented Cognive Therapy (CT-R, deutsch: KVT-R) für Menschen mit einer Vielzahl von Diagnosen weiter. Die KVT-R, eine Anpassung der traditionellen KVT, behält die theoretische Grundlage des kognitiven Modells bei, wenn es darum geht, individuelle Fallkonzepte zu erstellen, die Behandlung zu planen und durchzuführen. Der Schwerpunkt liegt jedoch zusätzlich auf der kognitiven Formulierung der *adaptiven* Überzeugungen und Verhaltensstrategien der Klient:innen sowie auf Faktoren, die eine positive Stimmung aufrechterhalten. Anstatt die Symptome und die Psychopathologie zu betonen, hebt KVT-Recovery die Stärken, persönlichen Qualitäten, Fähigkeiten und Ressourcen der Patient:innen hervor.

Genesungsorientiert habe ich auch Finns Wünsche und Werte eruiert und konzeptualisiert, um die Behandlung zu planen. Beispielweise war Finn seine Familie sehr wichtig, und trotz seiner schweren Depression war er bereit, sich zu bemühen, stärker mit den Familienmitgliedern zu interagieren. Wir planten für Finn zwischen den Sitzungen potenziell lohnende Aktivitäten und *halfen ihm, positive Schlussfolgerungen aus diesen Erfahrungen zu ziehen.* Wir erarbeiteten positive Kognitionen und Erinnerungen und nutzten die therapeutische Beziehung und eine Vielzahl von Techniken, um eine adaptive Grundannahme über das Selbst zu stärken und positive Emotionen innerhalb und außerhalb der Sitzungen zu fördern.

Ein Unterschied zwischen der traditionellen KVT und der KVT-R ist die Zeitorientierung. In der traditionellen KVT neigen wir dazu, über Probleme zu sprechen, die in der vergangenen Woche aufgetreten sind, und KVT-Techniken anzuwenden, um sie anzugehen. In der genesungsorientierten Weiterentwicklung konzentrieren wir uns mehr auf die Zukunftswünsche der Klient:innen, ihre Werte und die Schritte, die sie jede Woche in Richtung ihrer Ziele unternehmen können. Die üblichen KVT-Techniken werden eingesetzt, um Herausforderungen oder Hindernisse zu überwinden, auf die die Klienten bei der Umsetzung dieser Schritte stoßen werden.

1.6 Eine typische kognitive Intervention

Nachfolgend finden Sie einen Auszug aus einer Therapiesitzung mit Finn, der einen Eindruck von einer typischen kognitiv-verhaltenstherapeutischen Intervention gibt. Zunächst vereinbaren Finn und ich, über ein Ziel zu sprechen, an dem Finn arbeiten möchte. Wir (Judith Beck, Therapeutin = Th; Finn = F) besprechen die Schritte, die er unternehmen kann, und die Hindernisse, die sich ihm in den Weg stellen könnten.

Th: Okay, möchten Sie zuerst über Ihr Ziel sprechen, eine neue Arbeit zu finden?

F: Ja, ich brauche das Geld wirklich.

Th: Welchen Schritt würden Sie gerne in der kommenden Woche angehen?

F: [*seufzt*] Ich denke, ich sollte meinen Lebenslauf aktualisieren.

Th: Das ist sehr wichtig. [*beginnt mit der Problemlösung*] Wie wollen Sie das angehen?

F: Ich weiß es nicht. Ich habe ihn mir seit Jahren nicht mehr angesehen.

Th: Wissen Sie, wo die Unterlagen sind?

F: Ja. Aber ich bin mir nicht sicher, was ich da reinschreiben soll.

Th: Wie könnten Sie das herausfinden?

F: Ich denke, ich könnte online gehen. Aber meine Konzentration war in letzter Zeit nicht so gut.

Th: Wäre es besser, wenn Sie mit jemandem sprechen, der sich mit Lebensläufen besser auskennt als Sie?

F: Ja. [*denkt nach*] Ich könnte mit meinem Sohn reden.

Th: Was würden Sie davon halten, ihn heute anzurufen? Könnte irgendetwas dazwischenkommen?

F: Ich weiß es nicht. Ich sollte in der Lage sein, selbst herauszufinden, was zu tun ist, ohne ihn zu belästigen.

Th: Das ist ein interessanter Gedanke – dass Sie in der Lage sein sollten, es herauszufinden. Haben Sie schon viel Erfahrung damit, sich die Lebensläufe anderer Leute anzusehen?

F: Nein, ich weiß nicht, ob ich jemals einen von jemand anderem gesehen habe.

Th: Was glauben Sie, wie viel Mühe es für Ihren Sohn sein würde?

F: Nicht so viel, denke ich.

Th: Woran sollten Sie sich erinnern, bevor Sie ihn anrufen?

F: Dass er in letzter Zeit viel mehr Erfahrungen mit Lebensläufen gemacht hat als ich. Dass er wahrscheinlich damit einverstanden ist, mir zu helfen.

Th: [*lobt Finn*] Das ist ausgezeichnet. Können Sie ihn heute tagsüber anrufen?

F: Heute Abend wäre besser.

Finn war leicht in der Lage, einen wenig hilfreichen Gedanken zu identifizieren, der ein Hindernis für das Erreichen eines wichtigen Ziels hätte darstellen können, und darauf zu reagieren. Ich bat ihn, sich vorzustellen, dass er mit der Hilfe seines Sohnes seinen Lebenslauf erfolgreich überarbeitet hätte. Dann fragte ich ihn, wie er sich in diesem Bild fühlte, und half ihm, einige der positiven Gefühle direkt in unserer Sitzung zu erleben. (Manche Klient:innen, die mit einem ähnlichen Problem konfrontiert sind, benötigen vielleicht eine größere therapeutische Anstrengung, bevor sie in der Lage sind, die Vorstellung auch auf der Verhaltensebene umzusetzen.)

1.7 Wie Sie die Durchführung der Kognitiven Verhaltenstherapie erlernen

Ich hoffe, Sie haben den Ehrgeiz, ein hervorragender Therapeut bzw. eine hervorragende Therapeutin zu werden und in Ihrem Beruf vielen Menschen zu helfen. Dieses Ziel vor Augen zu haben, kann Ihnen helfen, durchzuhalten, wenn Sie sich beim Lesen dieses Buches fragen, ob Sie es schaffen werden, sich die KVT anzueignen. Falls Sie sich ängstlich fühlen, denken Sie daran, dass Sie dem kognitiven Modell zufolge in diesem Fall negative Gedanken gehabt haben. Sie werden im Laufe des Buches lernen, wie Sie mit solchen nicht-hilfreichen Gedanken umgehen können. In der Zwischenzeit ist es hilfreich, sich jede Woche ein konkretes Leseziel zu setzen und die Hindernisse zu bedenken, die sich Ihnen bei der Umsetzung der notwendigen Schritte in den Weg stellen könnten. Stellen Sie dabei sicher, dass Ihre Erwartungen an sich selbst angemessen sind.

Ich selbst war keine sehr gute Therapeutin, als ich mit KVT begann. Wie hätte es auch anders sein können? Ich hatte vorher noch nie eine Therapie gemacht. Seien Sie also sich selbst gegenüber großzügig, wenn Sie gerade erst anfangen oder wenn Sie relativ neu in der KVT sind. Sie sind in guter Gesellschaft. Erkennen Sie die Lektüre jedes Kapitels an und geben Sie sich selbst Anerkennung. Loben Sie sich für die Beantwortung der Reflexionsfragen und die Durchführung der praktischen Übungen, die Sie am Ende jedes Kapitels finden. Vergleichen Sie sich mit gleichermaßen erfahrenen Kolleginnen, nicht mit erfahrenen KVT-Therapeutinnen.

Wir verwenden in der KVT häufig Analogien und Metaphern (Stott et al., 2010). Hier ist eine Analogie, die wir häufig in der Therapie verwenden und die Sie vielleicht selbst nützlich finden:

> »Erinnern Sie sich daran, wie Sie gelernt haben, Auto zu fahren oder ein Musikinstrument zu spielen? Fühlten Sie sich anfangs ein wenig unbeholfen? Mussten Sie viel Aufmerksamkeit auf kleine Details und Bewegungen verwenden, die Ihnen jetzt leicht und automatisch von der Hand gehen? Haben Sie sich jemals entmutigt gefühlt? Hat der Prozess im Laufe der Zeit mehr und mehr Sinn ergeben und sich immer angenehmer angefühlt? Haben Sie ihn schließlich so weit gemeistert, dass Sie die Aufgabe mit relativer Leichtigkeit und Zuversicht erledigen konnten? Die meisten Menschen haben genau diese Erfahrung gemacht, als sie eine Fähigkeit erlernten, die sie jetzt beherrschen.«

Der Lernprozess ist beim Erlernen eines Psychotherapieverfahrens derselbe. Halten Sie Ihre Ziele klein, klar definiert und realistisch. Vergleichen Sie Ihre Fortschritte mit Ihren

Fähigkeiten vor dem Lesen dieses Buches oder mit dem Zeitpunkt, als Sie mit der KVT begannen. Achten Sie darauf, dass Sie Ihr Selbstvertrauen nicht untergraben, indem Sie Ihren derzeitigen Kenntnisstand mit Ihrem Endziel vergleichen.

Wenn Sie sich unsicher oder ängstlich fühlen, wenn Sie beginnen, die KVT in Ihrer Praxis anzuwenden, machen Sie sich eine »Bewältigungskarte«, eine physische oder virtuelle Karteikarte, auf die Sie Aussagen geschrieben haben, die wichtig sind und an die Sie sich erinnern möchten. Sie werden Bewältigungskarten oder Ähnliches auch mit Ihren Klient:innen verwenden (denn wir sorgen dafür, dass alles, woran sie sich erinnern sollen, aufgeschrieben wird). Meine Assistenzärzte in der Psychiatrie haben oft wenig hilfreiche Gedanken, bevor sie ihre ersten ambulanten Patient:innen sehen. Nachdem wir diese besprochen haben, erstellen sie eine Karte, die die Gedanken adressiert. Die Karte ist individuell gestaltet, hat aber im Allgemeinen folgenden Inhalt:

- Mein Ziel ist es nicht, diesen Klienten heute zu heilen. Das erwartet auch niemand von mir.
- Mein Ziel ist es, eine gute Beziehung aufzubauen und Hoffnung zu wecken, zu erkennen, was für diesen Menschen wirklich wichtig ist, und vielleicht einen Schritt zu finden, den der Klient in dieser Woche unternehmen kann, um seine Ziele zu erreichen.

Das Lesen einer solchen Karte kann Ihnen helfen, Ihre Ängste abzubauen, damit Sie sich auf Ihre Patient:innen konzentrieren und effektiver arbeiten können.

Für den ungeschulten Beobachtenden erscheint die KVT manchmal täuschend einfach. Das *kognitive Modell*, d.h. die These, dass die Gedanken eines Menschen seine Emotionen und sein Verhalten (und manchmal auch seine Physiologie) beeinflussen, ist recht einfach. Erfahrene KVT-Therapeut:innen erledigen jedoch viele Aufgaben auf einmal: Beziehungsaufbau, Kontaktaufnahme und Aufklärung der Klient:innen, Sammlung von Daten, Erstellung eines Fallkonzepts, Arbeit an den Zielen der Patienten und Überwindung von Hindernissen, Vermittlung von Fertigkeiten, Zusammenfassen und Einholen von Feedback. Während sie diese Aufgaben erfüllen, klingen sie fast als würden sie »einfach« ein Gespräch führen.

Als Neuling müssen Sie jedoch bewusster und strukturierter vorgehen und sich auf weniger Elemente gleichzeitig konzentrieren. Obwohl das Ziel letztlich darin besteht, all die genannten Elemente miteinander zu verweben und die Therapie so effektiv und effizient wie möglich durchzuführen, müssen Sie zunächst lernen, die therapeutische Beziehung aufzubauen und das Fallkonzept zu erstellen. Sie werden dann auch die Techniken der KVT (und anderer Verfahren) erlernen, aber dies geschieht am besten Schritt für Schritt.

Man kann die Entwicklung von Fachwissen in der KVT als vier Stufen verstehen. (Die Beschreibungen gehen davon aus, dass Sie die grundlegenden Beratungsfähigkeiten bereits beherrschen: Zuhören, Einfühlungsvermögen, Fürsorge, positive Wertschätzung und Aufrichtigkeit sowie genaues Verstehen, Reflektieren und Zusammenfassen).

- In **Stufe 1** erlernen Sie die grundlegenden Fähigkeiten, einen Fall basierend auf der Anamnese und Diagnostik und den in der Sitzung gesammelten Daten kognitiv zu konzeptualisieren. Sie lernen, wie Sie eine tragfähige therapeutische Beziehung aufbauen können. Sie lernen, wie Sie die Sitzung strukturieren und das Fallkonzept und Ihren gesunden Menschenverstand nutzen, um die Behandlung unter Berücksichtigung der Werte, Wünsche und Ziele Ihrer Klient:innen zu planen. Sie helfen ihnen, Lösungen für die Hindernisse zu entwickeln, mit denen diese konfrontiert sind, und ihre dysfunktionalen Gedanken auf eine andere Art zu betrachten. Sie lernen, grundlegende kognitive und verhaltenstherapeutische Techniken anzuwenden und Ihren Patient:innen beizubringen, wie man sie einsetzt.
- In **Stufe 2** werden Sie geübter darin, Ihr Fallkonzept mit Ihrem Wissen über Techniken zu integrieren. Sie stärken Ihre Fähigkeit, den Ablauf der Therapie zu verstehen. Es fällt Ihnen leichter, kritische Behandlungsziele zu erkennen, und Sie werden geschickter darin, Fallkonzepte zu entwickeln, zu verfeinern und dazu zu nutzen, flexibel Entscheidungen über Interventionen zu treffen. Sie erweitern Ihr Repertoire an Strategien und werden geübter in der Auswahl, dem Timing und der Umsetzung geeigneter Techniken sowie in der Stärkung der therapeutischen Beziehung.
- In **Stufe 3** integrieren Sie automatisch neue Daten in das Fallkonzept. Sie verfeinern Ihre Fähigkeit, Hypothesen aufzustellen, um Ihre Sicht auf den Klienten zu bestätigen oder zu revidieren. Sie variieren die Struktur und die Techniken der KVT je nach Bedarf, insbesondere bei Klient:innen mit Persönlichkeitsstörungen und anderen schwerwiegenden Störungen und Problemen. Sie werden immer geschickter darin, Brüche in der therapeutischen Allianz zu verhindern und zu beheben.
- In **Stufe 4** lernen Sie KVT im Laufe Ihres Berufslebens weiter. Ich lerne ständig von jedem Klienten, den ich behandle. Ich nehme an wöchentlichen Fallkonferenzen teil, berate mich in klinischen Fragen mit Kolleg:innen und Supervisand:innen und bleibe auf dem neuesten Stand der KVT-Forschung und -Praxis, indem ich Bücher und Artikel lese und regelmäßig an Kongressen teilnehme. Ich bin heute eine viel bessere Therapeutin als noch vor fünf Jahren. Und hoffentlich bin ich in fünf Jahren eine bessere Therapeutin als heute. Ich hoffe, dass Sie eine ähnliche Einstellung zur Bedeutung des lebenslangen Lernens entwickeln werden.

Beginn der Arbeit mit KVT bei Behandler:innen anderer Therapierichtungen. Wenn Sie bereits in einem anderen psychotherapeutischen Verfahren praktizieren, aber neu in der KVT sind, werden Sie wahrscheinlich effektiver sein, wenn Sie sie mit Beginn einer neuen Behandlung anwenden. Wenn Sie sich entscheiden, die KVT bei Klient:innen einzuführen, mit denen Sie bereits arbeiten, ist es wichtig, dass Sie dies in Zusammenarbeit mit ihnen tun. Sie sollten beschreiben, was Sie anders machen möchten, dies begründen und die Zustimmung Ihres Gegenübers einholen. Die meisten Klient:innen sind mit solchen Änderungen einverstanden, wenn sie positiv formuliert sind und ihnen zugutekommen. Wenn sie zögern, können Sie eine Veränderung (z. B. die Festlegung einer Tagesordnung) als »Experiment« und nicht als Verpflichtung vorschlagen, um sie zu motivieren, es zu versuchen.

Th: Ich habe gerade ein wichtiges Buch darüber gelesen, wie man eine Therapie effektiver gestalten kann, und dabei an Sie gedacht.

P: Oh?

Th: Ja, und ich habe ein paar Ideen, wie es Ihnen vielleicht schneller besser gehen könnte. [*arbeitet mit der Klientin zusammen*] Ist es in Ordnung, wenn ich Ihnen davon erzähle?

P: Okay.

Th: Eine Sache, die ich gelesen habe, nennt sich »die Tagesordnung festlegen«. Das bedeutet, dass ich Sie zu Beginn der Sitzung fragen möchte, an welchen Zielen oder Themen Sie in der Sitzung arbeiten möchten. Sie könnten etwa sagen, dass Sie daran arbeiten möchten, mehr soziale Kontakte zu knüpfen oder mehr im Haushalt zu tun. Das wird uns helfen herauszufinden, wie wir unsere Zeit in der Sitzung besser nutzen können. [*Pause*] Wie hört sich das an?

1.8 Wie Sie dieses Buch am besten nutzen können

Dieses Buch richtet sich an Studierende, Ausbildungskandidaten und Psychotherapeut:innen auf jeder Stufe der Erfahrung und Kompetenzentwicklung, die die grundlegenden Bausteine der kognitiven Fallkonzeptualisierung und Behandlung noch nicht beherrschen – oder die lernen wollen, wie man die Prinzipien der KVT-R in die Behandlung einbezieht. Dabei ist entscheidend, die grundlegenden Elemente der KVT (und KVT-R) zu beherrschen, damit Sie verstehen, wie und wann Sie die Standardbehandlung für einzelne Klient:innen variieren können.

Die Kapitel dieses Buches sind so konzipiert, dass sie in der angegebenen Reihenfolge gelesen werden. Vielleicht möchten Sie die Einführungskapitel überspringen und gleich zu den Praxis-Kapiteln übergehen. Die KVT besteht jedoch nicht nur aus der Anwendung von kognitiven und verhaltenstherapeutischen Techniken. Sie beinhaltet unter anderem die geschickte Auswahl und den effektiven Einsatz vieler verschiedener Interventionen basierend auf Ihrem Fallkonzept.

Materialien und Ressourcen

- **Englischsprachige Videos:** Unter beckinstitute.org/KVTresources finden Sie englischsprachige Videos zur Behandlung von Finn. Hier sehen Sie, wie Judith Beck arbeitet.
- **Arbeitsblätter:** Alle im Text erwähnten Arbeitsblätter stehen Ihnen digital im E-Book inside zur Verfügung.
- **Adressen und Links:** Eine Liste mit weiteren KVT-Ressourcen finden Sie im Anhang.

Tipp

Ein Hinweis zu den Arbeitsblättern: Sie werden möglicherweise einige Arbeitsblätter ausdrucken wollen, da sie eine große Menge an Informationen enthalten. Vielleicht müssen Sie auch weitere Arbeitsblätter ausdrucken, wenn Sie zum ersten Mal mit der KVT arbeiten. Sobald Sie sich jedoch mit dem Material vertraut gemacht haben, ist es oft besser, die Arbeitsblätter von Hand zu zeichnen, während Sie in der Sitzung mit einem Klienten sitzen. So können Sie die Materialien nach Bedarf individualisieren, und vermeiden ggfs. eine negative Reaktion derjenigen Patient:innen, die formale Arbeitsblätter nicht mögen.

Sie fördern Ihre Entwicklung als KVT-Therapeut:in, wenn Sie das Gelernte auf sich selbst anwenden. Stellen Sie sicher, dass Sie alle Übungen machen. In der Praxisübung am Ende dieses Kapitels werden Sie beispielsweise aufgefordert, Ihre eigenen automatischen Gedanken zu identifizieren, während Sie dieses Buch lesen. Sie können sie notieren und sich wieder auf das Lesen konzentrieren. Oder Sie nutzen die Reflexionsfragen zu diesem Kapitel, um eine Bewältigungskarte für sich selbst zu erstellen, nachdem Sie Ihre automatischen Gedanken identifiziert haben. Indem Sie Ihr eigenes Denken in den Mittelpunkt stellen, können Sie Ihre KVT-Fähigkeiten verbessern, Ihre dysfunktionalen Gedanken ändern und Ihre Stimmung (und Ihr Verhalten) positiv beeinflussen, sodass Sie aufnahmefähiger für das zu Lernende werden.

Bei anderen Übungen werden Sie gebeten, ein Rollenspiel mit einem Freund, einer Kollegin oder einem Familienmitglied zu machen. Wenn Sie keinen Partner für ein Rollenspiel finden, können Sie eine Niederschrift mit einem imaginären Klienten verfassen. Sie können auch beides tun. Je mehr Sie das Vokabular und die Konzepte der KVT üben, desto besser wird Ihre Behandlung sein.

Wenn Sie sich die grundlegenden Fertigkeiten der KVT beibringen, indem Sie sich selbst als Subjekt verwenden, werden Sie besser in der Lage sein, dieselben Fertigkeiten in der Therapie zu vermitteln. Ein zusätzlicher Bonus ist, dass Sie bei diesem Vorgehen Ihren Klient:innen selbst Auskunft geben können, was diese ermutigen kann, die Fertigkeit ebenfalls zu üben.

Es ist auch wichtig, dass Sie wissen, was in diesem Buch *nicht* behandelt wird. Der Schwerpunkt liegt auf Depressionen, und für die Behandlung anderer Störungen sind Anpassungen des Vorgehens erforderlich. Es wird nicht darauf eingegangen, wie die Behandlung für Jugendliche oder ältere Erwachsene angepasst werden kann. Auch die sehr wichtigen Themen Selbstverletzung, Drogenkonsum, Suizidalität oder Homizidalität werden außen vor gelassen. Ergänzen Sie Ihr Wissen, um mit Patient:innen effektiv arbeiten zu können, die sich erheblich von dem hier beschriebenen Fallbeispiel Finn unterscheiden.

Zusammenfassung

Die KVT wurde von Aaron Beck in den 1960er- und 1970er-Jahren entwickelt und hat sich seitdem in mehr als 2.000 veröffentlichten Studien als wirksam erwiesen. Heute gilt sie als der »Goldstandard« der Psychotherapie (David et al., 2018). Sie basiert auf der

Theorie, dass das Denken der Menschen ihre Emotionen und ihr Verhalten beeinflusst. Indem sie ihren Klient:innen helfen, dysfunktionales oder wenig hilfreiches Denken zu bewerten und zu verändern, können KVT-Therapeut:innen eine dauerhafte Veränderung von Stimmung und Verhalten bewirken. Verwendet werden verschiedene psychotherapeutische Techniken, die in den Rahmen des kognitiven Modells und der jeweils individuellen Fallkonzeptualisierung eingebettet sind. In jüngster Zeit wurde der traditionellen KVT ein Fokus auf Genesungsorientierung hinzugefügt, der Werte und Ziele, das Ziehen positiver Schlussfolgerungen aus täglichen Aktivitäten und das Erleben positiver Emotionen innerhalb und außerhalb der Therapiesitzung betont.

Reflexionsfragen

Was haben Sie in diesem Kapitel über KVT oder die genesungsorientierte KVT Neues gelernt? Wie könnten Ihnen KVT-Techniken helfen? Welche Gedanken könnten Leser:innen haben, die sie davon abhalten würden, KVT-Fähigkeiten bei sich selbst anzuwenden? Was wären gute Antworten auf mögliche Einwände?

Übung für die Praxis

Nehmen Sie ab sofort wahr, wenn

- sich Ihre Stimmung in eine negative Richtung verändert oder intensiviert hat,
- Sie körperliche Empfindungen haben, die mit negativen Emotionen verbunden sind (z. B. Ihr Herz schlägt schnell, wenn Sie ängstlich werden), und / oder
- wenn Sie ein nicht-hilfreiches Verhalten zeigen oder hilfreiches Verhalten vermeiden.

Stellen Sie sich selbst die Frage, welche Emotion Sie erleben, sowie die Kernfrage der kognitiven Therapie: *Was ging mir gerade durch den Kopf?*

So lernen Sie, Ihre eigenen automatischen Gedanken zu erkennen. Achten Sie besonders auf automatische Gedanken, die dem Erreichen Ihrer Ziele im Wege stehen, vor allem auf solche, die Sie beim Lesen dieses Buches und beim Ausprobieren von Techniken mit Patient:innen behindern. Vielleicht erkennen Sie Gedanken wie die folgenden:

- »Das ist zu schwer.«
- »Das schaffe ich vielleicht nicht.«
- »Das fühlt sich für mich nicht angenehm an.«
- »Was ist, wenn ich es versuche und es meinem Klienten nicht hilft?«

Erfahrene Therapeutinnen und Therapeuten, die bereits ein anderes Therapieverfahren einsetzen, könnten sich anderer automatischer Gedanken bewusst sein:

- »Das wird nicht funktionieren.«
- »Der Klient wird es nicht mögen.«
- »Es ist zu oberflächlich / strukturiert / unempathisch / einfach.«

2 Behandlungsprinzipien der KVT

In diesem Kapitel erfahren Sie mehr über die Behandlungsprinzipien der Kognitiven Verhaltenstherapie. Obwohl die Behandlung auf jeden Klienten zugeschnitten, d. h. individualisiert, durchgeführt wird, gibt es Gemeinsamkeiten, die für die meisten Klientinnen und Klienten gelten. Aber machen Sie sich keine Sorgen, dass Sie sich in diesem Kapitel bereits alles merken müssen – Sie werden alle Konzepte an verschiedenen Stellen im Buch kennenlernen. Hier bekommen Sie jedoch einen ersten Eindruck davon, wie KVT funktioniert.

Prinzipien der Therapie

(1) Die KVT-Behandlungspläne basieren auf einem sich ständig weiterentwickelnden kognitiven Fallkonzept.
(2) Die KVT erfordert eine solide therapeutische Beziehung.
(3) KVT überwacht kontinuierlich den Fortschritt des Klienten.
(4) KVT ist kultursensibel und passt die Behandlung an den Einzelnen an.
(5) KVT betont das Positive.
(6) KVT betont die Zusammenarbeit und aktive Teilnahme.
(7) KVT ist wertebasiert, nach vorn und zielgerichtet.
(8) KVT betont anfangs die Gegenwart.
(9) KVT ist edukativ.
(10) KVT hat den Anspruch, zeitlich begrenzt zu sein.
(11) KVT-Sitzungen sind strukturiert.
(12) KVT verwendet geleitetes Entdecken und bringt den Klienten bei, auf ihre dysfunktionalen Kognitionen zu reagieren.
(13) KVT beinhaltet Aktvitätenpläne (therapeutische Hausaufgaben).
(14) KVT verwendet verschiedene Techniken, um Denken, Stimmung und Verhalten zu verändern.

Prinzip 1: Die KVT-Behandlungspläne basieren auf einem sich ständig weiterentwickelnden kognitiven Fallkonzept.

Bei der Erstellung des Fallkonzepts der Patient:innen stütze ich mich auf die Daten, die sie in der Eingangsdiagnostik (Kap. 3) angeben, und auf die kognitiven Formulierungen, d. h. zentrale Kognitionen, Verhaltensstrategien und aufrechterhaltende Faktoren, die ihre Störung(en) charakterisieren. Von Anfang an beziehe ich auch Stärken, positive Eigenschaften und Ressourcen in mein Fallkonzept ein. Ich verfeinere diese Konzeptualisierung im Laufe der Therapie, wenn ich zusätzliche Daten sammele, und ich verwende das Fallkonzept zur Planung der Behandlung.

Mein Behandlungsplan für Finn konzentrierte sich zunächst auf seine aktuellen Kognitionen und problematischen Verhaltensweisen, die ihn beim Erreichen seiner Ziele behinderten. Wir besprachen, dass Finn zunehmend im Einklang mit seinen Werten und Wünschen handeln sollte, und er begann, seine positiven Erfahrungen zu beobachten. Gegen Mitte der Therapie konzentrierten wir uns auch auf die Grundannahmen, die sein Selbstvertrauen untergruben. Am Ende der Behandlung legten wir den Schwerpunkt auf die Planung der Zukunft, das Erkennen von Hindernissen und die Entwicklung eines Plans, diese Hindernisse zu überwinden. Wir gingen auf maladaptive Kognitionen bezüglich des Therapieendes ein und konzentrierten uns auf Kognitionen und Verhaltensweisen, die für die Rückfallprävention wichtig sind.

2

Ich konzeptualisiere Finns Schwierigkeiten in drei Zeitabschnitten.

(1) *Gegenwart:* Von Anfang an identifiziere ich die aktuellen Kognitionen, die seine Bestrebungen *behindern* (»Ich bin ein Versager«; »Ich kann nichts richtig machen«).

(2) *Beginn der Depression:* Ich identifiziere Verhaltenshindernisse, die zur *Aufrechterhaltung* seiner Depression beitragen (Isolation, Inaktivität). Darüber hinaus identifiziere ich auslösende Faktoren, die Finns Wahrnehmung zu Beginn seiner Depression beeinflusst haben. Er hatte Schwierigkeiten bei der Arbeit und verlor dann seinen Arbeitsplatz; seine Frau kritisierte ihn zunehmend und ließ sich von ihm scheiden. Diese Ereignisse führten zu seiner Überzeugung, dass er inkompetent sei.

(3) *Vergangenheit:* Ich stelle Hypothesen auf über die *wichtigsten Ereignisse* in Finns *Entwicklung* und seine *permanenten Interpretationsmuster* für diese Art von Ereignissen, die ihn für Depressionen prädisponiert haben könnten. Als er noch ein Kind war, erwartete seine Mutter von ihm, dass er zu Hause wichtige Aufgaben übernahm, für die er gemäß seines Alters bzw. Entwicklungsstands noch nicht reif war. Anstatt zu erkennen, dass seine überforderte Mutter zu viel von ihm erwartete, interpretierte er ihre Kritik als berechtigt.

Prinzip 2: Die KVT erfordert eine solide therapeutische Beziehung.

Klient:innen sind unterschiedlich gut in der Lage, anfangs eine gute therapeutische Beziehung aufzubauen. Es war nicht schwer, die Beziehung zu Finn aufzubauen, obwohl er zu Beginn skeptisch war, dass ich ihm helfen könnte. Die Anwendung von Gesprächstechniken nach Carl Rogers, das Erfragen von Finns Reaktion auf den Behandlungsplan, das Treffen gemeinsamer Entscheidungen über die Behandlung, das Angeben von Gründen für Interventionen, das Verwenden von Selbstoffenbarungen, das Einholen von Feedback während und am Ende der Sitzungen und die große Anstrengung, Fortschritte zu erzielen (und ihn diese erkennen zu lassen), trugen zu unserem Bündnis bei.

Allgemein: Verwenden Sie genügend Zeit auf die Entwicklung der therapeutischen Beziehung, damit eine effektive Zusammenarbeit, eine gute Teamarbeit, erfolgen kann. Nutzen Sie die Beziehung, um aufzuzeigen, dass die negativen Überzeugungen des Klienten, insbesondere in Bezug auf sich selbst (und manchmal auch in Bezug auf andere), unzutreffend sind und dass positivere Annahmen gültig sind. Wenn die Beziehung solide ist, haben Sie mehr Zeit, den Patient:innen zu helfen, die Hindernisse zu überwinden, mit denen sie in der kommenden Woche konfrontiert sein werden. Bei manchen

Klient:innen, insbesondere bei solchen mit Persönlichkeitsstörungen, muss der Schwerpunkt allerdings viel stärker auf die therapeutische Beziehung gelegt werden, und es bedarf fortgeschrittener Strategien, um ein gutes Arbeitsbündnis zu schmieden (J.S. Beck, 2005; Beck et al., 2015; Young, 1999).

Prinzip 3: KVT überwacht kontinuierlich den Fortschritt der Klienten.
Das erste KVT-Behandlungsmanual, »Cognitive Therapy of Depression« (Beck et al., 1979), empfahl den Therapeut:innen, wöchentliche Symptom-Checklisten zu verwenden und am Ende der Sitzungen sowohl mündliches als auch schriftliches Feedback von den Klient:innen einzuholen. Verschiedene Studien haben seitdem gezeigt, dass ein routinemäßiges Monitoring die Ergebnisse verbessert (Boswell et al., 2015; Lambert et al., 2001, 2002; Weck et al., 2017). Die Fortschritte der Patient:innen sind größer, wenn sowohl sie als auch die Therapeut:innen Rückmeldungen über die Fortschritte der Therapie erhalten. Mit der zunehmenden Betonung der Genesungsorientierung messen viele KVT-Therapeut:innen auch das allgemeine Funktionsniveau der Klient:innen, den Fortschritt bei der Erreichung ihrer Ziele und das Gefühl der Zufriedenheit, der Verbundenheit und des Wohlbefindens.

Prinzip 4: KVT ist kultursensibel und passt die Behandlung individuell an.
Die KVT spiegelt traditionell die Werte der dominanten Kultur in den Vereinigten Staaten wider. In der Therapie können jedoch deutlich bessere Ergebnisse erzielt werden, wenn sich die Therapeut:innen der unterschiedlichen ethnischen und kulturellen Hintergründe der Menschen, die sie behandeln, bewusst sind und die Bedeutung kultureller und ethnischer Unterschiede, Präferenzen und Praktiken anerkennen (Beck, 2016; Smith et al., 2011; Sue et al., 2009). Die KVT neigt dazu, Rationalität, wissenschaftliche Methoden und Individualismus zu betonen. Klient:innen aus anderen Kulturen haben möglicherweise andere Werte und Präferenzen, etwa emotionales Schlussfolgern, unterschiedliche Grade des Emotionsausdrucks sowie Kollektivismus oder Interdependenz.

Wenn sich die Kulturen der Menschen in Ihrer Praxis von Ihrer eigenen unterscheiden, müssen Sie möglicherweise Ihre kulturelle Kompetenz verbessern. Es kann nämlich sein, dass Sie sich Ihres eigenen kulturellen Bias gar nicht bewusst sind. Möglicherweise sind Sie sich auch des Ausmaßes der kulturellen Voreingenommenheit nicht bewusst, die manche Klient:innen erfahren, insbesondere wenn sie nicht der Mehrheitskultur angehören. Solche Voreingenommenheiten und Vorurteile können eine wichtige Rolle bei den Schwierigkeiten Ihrer Patient:innen spielen.

Unterschiede zwischen Ihnen beiden können jedoch nicht nur kultureller Natur, sondern können sehr vielfältig sein. Dazu gehören Alter, religiöse oder spirituelle Orientierung, ethnische Zugehörigkeit, sozioökonomischer Status, Behinderung, Geschlecht, sexuelle Identität und sexuelle Orientierung (Iwamasa & Hays, 2019). Achten Sie darauf, dass Sie sich über die Merkmale Ihrer Klient:innen informieren und antizipieren, wie diese Unterschiede für die Behandlung relevant sein könnten. Hays (2009) beschreibt Strategien, um die KVT kultursensibel zu gestalten. Dazu gehören die Einschätzung der Bedürfnisse des Klienten und seiner Familie, die Betonung von kultursensiblen Verhaltensweisen, die Identifizierung kulturspezifischer Stärken und Hilfen und die Validierung der Unterdrückungserfahrungen der Klienten. Natürlich müssen Sie immer noch ein individuelles Fallkonzept des Klienten erstellen und dürfen nicht einfach automatisch davon ausgehen, dass Sie die Behandlung für eine bestimmte Person variieren müssen.

Prinzip 5: KVT betont das Positive.

Neuere Forschungen zeigen, wie wichtig die Betonung positiver Emotionen und Kognitionen bei der Behandlung von Depressionen ist (z. B. Chaves et al., 2019). Sie helfen Ihren Klient:innen, aktiv an der Kultivierung positiver Stimmungen und Gedanken zu arbeiten. Es ist auch wichtig, Hoffnung zu wecken.

Finn neigte wie die meisten depressiven Mensche dazu, sich auf das Negative zu konzentrieren. Wenn er depressiv war, achtete er automatisch (d. h. ohne sich dessen bewusst zu sein) und selektiv auf negative Erfahrungen. Manchmal interpretierte er auch neutrale Erfahrungen fälschlicherweise als negativ und ignorierte häufig positivere Erfahrungen oder erkannte sie gar nicht. Seine Schwierigkeit, positive Daten direkt als solche zu verarbeiten, führte dazu, dass er ein verzerrtes Bild von sich selbst entwickelte. Um diesem Merkmal der Depression entgegenzuwirken, helfen Sie Ihren Klient:innen kontinuierlich, sich auf das Positive zu konzentrieren. Ich möchte, dass Finn anfängt, Erfahrungen zu machen, aus denen er folgert, dass er ein einfallsreicher Mensch ist, der Probleme lösen, Hindernisse überwinden und ein zufriedenstellendes Leben führen kann.

Prinzip 6: KVT legt großen Wert auf Zusammenarbeit und aktive Teilnahme der Patienten.

Sowohl Therapeut:innen als auch Klient:innen sind aktiv. Ich ermutige Finn, die Therapie als Teamarbeit zu betrachten: Gemeinsam entscheiden wir, woran wir in jeder Sitzung arbeiten, wie oft wir uns treffen sollten und was Finn zwischen den Sitzungen tun kann. Anfangs bin ich aktiver, wenn es darum geht, eine Richtung für die Therapiesitzungen und für einige Aktivitätenpläne (Therapiehausaufgaben) vorzuschlagen. Je weniger depressiv Finn ist und je mehr er sich an die Behandlung gewöhnt hat, desto mehr ermutige ich ihn, in den Sitzungen aktiv zu werden: Er entscheidet, welche Schritte er zur Erreichung seiner Ziele unternehmen will, löst mögliche Hindernisse, bewertet seine dysfunktionalen Kognitionen, fasst wichtige Punkte zusammen und erstellt Aktivitätenpläne.

Prinzip 7: KVT ist wertebasiert, nach vorn und zielgerichtet.

In der ersten Sitzung mit den Klient:innen fragen Sie sie nach:

- ihren Werten (was ihnen im Leben wirklich wichtig ist),
- ihren Wünschen (wie sie sein wollen, wie sie ihr Leben gestalten wollen) und
- ihren spezifischen Behandlungszielen (was sie als Ergebnis der Therapie erreichen wollen).

Verantwortungsbewusst, kompetent, produktiv und hilfreich für andere zu sein, waren wichtige Werte für Finn. Er wollte ein besseres Leben führen, seinen Optimismus und sein Wohlbefinden zurückgewinnen und das Gefühl haben, die Kontrolle zu haben. Zu seinen konkreten Zielen gehörte es, ein besserer Vater und Großvater zu sein und einen guten Job zu bekommen. Aber Gedanken wie »Ich bin ein Versager« und »Ich werde nie einen Job bekommen« waren Hindernisse. Sie trugen dazu bei, dass er die Schritte vermied, die er zum Erreichen seiner Ziele hätte unternehmen müssen.

Prinzip 8: KVT betont anfangs die Gegenwart.
Die Behandlung beinhaltet meistens eine starke Fokussierung auf die Fähigkeiten, die die Patient:innen benötigen, um ihre Stimmung (und ihr Leben) zu verbessern. Wenn sie diese Fähigkeiten konsequent anwenden (während und nach der Behandlung), haben sie bessere Ergebnisse als wenn sie dies nicht tun, selbst angesichts erheblicher belastender Lebensereignisse (Vittengl et al., 2019). Als Finn belastende Situationen realistischer betrachtete, Probleme löste und auf seine Ziele hinarbeitete, fühlte er sich weniger deprimiert. Seine Stimmung wurde positiver, als er seine Aufmerksamkeit auf das lenkte, was in seinem Leben gut lief und was diese Erfahrungen über ihn als Person Großartiges aussagten.
In drei Fällen verlagern Sie jedoch den Fokus auf die Vergangenheit:
(1) wenn Klient:innen einen starken Wunsch danach äußern,
(2) wenn die Arbeit an aktuellen Problemen und Zukunftswünschen keine ausreichende Veränderung bewirkt, oder
(3) wenn Sie der Meinung sind, dass es für Sie und die Klientin wichtig ist, zu verstehen, wie und wann ihre wichtigsten dysfunktionalen Ideen und Bewältigungsstrategien entstanden sind und beibehalten wurden.

Anschließend besprechen Sie, was Ihre Patient:innen jetzt über die Vergangenheit wissen und wie sie ihr neues Wissen in der kommenden Woche nutzen können.

In der Mitte der Behandlung sprachen Finn und ich beispielsweise kurz über einige Ereignisse aus seiner Kindheit, um ihm zu helfen, einen Glaubenssatz zu erkennen, den er als Kind gelernt hatte: »Wenn ich um Hilfe bitte, sehen die Leute, wie inkompetent ich bin«. Ich half Finn, die Gültigkeit dieses Glaubenssatzes sowohl in der Vergangenheit als auch in der Gegenwart zu bewerten. Dies führte ihn zum Teil dazu, einen funktionaleren, vernünftigeren Glaubenssatz zu entwickeln. Hätte er eine Persönlichkeitsstörung gehabt, hätte ich vielleicht verhältnismäßig viel Zeit damit verbracht, seine Entwicklungsgeschichte und den Ursprung der Überzeugungen und des Bewältigungsverhaltens in der Kindheit zu erörtern.

Prinzip 9: KVT ist edukativ.
Ein Hauptziel der Behandlung ist es, den Prozess der Therapie verständlich zu machen. Finn fühlte sich wohler, wenn er wusste, was er von der Behandlung zu erwarten hatte, wenn ihm klar war, was ich von ihm wollte, wenn er das Gefühl hatte, dass er und ich ein Team waren, und wenn er eine konkrete Vorstellung davon hatte, wie die Therapie ablaufen würde, sowohl innerhalb einer Sitzung als auch im Verlauf der Behandlung. In

unserer ersten Sitzung informierte ich Finn über die Art und den Verlauf seiner Störung, den Ablauf der KVT, die Struktur der Sitzungen und das kognitive Modell. In den folgenden Sitzungen bot ich ihm zusätzliche Psychoedukation an, indem ich ihm mein fortlaufend verfeinertes Fallkonzept vorstellte und ihn um Feedback bat. Während der gesamten Behandlung verwendete ich Diagramme, um Finn zu helfen zu verstehen, warum er manchmal verzerrte Gedanken und maladaptive Reaktionen hatte. (Siehe Boisvert & Ahmed [2018] sowie Heßler-Kaufmann & Neudeck [2020] für Diagramme, die zur Psychodukation von Klient:innen hilfreich sind.)

Während der gesamten Behandlung brachte ich Finn nach dem Einsatz verschiedener Techniken bei, wie er die Techniken selbst anwenden konnte, damit er lernen konnte, sein eigener Therapeut zu sein. Bei jeder Sitzung ermutigte ich Finn, die wichtigsten Ideen, die er gelernt hatte, aufzuschreiben, damit er seine neuen Erkenntnisse täglich überprüfen konnte. Finn überprüfte diese Notizen auch gelegentlich nach dem Therapieende, wenn er wieder in alte Denk- und Verhaltensmuster zurückfiel.

Prinzip 10: KVT hat den Anspruch, zeitlich begrenzt zu sein.

Wir haben früher gesagt, dass KVT eine Kurzzeittherapie ist. Viele Klient:innen mit unkomplizierten Depressionen und Angststörungen benötigen zwischen sechs und 16 Sitzungen. Bei manchen Störungen muss die Behandlung jedoch viel länger dauern. Wir versuchen, die Behandlung so kurz wie möglich zu gestalten und trotzdem unsere Ziele zu erreichen: den Klient:innen dabei zu helfen, eine Symptomlinderung bzw. Genesung von der Störung zu erreichen, auf die Erfüllung ihrer Wünsche, Werte und Ziele hinzuarbeiten, ihre dringlichsten Probleme zu lösen, Zufriedenheit und Freude am Leben zu haben und Fähigkeiten zu erlernen, die ihre Widerstandsfähigkeit fördern und Rückfälle vermeiden.

Finn hatte zunächst wöchentliche Therapiesitzungen. (Wäre seine Depression schwerer gewesen oder hätte er Suizidgedanken gehabt, hätte ich vielleicht häufigere Sitzungen angesetzt.) Nach zweieinhalb Monaten ging es Finn etwas besser und er war in der Lage, seine neu erworbenen Fertigkeiten zwischen den Sitzungen einzusetzen. Also beschlossen wir gemeinsam, zunächst alle zwei Wochen und dann monatlich Sitzungen anzusetzen. Auch nach der Beendigung der Therapie planten wir ein Jahr lang regelmäßige Auffrischungssitzungen alle drei Monate.

Einige Patient:innen benötigen über einen längeren Zeitraum hinweg wesentlich mehr Behandlung. Manche haben ein chaotisches Leben oder sind mit anhaltenden schweren Problemen wie Armut oder Gewalt konfrontiert. Einige haben chronische oder behandlungsresistente Störungen. Andere haben Persönlichkeitsstörungen, einen verfestigten Drogenkonsum, eine Bipolare Störung, Essstörungen oder Schizophrenie. Selbst ein oder sogar zwei Jahre Therapie können dann nicht ausreichend sein. Auch nach Beendigung der Therapie benötigen diese Klienten möglicherweise regelmäßige Sitzungen oder zusätzliche (in der Regel kürzere) Behandlungen.

Prinzip 11: KVT-Sitzungen sind strukturiert.

Wir sind bestrebt, die Therapie so effizient wie möglich durchzuführen, um den Klient:innen zu helfen, sich so schnell wie möglich besser zu fühlen. Die Einhaltung einer vorgegebenen Struktur (wie auch die Vermittlung der therapeutischen Techniken an die Patient:innen) erleichtert diese Ziele. In der Regel werden Sie diese Struktur in jeder Sitzung beibehalten (es sei denn, Ihr Patient ist dagegen, in diesem Fall müssen Sie die Struktur anfangs vielleicht aushandeln).

Ich beginne mit der Planung von Finns Behandlung, bevor er mein Büro betritt. Ich schaue mir seine Akte an, insbesondere seine Behandlungsziele und Aktivitätenpläne (einschließlich der Therapienotizen) der vorangegangenen Sitzung(en). Mein übergeordnetes therapeutisches Ziel ist es, Finns Stimmung während der Sitzung zu verbessern und einen Aktivitätenplan zu erstellen, damit er sich während der Woche besser fühlt und sich funktionaler verhält. Was ich in einer bestimmten Sitzung tue, hängt von Finns Zielen und Problemen, meinem Konzept, der Stärke unserer therapeutischen Beziehung, Finns Präferenzen und dem Stadium der Behandlung ab.

Ihr Ziel im ersten Teil einer Therapiesitzung ist es, das therapeutische Bündnis wiederherzustellen, den Aktivitätenplan zu überprüfen und Daten zu sammeln, damit Sie beide gemeinsam die Tagesordnung festlegen und Prioritäten setzen können. Im zweiten Teil der Sitzung besprechen Sie gemeinsam die Themen oder Ziele, die auf der Tagesordnung stehen. Diese Art von Diskussionen und Interventionen führen üblicherweise zu Aktivitätenplänen. Im letzten Teil der Sitzung fassen Sie oder die Klientin die Sitzung zusammen. Sie stellen sicher, dass der Aktivitätenplan angemessen ist, und holen dann das Feedback des Klienten ein und reagieren darauf. Während in der KVT erfahrene Therapeut:innen gelegentlich von diesem Format abweichen können, arbeiten Therapeut:innen, für die KVT noch neu ist, meist effektiver, wenn sie der vorgegebenen Struktur folgen.

Prinzip 12: KVT verwendet geleitetes Entdecken und bringt den Klientinnen bei, auf ihre dysfunktionalen Kognitionen zu reagieren.

Im Zusammenhang mit der Erörterung eines Problems oder Ziels stellt man den Patient:innen Fragen, die ihnen helfen, ihre dysfunktionalen Gedanken zu erkennen (indem man sie fragt, was ihnen durch den Kopf geht), die Gültigkeit und Nützlichkeit ihrer Gedanken zu bewerten (indem man eine Reihe von Techniken anwendet) und einen Aktivitätenplan zu entwickeln. Bei Finn setze ich behutsam *sokratische Fragen* ein, die ihm das Gefühl vermitteln, dass ich wirklich an *gemeinsamer »Erfahrungsauswertung«* interessiert bin, d. h. daran, ihm dabei zu helfen, die Richtigkeit und Nützlichkeit seiner Ideen durch eine sorgfältige Prüfung der Beweise zu ermitteln. Beachten Sie, dass wir nicht versuchen, *Kognitionen von Patient:innen in Frage zu stellen* (indem wir behaupten oder versuchen, sie davon zu überzeugen, dass ihre Gedanken oder Überzeugungen ungültig sind) – vielmehr helfen wir den ihnen bei der kognitiven Umstrukturierung, einem Prozess, bei dem wir maladaptives Denken bewerten und darauf reagieren.

In anderen Sitzungen frage ich Finn nach der Bedeutung seiner Gedanken, um die zugrunde liegenden Überzeugungen über sich selbst, die Welt und andere Menschen aufzudecken. Durch die Befragung leite ich ihn auch an, die Gültigkeit und Funktionalität seiner Überzeugungen zu bewerten. Von Beginn der Behandlung an helfe ich Finn, positive Überzeugungen über sich selbst zu festigen, indem ich ihm beibringe, sich selbst Anerkennung zu schenken, und ihn anleite, positive Schlussfolgerungen aus den Schritten zu ziehen, die er in Richtung seiner Ziele unternommen hat.

Je nach Art der Kognition, die Sie gemeinsam bearbeiten wollen, können Sie die oben genannten Techniken ersetzen oder ergänzen. Wenn automatische Gedanken Teil eines dysfunktionalen Denkprozesses sind, wie z. B. Grübeln, zwanghaftes Denken oder ständige Selbstkritik, können Sie den Klient:innen helfen, ihre Gedanken unvoreingenommen zu akzeptieren und ihnen zu erlauben, von selbst zu kommen und zu gehen. Um Kognitionen auf der emotionalen oder Bauchgefühlsebene zu verändern, können Sie Bilder verwenden, eine Geschichte erzählen, Analogien und Metaphern anbieten, erfahrungsorientierte Techniken anwenden, Rollenspiele machen oder Verhaltensexperimente vorschlagen.

Prinzip 13: KVT beinhaltet Aktivätenpläne (Therapiehausaufgaben).
Ein wichtiges Ziel der Behandlung ist es, den Klient:innen zu helfen, sich am Ende der Sitzung besser zu fühlen und sie auf eine bessere Woche vorzubereiten. Aktivitätenpläne bestehen in der Regel aus

- der Identifizierung und Bewertung automatischer Gedanken, die den Zielen der Klient:innen im Wege stehen,
- der Umsetzung von Lösungen für Probleme und Hindernisse, die in der kommenden Woche auftreten könnten, und / oder
- dem Üben der in der Sitzung erlernten Verhaltensweisen.

Patient:innen neigen dazu, vieles von dem, was in den Therapiesitzungen passiert, zu vergessen, und wenn sie das tun, haben sie tendenziell schlechtere Ergebnisse (Lee et al., 2020). Hier ist also eine Faustregel:

Wichtig

Alles, woran sich unsere Klientinnen und Klienten erinnern sollen, wird aufgezeichnet.

Sie oder Ihr Klient sollten Therapienotizen und Aktivitätenpläne aufschreiben, entweder auf Papier oder auf dem Handy oder Tablet des Klienten. Oder Sie können Therapienotizen mithilfe einer App auf dem Mobiltelefon aufzeichnen. Hier ist ein Beispiel für eine Therapienotiz, die Finn und ich gemeinsam verfasst haben:

Wenn ich anfange zu denken, dass ich mich nicht hinsetzen und Rechnungen bezahlen kann, erinnere ich mich daran:

- Ich werde es nur 10 Minuten lang tun.
- Es mag schwierig sein, aber es wird wahrscheinlich nicht unmöglich sein.
- Die ersten ein oder zwei Minuten werden vermutlich am schwierigsten sein und dann wird es wahrscheinlich leichter werden.
- Ich sollte mich auf das positive Gefühl konzentrieren, das ich haben werde, wenn ich etwas schaffe, was ich bisher nicht geschafft habe.

Aktivitätenpläne ergeben sich ganz natürlich aus der Erörterung der einzelnen Ziele oder Themen auf der Tagesordnung. Sie müssen sie gemeinsam sorgfältig ausarbeiten, und zwar basierend auf der Art des Problems, Ihrer Vorstellung davon, was am meisten helfen würde, praktischen Erwägungen (wie Zeit, Energie und Möglichkeiten) und Eigenschaften der Klient:innen (z. B. Motivations- und Konzentrationsniveau und Vorlieben). Ein häufiger Fehler ist es, Aktivitätenpläne vorzuschlagen, die viel zu schwierig sind.

Prinzip 14: KVT verwendet verschiedene Techniken, um Denken, Stimmung und Verhalten zu verändern.
Tatsächlich adaptieren wir Strategien aus vielen psychotherapeutischen Modalitäten im Kontext kognitiver Konzepte. Abhängig vom Fallkonzept der Klientin kann ich beispielweise Techniken aus der Akzeptanz- und Commitmenttherapie, der Verhaltenstherapie, der mitgefühlsorientierten Psychotherapie, der Dialektisch-Behavioralen Therapie, der Gestalttherapie, der Interpersonellen Psychotherapie, der Metakognitiven Therapie, der achtsamkeitsbasierten kognitiven Therapie (MBCT), der personenzentrierten Psychotherapie, der psychodynamischen Psychotherapie, der Schematherapie, der lösungsorientierten Therapie, der Wohlbefindenstherapie oder anderen anwenden. Solange Sie die KVT noch erlernen, wird es für Sie schwierig sein, eine größere Vielfalt an Interventionen als die in diesem Buch vorgestellten einzubeziehen. Ich möchte Sie ermutigen, zunächst die Grundlagen der KVT zu beherrschen und dann zusätzliche Techniken zu erlernen, die Sie im Rahmen einer kognitiven Fallkonzeptualisierung anwenden können. Während Sie als KVT-Psychotherapeut:in Fortschritte machen, wird es sich aber lohnen, diese und andere evidenzbasierte Behandlungen zu studieren.

Zusammenfassung

Die beschriebenen Grundprinzipien gelten für die meisten Klientinnen und Klienten. Geleitet von Ihrem kognitiven Fallkonzept variieren Sie die Techniken, die Sie anwenden, um die Behandlung auf den Einzelnen zuzuschneiden. Die KVT-Behandlung berücksichtigt die Kultur, die Familiengeschichte und andere wichtige Merkmale der Patient:innen, die Art ihrer Schwierigkeiten, Ziele und Wünsche, ihre Fähigkeit, eine starke therapeutische Bindung aufzubauen, die Veränderungsmotivation, bisherige Erfahrungen mit der Therapie und Präferenzen. Die Grundlage der Behandlung ist immer eine solide therapeutische Beziehung.

Reflexionsfragen

Welche der 14 Behandlungsprinzipien kannten Sie bereits als wichtige Elemente der KVT? Welche waren neu? Hat Sie eines von ihnen überrascht?

Übungen für die Praxis

Gehen Sie die Behandlungsgrundsätze durch. Beschreiben Sie in Ihren eigenen Worten, warum jeder Grundsatz wichtig ist. Überlegen Sie dann, was Sie noch über jedes Prinzip wissen möchten, und formulieren Sie eine entsprechende Frage.

3 Das kognitive Fallkonzept

Das kognitive Fallkonzept ist der Eckpfeiler der Kognitiven Verhaltenstherapie. Sie erfahren in späteren Kapiteln mehr über die Elemente des Fallkonzepts und den Prozess seiner Erstellung. In diesem Kapitel finden Sie aber zunächst Antworten auf die folgenden Fragen:

- Was ist ein kognitives Fallkonzept?
- Wie leiten Sie den Prozess der Erstellung des Fallkonzepts ein?
- Wie helfen Ihnen automatische Gedanken, die Reaktionen der Klient:innen zu verstehen? Was sind Grundannahmen und bedingte Annahmen?
- Was ist ein komplexeres kognitives Modell? Wie sieht das Fallkonzept im Fallbeispiel »Finn« aus?
- Wie füllt man ein Diagramm zum kognitiven Fallkonzept aus?

3.1 Einführung in das kognitive Fallkonzept

Die Erstellung des Fallkonzepts bildet den Rahmen für die kognitiv-verhaltenstherapeutische Behandlung. Das Fallkonzept hilft:

- die Patient:innen, ihre Stärken und Schwächen, ihre Hoffnungen und Herausforderungen zu verstehen,
- zu erkennen, wie es dazu kam, dass sie eine psychische Störung mit dysfunktionalem Denken und maladaptivem Verhalten entwickelt haben,
- die therapeutische Beziehung zu stärken,
- die Behandlung innerhalb und zwischen den Sitzungen zu planen,
- geeignete Interventionen auszuwählen und die Behandlung bei Bedarf anzupassen,
- festgefahrene Situationen zu überwinden.

Das sich kontinuierlich weiterentwickelnde Fallkonzept hilft Ihnen, die Therapie effizient und effektiv zu planen (Kuyken et al., 2009; Needleman, 1999; Persons, 2008; Tarrier, 2006). Sie beginnen mit der Erstellung bereits während des ersten Kontakts mit einer Klientin und verfeinern es bei jedem weiteren Kontakt. Es ist wichtig, das kognitive Fallkonzept auf die Diagnose(n) der Klientin, typische Kognitionen, Verhaltensstrategien und aufrechterhaltende Faktoren zuzuschneiden. Aber wichtig ist auch, dass das Fallkonzept zu der Klientin passt. Sie sammeln kontinuierlich Daten, fassen zusammen, was Sie gehört haben, überprüfen Ihre Hypothesen mit der Klientin und ändern das Fallkonzept nach Bedarf. In den ersten Sitzungen wusste ich z. B. nicht, dass Maria die Grundannahme besaß, wertlos zu sein. Erst nachdem sie eine lautstarke Auseinandersetzung mit ihrer Mutter und ihrer Schwester hatte und davon berichtete, kam diese Überzeugung ans Licht.

3

Sie bestätigen, widerlegen oder ändern Ihre Hypothesen, wenn die Klient:innen neue Informationen präsentieren. Sie fragen sich ständig: »Sind diese neuen Daten, die ich gerade erhalten habe, Teil eines Musters, das ich bereits erkannt habe, oder ist es etwas Neues?« Wenn es sich um etwas Neues handelt, notieren Sie sich, dass Sie in zukünftigen Sitzungen überprüfen werden, ob diese Daten Teil eines anderen Musters sind.

Sie teilen das kognitive Fallkonzept mit der Klientin und erfragen, ob es »wahr klingt« oder »richtig erscheint«.

- Wenn Ihr Konzept zutreffend ist, sagt die Klientin unweigerlich etwas wie: »Ja, ich glaube, das ist richtig«.
- Wenn Sie sich irren, sagt die Klientin in der Regel: »Nein, das ist nicht ganz so. Es ist eher so …«.

Die Rückmeldung der Klientin stärkt die Beziehung und ermöglicht es Ihnen, ein passgenaueres Fallkonzept zu entwerfen und eine wirksame Behandlung durchzuführen. Es kann sogar bereits therapeutisch wirksam sein, wenn Sie Ihr Fallkonzept mit der Klientin besprechen (Ezzamel et al., 2015; Johnstone et al., 2011). Finn fühlte sich besser, als ich ihm zu verstehen gab, dass er eigentlich nur *ein* Problem hatte: sich selbst als inkompetent und als Versager zu sehen.

Th: Ich denke, Sie glauben so sehr daran, dass Sie Dinge vermeiden, die Ihnen schwerfallen. Und wenn man deprimiert ist, erscheint einem fast *alles* schwer. [*Pause*] Meinen Sie, ich könnte Recht haben?

Es ist wichtig, sich in die Lage der Patient:innen zu versetzen, Empathie für ihre Erfahrungen zu entwickeln, ihre Gefühle zu verstehen und die Welt mit ihren Augen zu sehen. Deren Wahrnehmungen, Gedanken, Gefühle und ihr Verhalten sollten vor dem Hintergrund ihrer Interpretation vergangener und aktueller Erfahrungen, ihrer Stärken und Schwächen, ihrer Werte und Persönlichkeitseigenschaften, ihrer Biologie sowie ihrer Genetik und Epigenetik einen Sinn ergeben.

Das Fallkonzept hilft auch, die positiven Eigenschaften und Fähigkeiten der Klient:innen zu verstehen und darauf aufzubauen. Wenn Sie ihnen helfen, sich ihrer Stärken und Ressourcen bewusster zu werden, kann dies zu einer besseren Funktionsfähigkeit, einer verbesserten Stimmung und höheren Widerstandsfähigkeit führen (Kuyken et al., 2009). Das Fallkonzept hilft Ihnen auch zu verstehen, wie und warum Hindernisse für das Erreichen der Ziele der Patient:innen entstanden sind und aufrechterhalten werden.

Den Prozess der Fallkonzeptualisierung einleiten

Es gibt viele Fragen, die Sie während der Therapie im Auge behalten sollten, um Ihr Fallkonzept zu entwickeln und zu verfeinern. Kapitel 5 beschreibt die diagnostische Sitzung, in der Sie damit beginnen, zahlreiche Informationen zu sammeln: Angaben zur Identität der Klientin, Hauptbeschwerden, Hauptsymptome, psychischer Zustand und Diagnose, aktuell eingenommene psychopharmakologische Medikamente und bestehende Behandlungen, wichtige Beziehungen, das höchste Funktionsniveau im Lebenslauf und verschiedene Aspekte der Lebensgeschichte. Während der Behandlung werden Sie weitere Daten sammeln.

Automatische Gedanken helfen bei der Erklärung der Reaktionen der Klienten

KVT basiert auf dem *kognitiven Modell*, das davon ausgeht, dass Emotionen, Verhalten und Physiologie von Menschen durch ihre Wahrnehmung von Ereignissen beeinflusst werden (sowohl durch äußere Ereignisse, wie das Nichtbestehen eines Tests, als auch durch innere, wie belastende körperliche Symptome).

Situation / Ereignis

↓

Automatische Gedanken

↓

Reaktion (emotional, Verhalten, körperlich)

Es ist nicht die Situation an sich, die bestimmt, was Menschen fühlen und tun, sondern vielmehr die Art und Weise, wie Individuen eine Situation konstruieren (Beck, 1964; Ellis, 1962). Stellen Sie sich z. B. eine Situation vor, in der mehrere Personen einen Grundlagentext über KVT lesen. Sie reagieren auf dieselbe Situation mit ganz unterschiedlichen Gefühlen und Verhaltensweisen, je nachdem, was ihnen beim Lesen durch den Kopf geht:

- Leser A denkt: »Das ergibt wirklich Sinn. Endlich ein Buch, aus dem ich lernen kann, ein guter Therapeut zu sein!« Leser A ist begeistert und liest weiter.
- Leserin B hingegen denkt: »Dieser Ansatz ist zu simpel. Das wird nie funktionieren.« Leserin B ist enttäuscht und klappt das Buch zu.
- Leser C hat folgende Gedanken: »Dieses Buch ist nicht das, was ich erwartet habe. Was für eine Geldverschwendung.« Leser C ist verärgert und schmeißt das Buch weg.
- Leserin D denkt: »Ich muss das alles wirklich lernen. Was ist, wenn ich es nicht verstehe? Was, wenn ich nie gut darin werde?« Leserin D fühlt sich ängstlich und liest die gleichen Seiten immer wieder.
- Leser E hat andere Gedanken: »Das ist einfach zu schwer. Ich bin so dumm. Ich werde das nie schaffen. Ich werde es nie als Therapeut schaffen.« Leser E ist traurig und schaltet den Fernseher ein.

Die Art und Weise, wie Menschen sich fühlen und wie sie sich verhalten, hängt damit zusammen, wie sie eine Situation interpretieren und über sie denken. *Die Situation selbst bestimmt nicht direkt, wie sie sich fühlen oder was sie tun.*

Wichtig

Die Reaktionen der Menschen ergeben immer einen Sinn, wenn wir wissen, was sie denken.

Interessant ist vor allem eine Ebene des Denkens, die gleichzeitig mit einer offensichtlicheren, oberflächlichen Ebene des Denkens stattfinden kann. Während Sie diesen Text lesen, werden Sie vielleicht diese beiden Ebenen bemerken. Ein Teil Ihres Denkens konzentriert sich auf die Informationen im Text, d. h. Sie versuchen, Sachinformationen zu verstehen und zu integrieren. Auf einer anderen Ebene haben Sie jedoch vielleicht einige schnelle, bewertende Gedanken über die Situation. Diese Kognitionen werden als *automatische Gedanken* bezeichnet und sind nicht das Ergebnis von Überlegungen oder Schlussfolgerungen. Vielmehr scheinen diese Gedanken spontan aufzutauchen und sie sind oft recht schnell und kurz. Möglicherweise sind Sie sich dieser Gedanken kaum bewusst – viel wahrscheinlicher ist es, dass Sie sich der darauffolgenden Emotion oder des Verhaltens bewusst sind.

Selbst wenn Sie sich Ihrer Gedanken bewusst *sind*, akzeptieren Sie sie höchstwahrscheinlich unkritisch und glauben, dass sie wahr sind. Sie *denken nicht einmal daran*, sie zu hinterfragen. Sie können jedoch lernen, Ihre automatischen Gedanken zu erkennen, indem Sie auf Ihre Veränderungen im Affekt, im Verhalten und / oder in der Physiologie achten. Fragen Sie sich: »Was ist mir gerade durch den Kopf gegangen?«, wenn

- Sie beginnen, sich dysphorisch, d. h. freudlos, bedrückt, gereizt oder missmutig, zu fühlen,
- Sie beginnen, sich dysfunktional zu verhalten (oder adaptives Verhalten zu vermeiden), und / oder
- Sie Veränderungen in Ihrem Körper oder Geist bemerken, die Sie beunruhigen (z. B. Kurzatmigkeit oder rasende Gedanken).

Wenn Sie Ihre automatischen Gedanken erkannt haben, können Sie die *Gültigkeit Ihrer Gedanken bewerten* und tun dies wahrscheinlich auch schon bis zu einem gewissen Grad. Wenn ich z. B. viel zu tun habe, denke ich manchmal automatisch: »Ich werde das nie alles schaffen.« Aber ich führe eine automatische Realitätsprüfung durch, indem ich mir frühere Erfahrungen ins Gedächtnis rufe und mich daran erinnere: »Das ist schon in Ordnung. Du weißt, dass du es immer schaffst, wenn es nötig ist.«

Wenn Menschen feststellen, dass ihre Interpretation einer Situation falsch ist, und diese korrigieren, stellen sie wahrscheinlich fest, dass sich ihre Stimmung verbessert, sie sich funktionaler verhalten und / oder ihre physiologische Erregung abnimmt. Kognitiv ausgedrückt: Wenn dysfunktionale Gedanken einer objektiven Reflexion unterzogen werden, ändern sich in der Regel die Emotionen, das Verhalten und die physiologische Reaktion des Menschen.

Aber woher kommen die automatischen Gedanken? Wie kommt es, dass eine Person eine Situation anders interpretiert als eine andere Person? Warum kann ein und dieselbe Person ein und dasselbe Ereignis zu einem bestimmten Zeitpunkt anders interpretieren als zu einem anderen? Die Antwort hat mit dauerhaften kognitiven Phänomenen zu tun: Grundannahmen oder Glaubenssätzen.

Wichtig

Die Themen der automatischen Gedanken der Menschen ergeben immer Sinn, wenn wir ihre Grundannahmen verstehen.

3.2 Grundannahmen

Schon in der Kindheit entwickeln wir bestimmte Annahmen über uns selbst, andere Menschen und die Welt. Unsere *zentralsten Annahmen* bzw. *Grundannahmen* sind so grundlegend und tief verwurzelt, dass wir sie oft nicht einmal uns selbst gegenüber äußern. Wir betrachten diese Vorstellungen als absolute Wahrheiten – einfach als die Art und Weise, wie die Dinge nun einmal sind (Beck, 1987). Psychisch gesunde Menschen haben die meiste Zeit über realistisch positive Annahmen. Aber wir alle haben auch latent negative Überzeugungen, die teilweise oder vollständig aktiviert werden können, wenn thematisch bedingte Vulnerabilitäten oder Stressoren vorliegen.

Adaptive Grundannahmen

Viele Klient:innen, wie Finn, waren vor dem Auftreten ihrer Störung überwiegend psychisch gesund; sie waren einigermaßen leistungsfähig, hatten weitgehend gute Beziehungen und lebten in einem überwiegend sicheren Umfeld. Wenn dem so war, haben sie höchstwahrscheinlich flexible, hilfreiche, realitätsbezogene Überzeugungen über sich selbst, ihre Welt, andere Menschen und die Zukunft entwickelt (Abb. 3.1). Wahrscheinlich sahen sie sich selbst als einigermaßen effektiv, sympathisch und wertvoll an. Sie hatten genaue und nuancierte Ansichten über andere Menschen, sahen viele von ihnen als grundsätzlich gut oder neutral und nur einige als potenziell verletzend an (glaubten aber höchstwahrscheinlich, dass sie sich angemessen schützen könnten). Auch ihre Welt sahen sie realistisch, mit einer Mischung aus Vorhersehbarkeit und Unvorhersehbarkeit, Sicherheit und Gefahr (aber sie glaubten, dass sie mit den meisten Dingen, die auf sie zukamen, zurechtkommen würden). Sie sahen ihre Zukunft mit positiven, neutralen und negativen Erfahrungen (und glaubten, dass sie mit Unglück – auch mithilfe anderer Menschen – fertig werden könnten und dass es ihnen am Ende gut gehen würde).

Die latenten negativen Gegenstücke zu diesen Überzeugungen können vorübergehend auftauchen, wenn diese Patient:innen einen Rückschlag in Hinblick auf ihre Selbstwirksamkeit, ein zwischenmenschliches Problem oder einen moralischen Konflikt negativ interpretieren (z. B., wenn sie gegen ihren Moralkodex verstoßen haben). Aber wahrscheinlich kehren sie nach kurzer Zeit wieder zu ihren realitätsbezogeneren Grundüberzeugungen zurück – es sei denn, sie entwickeln eine akute Störung. In diesem Fall benötigen sie möglicherweise eine Behandlung, die ihnen hilft, ihre primär adaptiven Überzeugungen wiederherzustellen.

Bei anderen Klient:innen ist die Situation jedoch eine andere, vor allem bei solchen mit Persönlichkeitsstörungen, wie Maria. Die positiven, adaptiven Überzeugungen solcher Patient:innen waren in der Kindheit und im Erwachsenenalter vielleicht nur sehr schwach oder gar nicht vorhanden, und sie brauchen in der Regel eine Behandlung, die ihnen hilft, adaptive Überzeugungen erst einmal zu entwickeln und zu stärken. Allerdings besitzen einige Klient:innen auch übermäßig positive Überzeugungen, insbesondere wenn sie manisch oder hypomanisch sind. Sie sehen sich selbst, andere, die Welt und / oder die Zukunft in einem unrealistisch positiven Licht. Wenn diese Überzeugungen dysfunktional sind, brauchen auch sie möglicherweise Hilfe, um ihre Erfahrungen realistischer, d. h. in diesen Fällen negativer, zu betrachten.

INFO 1 • P

Adaptive (positive) Grundannahmen

Grundannahmen hinsichtlich Selbstwirksamkeit

- Ich bin einigermaßen kompetent, effektiv, habe die Kontrolle, bin erfolgreich und nützlich.
- Ich kann die meisten Dinge vernünftig erledigen, mich schützen und für mich selbst sorgen.
- Ich habe Stärken und Schwächen [hinsichtlich Effektivität, Produktivität, Leistung].
- Ich habe relative Freiheit.
- Ich kann meistens mit anderen Menschen mithalten.

Grundannahmen hinsichtlich Liebenswürdigkeit

- Ich bin einigermaßen liebenswert, sympathisch, begehrenswert, attraktiv, erwünscht und umsorgt.
- Ich bin in Ordnung, und meine Schwierigkeiten beeinträchtigen meine Beziehungen nicht.
- Ich bin gut genug [um von anderen geliebt zu werden].
- Es ist unwahrscheinlich, dass ich verlassen oder zurückgewiesen werde oder allein bleibe.

Grundannahmen hinsichtlich des Wertes

- Ich bin einigermaßen wertvoll, akzeptabel, moralisch und gut, freundlich und liebenswürdig.

Abbildung 3.1 Adaptive (positive) Grundannahmen über das Selbst (**INFO 1**)

Dysfunktionale negative Grundannahmen

Menschen, die in der Vergangenheit psychisch weniger gesund waren oder in einem belastenden physischen oder zwischenmenschlichen Umfeld leben, neigen dazu, schlechter zu funktionieren; sie können gestörte Beziehungen haben, und sie können eher negative Grundannahmen haben. Diese Überzeugungen können realistisch und / oder hilfreich gewesen sein, als sie entstanden sind. Während einer akuten Episode sind diese Überzeugungen jedoch in der Regel extrem, unrealistisch und äußerst maladaptiv. Negative Grundannahmen über das Selbst lassen sich in drei Kategorien einteilen (s. auch Abb. 3.2):

- Hilflosigkeit (ineffektiv zu sein, wenn es darum geht, Dinge zu erledigen, sich selbst zu schützen und / oder sich mit anderen zu messen);
- Mangelnde Liebenswürdigkeit (persönliche Eigenschaften, die dazu führen, dass man keine Liebe und Intimität von anderen erhält oder aufrechterhalten kann); und
- Wertlosigkeit (ein unmoralischer Sünder oder eine Gefahr für andere zu sein).

Klient:innen können Überzeugungen in einer, zwei oder allen drei Kategorien haben, und sie können mehr als eine Überzeugung in einer bestimmten Kategorie haben.

Fallbeispiel

Leser E, der glaubte, er sei zu wenig intelligent, um diesen Text zu bewältigen, hat häufig ähnliche Bedenken, wenn er sich mit einer neuen Aufgabe befassen muss (z. B. ein Auto mieten, herausfinden, wie man ein Bücherregal zusammenbaut, oder einen Bankkredit beantragen). Er scheint die Grundüberzeugung zu haben: »Ich bin inkompetent«. Diese Überzeugung kann nur dann aktiv sein, wenn er sich in einem depressiven Zustand befindet; sie kann einige oder viele Male aktiv sein; oder sie kann ziemlich inaktiv sein. Wenn diese Grundannahme aktiv ist, interpretiert Leser E Situationen durch die Brille dieser Überzeugung, auch wenn die Interpretation rational offensichtlich nicht stimmen mag.

Leser E neigt dazu, sich selektiv auf Informationen zu konzentrieren, die seine Grundannahme bestätigen, und gegenteilige Informationen zu ignorieren oder zu ignorieren. So hat E beispielsweise nicht in Betracht gezogen, dass andere intelligente, kompetente Menschen das Material beim ersten Lesen vielleicht nicht ganz verstanden haben. Er erwog auch nicht, dass der Autor das Material möglicherweise nicht gut dargestellt hatte. Er erkannte nicht, dass seine Verständnisschwierigkeiten auf mangelnde Konzentration und nicht auf mangelnde Intelligenz zurückzuführen sein könnten. Er vergaß, dass er anfangs oft Schwierigkeiten hatte, wenn er mit neuen Informationen konfrontiert wurde, später aber eine gute Erfolgsbilanz vorweisen konnte. Da sein Glaube an die eigene Inkompetenz aktiviert war, interpretierte er die Situation automatisch auf eine sehr negative, selbstkritische Weise. Auf diese Weise wird seine Grundannahme aufrechterhalten, auch wenn sie ungenau und dysfunktional ist. Es ist wichtig zu beachten, dass er nicht absichtlich versucht, Informationen auf diese Weise zu verarbeiten; dies geschieht automatisch.

INFO 2 • P

Dysfunktionale Grundannahmen

Grundannahmen bezüglich Hilflosigkeit und Inkompetenz

- Ich bin ineffektiv, wenn es darum geht, Dinge zu erledigen.
- Ich bin inkompetent, ineffektiv, hilflos, nutzlos und bedürftig; ich komme nicht zurecht.
- Ich bin unfähig, mich selbst zu schützen.
- Ich bin machtlos, schwach, verletzlich, gefangen, außer Kontrolle und werde wahrscheinlich verletzt.
- Ich bin im Vergleich zu anderen unfähig.
- Ich bin minderwertig, ein Versager, ein Verlierer, voller Defizite, nutzlos.
- Ich bin nicht gut genug [in Bezug auf Leistung]; ich bin nicht angemessen.

Grundannahmen bezüglich nicht liebenswürdig zu sein

- Ich bin nicht liebenswert, bin unsympathisch, unattraktiv, langweilig, unwichtig und unerwünscht.
- Ich werde von anderen nicht akzeptiert oder geliebt, weil ich anders bin, ein Streber, schlecht, mangelhaft, nicht gut genug, nichts zu bieten habe und etwas mit mir nicht stimmt.
- Ich bin dazu verdammt, abgelehnt, verlassen und allein zu sein.

Grundannahmen bezüglich Wertlosigkeit

- Ich bin unmoralisch, moralisch schlecht, ein Sünder, wertlos und inakzeptabel.
- Ich bin gefährlich, »toxisch«, verrückt und böse.
- Ich verdiene es nicht zu leben.

Abbildung 3.2 Dysfunktionale Grundannahmen über das Selbst (**INFO 2**)

Abbildung 3.3 veranschaulicht diese verzerrte Art der Informationsverarbeitung. Der Kreis mit der rechteckigen Öffnung stellt das Schema von Leser E dar. Nach Piaget ist das Schema eine hypothetische mentale Struktur, die Informationen organisiert. Innerhalb dieses Schemas befindet sich die Grundannahme von Leser E: »Ich bin unfähig.« Wenn Leser E eine relevante Erfahrung macht, wird dieses Schema aktiv, und die in den negativen Rechtecken enthaltenen Daten werden sofort als Bestätigung der Grundannahme verarbeitet – was diese Überzeugung stärkt.

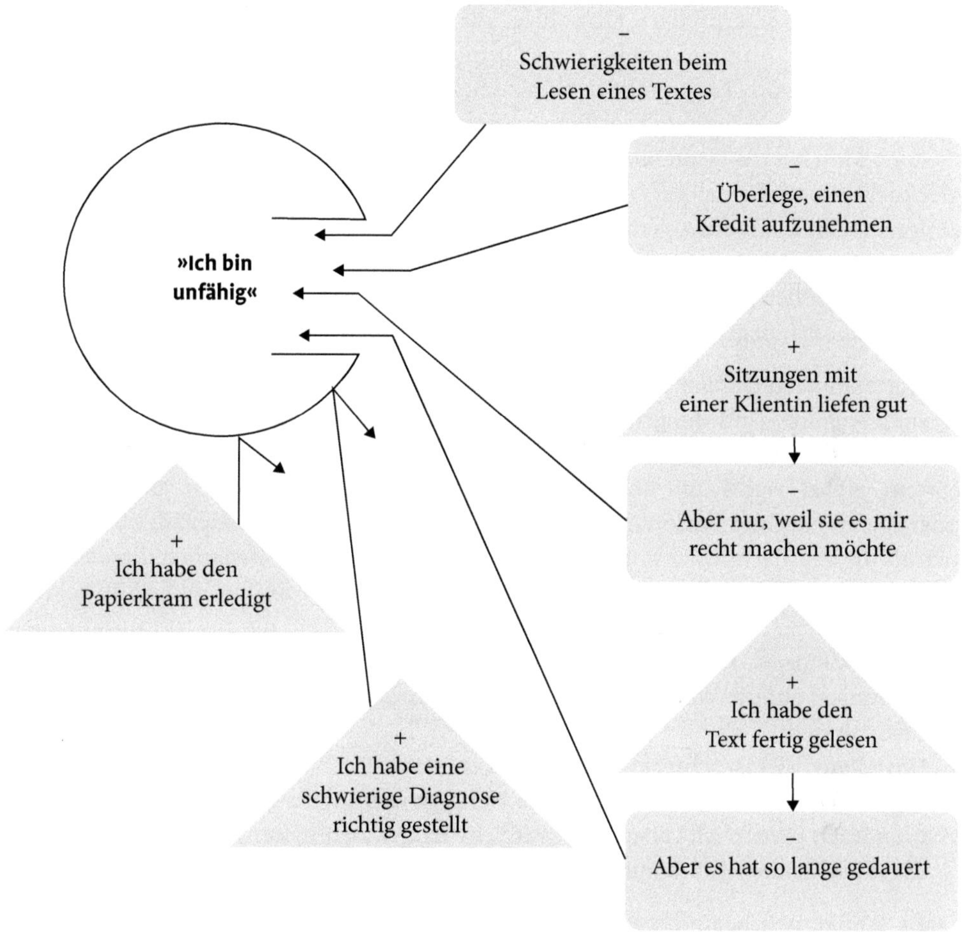

Abbildung 3.3 Informationsverarbeitung. Die Abbildung zeigt, wie negative Daten (= Erfahrungen; Rechtecke) sofort verarbeitet werden und die Grundannahme stärken, während positive Daten (Dreiecke) verworfen (d. h. in negative Daten umgewandelt) oder nicht beachtet werden.

Ein anderer Prozess findet statt, wenn E eine Erfahrung macht, bei der er gut abschneidet. Positive Daten werden in Form von Dreiecken kodiert, die nicht in das Schema passen. Sein Verstand wertet diese Daten automatisch ab: »Ja, die Sitzung mit meiner Klientin ist gut gelaufen, aber nur, weil sie so eifrig war, mir zu gefallen.« Diese Interpretationen verändern im Wesentlichen die Form der Daten von positiven Dreiecken zu negativen Rechtecken. Jetzt passen die Daten in das Schema und verstärken somit die negative Grundannahme.

Es gibt auch positive Daten, die Leser E einfach nicht wahrnimmt. Er verleugnet Anzeichen von Kompetenz zwar nicht, z. B. wenn er seine Rechnungen pünktlich bezahlt oder einem Freund bei einem Problem hilft. Hätte er diese Handlungen jedoch unterlassen, hätte er seine Untätigkeit wahrscheinlich als Stützung seiner dysfunktionalen Grundannahme interpretiert. Obwohl er die positiven Daten nicht außer Acht lässt, scheint er sie nicht als relevant für seine Grundannahme zu bemerken oder zu verarbeiten – diese Art von Daten prallt an seinem Schema ab. Mit der Zeit wird die Grundannahme von Leser E, unfähig bzw. inkompetent zu sein, immer stärker.

Auch Finn hat die Grundannahme, inkompetent zu sein. Ist Finn nicht depressiv, ist glücklicherweise die meiste Zeit ein anderes Schema (das die Grundannahme »Ich bin einigermaßen kompetent« enthält) aktiv, und seine Überzeugung »Ich bin inkompetent« ist latent. Wenn er jedoch depressiv ist, überwiegt das Inkompetenzschema. Ein wichtiges Ziel der Behandlung ist es, Finn dabei zu helfen, seine Erfahrungen (sowohl positive als auch negative) realistischer und funktionaler zu sehen.

Bedingte Grundannahmen: Einstellungen, Regeln, Grundsätze

Grundannahmen sind die grundlegendste Ebene der Überzeugungen oder Glaubenssätze. Wenn Klient:innen depressiv sind, sind diese Überzeugungen in der Regel negativ, extrem, global, rigide und übergeneralisiert. *Automatische Gedanken*, also die Worte oder Bilder, die einer Person durch den Kopf gehen, sind situationsspezifisch und können als die oberflächlichste kognitive Ebene betrachtet werden. Zwischen diesen beiden Ebenen liegen die *bedingten Annahmen*. Grundannahmen beeinflussen die Entwicklung dieser Zwischenebene von Annahmen oder Überzeugungen, die aus (oft unartikulierten) Einstellungen, Regeln und Annahmen besteht. Wichtig zu wissen ist, dass viele Einstellungen auf die Werte der Patient:innen hinweisen. Leser E hatte z. B. die folgenden Annahmen:

- **Einstellung:** »Es ist schrecklich, zu versagen.«
- **Regel:** »Ich sollte aufgeben, wenn eine Herausforderung zu groß erscheint.«
- **Grundsatz:** »Wenn ich versuche, etwas Schwieriges zu tun, werde ich scheitern. Wenn ich es vermeide, wird es mir gut gehen.«

Diese Annahmen beeinflussen seine Sichtweise einer Situation, was wiederum sein Denken, Fühlen und Verhalten beeinflusst. Die Beziehung zwischen diesen bedingten Annahmen, den Grundannahmen und den automatischen Gedanken ist hier dargestellt:

Grundannahmen

↓

Bedingte Annahmen (Einstellungen, Regeln, Grundsätze)

↓

Automatische Gedanken

Wie entstehen Grundannahmen und bedingte Annahmen? Schon in frühen Entwicklungsstadien, in der Kindheit versuchen Menschen, ihre Umwelt zu verstehen. Sie müssen ihre Erfahrungen in einer kohärenten Weise organisieren, um adaptiv zu funktionieren (Rosen, 1988). Ihre Interaktionen mit der Welt und mit anderen Menschen – auch beeinflusst durch ihre genetische Veranlagung – führen zu bestimmten Erkenntnissen: ihren Annahmen, die in ihrer Genauigkeit und Funktionalität variieren können. Für KVT-Therapeut:innen ist es von besonderer Bedeutung, dass dysfunktionale Grundannahmen verlernt und stärker realitätsbezogene und funktionale neue Überzeugungen durch die Behandlung entwickelt und gestärkt werden können.

Der schnellste Weg, Klient:innen zu helfen, sich besser zu fühlen und sich adaptiver zu verhalten, ist, ihnen zu helfen, ihre positiveren adaptiven Überzeugungen zu identifizieren und zu stärken und ihre dysfunktionalen Überzeugungen zu modifizieren. Wenn dies erreicht ist, gelingt es ihnen, aktuelle und künftige Situationen oder Probleme konstruktiver zu interpretieren. In den meisten Fällen können wir von Therapiebeginn an sowohl direkt als auch indirekt an positiven Überzeugungen arbeiten. An negativen Grundannahmen müssen wir jedoch in der Regel zunächst indirekt und später direkter arbeiten – denn die Identifizierung negativer Grundannahmen kann einen erheblichen negativen Affekt auslösen, der die Klient:innen verunsichern kann.

Ein vielschichtiges kognitives Modell

Die kognitive Hierarchie der Kognition, wie sie bisher erläutert wurde, lässt sich wie folgt veranschaulichen:

Grundannahmen

↓

Bedingte Annahmen (Einstellungen, Regeln, Grundsätze)

↓

Situation

↓

Automatische Gedanken

↓

Reaktion (emotional, behavioral, physiologisch)

Es ist wichtig anzumerken, dass die Abfolge »Wahrnehmung von Situationen führt zu automatischen Gedanken, die wiederum die Reaktionen der Menschen beeinflussen« manchmal eine zu starke Vereinfachung darstellt. Denken, Stimmung, Verhalten und Physiologie beeinflussen sich gegenseitig.

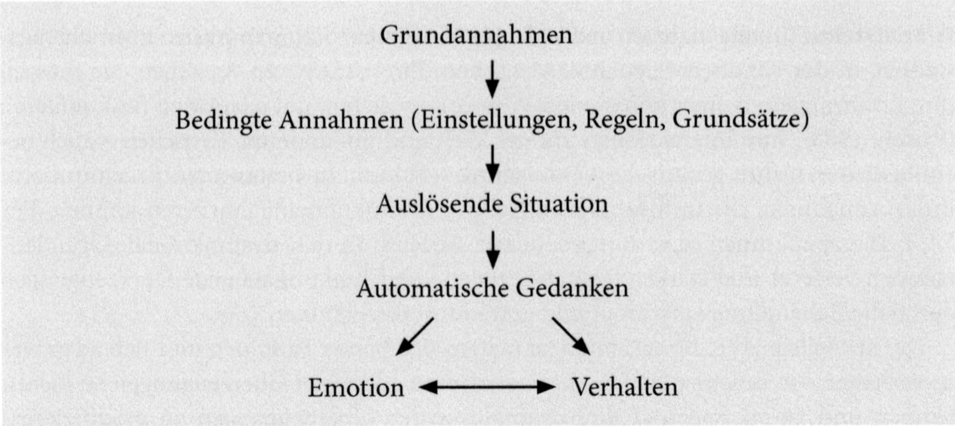

Außerdem gibt es viele verschiedene Arten von Situationen, d. h. internen und externen Auslösern, über die Patient:innen automatische Gedanken haben:

- konkrete Ereignisse (wie z. B. das Scheitern bei einer Bewerbung)
- ein Gedankenstrom (z. B. der Gedanke, arbeitslos zu sein)
- eine Erinnerung (z. B. die Entlassung aus einem Job)
- ein Bild (z. B. das missbilligende Gesicht eines Chefs)
- eine Emotion (z. B. die Feststellung, wie stark die eigene schlechte Stimmung ist)
- ein Verhalten (z. B. im Bett bleiben)
- eine physiologische oder mentale Erfahrung (z. B. das Bemerken eines schnellen Herzschlags oder verlangsamtes Denken)

Die/Der Einzelne kann eine komplexe Abfolge von Ereignissen mit vielen verschiedenen auslösenden Situationen, automatischen Gedanken und Reaktionen erleben (s. Abschn. 12.5 für ein Beispiel eines erweiterten kognitiven Modells).

3.3 Kognitives Fallkonzept im Fallbeispiel »Finn«

Bei der Aufnahme ist klar, dass Finn unter anhaltender Traurigkeit, Angst und Einsamkeit leidet. Ich diagnostiziere bei ihm eine schwere Depression mit ängstlichem Leidensdruck. Ich stelle einige spezifische Fragen, die mir helfen, ein erstes Fallkonzept zu entwickeln. Ich frage etwa, wann er sich im Allgemeinen am schlechtesten fühlt – in welchen Situationen und/oder zu welchen Tageszeiten. Finn erzählt mir, dass er sich den ganzen Tag über ziemlich gleich fühlt, aber abends vielleicht etwas schlechter. Dann frage ich ihn, wie er sich am Abend zuvor gefühlt hat. Als Finn bestätigt, dass er so deprimiert war wie immer, frage ich: »Was ging Ihnen durch den Kopf?«

Gleich zu Beginn erhalte ich eine Stichprobe wichtiger automatischer Gedanken. Finn berichtet, dass er oft denkt: »Es gibt so viel, was ich tun sollte, aber ich bin so müde. Wenn ich es überhaupt versuche [z. B. die Wohnung aufzuräumen], werde ich es nur schlecht hinkriegen« und »Ich fühle mich so schlecht. Nichts hilft mir, mich besser zu fühlen.« Er berichtet auch von einem mentalen Bild, das ihm durch den Kopf schoss. Er sah sich selbst, irgendwann in der unbestimmten Zukunft, im Dunkeln sitzen und sich völlig hoffnungslos und hilflos fühlen.

Ich suche nach aufrechterhaltenden Faktoren von Finns Depression. Vermeidungsverhalten ist ein großes Problem. Er vermeidet es, seine Wohnung aufzuräumen, Besorgungen zu machen, sich mit Freunden zu treffen, sich einen neuen Job zu suchen und andere um Hilfe zu bitten. Daher fehlen ihm Erfahrungen, die ihm ein Gefühl des Erfolgs, der Freude oder der Verbundenheit zu anderen Menschen vermitteln können. Sein negatives Denken führt dazu, dass er inaktiv und passiv ist. Seine Inaktivität und Passivität verstärken wiederum sein Gefühl, hilflos zu sein und keine Kontrolle zu haben.

Als Kind versuchte Finn, sich selbst, andere und seine Welt zu verstehen, indem er beispielsweise aus seinen Erfahrungen, Interaktionen mit anderen und direkten Beobachtungen lernte. Seine Wahrnehmungen wurden zweifellos auch genetisch beeinflusst. Frühe Erfahrungen innerhalb der Familie legten den Grundstein für seine Grundüberzeugungen hinsichtlich Kompetenz und Inkompetenz.

Finn war der älteste von drei Brüdern. Als er 11 Jahre alt war, verließ sein Vater die Familie und kehrte nicht zurück. Seine alleinerziehende Mutter arbeitete in zwei Jobs und war stark auf Finn angewiesen. Nachdem der Vater die Familie verlassen hatte, bat sie Finn oft, Dinge zu tun, die für ein Kind in seinem Alter sehr schwierig waren, z. B. das Haus sauber zu halten, die Wäsche zu waschen und sich um seine jüngeren Brüder zu kümmern. Finn legte großen Wert darauf, ein guter Sohn zu sein, das zu tun, was von ihm verlangt wurde, und anderen zu helfen. Er erwartete von sich selbst, dass er alles konnte, was seine Mutter von ihm verlangte, aber er war der Aufgabe oft nicht gewachsen. Er hatte Gedanken wie: »Ich sollte das [die Aufgabe] besser machen«, »Ich sollte Mama mehr helfen« und »Ich sollte meine Brüder dazu bringen können, sich zu benehmen«. Bei den wenigen Gelegenheiten, bei denen er seine Mutter fragte, was er tun sollte, um das Verhalten seiner Brüder besser zu kontrollieren, sagte sie gereizt: »Das musst du schon selbst herausfinden.«

Nicht alle Kinder oder Jugendlichen, die sich in einer solchen Situation befinden, empfinden sich selbst als mangelhaft. Einige Jugendliche werfen z. B. ihren Müttern vor, dass sie zu viel von ihnen erwarten. Finns Mutter erwartete in der Tat zu viel von ihm für sein Alter und seinen Entwicklungsstand. Sie kritisierte ihn, wenn sie nach Hause kam und sah, dass seine Brüder herumtobten oder die Küche nicht aufgeräumt war. In solchen Momenten wurde sie wütend und sagte zu Finn: »Du kannst nichts richtig machen. Du enttäuschst mich.« Finn glaubte, dass das stimmte, und fühlte sich verzweifelt. Er zog sich dann oft in sein Zimmer zurück und grübelte über seine Unzulänglichkeiten nach.

Finns Grundannahmen

Im Laufe der Zeit begann Finns Überzeugung, einigermaßen kompetent zu sein, im spezifischen Kontext seiner Familie zu erodieren. Er begann zu bemerken, was er für sein Versagen hielt. Selbst wenn er sah, dass er gute Arbeit leistete, neigte er dazu, seine Leistungen kleinzureden: »Ich habe die Küche aufgeräumt, aber das Wohnzimmer ist immer noch unordentlich«; »Ich habe meine Brüder dazu gebracht, ihre Hausaufgaben zu machen, aber ich konnte sie nicht davon abhalten, sich zu streiten«. Kein Wunder, dass Finn begann, sich unfähig zu fühlen. Die Tatsache, dass er sich zu sehr auf seine vermeintlichen Schwächen konzentrierte und seine Stärken vernachlässigte oder nicht beachtete, führte zur Entwicklung seiner Grundannahme: »Ich bin inkompetent.« Finns negativer Glaube beschränkte sich zunächst ziemlich genau auf »Misserfolge« zu Hause. In der Schule erhielt er durchschnittliche Noten. Seine Lehrer und seine Mutter schienen im Allgemeinen mit seinen Leistungen zufrieden zu sein, also war auch er zufrieden. Er war ein überdurchschnittlicher Sportler und erhielt Lob und Unterstützung von seinen Trainern. Finn sah sich also im Zusammenhang mit Schule und Sport als einigermaßen kompetent an. Er hielt sich auch für recht sympathisch und wertvoll.

Finns Überzeugungen über seine Welt und andere Menschen waren größtenteils realistisch positiv und anpassungsfähig. Im Allgemeinen glaubte er, dass viele Menschen gut waren – oder gut sein würden, solange er gute Leistungen erbrachte. Er sah seine Welt als relativ sicher an. Beeinflusst durch die Tatsache, dass sein Vater die Familie verlassen hatte, sah er die Welt als potenziell unberechenbar an, glaubte aber auch, dass er mit den meisten Umständen zurechtkommen würde. Er betrachtete seine Zukunft als unbekannt, aber womöglich ziemlich gut.

Am besten ging es Finn, als er die Schule abschloss, eine Anstellung fand und mit einem Freund zusammenzog. Während dieser Zeit waren seine adaptiven Grundannahmen überwiegend aktiv. Er leistete gute Arbeit, traf sich oft mit Freunden, trieb Sport und begann, Geld für die Zukunft zu sparen. Er war ehrlich, aufrichtig, verantwortungsbewusst und ein harter Arbeiter. Menschen waren gerne mit ihm zusammen, er war sehr hilfsbereit. Mit 23 Jahren heiratete er, ein Jahr, nachdem er und seine zukünftige Frau sich kennengelernt hatten. Obwohl sie dazu neigte, ihn zu kritisieren, sah er sich selbst als grundsätzlich kompetent, wertvoll und sympathisch an. Aber er besaß eine unterschwellige Verletzlichkeit und sah sich selbst als inkompetent an, wenn er seinen selbst auferlegten hohen Erwartungen nicht gerecht wurde. Diese Vulnerabilität entwickelte sich vor allem als Folge negativer Interaktionen mit seiner Mutter in seiner Kindheit und Jugend. Nach der Geburt seiner Kinder wurde Finn immer belasteter, und er machte sich manchmal Vorwürfe, dass er nicht genug Zeit mit ihnen verbrachte. Auch seine Frau war gestresst und wurde ihm gegenüber kritischer. Aber zu diesem Zeitpunkt wurde er nicht depressiv. Es ging ihm weiterhin gut, solange er das Gefühl hatte, dass er sowohl bei der Arbeit als auch zu Hause Erfolge erzielte. Seine damit verbundene Annahme lautete: »Wenn ich gute Leistungen erbringe, bedeutet das, dass es mir gut geht.«

Problematisch wurde es, wenn er sich auf einem niedrigeren Niveau wähnte, was mit seiner Überzeugung »Wenn ich keine gute Leistung bringe, bin ich unfähig« zusammenhing. Erst als er seinen Schwierigkeiten am Arbeitsplatz und seiner Scheidung eine sehr negative Bedeutung beimaß, wurden seine zuvor latent vorhandenen negativen Grundannahmen stark aktiviert. Darüber hinaus sah er sich selbst als hilflos und nicht in Kontrolle (was er mit Inkompetenz und Versagen in Verbindung brachte).

Finns bedingte Annahmen und Werte

Finns bedingte Annahmen waren etwas leichter zu ändern als seine Grundannahmen. Diese Einstellungen (z. B. »Es ist wichtig, hart zu arbeiten, produktiv zu sein, Verantwortung zu übernehmen, zuverlässig zu sein, auf andere Rücksicht zu nehmen, Verpflichtungen einzuhalten, das Richtige zu tun und anderen etwas zurückzugeben«) spiegelten seine Werte und sein Verhalten wider, ebenso wie seine Regeln (z. B. »Ich sollte hart arbeiten«). Sie entwickelten sich auf dieselbe Weise wie die Grundannahmen, als Finn versuchte, sich einen Reim auf seine Welt, andere und sich selbst zu machen. Vor allem durch Interaktionen mit seiner Familie und in geringerem Maße mit anderen entwickelte er die folgenden bedingten Annahmen:

- »Wenn ich hart arbeite, werde ich es schaffen (wenn nicht, bin ich ein Versager).«
- »Wenn ich Probleme selbst lösen kann, werde ich es schaffen (aber wenn ich um Hilfe bitte, zeigt das, dass ich unfähig bin).«

Finn hatte diese bedingten Annahmen oder Werte vor der Therapie nicht vollständig artikuliert, aber dennoch beeinflussten sie sein Denken und sein Verhalten.

Finns Verhaltensstrategien

Ab dem Jugendalter entwickelte Finn bestimmte überwiegend funktionale Verhaltensmuster, um seinen Werten gerecht zu werden und die Aktivierung seiner Grundannahme, inkompetent zu sein (und das damit verbundene emotionale Unbehagen) zu vermeiden. Er strengte sich sowohl zuhause und beim Sport als auch im Beruf sehr an. Bei der Arbeit stellte er hohe Anforderungen an sich selbst und setzte sich für andere Menschen ein. Andererseits bat Finn nur selten um Hilfe, selbst wenn es sinnvoll gewesen wäre. Er fürchtete, andere würden ihn kritisieren und als inkompetent ansehen. Manchmal fühlte er sich verletzlich und versuchte, seine vermeintlichen Schwächen zu kompensieren. Obwohl Finns Annahmen ziemlich unflexibel waren, kam er dennoch gut im Leben zurecht – bis er sich selbst als inkompetent wahrnahm und empfand, dass er seinen Werten nicht gerecht wurde.

Was zu Finns Depression führte

Im Laufe seines Lebens hatte Finn regelmäßig negative Gedanken über sich selbst, insbesondere in Situationen, in denen er seine Leistung als unzureichend empfand. »Das hätte ich besser machen sollen«, war ein häufiger Gedanke, den er in seiner Kindheit und später bei der Arbeit und zu Hause hatte, insbesondere nachdem er geheiratet und Kinder bekommen hatte. Diese Gedanken führten in der Regel zu einer leichten Dysphorie, aber wenn er sich entschloss, sich mehr anzustrengen, fühlte er sich im Allgemeinen besser.

Diese Art von automatischen Gedanken trat vor dem Ausbruch von Finns depressiver Episode relativ häufig und intensiv auf, und zwar im Zusammenhang mit seiner Arbeit, seiner Ehe und seinem Privatleben. Er hatte einen neuen Chef, Leo, der 15 Jahre jünger war als er. Leo änderte Finns Aufgabenbereich. Finn war bei einer Beleuchtungsfirma für den Kundendienst zuständig. Die Arbeit mit den Kund:innen und der Umgang mit seinen beiden Mitarbeitern machten ihm Spaß. Leo versetzte ihn jedoch in die Lagerverwaltung, wo er wenig mit anderen Menschen zu tun hatte und mit einer neuen, ihm nicht vertrauten Software arbeiten musste. Finn begann, Fehler zu machen und wurde sehr selbstkritisch. Er hatte Gedanken wie: »Was ist nur los mit mir? Das sollte doch nicht so schwer sein.« Er interpretierte die Schwierigkeiten mit den neuen Aufgaben als

Folge seiner eigenen Inkompetenz. Er wurde dysphorisch und ängstlich. Aber er wurde nicht depressiv – noch nicht.

Als Finn schließlich um Hilfe bat, fuhr Leo ihn an und sagte, Finn müsse selbst herausfinden, was zu tun sei. Anstatt weiter um Hilfe zu bitten, bemühte sich Finn noch mehr, aber er verstand immer noch nicht, wie er einige seiner neuen Aufgaben erfüllen sollte. Als er sogar in Erwägung zog, erneut um Hilfe zu bitten, dachte er: »Leo wird weniger von mir halten. Was, wenn er sagt, ich sei inkompetent? Ich könnte gefeuert werden.« Seine Überzeugung, unfähig und verletzlich zu sein, wurde immer stärker.

Schon bald begannen seine negativen Emotionen auch in sein Privatleben hinüberzuschwappen, da er ständig über seine vermeintlichen Misserfolge grübelte. Als er Symptome einer Depression entwickelte (insbesondere Niedergeschlagenheit und große Müdigkeit), änderte er seine Aktivitäten. Er begann, sich von anderen Menschen, auch von seiner Frau, zurückzuziehen. Beim Abendessen saß er schweigend da, trotz der Bemühungen seiner Frau, ihn zum Reden zu bringen. Nach dem Essen saß er meist in seinem Sessel und grübelte über seine vermeintlichen Versäumnisse nach, anstatt sich um den Haushalt zu kümmern. An den Wochenenden saß er stundenlang auf der Couch und sah fern. Seine Frau wurde ungeduldig mit ihm, als er sich weigerte, Freunde zu treffen, viel weniger im Haushalt half und immer weniger mit ihr sprach. Sie begann, ihn viel mehr als zuvor unter Druck zu setzen und zu kritisieren. Auch seine eigenen selbstkritischen Gedanken wurden immer intensiver. Sein Vermeidungsverhalten führte dazu, dass er nur noch wenige Gelegenheiten hatte, sich kompetent, selbstwirksam, produktiv und mit anderen verbunden zu fühlen – wichtige Werte für ihn –, und dass es an angenehmen oder erfreulichen Aktivitäten mangelte, die seine Stimmung hätten aufhellen können.

Als sich die Symptome der Depression verstärkten, begann er, zusätzliche Aufgaben zu vermeiden, von denen er glaubte, dass sie ihm nicht liegen würden, z. B. das Bezahlen von Rechnungen und die Gartenarbeit. Er hatte ständig automatische Gedanken, dass er wahrscheinlich versagen würde. Diese Gedanken führten dazu, dass er sich traurig, ängstlich und hoffnungslos fühlte. Er hielt seine Schwierigkeiten für einen angeborenen Fehler und nicht für das Ergebnis einer sich anbahnenden Depression. Er entwickelte ein allgemeines Gefühl der Inkompetenz und Hilflosigkeit und schränkte seine Aktivitäten immer weiter ein. Die Beziehung zu seiner Frau wurde sehr angespannt und sie stritten sich häufig. Er deutete dies so, dass er in der Ehe versagte, dass er als Ehemann unfähig war.

Im Laufe mehrerer Monate wurden Finns Probleme am Arbeitsplatz immer schlimmer. Leo kritisierte Finn stark und stufte ihn bei seiner jährlichen Leistungsbeurteilung zurück. Finns Depression verstärkte sich noch erheblich, als seine Frau die Scheidung einreichte. Er beschäftigte sich vorrangig mit dem Gedanken, wie er sie, seine Kinder und seinen Chef im Stich gelassen hatte. Er fühlte sich wie ein unfähiger Versager (d. h. er glaubte, dass er es war). Er fühlte sich seinen traurigen und hoffnungslosen Gefühlen ausgeliefert (»Ich habe keinerlei Kontrolle«) und dachte, er könne nichts tun, um sich besser zu fühlen (»Ich bin hilflos«). Und dann verlor er seinen Job.

Diathese-Stress-Modell. Diese Abfolge von Ereignissen veranschaulicht das Diathese-Stress-Modell. Finn hatte bestimmte Vulnerabilitäten: sehr starke und rigide Werte hinsichtlich Produktivität und Verantwortung, eine verzerrte Informationsverarbeitung, eine Tendenz, sich selbst als inkompetent zu betrachten, und genetische Risikofaktoren. Als diese Schwachstellen relevanten Stressfaktoren ausgesetzt wurden (Verlust des Arbeitsplatzes und der Ehe), wurde er depressiv.

Finns Depression wurde durch die folgenden Faktoren oder Mechanismen aufrechterhalten:

- anhaltende negative Interpretation seiner Erfahrungen
- Aufmerksamkeitsverzerrung (er bemerkte alles, was er nicht gut oder gar nicht machte)
- Vermeidung und Inaktivität (was dazu führte, dass er nur wenige Gelegenheiten hatte, Freude zu empfinden, das Gefühl, etwas erreicht zu haben, zu erfahren und Bindung zu anderen zu erleben)
- sozialer Rückzug
- vermehrte Selbstkritik
- Verschlechterung der Problemlösungsfähigkeiten
- negative Erinnerungen
- Grübeln über wahrgenommene Misserfolge
- Sorgen über die Zukunft

Diese Faktoren wirkten sich negativ auf Finns Selbstbild aus und trugen zur Aufrechterhaltung seiner Depression bei. Sie wurden zu wichtigen Ansatzpunkten für die Psychotherapie.

Finns Stärken, Ressourcen und persönliche Eigenschaften

Obwohl Finn schwer depressiv war, als er zum ersten Mal zu mir kam, war sein Leben nicht durchgehend negativ. Seine erwachsenen Kinder und deren Ehepartner unterstützten ihn. Seine Stimmung hellte sich im Kontakt mit seinen Enkelkindern etwas auf, insbesondere wenn sie gemeinsam Sportereignisse besuchten o.Ä. Er sorgte immer noch ein wenig für sich selbst. Obwohl seine finanziellen Mittel schwanden, hatte er noch etwas Geld auf dem Sparkonto. Er war in der Lage, ein Minimum an Hausarbeit zu erledigen und sich Mahlzeiten zuzubereiten. In der Vergangenheit war er ein sehr verantwortungsbewusster, fleißiger Ehemann, Vater und Angestellter gewesen. Er hatte bei der Arbeit viele Fähigkeiten erlernt, die auf andere Berufe übertragbar waren. Er besaß gesunden Menschenverstand und war ein guter Problemlöser.

Zusammenfassend lässt sich sagen, dass Finns Überzeugung, er sei inkompetent, auf Ereignisse in seiner Kindheit zurückgeht, insbesondere auf die Interaktion mit seiner kritischen Mutter, die ihm immer wieder sagte, dass er schlechte Arbeit leiste (bei Aufgaben, die seine Fähigkeiten überstiegen) und dass er sie im Stich lasse. Dennoch hatte er neutrale oder relativ positive Schulerfahrungen, und seine vorherrschende Grundannahme war, dass er in Ordnung war. Jahre später trug erheblicher Stress bei der Arbeit und zu Hause dazu bei, dass seine Grundüberzeugung, inkompetent zu sein, aktiviert wurde und dass er maladaptive Bewältigungsstrategien einsetzte, vor allem Vermeidungsverhalten, das dann seine Annahme, hilflos zu sein, auslöste. Er vermied es, um Hilfe zu bitten, zog sich von seiner Frau und seinem Freundeskreis zurück und saß stundenlang auf der Couch anstatt produktiv zu sein. Darüber hinaus wurde er sehr selbstkritisch. Schließlich wurde Finn depressiv, und seine dysfunktionalen Grundannahmen wurden voll aktiv.

Finns Überzeugungen machten ihn anfällig dafür, Ereignisse negativ zu interpretieren. Er hinterfragte seine Gedanken nicht, sondern akzeptierte sie unkritisch. Die Gedanken und Annahmen an sich haben die Depression nicht verursacht. (Depressionen werden durch eine Vielzahl von psychosozialen, genetischen und biologischen Faktoren verursacht). Finn mag eine genetische Veranlagung für Depressionen gehabt haben; seine Wahrnehmung der Umstände und sein Verhalten darin haben jedoch zweifellos begünstigt, dass die biologische und psychologische Vulnerabilität relevant wurde. Sobald seine Depression einsetzte, beeinflussten diese negativen Kognitionen seine Stimmung stark und trugen zur Aufrechterhaltung der Störung bei.

3.4 Grafische Darstellung des kognitiven Fallkonzepts

Es ist wichtig, sowohl stärkenbasierte als auch problemorientierte Fallkonzepte zu erstellen. Arbeitsblätter mit einem Diagramm des kognitiven Fallkonzepts helfen Ihnen, die beträchtliche Menge an Daten, die Sie von Ihren Klient:innen erhalten, zu organisieren. Beginnen Sie mit dem Ausfüllen dieser Arbeitsblätter (zwischen den Sitzungen), sobald Sie während der Eingangsdiagnostik und der ersten Sitzung relevante Informationen ermittelt haben. Sie suchen während der gesamten Behandlung weiter nach relevanten Daten. Die meisten Patient:innen, wie auch Finn, liefern Ihnen zu Beginn der Behandlung »negative Daten«, daher ist es wichtig, gezielt Fragen zu stellen, um Informationen über positive Dinge zu erhalten. Es ist auch wichtig, ständig nach positiven Informationen Ausschau zu halten, die von den Klient:innen übersehen oder ignoriert werden.

Stärkenbasiertes kognitives Fallkonzept

Das AB »Stärkenbasiertes kognitives Fallkonzept« (**AB 1**; s. auch Abb. 3.4) hilft dabei, die Muster hilfreicher Kognitionen und Verhaltensweisen der Klient:innen zu organisieren. Es zeigt u. a. die Beziehung zwischen

- wichtigen Lebensereignisse und adaptiven Grundannahmen,
- adaptiven Grundannahmen und der Bedeutung der automatischen Gedanken des Klienten,
- adaptive Grundannahmen, damit verbundenen bedingten Annahmen und adaptiven Bewältigungsstrategien sowie
- Situationen, adaptiven automatischen Gedanken und adaptiven Verhaltensweisen.

Fragen, die Sie sich stellen, um das Diagramm auszufüllen, führt Infoblatt 3 (s. Abb. 3.5) auf. Erheben Sie während der Anamnese die relevanten Daten für den oberen Teil des Diagramms (z. B. indem Sie den Klienten bitten, die beste Zeit in seinem Leben zu beschreiben) und zusätzliche Daten für das gesamte Diagramm während der Behandlung. Die Liste auf **INFO 5** (s. Abb. 3.6, modifiziert nach Gottman & Gottman, 2014) kann helfen, positive Eigenschaften der Klient:innen zu spezifizieren.

AB 1 • T

Stärkenbasiertes kognitives Fallkonzept

Relevante Lebensgeschichte (inkl. Erfolge / Erreichtes, Stärken, persönliche Eigenschaften und Ressourcen vor den aktuellen Schwierigkeiten): Die Leute beschrieben Finn als »gutes Kind«. »In der Kindheit einige positive Interaktionen mit der Familie, dem Onkel mütterlicherseits und Trainern«; nahm die Vernachlässigung durch den Vater gelassen hin. Bemühte sich sehr, als ihm mit 11 Jahren altersunangemessene Aufgaben zu Hause übertragen wurden. Gute Freunde, durchschnittliche Noten, überdurchschnittlicher Sportler, mittlerer Schulabschluss. Sympathisch, ein »guter Familienvater«; gute Beziehungen zu Kindern / Enkelkindern, einem Cousin, zwei männlichen Freunden; verdiente einen angemessenen Lebensunterhalt; stellte einen Haushaltsplan auf und sparte Geld.
Stärken, Vorzüge: stark motiviert, guter Sinn für Humor, bei den meisten Menschen beliebt. Sieht zwei erwachsene Kinder und vier Enkelkinder oft, hilft ihnen, hat enge Beziehungen zu ihnen, einem Cousin und mehreren männlichen Freunden. Hat einen angemessenen Lebensunterhalt verdient; hat immer einen Haushaltsplan aufgestellt und Geld gespart. Hoch motiviert. Ausgezeichneter beruflicher Werdegang; viele zwischenmenschliche, organisatorische und Führungsfähigkeiten; zuverlässig und verantwortungsbewusst. Gute Problemlösekompetenz und gesunder Menschenverstand.

Adaptive Grundannahme (vor dem Auftreten der aktuellen Schwierigkeiten):
»Ich bin verantwortungsbewusst, rücksichtsvoll, kompetent, selbständig, hilfsbereit, ein guter Mensch, sympathisch, einfallsreich. Die meisten Menschen sind neutral oder gutartig. Die Welt ist potenziell unberechenbar, aber relativ sicher und stabil. Ich kann damit umgehen (wenn schlimme Dinge passieren).«

Adaptive bedingte Annahmen, Regeln, Einstellungen, Grundsätze (vor dem Auftreten der aktuellen Schwierigkeiten): »Familie, Arbeit und Gemeinschaft sind wichtig. Es ist wichtig, hart zu arbeiten, produktiv, selbständig, verantwortungsbewusst und zuverlässig zu sein, Verpflichtungen einzuhalten, Rücksicht auf die Gefühle anderer zu nehmen, das Richtige zu tun; das zu tun, was ich sage, dass ich tun werde. Ich sollte die Dinge selbst klären können. Wenn ich eine schwierige Aufgabe beharrlich angehe, werde ich wahrscheinlich Erfolg haben. Wenn ich gute Leistungen erbringe, bedeutet das, dass ich kompetent bin; ich bin in Ordnung.«

Adaptives Verhalten (vor dem Auftreten der aktuellen Schwierigkeiten): Stellt hohe Ansprüche an sich selbst, arbeitet hart, versucht, seine Kompetenzen zu erweitern, ist ausdauernd und löst Probleme selbst; ist freundlich und rücksichtsvoll zu anderen, hält seine Verpflichtungen ein, tut das, was er für »das Richtige« hält, hilft anderen.

Situation 1: Denke darüber nach, Freunde zum Frühstück zu treffen	**Situation 2:** Das Auto des Nachbarn reparieren	**Situation 3:** Im Internet surfen
Automatische(r) Gedanke(n): »Ich bin wirklich müde, aber ich möchte sie nicht enttäuschen.«	**Automatische(r) Gedanke(n):** »Ich weiß nicht, ob ich das Auto wieder zum Laufen bekomme.«	**Automatische(r) Gedanke(n):** »Ich hätte gerne einen besseren Fernseher, aber ich muss meine Rechnungen begleichen.«
Emotionen: Neutral	**Emotionen:** Neutral	**Emotionen:** Leichte Enttäuschung
Verhalten: Gehe zum Frühstück	**Verhalten:** Versuche es weiterhin	**Verhalten:** Bestelle den Fernseher nicht

Abbildung 3.4 Das stärkenbasierte kognitive Fallkonzept zum Fallbeispiel Finn (**AB 1**)

Das Diagramm zum stärkenbasierten kognitiven Fallkonzept ist sehr komplex und möglicherweise nicht für alle geeignet. Wenn Sie doch damit arbeiten, nutzen Sie **AB 1** »Stärkenbasiertes kognitives Fallkonzept«: Füllen Sie das Arbeitsblatt gemeinsam aus und wählen Sie dabei vergangene (prämorbide) Situationen aus, in denen die Klient:innen adaptive automatische Gedanken und Verhaltensweisen hatten. Oder warten Sie, bis die Patient:innen sich selbst und ihre Erfahrungen realistischer wahrnehmen und hilfreiche Bewältigungsstrategien anwenden.

INFO 3 • T 2/2

Fragen zum stärkenbasierten kognitiven Fallkonzept

Hilfreiche Fragen zur Bearbeitung des Stärkenbasierten kognitiven Fallkonzepts

Relevante Lebensgeschichte (inkl. Erfolge / Erreichtes, Stärken, persönliche Eigenschaften und Ressourcen vor den aktuellen Schwierigkeiten):
Welche Erfahrungen haben zur Entwicklung und Aufrechterhaltung der adaptiven Grundannahm(en) beigetragen? Welche Stärken, Fähigkeiten, persönlichen und materiellen Ressourcen und Eigenschaften sowie positive Beziehungen?

Stärken, Vorzüge:
Was sind die Fähigkeiten, Stärken und positive Eigenschaften des Klienten/der Klientin?
Über welche internen und externen Ressourcen verfügt er / sie?

Adaptive Grundannahme (vor dem Auftreten der aktuellen Schwierigkeiten):
Was sind die zentralsten adaptiven Überzeugungen des Klienten / der Klientin über sich selbst? Über andere Menschen? Die Welt?

Adaptive bedingte Annahmen, Regeln, Einstellungen, Grundsätze (vor dem Auftreten der aktuellen Schwierigkeiten):
Welche allgemeinen Annahmen, Regeln, Einstellungen und Werte hat der Klient / die Klientin?

Adaptives Verhalten (vor dem Auftreten der aktuellen Schwierigkeiten):
Welche adaptiven Bewältigungsstrategien und Verhaltensweisen zeigt der Klient / die Klientin?

Situation 1: Was war die problematische Situation?	**Situation 2:**	**Situation 3:**
Automatische(r) Gedanke(n): Was ging dem Klienten / der Klientin durch den Kopf?	**Automatische(r) Gedanke(n):**	**Automatische(r) Gedanke(n):**
Emotionen: Welche Emotionen waren mit dem automatischen Gedanken verbunden?	**Emotionen:**	**Emotionen:**
Verhalten: Was hat der Klient / die Klientin Hilfreiches unternommen?	**Verhalten:**	**Verhalten:**

Abbildung 3.5 Fragen zum stärkebasierten kognitiven Fallkonzept (**INFO 3**)

INFO 5 • P T

Liste positiver Eigenschaften

1. Liebevoll	26. Koordiniert	51. Sanft
2. Einfühlsam	27. Anmutig	52. Praktisch
3. Mutig	28. Elegant	53. Lüstern
4. Intelligent	29. Anmutig	54. Witzig
5. Nachdenklich	30. Verspielt	55. Entspannt
6. Großzügig	31. Fürsorglich	56. Schön
7. Loyal	32. Ein / e gute / r Freund / in	57. Gut aussehend
8. Wahrheitsliebend	33. Aufregend	58. Reich
9. Stark	34. Sparsam	59. Ruhig
10. Tatkräftig	35. Planvoll	60. Lebhaft
11. Sexy	36. Engagiert	61. Ein / e tolle / r Partner / in
12. Entscheidungsfreudig	37. Engagiert	62. Ein tolle / r Elternteil
13. Kreativ	38. Ausdrucksstark	63. Durchsetzungsfähig
14. Einfallsreich	39. Aktiv	64. Beschützend
15. Lustig	40. Sorgfältig	65. Süß
16. Anziehend	41. Reserviert	66. Zart
17. Interessant	42. Abenteuerlustig	67. Kraftvoll
18. Unterstützend	43. Aufgeschlossen	68. Flexibel
19. Lustig	44. Zuverlässig	69. Verständlich
20. Rücksichtsvoll	45. Verantwortungsbewusst	70. Albern
21. Zärtlich	46. Zuverlässig	71. Schüchtern
22. Organisiert	47. Pflegend	72. Verletzlich
23. Einfallsreich	48. Herzlich	
24. Sportlich	49. Viril	
25. Heiteres	50. Freundlich	

Modifiziert nach J. Gottman & J. S. Gottman © 2014

Abbildung 3.6 Liste positiver Eigenschaften (**INFO 5**; modifiziert nach Gottman & Gottman, 2014, mit freundlicher Genehmigung; Copyright © 2014 J. Gottman and J.S. Gottman)

Das (klassische) kognitive Fallkonzept

Das klassische, d.h. problemorientierte Fallkonzept in Abbildung 3.7 organisiert die maladaptiven Informationen, die Sie über Klient:innen sammeln (**AB 2** »(Klassisches) Kognitives Fallkonzept«). Erheben Sie die Daten während der Eingangsdiagnostik und während der Behandlung. Beginnen Sie mit dem Ausfüllen, sobald Sie Muster in den Themen der automatischen Gedanken oder nicht-hilfreichen Verhaltensweisen der Patient:innen erkennen. Dieses Diagramm zeigt unter anderem die Beziehung zwischen

- wichtigen Lebensereignisse und Grundannahmen,
- Grundannahmen und automatischen Gedanken,
- Grundannahmen, bedingten Annahmen und dysfunktionalen Bewältigungsstrategien sowie
- Auslösesituationen, automatischen Gedanken und Reaktionen.

Informationsblatt 4 »Fragen zum (Klassischen) Kognitiven Fallkonzept« enthält Fragen, die Ihnen beim Ausfüllen des Diagramms helfen sollen (Abb. 3.8). Betrachten Sie Ihre ersten Einträge auf dem Arbeitsblatt als Versuche – Sie haben noch nicht genügend Informationen gesammelt, um zu beurteilen, inwieweit die automatischen Gedanken, die der Klient geäußert hat, typisch und wichtig sind. Das ausgefüllte Diagramm wird Sie *in*

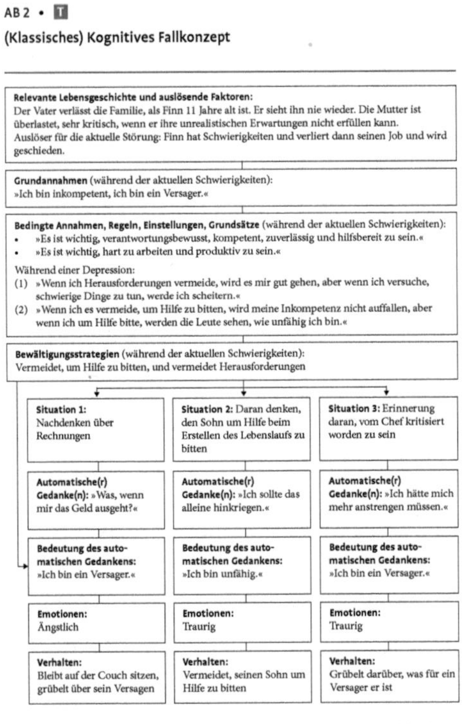

AB 2 • T

(Klassisches) Kognitives Fallkonzept

Relevante Lebensgeschichte und auslösende Faktoren:
Der Vater verlässt die Familie, als Finn 11 Jahre alt ist. Er sieht ihn nie wieder. Die Mutter ist überlastet, sehr kritisch, wenn er ihre unrealistischen Erwartungen nicht erfüllen kann.
Auslöser für die aktuelle Störung: Finn hat Schwierigkeiten und verliert dann seinen Job und wird geschieden.

Grundannahmen (während der aktuellen Schwierigkeiten):
»Ich bin inkompetent, ich bin ein Versager.«

Bedingte Annahmen, Regeln, Einstellungen, Grundsätze (während der aktuellen Schwierigkeiten):
- »Es ist wichtig, verantwortungsbewusst, kompetent, zuverlässig und hilfsbereit zu sein.«
- »Es ist wichtig, hart zu arbeiten und produktiv zu sein.«

Während einer Depression:
(1) »Wenn ich Herausforderungen vermeide, wird es mir gut gehen, aber wenn ich versuche, schwierige Dinge zu tun, werde ich scheitern.«
(2) »Wenn ich es vermeide, um Hilfe zu bitten, wird meine Inkompetenz nicht auffallen, aber wenn ich um Hilfe bitte, werden die Leute sehen, wie unfähig ich bin.«

Bewältigungsstrategien (während der aktuellen Schwierigkeiten):
Vermeidet, um Hilfe zu bitten, und vermeidet Herausforderungen

Situation 1: Nachdenken über Rechnungen	**Situation 2:** Daran denken, den Sohn um Hilfe beim Erstellen des Lebenslaufs zu bitten	**Situation 3:** Erinnerung daran, vom Chef kritisiert worden zu sein
Automatische(r) Gedanke(n): »Was, wenn mir das Geld ausgeht?«	**Automatische(r) Gedanke(n):** »Ich sollte das alleine hinkriegen.«	**Automatische(r) Gedanke(n):** »Ich hätte mich mehr anstrengen müssen.«
Bedeutung des automatischen Gedankens: »Ich bin ein Versager.«	**Bedeutung des automatischen Gedankens:** »Ich bin unfähig.«	**Bedeutung des automatischen Gedankens:** »Ich bin ein Versager.«
Emotionen: Ängstlich	**Emotionen:** Traurig	**Emotionen:** Traurig
Verhalten: Bleibt auf der Couch sitzen, grübelt über sein Versagen	**Verhalten:** Vermeidet, seinen Sohn um Hilfe zu bitten	**Verhalten:** Grübelt darüber, was für ein Versager er ist

Abbildung 3.7 (Klassisches) kognitives Fallkonzept

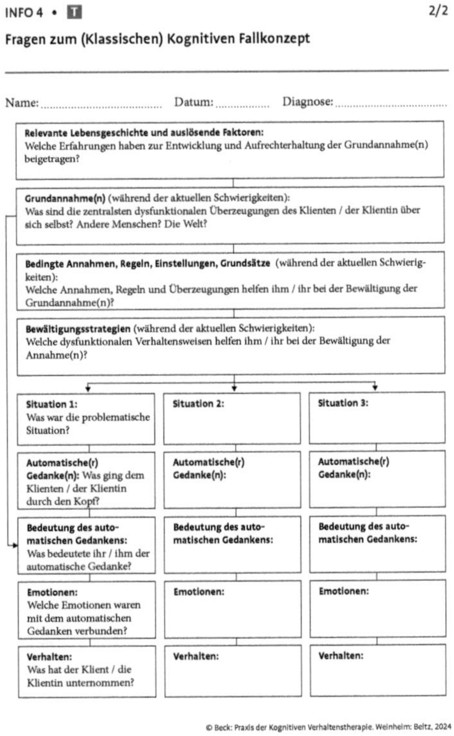

INFO 4 • T 2/2

Fragen zum (Klassischen) Kognitiven Fallkonzept

Name: .... Datum: .... Diagnose: ....

Relevante Lebensgeschichte und auslösende Faktoren:
Welche Erfahrungen haben zur Entwicklung und Aufrechterhaltung der Grundannahme(n) beigetragen?

Grundannahme(n) (während der aktuellen Schwierigkeiten):
Was sind die zentralsten dysfunktionalen Überzeugungen des Klienten / der Klientin über sich selbst? Andere Menschen? Die Welt?

Bedingte Annahmen, Regeln, Einstellungen, Grundsätze (während der aktuellen Schwierigkeiten):
Welche Annahmen, Regeln und Überzeugungen helfen ihm / ihr bei der Bewältigung der Grundannahme(n)?

Bewältigungsstrategien (während der aktuellen Schwierigkeiten):
Welche dysfunktionalen Verhaltensweisen helfen ihm / ihr bei der Bewältigung der Annahme(n)?

Situation 1: Was war die problematische Situation?	**Situation 2:**	**Situation 3:**
Automatische(r) Gedanke(n): Was ging dem Klienten / der Klientin durch den Kopf?	**Automatische(r) Gedanke(n):**	**Automatische(r) Gedanke(n):**
Bedeutung des automatischen Gedankens: Was bedeutete ihr / ihm der automatische Gedanke?	**Bedeutung des automatischen Gedankens:**	**Bedeutung des automatischen Gedankens:**
Emotionen: Welche Emotionen waren mit dem automatischen Gedanken verbunden?	**Emotionen:**	**Emotionen:**
Verhalten: Was hat der Klient / die Klientin unternommen?	**Verhalten:**	**Verhalten:**

Abbildung 3.8 Fragen zum (klassischen) kognitiven Fallkonzept (**INFO 4**)

die Irre führen, wenn Sie Situationen auswählen, in denen die *Themen der automatischen Gedanken des Patienten nicht Teil eines Gesamtmusters* sind.

Sie teilen Ihr vorläufiges Fallkonzept den Klient:innen in jeder Sitzung mündlich mit, wenn Sie ihre Erfahrungen in Form des kognitiven Modells zusammenfassen. Manchmal, vor allem zu Beginn, veranschaulichen Sie Ihre Zusammenfassung durch ein handschriftliches Diagramm des kognitiven Modells. Zu Beginn haben Sie vielleicht nur Daten für das oberste Kästchen (wichtige Lebensdaten) und den unteren Teil des Diagramms (drei kognitive Modelle). Lassen Sie die anderen Kästchen leer oder füllen Sie die von Ihnen abgeleiteten Elemente mit einem Fragezeichen aus, um ihren vorläufigen Status hervorzuheben. Überprüfen Sie die fehlenden oder abgeleiteten Elemente in späteren Sitzungen.

Füllen Sie die untere Hälfte des Diagramms aus und beginnen Sie dazu mit drei typischen aktuellen Situationen, die mit den Problemen der Patient:innen zusammenhängen und in denen sich diese aufgeregt oder nicht hilfreich verhalten haben. Wenn sie ein weiteres Thema in ihren automatischen Gedanken haben, sollten Sie Situationen auswählen, die diese Themen widerspiegeln. Tragen Sie als Nächstes die automatischen Schlüsselgedanken und die darauffolgende Emotion, das relevante Verhalten (falls vorhanden) und die physiologische Reaktion (z. B. wichtig bei starken Ängsten) ein. Wenn Klient:innen in einer bestimmten Situation mehr als eine Emotion erleben, achten Sie darauf, dass Sie für jeden automatischen Schlüsselgedanken ein eigenes Kästchen vorsehen, gefolgt von der emotionalen und behavioralen Reaktion auf diesen Gedanken (Abb. 3.9).

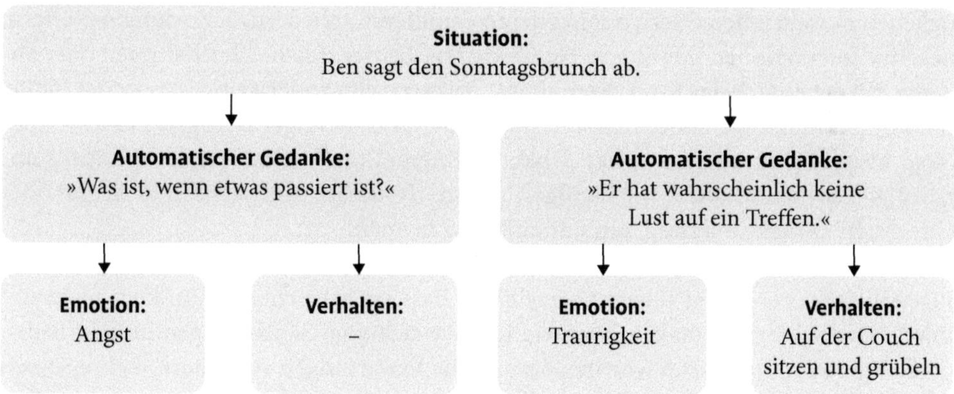

Abbildung 3.9 Anpassen des kognitiven Fallkonzepts für zusätzliche Emotionen

Vermeiden Sie es zu Beginn der Behandlung, die Klient:innen nach der Bedeutung ihrer negativen Gedanken zu fragen, da das Aufspüren dieser tieferliegenden Kognitionen erheblichen Leidensdruck hervorrufen kann. Stellen Sie Hypothesen über die Bedeutungen auf, aber stellen Sie ein Fragezeichen neben Ihre Hypothesen, um sich selbst daran zu erinnern, dass Sie die Richtigkeit der Hypothesen gemeinsam zu einem späteren Zeitpunkt bestätigen müssen. Die Bedeutung des Kästchens mit den automatischen Gedanken in Abbildung 3.8 steht unterhalb des Kästchens mit den automatischen Gedanken, weil Sie den automatischen Gedanken zuerst identifizieren. In Wirklichkeit wird die Grundannahme in einer bestimmten Situation aktiviert und ausgelöst (eigentlich wird das Schema, das die Grundannahme enthält, aktiviert) und führt zu automatischen Gedanken (s. Kap. 17).

Wenn es – in der Regel etwas später in der Behandlung – passt, fragen Sie den Klienten direkt nach der Bedeutung seiner Gedanken, indem Sie die Technik des »Abwärtspfeils« anwenden (s. Abschn. 17.3). Die Bedeutung des automatischen Gedankens sollte für jede Situation logisch mit einer der Grundannahmen des Klienten verbunden sein. Beachten Sie, dass Sie nicht nach der Bedeutung eines automatischen Gedankens fragen müssen, wenn die Erkenntnis allgegenwärtig und übergeneralisiert ist (nicht nur spezifisch für eine oder wenige Situationen). Finns automatischer Gedanke »Ich bin ein Versager« war ebenfalls eine Grundannahme, weil er nicht glaubte, dass er nur in einer einzigen Situation ein Versager war (z. B. als er den Stapel Post auf dem Tisch sah); wenn er diesen Gedanken hatte, meinte er, dass er als Person insgesamt ein Versager war.

Um die obersten Felder in Arbeitsblatt 2 zu vervollständigen, fragen Sie sich (und die Klientin):

- Wie ist die Grundannahme entstanden und wie wurde sie aufrechterhalten?
- Welche Lebensereignisse (oft auch aus der Kindheit und Jugend, falls dort relevante Ereignisse auftraten) hat die Klientin erlebt, die mit der Entwicklung und Aufrechterhaltung der Annahmen zusammenhängen könnten?

Typische relevante Daten aus der Kindheit sind z. B. ständige oder wiederkehrende Streitigkeiten zwischen den Eltern oder anderen Familienmitgliedern, Scheidung der Eltern, negative Interaktionen mit Eltern, Geschwistern, Lehrer:innen, Gleichaltrigen oder anderen, bei denen sich das Kind beschuldigt, kritisiert oder anderweitig abgewertet fühlte; schwere Erkrankungen oder Behinderungen, der Tod wichtiger Bezugspersonen, Mobbing, körperlicher oder sexueller Missbrauch, emotionale Traumata und andere ungünstige Lebensumstände, wie häufige Umzüge, Traumata, Aufwachsen in Armut oder chronische Diskriminierung, um nur einige zu nennen.

Die relevanten Daten können jedoch auch subtiler sein: z. B. die Wahrnehmung der Jugendlichen (berechtigt oder unberechtigt), dass sie in wichtigen Punkten nicht mit ihren Geschwistern mithalten konnten, dass sie sich von Gleichaltrigen unterschieden oder von ihnen abgewertet wurden, dass sie die Erwartungen von Eltern, Lehrer:innen oder anderen nicht erfüllten oder dass ihre Eltern ein Geschwisterkind ihnen gegenüber bevorzugten.

Fragen Sie sich als Nächstes: »Was sind die wichtigsten bedingten Annahmen des Klienten: Regeln, Einstellungen und Grundsätze?« Nicht-hilfreiche Regeln beginnen oft mit »Ich sollte« oder »Ich sollte nicht«, und nicht-hilfreiche Einstellungen beginnen oft mit »Es ist schlecht, das zu tun«. Diese Regeln und Einstellungen sind oft mit den Werten der Klient:innen verbunden oder sie dienen dazu, sie vor der Aktivierung der Grundannahme zu schützen. Allgemeine Grundsätze der Patient:innen spiegeln oft ihre Regeln und Einstellungen wider und verknüpfen ihre maladaptiven Bewältigungsstrategien mit der Grundannahme. Sie werden oft auf diese Weise formuliert:

- »Wenn ich [die Bewältigungsstrategie anwende], dann [wird sich meine Grundannahme vielleicht nicht sofort bewahrheiten; für den Moment wird es mir gut gehen].
- Wenn ich jedoch [meine Bewältigungsstrategie nicht anwende], dann wird [meine Grundannahme wahrscheinlich wahr werden]«.

Abbildung 3.10 zeigt die bedingten Annahmen von Leser E und seine Bewältigungsstrategien, d.h. die Muster dysfunktionaler Verhaltensweisen, die mit den bedingten Annahmen des Klienten verknüpft sind. Beachten Sie, dass die meisten Bewältigungs-

Grundannahme:
»Ich bin unfähig.«

↓

Bedingte Annahmen, Regeln, Einstellungen, Grundsätze:
»Es ist schrecklich, zu versagen.«
»Ich sollte besser aufgeben, wenn mir eine Herausforderung zu groß erscheint.«
»Wenn ich mir niedrige Ziele setze, werde ich es schaffen, aber wenn ich mir hohe Ziele setze, werde ich scheitern.«
»Wenn ich mich auf andere verlasse, werde ich zurechtkommen, aber wenn ich mich auf mich selbst verlasse, werde ich scheitern.«
»Wenn ich mich an etwas Schwierigem versuche, werde ich versagen; wenn ich dies aber vermeide, ist alles in Ordnung.«

↓

Bewältigungsstrategien:
Niedrige Standards entwickeln, sich auf andere verlassen, harte Arbeit vermeiden

↓

Situation:
Liest KVT-Lehrbuch

↓

Automatisch(e) Gedanke(n):
»Das ist einfach zu schwer. Ich bin so dumm. Ich werde das nie verstehen. Ich werde niemals ein guter Therapeut werden.«

↓

Bedeutung des automatischen Gedankens:
»Ich bin unfähig.«

↓

Emotionen:
Traurig / entmutigt

↓

Verhalten (während der aktuellen Schwierigkeiten):
Schaltet den Fernseher ein

Abbildung 3.10 Kognitive Konzeptualisierung von Leser E.

strategien normale Verhaltensmuster sind, die jeder Mensch von Zeit zu Zeit anwendet. Die Schwierigkeit für den Klienten besteht darin, dass er diese Strategien in bestimmten Situationen unflexibel und auf Kosten adaptiverer Strategien *übermäßig* einsetzt.

Zu einem bestimmten Zeitpunkt, in der Regel in der Mitte der Behandlung, werden Sie die Informationen aus dem oberen und unteren Teil des Fallkonzepts teilen. Das Ziel dieser Therapiesitzung besteht darin, der Klientin zu helfen, das Gesamtbild zu verstehen. Gehen Sie dabei die Konzeptualisierung mündlich durch, zeichnen Sie ein vereinfachtes Diagramm für die Patient:in (Abb. 3.11) und bitten Sie sie um Feedback. Gelegentlich ist es für Klient:innen von Vorteil, wenn sie mit Ihnen ein leeres Diagramm ausfüllen. (Legen Sie ihnen kein ausgefülltes Fallkonzept vor, denn das wäre keine gute Lernerfahrung.) Viele Patient:innen würden es jedoch als verwirrend empfinden (oder als erniedrigend, wenn sie das Diagramm als Ihren Versuch interpretieren, sie in Kästchen »einzupassen«). Stellen Sie ihnen Fragen, um die erforderlichen Daten zum Ausfüllen des Diagramms zu erhalten. Wenn Sie eine Hypothese aufstellen, stellen Sie sicher, dass Sie dies vorläufig tun, und fragen Sie die Klient:innen, ob sie »wahr« ist. Richtige Hypothesen kommen in der Regel gut an.

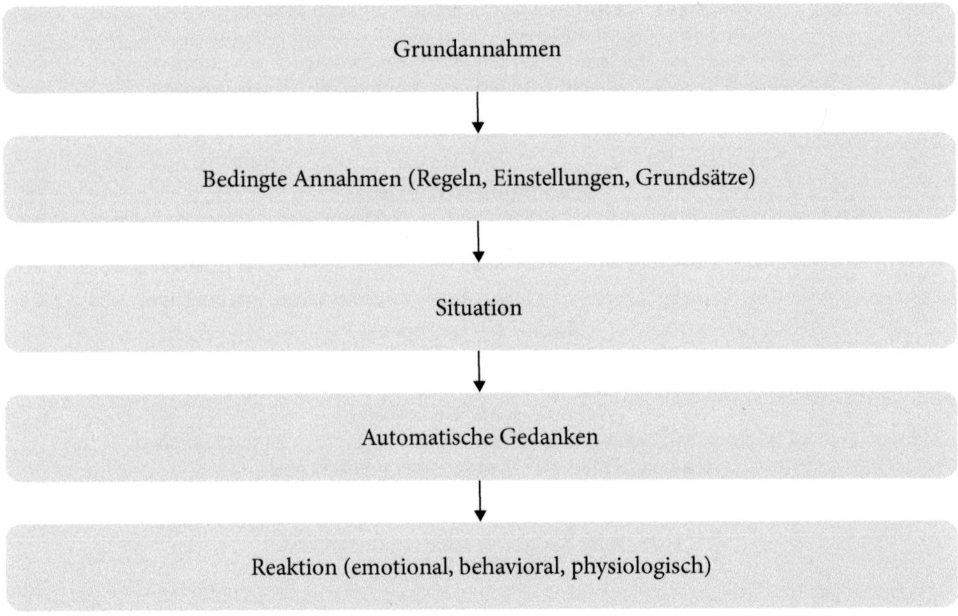

Abbildung 3.11 Vereinfachtes Fallkonzept-Diagramm

Kurz zusammengefasst basieren die Fallkonzept-Diagramme auf den von den Klient:innen vorgelegten Daten, ihren tatsächlichen Worten. Hypothesen sollten so lange als vorläufig betrachtet werden, bis sie von den Patient:innen bestätigt werden. Bewerten Sie die Diagramme immer wieder neu und verfeinern Sie sie, wenn Sie zusätzliche Daten erhalten – Ihre Konzeptualisierung ist erst dann vollständig, wenn die Klient:innen die Behandlung beenden. Auch wenn Sie ihnen das eigentliche Diagramm nicht zeigen, werden Sie ihre Erfahrungen von der ersten Sitzung an verbal (und oft auch auf Papier) konzeptualisieren, um ihnen zu helfen, ihre aktuellen Reaktionen auf Situationen zu verstehen. Im Verlaufe der Therapie präsentieren Sie den Klient:innen das Gesamtbild, damit sie verstehen können,

- wie ihre früheren Erfahrungen zur Entwicklung ihrer Grundannahmen beigetragen haben,
- wie sie bestimmte Annahmen oder Regeln für ihr Leben entwickelt haben und
- wie diese Annahmen zur Entwicklung bestimmter Bewältigungsstrategien oder Verhaltensmuster führten.

Manche Patient:innen sind intellektuell und emotional in der Lage, das größere Bild schon früh in der Therapie zu sehen. Bei anderen sollten Sie mit der Präsentation des Fallkonzepts warten (vor allem wenn Sie keine solide therapeutische Beziehung haben oder das kognitive Modell nicht vollständig verstanden oder als wahr akzeptiert wurde). Wie bereits erwähnt, sollten Sie die Klient:innen jedes Mal, wenn Sie Ihre Konzeptualisierung vorstellen, um Bestätigung, Ablehnung oder Abänderung der einzelnen Teile bitten.

Zusammenfassung

Das kognitive Fallkonzept von Patient:innen ist entscheidend, um den effektivsten und effizientesten Behandlungsverlauf zu bestimmen. Außerdem hilft es, Empathie zu entwickeln, was für den Aufbau einer guten therapeutischen Beziehung entscheidend ist. Die Konzeptualisierung beginnt mit dem ersten Kontakt und ist ein fortlaufender Prozess, der immer wieder angepasst werden muss, wenn neue Daten ermittelt und frühere Hypothesen bestätigt oder verworfen werden. Sie stützen Ihre Hypothesen auf die von Ihnen gesammelten Informationen, wobei Sie die sparsamsten Erklärungen verwenden und auf Interpretationen und Schlussfolgerungen verzichten, die nicht eindeutig auf tatsächlichen Daten beruhen. Sie überprüfen die Konzeptualisierung kontinuierlich gemeinsam aus mehreren Gründen:

- um sicherzustellen, dass sie korrekt ist,
- um den Klient:inninnen zu zeigen, dass Sie sie richtig verstanden haben, und
- um ihnen zu helfen, sich selbst, ihre Erfahrungen und die Bedeutungen, die sie ihren Erfahrungen beimessen, zu verstehen.

Der fortlaufende Prozess der Konzeptualisierung wird in diesem Buch ebenso beschrieben wie die Techniken, mit denen Sie Ihren Patient:innen Ihr Fallkonzept präsentieren.

Reflexionsfragen

Wie entwickelt eine Person eine Depression? Warum ist das Fallkonzept so wichtig?

Übung

Drucken Sie Arbeitsblatt 2 »(Klassisches) Kognitives Fallkonzept«, d.h. das herkömmliche Diagramm zum kognitiven Fallkonzept, aus und füllen Sie es für Maria als Klientin aus. Informationen über sie finden Sie zu Beginn von Kapitel 1 und in den Abschnitten 3.1 und 3.2. Ergänzen Sie das Arbeitsblatt, wenn Sie zusätzliche Informationen erhalten. Vergessen Sie nicht, Fragezeichen neben alles zu setzen, was Sie geschlussfolgert haben.

4 Die therapeutische Beziehung

Für die meisten Klient:innen erfordert es Mut, sich in Behandlung zu begeben. Viele haben automatische Gedanken wie: »Wie wird die Therapie sein?«, »Wird das wirklich funktionieren?«, »Könnte ich mich dadurch noch schlechter fühlen?«, »Was werde ich tun müssen?«, »Was, wenn mein Therapeut mich zu sehr unter Druck setzt?« und »Was, wenn meine Therapeutin zu viel erwartet oder mich kritisiert?«. Während ich also während der gesamten Therapie warmherzig, freundlich und realistisch optimistisch bin, bin ich dies ganz besonders zu Beginn der Behandlung.

Bereits 1979 widmeten Aaron Beck und seine Kollegen im ersten KVT-Behandlungsmanual »Kognitive Therapie der Depression« ein ganzes Kapitel der therapeutischen Beziehung. Sie betonten die Roger'schen Beratungsfertigkeiten Wärme, Genauigkeit, Empathie und Aufrichtigkeit, und dazu grundlegendes Vertrauen und Rapport. Sie schlugen auch vor, die Beziehung auf den einzelnen Klienten zuzuschneiden, sich über die Ziele und Aufgaben der Behandlung zu verständigen, eine tragfähige zwischenmenschliche Bindung aufzubauen und auf die negativen Reaktionen der Klient:innen auf den / die Therapeut:in und umgekehrt zu achten. Daran anknüpfend finden Sie in diesem Kapitel die Antworten auf folgende Fragen:

- Was sind die vier wichtigsten Leitlinien, die Sie bei jeder Sitzung beachten sollten?
- Wie zeigen Sie gute therapeutische Fertigkeiten?
- Wie beobachten Sie die Emotionen Ihrer Klient:innen und wie holen Sie Feedback ein?
- Wie arbeiten Sie mit den Patient:innen zusammen?
- Wie passen Sie die therapeutische Beziehung an den einzelnen Klienten, die einzelne Klientin an?

- Wie nutzen Sie Selbstoffenbarung?
- Wie gehen Sie mit Störungen und Brüchen um bzw. reparieren sie?
- Wie helfen Sie Patient:innen, das Gelernte auf andere Beziehungen zu übertragen?
- Wie gehen Sie mit Ihren negativen Reaktionen um?

4.1 Vier Leitlinien

Wenn ich Assistenzärztinnen und -ärzte für Psychiatrie an der Universität von Pennsylvania unterrichte, beginne ich die Diskussion mit der Frage, wie man eine gute therapeutische Beziehung aufbaut. Dann bitte ich die Teilnehmenden, jeder für sich selbst in seinen eigenen Worten eine Karte mit vier Ideen zu füllen. Hier ist eine typische Karte:

(1) Jeden Klienten bei jeder Sitzung so behandeln, wie ich behandelt werden möchte, wenn ich selbst an dessen Stelle wäre.
(2) Sei ein freundlicher Mensch und hilf dem Patienten, sich sicher zu fühlen.
(3) Davon ausgehen, dass die Klienten herausfordernd sein werden; deshalb brauchen sie ja eine Behandlung.
(4) Die Erwartungen an meinen Klienten und an mich selbst realistisch halten.

Ich bitte die Ausbildungskandidat:innen, ihre Karte vor jeder Therapiesitzung zu lesen. Es ist wichtig, dass Sie vom ersten Kontakt an Vertrauen und eine Beziehung zu Ihren Klient:innen aufbauen. Studien zeigen, dass positive Beziehungen mit positiven Behandlungsergebnissen korrelieren (z. B. Norcross & Lambert, 2018; Norcross & Wampold, 2011; Raue & Goldfried, 1994). Ihr Ziel ist es, dass sich Ihre Pateint:innen sicher, respektiert, verstanden und umsorgt fühlen. Nehmen Sie sich genügend Zeit für die Beziehung, um dies zu erreichen, aber stellen Sie auch sicher, dass Sie genügend Zeit haben, um den Klient:innen zu helfen, ihre Ziele zu erreichen, ihren Leidensdruck zu verringern und ihre Funktionsfähigkeit und positive Stimmung zu verbessern. Die Forschung hat gezeigt, dass das therapeutische Bündnis gestärkt wird, wenn Klient:innen von einer Sitzung zur nächsten eine Verbesserung wahrnehmen (DeRubeis & Feeley, 1990; Zilcha-Mano et al., 2019). Also, krempeln Sie die Ärmel hoch und machen Sie sich an die Arbeit.

Bei Menschen mit starken, dysfunktionalen Persönlichkeitsmerkmalen oder schweren psychischen Erkrankungen müssen Sie sich stärker auf die Beziehung konzentrieren. Diese Menschen neigen dazu, dieselben extremen negativen Überzeugungen über sich selbst und andere in die Behandlung einzubringen – und gehen möglicherweise – bis zum Beweis des Gegenteils – davon aus, dass Sie sie negativ sehen (J.S. Beck, 2005; Beck et al., 2015; Young, 1999). Eine gute Fallkonzeptualisierung kann Ihnen helfen, hier Probleme zu vermeiden.

Finn glaubte beispielsweise, dass die Leute auf ihn herabsehen würden, weil er arbeitslos war, und war besorgt, dass ich das auch tun würde. Glücklicherweise bemerkte ich während der Anamnese eine Veränderung in seinem Gesichtsausdruck, als er mir zum ersten Mal erzählte, dass er arbeitslos ist. Ich fragte ihn, wie er sich fühle. Er sagte: »Ein bisschen ängstlich.« Ich fragte ihn, was ihm dabei durch den Kopf ging. Er sagte mir, er habe Angst, ich würde ihn negativ sehen. Ich lobte ihn dafür, dass er mir das gesagt hatte, und versicherte ihm, dass ich es für logisch hielt, dass er angesichts seiner Depressionen Schwierigkeiten hatte, sich selbst um einen Arbeitsplatz zu bemühen. Er war erleichtert. Ich fragte ihn, ob er bereit wäre, mir mitzuteilen, wenn er in Zukunft noch andere Gedanken über meine kritische Haltung hätte. Und ich machte eine gedankliche Notiz, dass ich in Zukunft auf der Hut sein werde, wenn so etwas passieren sollte.

4.2 Gute therapeutische Fertigkeiten zeigen

Norcross und Lambert (2018) untersuchten zahlreiche empirische Studien und kamen zu folgenden Schlussfolgerungen über die therapeutische Beziehung:

- Zusammenarbeit, Zielkonsens, Empathie, positive Wertschätzung und Bestätigung sowie das Einholen und Übermitteln von Feedback sind effektiv.
- Kongruenz / Authentizität, Emotionsausdruck, die Kultivierung positiver Erwartungen, das Unterstreichen der Glaubwürdigkeit der Behandlung, Umgang mit der Gegenübertragung und die Behebung von Störungen der Beziehung sind wahrscheinlich wirksam.
- Selbstoffenbarung und Unmittelbarkeit sind vielversprechend, wurden aber noch nicht ausreichend erforscht.
- Humor des / der Therapeut:in, Selbstzweifel / Bescheidenheit und bewusstes Üben sind ebenfalls nicht ausreichend erforscht.

In der KVT sind die von Carl Rogers hervorgehobenen therapeutischen Grundhaltungen Empathie, Authentizität und positive Wertschätzung besonders wichtig (Elliott et al., 2011). Die Behandelnden zeigen durch empathische Aussagen, ihre Wortwahl, Tonfall, Mimik und Körpersprache kontinuierlich ihr Engagement und ihr Verständnis für die Klient:innen. Sie versuchen, die folgenden impliziten (und manchmal auch expliziten) Botschaften zu vermitteln, wenn sie sie aufrichtig befürworten:

- »Sie sind mir wichtig und ich schätze Sie.«
- »Ich möchte verstehen, was Sie erleben, und Ihnen helfen.«
- »Ich bin zuversichtlich, dass wir gut zusammenarbeiten können und dass die KVT Ihnen helfen wird.«
- »Ich bin von Ihren Problemen nicht überfordert, auch wenn Sie es vielleicht sind.«
- »Ich habe schon anderen Klienten mit ähnlichen Problemen geholfen.«

Wenn Sie diesen Botschaften nicht aufrichtig zustimmen können, ziehen Sie vielleicht die Unterstützung eines Supervisors oder einer Kollegin in Betracht, um Ihre automatischen Gedanken über den Klienten, über KVT oder über sich selbst zu adressieren. (Möglicherweise ist auch eine zusätzliche Ausbildung und Supervision sinnvoll.) Im Folgenden finden Sie wichtige grundlegende therapeutische Fähigkeiten mit Beispielen.

- Einfühlungsvermögen: »Es muss sehr schwer für Sie sein, wenn Ihre Ex-Frau wütend ist.«
- Akzeptanz des Klienten: »Wenn ich bedenke, wie wütend Sie waren, ergibt es für mich Sinn, dass Sie diese Woche [*eine dysfunktionale Bewältigungsstrategie*] angewandt haben.«
- Validierung: »Es kann wirklich schwer sein, schwierige Gespräche mit Menschen zu beginnen.«
- Genaues Verstehen »Habe ich das richtig verstanden: Person X sagte …, dann haben Sie sich … gefühlt; dann haben Sie … getan?«
- Hoffnung wecken: »Der Grund, warum ich so hoffnungsvoll für Sie bin, ist …«
- Echte Wärme: »Ich freue mich, dass Sie diese Woche so oft aus Ihrer Wohnung herausgekommen sind!«
- Interesse: »Erzählen Sie mir mehr über Ihre Enkel.«
- Positive Wertschätzung: »Es war so nett, Ihrem Nachbarn zu helfen! Ich bin mir nicht sicher, ob jeder bereit wäre, sich so zu engagieren, wie Sie es getan haben.«
- Fürsorge: »Es ist mir wirklich wichtig, dass diese Therapie Ihnen hilft.«
- Ermutigung: »Wissen Sie, die Tatsache, dass Sie sich etwas besser gefühlt haben, als Sie etwas Zeit mit Ihren Freundinnen verbracht haben, ist ein gutes Zeichen.«
- Positive Bestärkung: »Wie toll, dass Sie endlich Ihre Steuern erledigt haben!«
- Eine positive Sichtweise der Klientin anbieten: »Es klingt, als wäre es sehr kompliziert gewesen, herauszufinden, was mit dem Auto Ihres Cousins nicht stimmt. Sie sind so gut in solchen Dingen.«
- Mitgefühl: »Es tut mir leid, dass Sie ein so aufwühlendes Gespräch mit Ihrer Ex-Frau hatten.«
- Humor: »Sie hätten mich sehen sollen, als ich …«

In Abschnitt 4.5 wird gezeigt, wie wichtig es ist, herauszufinden, wann und in welchem Umfang Sie diese grundlegenden therapeutischen Fähigkeiten einsetzen – denn der richtige Einsatz zur richtigen Zeit kann den Klient:innen helfen,

- sich sympathisch und liebenswert zu fühlen, wenn Sie warm, freundlich und interessiert sind;
- sich weniger allein fühlen, wenn Sie den Prozess der Zusammenarbeit als Team beschreiben, um ihre Probleme zu lösen und auf ihre Ziele hinzuarbeiten;
- sich optimistischer zu fühlen, wenn Sie sich als realistisch hoffnungsvoll präsentieren, dass die Behandlung helfen wird, und
- ein stärkeres Gefühl der Selbstwirksamkeit zu verspüren, wenn Sie ihnen zeigen, wie viel Anerkennung sie für die Lösung von Problemen, die Erstellung von Aktivitätenplänen und andere produktive Aktivitäten verdient haben.

4.3 Affekte der Klientinnen monitoren und Feedback einholen

Achten Sie während der Sitzung ständig auf die emotionalen Reaktionen Ihres Gegenübers. Beobachten Sie Mimik und Körpersprache, Wortwahl und Tonfall. Wenn Sie erkennen oder vermuten, dass Ihre Klient:innen unter erhöhtem Leidensdruck stehen, sprechen Sie das Problem direkt an, z. B. »Sie sehen ein wenig verärgert aus. [*Oder*: Wie fühlen Sie sich gerade jetzt?] Was ist Ihnen gerade durch den Kopf gegangen?«

Patient:innen äußern oft negative Gedanken über sich selbst, den Therapieprozess oder über Sie. Wenn sie das tun, achten Sie darauf, sie positiv zu verstärken: »Es ist gut, dass Sie mir das gesagt haben.«

Dann konzeptualisieren Sie das Problem und planen eine Strategie zu seiner Lösung. Wie das geht, erfahren Sie in Abschnitt 19.3. Lassen Sie sich nicht von der Sorge, negatives Feedback zu bekommen, davon abhalten, die Antworten der Klient:innen zu erfragen. Wenn es ein Problem gibt, müssen Sie wissen, was es ist, damit Sie es lösen können! Wenn Sie nicht sicher sind, was Sie sagen sollen, versuchen Sie Folgendes:

- »Es ist gut, dass Sie mir das gesagt haben. Ich würde gerne mehr darüber nachdenken. Ist es in Ordnung, wenn wir das in unserer nächsten Sitzung besprechen?«

Holen Sie sich dann Rat in der Super- oder Intervision und üben Sie Ihre Antwort im Rollenspiel. Wenn Sie nicht auf die negativen Rückmeldungen der Patient:innen eingehen, werden diese sich wahrscheinlich weniger auf die Arbeit in der Sitzung konzentrieren können. Vielleicht beschließen sie sogar, in der nächsten Woche nicht mehr zur Therapie zu kommen.

Selbst wenn Sie feststellen, dass Ihr gemeinsames Arbeitsbündnis stark ist, bitten Sie am Ende der Sitzungen um Feedback. In den ersten Sitzungen könnten Sie fragen: »Wie hat Ihnen die Sitzung gefallen? Gab es etwas, das Sie gestört hat oder von dem Sie glauben, dass ich es falsch verstanden habe? Gibt es etwas, das Sie beim nächsten Mal anders machen wollen?« Nach mehreren Sitzungen, wenn Sie davon ausgehen, dass die Klient:innen Ihnen ehrliches Feedback geben, können Sie einfach fragen: »Wie fanden Sie die Sitzung?«

Diese Fragen können die therapeutische Beziehung erheblich stärken. Vielleicht sind Sie die erste psychologische oder medizinische Fachkraft, die den Klienten jemals um ein Feedback gebeten hat. Meiner Einschätzung nach fühlen sich die Patient:innen in der Regel geehrt und respektiert, wenn wir uns aufrichtig für ihre Reaktionen interessieren.

Holen Sie nicht unbedingt jedes Mal ein Feedback ein, wenn Sie vermuten, dass der Klient negativ reagiert hat. So können Sie beispielsweise das Augenrollen eines Teenagers bei den ersten paar Malen ignorieren. Ich erinnere mich an eine erwachsene Klientin von mir, die oft seufzte. Anfangs half ich ihr, auf ihren wenig hilfreichen Gedanken zu reagieren: »Ich wünschte, ich müsste das nicht tun.» Als sie in den folgenden Sitzungen seufzte, war ich der Meinung, dass wir mit dem Thema, das wir besprachen, weitermachen konnten, ohne den automatischen Gedanken ansprechen zu müssen, der mit ihrem Seufzen verbunden war.

4.4 Zusammenarbeit mit Klienten

Wie bereits erwähnt, ist die Zusammenarbeit mit den Klient:nnen ein Markenzeichen von KVT. In Kapitel 6 erfahren Sie mehr darüber, wie Sie den Prozess der Zusammenarbeit in der ersten Sitzung beginnen. Während der gesamten Behandlung fördern Sie die Zusammenarbeit auf vielfältige Weise. Beispielsweise treffen Sie gemeinsam Entscheidungen,

- auf welche Ziele während einer Sitzung hingearbeitet werden soll,
- wie viel Zeit für die verschiedenen Ziele und Hindernisse aufgewendet werden sollte,
- welche automatischen Gedanken, Gefühle, Verhaltensweisen oder physiologische Reaktionen anzusprechen sind,
- welche Interventionen ausprobiert werden sollen,
- welche Selbsthilfeaktivitäten zu Hause durchgeführt werden sollen,
- wie oft man sich treffen soll und
- wann man mit dem Auslaufen der Sitzungen beginnen und die Behandlung beenden sollte.

Erklären Sie dem Klienten in der ersten Sitzung, dass Sie und er als Team zusammenarbeiten werden. Sie werden transparent sein und um Feedback zu Ihren Zielen, dem Therapieprozess, der Struktur der Sitzungen und Ihrem Konzept und Behandlungsplan bitten. Überall in diesem Buch finden Sie Beispiele für ein Vorgehen des gemeinsamen Überprüfens empirischer Daten: Sie und Ihre Klient:innen agieren als Wissenschaftler:innen und suchen nach Beweisen, die Ihre Erkenntnisse unterstützen oder widerlegen, und gegebenenfalls suchen Sie nach alternativen Erklärungen.

4.5 Die therapeutische Beziehung an die einzelnen Klienten anpassen

Nicht nur die zuvor besprochenen therapeutischen Fertigkeiten sind wichtig, sondern auch Ihre Fähigkeit, das Ausmaß, in dem Sie diese Fertigkeiten bei jedem Klienten einsetzen, einzuschätzen und anzupassen. Die meisten Patient:innen reagieren positiv auf den Einsatz dieser Verhaltensweisen. Sie müssen jedoch darauf achten, dass Sie es im Einzelfall nicht über- oder untertreiben. Manche sehen z. B. Wärme und Einfühlungsvermögen negativ und reagieren misstrauisch, fühlen sich bevormundet oder unwohl. Zu wenig Wärme und Empathie kann bei anderen wiederum den Eindruck erwecken, dass Sie sie nicht wertschätzen oder mögen. Wenn Sie die emotionalen Reaktionen Ihrer Klient:innen während der Sitzung beobachten, können Sie ein Problem erkennen und Ihr Auftreten ändern, damit sich der Klient bei der Zusammenarbeit mit Ihnen wohler fühlt.

Kulturelle und andere Merkmale Ihrer Klient:innen (wie Alter, Geschlecht, ethnische Zugehörigkeit, sozioökonomischer Status, Behinderung, Geschlecht und sexuelle Orientierung) können die therapeutische Beziehung beeinflussen (Iwamasa & Hays, 2019). Patient:innen können sich in der Art und Weise unterscheiden, wie sie Sie, Ihre Rolle und ihre eigene Rolle sehen. Beispielsweise fühlt sich jemand mit dem einen kulturellen

Hintergrund wohler, wenn er Sie als Expert:in wahrnimmt, der / die in der Sitzung das Kommando übernimmt, während jemand aus einer anderen Kultur Sie vielleicht als respektlos dominierend empfindet. Manche Klient:innen schätzen Ihre Vorschläge für alternative Perspektiven oder Verhaltensweisen. Andere stören sich möglicherweise daran, wenn diese Vorschläge in Konflikt mit ihren kulturell geprägten Überzeugungen und Praktiken stehen.

Es ist wichtig zu erkennen, dass Ihr eigener Hintergrund und Ihre Kultur einen Einfluss auf Ihre Überzeugungen und Werte haben und darauf, wie Sie Ihre Klient:innen wahrnehmen, mit ihnen sprechen und sich ihnen gegenüber verhalten. Wenn Sie die Auswirkungen Ihrer kulturellen Voreingenommenheit verstehen, können Sie sich in der Therapie kultursensibel verhalten. Je nach Kultur des Patienten müssen Sie beispielsweise variieren, wie Sie sich vorstellen und den Klienten ansprechen, wie Sie den Blickkontakt aufrechterhalten, welche Worte Sie wählen, wie Sie Respekt ausdrücken und wie viel Selbstoffenbarung Sie verwenden. Natürlich sind alle Klient:innen Individuen, für die Sie ein individuelles Fallkonzept und einen spezifischen Behandlungsplan entwickeln. Möglicherweise werden Sie feststellen, dass ein bestimmter Klient trotz erheblicher kultureller Unterschiede gut reagiert, ohne dass Sie Ihren allgemeinen Stil anpassen müssen.

4.6 Selbstoffenbarung einsetzen

Sicherlich wurde einigen von Ihnen während der Ausbildung beigebracht, keine Selbstauskunft zu geben. Dieses Verbot mag auf das psychoanalytische Konzept von Therapeut:innen als »leere Leinwand» zurückgehen. Aber in der KVT wollen Sie keine leere Leinwand sein. Sie wollen, dass Ihre Klient:innen Sie als eine warme, authentische Person wahrnehmen, die ihnen helfen will und kann. Eine wohlüberlegte Selbstoffenbarung kann diese Wahrnehmung erheblich verstärken. Natürlich sollte die Selbstoffenbarung einen bestimmten Zweck haben, z. B. die therapeutische Beziehung zu stärken, die Schwierigkeiten der Patient:innen zu normalisieren, zu zeigen, wie KVT-Techniken helfen können, eine Fähigkeit zu modellieren oder als Vorbild zu dienen.

Ich habe die Erfahrung gemacht, dass die meisten Klient:innen neugierig auf mich als Person sind. Heutzutage ist es ohnehin sehr einfach, über die sozialen Medien viel über andere Menschen herausfinden – seien Sie also vorsichtig, was Sie selbst und was Ihre Freunde und Familie über Sie posten. Ich beantworte gerne Fragen zu meinem Alter, wie lange ich schon verheiratet bin, wie viele Kinder und Enkelkinder ich habe, wo ich zur Schule gegangen bin und welche Ausbildung und Erfahrung ich habe. Wenn Patient:innen mir zusätzliche Fragen stellen, lenke ich das Gespräch sanft auf sie zurück: »Wir könnten weiter über mich sprechen, aber dann hätten wir nicht mehr so viel Zeit, um über das zu sprechen, was Ihnen wichtig ist, wie Sie eine bessere Woche haben können. Ist es in Ordnung, wenn wir uns dem Thema zuwenden [oder zurückkehren]?«

Es ist auch akzeptabel und manchmal wichtig, weniger von sich preiszugeben als ich. In der Regel ist es z. B. unangebracht, Fragen zu Themen wie Ihrem Liebesleben oder

Ihrem Alkoholkonsum zu beantworten. Sie könnten etwa sagen: »Es tut mir leid, dass ich Ihre Frage nicht beantworten werde, aber ich möchte mich darauf konzentrieren, wie ich Ihnen helfen kann.«

Ich neige dazu, in den meisten Sitzungen mit den meisten meiner Klient:innen ein gewisses Maß an Selbstoffenbarung zu verwenden. Wenn diese etwas perfektionistisch sind, sage ich ihnen oft, dass ich einen Zettel auf meinem Schreibtisch habe, auf dem steht: »Gut genug.« Wenn sie übermäßig verantwortungsbewusst sind und zu oft Ja sagen, erzähle ich ihnen von meinem Zettel, auf dem steht: »Sag einfach Nein.« Im Allgemeinen gebe ich oberflächliche Selbstauskünfte, wenn Patient:innen mir über ihre Woche berichten, vor allem wenn sie mir von einem Erlebnis berichten, bei dem sie sich besser gefühlt haben. Als Finn mir zum Beispiel erzählte, dass er mit seinem Sohn und seinen Enkeln ein Baseballspiel gesehen hat, fragte ich nach.

Th: Zu welchem Team halten Sie? Die Phillies?

F: Ja.

Th: Ich habe das Spiel nicht gesehen, wer hat gewonnen?

F: Leider waren es die Braves.

Th: Oh, schade. Wie schlagen sich die Phillies in dieser Saison?

Als Finn mir erzählte, dass er mit seinen Enkelinnen in einen Vergnügungspark gegangen ist, sagte ich: »Meine Enkelinnen sind noch nicht alt genug, um dorthin zu gehen. Aber ich habe meine Kinder dorthin mitgenommen, als sie Teenager waren. Ich frage mich, ob sich da im Laufe der Jahre viel verändert hat.«

Ich nutze die Selbstauskunft auch oft, wenn mir in der Sitzung von einem Problem erzählt wird, das ich selbst erlebt habe. Finn erzählte, dass er Schwierigkeiten hatte, einen Kleiderschrank auszuräumen, weil er nicht wusste, was er wegwerfen und was er behalten sollte.

Th: Das Problem habe ich manchmal auch. Soll ich Ihnen sagen, was ich mache?

F: Ja.

Th: Anstelle von zwei Stapeln mache ich drei. Einer ist für Dinge, die ich unbedingt behalten will. Ein zweiter ist für Dinge, die ich auf jeden Fall loswerden möchte. Der dritte ist für Dinge, bei denen ich mir unsicher bin. Alle unsicheren Dinge lege ich für ein paar Monate in eine Kiste. Dann gehe ich sie noch einmal durch. Alles, was ich in dieser Zeit nicht benutzt habe, kann ich wahrscheinlich loswerden. [*Pause*] Glauben Sie, dass das auch bei Ihnen funktionieren könnte?

Wie bei jeder Technik ist es gut, auf die verbalen und nonverbalen Reaktionen Ihres Gegenübers auf Ihre Selbstoffenbarungen zu achten. Ich habe z. B. früh gelernt, dass viele Klient:innen mit einer narzisstischen Persönlichkeitsstörung es nicht besonders schätzen, etwas über mich zu erfahren. Seien Sie auch vorsichtig, wenn Sie Ihre eigenen automatischen Gedanken und Reaktionen preisgeben. Timing ist alles! Etwas zu sagen wie: »Es macht mich traurig, wenn ich höre, was Ihr Vater getan hat, als Sie ein Kind waren«, kann in der ersten Sitzung unangebracht sein, bevor der Klient Vertrauen in Ihre Aufrichtigkeit hat. Es ist vielleicht besser zu sagen: »Es tut mir so leid, dass Ihnen das passiert ist.« Wenn Sie Ihre aufrichtige Traurigkeit ausdrücken, kann dies jedoch Ihre Bindung stärken, *nachdem* Sie eine vertrauensvolle Beziehung aufgebaut haben.

Ihre Patient:innen können auch von Ihren Reaktionen auf ihr nicht-hilfreiches Verhalten profitieren. Eine nicht-abwertende Aussage, wenn sich ein wütender Klient ein wenig beruhigt hat, wäre etwa: »Wenn Sie sich über etwas aufregen und schreien, wird es für uns schwieriger, herauszufinden, was wir mit dem Problem, das wir besprochen haben, tun können.« Wenn der Klient Ihr Feedback gut aufnimmt, können Sie ihn (zu diesem oder zu einem späteren Zeitpunkt) fragen, ob er außerhalb der Sitzung laut schreit. Wenn dies der Fall ist, können Sie nachfragen, ob das Schreien im Widerspruch zu einem Wert steht, den er vertritt, oder ob es zu dem von ihm gewünschten langfristigen Ergebnis führt.

4.7 Störungen beheben

Warum treten in manchen Fällen Schwierigkeiten in der therapeutischen Beziehung auf und in anderen nicht? Die Klient:innen bringen ihre allgemeinen Überzeugungen über sich selbst, andere Menschen und Beziehungen mit in die Therapiesitzung, ebenso wie ihre charakteristischen Bewältigungsstrategien. Viele kommen mit den Überzeugungen »Andere Menschen sind im Allgemeinen vertrauenswürdig und hilfsbereit« und »Probleme in einer Beziehung können in der Regel gelöst werden« in die Behandlung. In diesem Fall neigen sie zu der Annahme, dass Sie sie verstehen, sich in sie einfühlen und sie akzeptieren werden. Sie fühlen sich frei, ihre Schwierigkeiten, Fehler, Schwächen und Ängste zu offenbaren und ihre Vorlieben und Meinungen zu äußern. Es ist relativ einfach, mit ihnen ein kooperatives Team zu bilden.

Manche Patient:innen glauben jedoch: »Andere Menschen werden mich verletzen« und »Probleme in Beziehungen können nicht gelöst werden«. Diese Menschen neigen dazu, sich verletzlich zu fühlen und sind auf der Hut, wenn sie eine Therapie beginnen, weil sie annehmen, Sie könnten kritisch, gefühllos, manipulativ oder kontrollierend sein. Sie achten vielleicht darauf, ihre vermeintlich negativen Eigenschaften oder Verhaltensweisen nicht zu offenbaren, indem sie entweder bestimmte Themen vermeiden oder darauf bestehen, die Sitzung zu kontrollieren oder zu dominieren. Ein Problem wird offensichtlich, wenn Klient:innen Ihnen negative Rückmeldungen geben (z. B. »Ich glaube, Sie verstehen nicht, was ich sage« oder »Sie behandeln mich wie alle anderen«). Viele weisen jedoch nur indirekt auf ein Problem hin und übernehmen manchmal selbst die Verantwortung, indem sie etwa sagen: »Vielleicht drücke ich mich nicht klar aus«, obwohl sie eigentlich meinen: »Sie verstehen mich nicht«. In diesem Fall müssen Sie nachfragen, um herauszufinden, ob tatsächlich ein Problem besteht und ob es sich negativ auf die therapeutische Allianz ausgewirkt hat.

Es ist wichtig, dass Sie Ihr individuelles Fallkonzept nutzen, um Probleme zu vermeiden oder zu beheben. Nehmen wir an, ein Klient hat Ihnen ein negatives Feedback gegeben (z. B. »Das ist nicht hilfreich«) oder Sie haben eine Affektverschiebung festgestellt und einen wichtigen automatischen Gedanken hervorgerufen (z. B. »Ich bin Ihnen egal«). Zunächst geben Sie eine positive Verstärkung (»Es ist gut, dass Sie mir das gesagt haben« o.Ä.); dann konzeptualisieren Sie das Problem und planen eine Strategie.

Die erste Frage, die Sie sich stellen sollten, lautet: »Hat der Klient Recht?« Wenn Ja, sollten Sie eine gute Entschuldigung vorleben und eine Lösung besprechen. Typische Fehler sind z. B. die Einführung eines Arbeitsblatts, das für Verwirrung sorgt, ein Vorschlag, den sie als unangemessen empfinden, Hausaufgaben, die zu schwierig sind, das Missverstehen der Äußerungen der Klient:innen oder ein zu direktives oder nicht-direktives Verhalten. Ein weiteres häufiges Problem sind zu viele Unterbrechungen (s. Abschn. 11.1). Bei einer bestimmten Sitzung bemerkte ich eine negative Veränderung in Finns Gesicht.

Th: Sie sehen etwas verzweifelt aus. Was haben Sie gedacht, als ich Sie nach der Hausaufgabe gefragt habe?

F: Ich glaube nicht, dass ich mit meiner Ex-Frau über unsere Tochter sprechen kann. Sie würde mich nur kritisieren.

Th: Es ist gut, dass Sie mir das sagen. Ich glaube, es war ein Fehler, es vorzuschlagen. Sollen wir versuchen, einen anderen Weg zu finden, um Ihrer Tochter zu helfen?

Nachdem wir eine andere Lösung gefunden hatten, fragte ich Finn weiter, um die Wahrscheinlichkeit zu erhöhen, dass er bereit war, mir von anderen Missverständnissen zu erzählen:

Th: Finn, gibt es noch andere Dinge, von denen Sie denken, dass ich sie nicht verstehe?

F: [*denkt nach*] Nein, ich glaube nicht.

Th: Wenn ich noch einen Fehler mache, meinen Sie, Sie könnten es mir dann gleich sagen?

Wenn Sie keinen Fehler gemacht haben, hängt das Problem wahrscheinlich mit den ungenauen Kognitionen Ihrer Patient:innen zusammen. Nachdem Sie Ihre Klientin positiv dafür bestärkt haben, dass sie das Feedback geäußert hat, könnten Sie Folgendes tun:

- Drücken Sie Ihr Einfühlungsvermögen aus.
- Bitten Sie um zusätzliche Informationen im Zusammenhang mit dem kognitiven Modell.
- Holen Sie das Einverständnis ein, die Gültigkeit des Gedankens zu prüfen.

Ich bin mit Maria so vorgegangen (Judith Beck = Th; Maria = M):

Th: Können wir einen Moment über Telefonate sprechen?

M: [*zurückhaltend*] Okay.

Th: Mir scheint, dass zumindest einmal in dieser Woche, als Sie mich angerufen haben, es nicht wirklich eine Krise war.

M: Sie verstehen das nicht! Ich war so aufgeregt!

Th: Es ist gut, dass Sie mir das gesagt haben. Was bedeutet es für Sie, dass wir überhaupt über Telefonate reden?

M: Naja, offensichtlich bin ich Ihnen egal, sonst würden Sie die paar Anrufe nicht stören.

Th: Das ist ein interessanter Gedanke, dass ich mich nicht kümmere. Wie sehr glauben Sie daran?

M: 100 Prozent.

Th: Und wie fühlen Sie sich bei diesem Gedanken?

M: Verärgert. Wirklich verärgert.

Th: Es wäre wichtig für Sie, herauszufinden, ob dieser Gedanke zu 100% wahr ist oder zu 0% wahr oder irgendwo in der Mitte. [*Pause*] Haben Sie außer den Anrufen noch andere Belege dafür, dass Sie mir egal sind?

M: [*denkt nach; murmelt*] Mir fällt nichts ein.

Th: Okay, gibt es auf der anderen Seite irgendwelche Belege, dass Sie mir vielleicht doch nicht egal sind?

M: Nicht wirklich.

Th: [*bietet Belege an*] Nun, nehmen Sie wahr, wie ich unsere Sitzungen immer pünktlich beginne? Scheine ich mich zu freuen, Sie zu sehen? Scheint es mir leid zu tun, wenn Sie verärgert sind? Gebe ich mir Mühe, Ihnen zu helfen?

M: Ich denke Ja.

Th: Könnte es eine andere Erklärung dafür geben, warum ich über die Telefonate sprechen möchte, außer dass Sie mir egal sind?

M: Ich weiß nicht.

Th: Ist es möglich, dass ich es erwähnt habe, weil ich weiß, dass Sie sich aufgeregt haben, und ich Ihnen die Fähigkeiten vermitteln möchte, sich weniger aufzuregen, damit Sie gar nicht erst anrufen müssen?

M: Ich denke schon. Aber wenn ich mich aufrege, kann ich nichts tun!

Th: Das ist genau der Grund, warum ich die Anrufe erwähnt habe. Ich möchte, dass Sie Ihre Fähigkeiten ausbauen, um sich selbst helfen zu können. So können Sie, wenn ich nicht mehr da bin, selbst entscheiden, ob Sie sofort jemanden anrufen – oder ob Sich selbst helfen und dann entweder anrufen oder nicht.

M: [*seufzt*] Okay.

4.8 Erfahrungen auf andere Beziehungen übertragen lassen

Wenn Klient:innen ein falsches Bild von Ihnen haben, haben sie vielleicht auch ein ähnlich falsches Bild von anderen Menschen. Wenn das der Fall ist, können Sie ihnen helfen, eine Schlussfolgerung über Ihre Beziehung zu ziehen und diese dann im Kontext anderer Beziehungen zu überprüfen.

Th: Maria, können Sie zusammenfassen, was Sie gerade gelernt haben?

M: Ich nehme an, dass Sie sich für mich interessieren, ich Ihnen nicht egal bin.

Th: Das ist richtig. Natürlich ist es mir wichtig. [*Pause*] Maria, haben Sie diesen Gedanken in letzter Zeit bei jemand anderem gehabt?

M: [*denkt nach*] Ja. Meine Freundin, Rebecca.

Th: Was ist passiert?

M: Also, das war gestern. Wir wollten zusammen ins Kino gehen, aber sie hat mir in letzter Minute eine SMS geschickt und gesagt, dass es ihr nicht gut geht und sie nicht mitkommen will. Aber sie hätte mich doch einladen können! Wir hätten uns einen Film in ihrer Wohnung ansehen können! Das haben wir schon mal gemacht.

Th: Und als sie abgesagt hat und nicht angeboten hat, sich anderweitig zu treffen, was ging Ihnen da durch den Kopf?

M: Dass sie sich nicht für mich interessiert.

Th: Schauen Sie, wir können die gleichen Fragen wie vor ein paar Minuten verwenden: Welche anderen Beweise haben Sie dafür, dass sie sich nicht kümmert? Und was sind die Beweise auf der anderen Seite, dass es ihr vielleicht doch nicht egal ist, oder zumindest nicht ganz egal? [*Pause*] Aber ich frage mich, ob Sie über die nächste Frage nachdenken könnten. Gibt es eine andere Erklärung dafür, warum sie das getan hat?

M: [*seufzt*] Ich weiß es nicht. Vielleicht ging es ihr zu schlecht.

Th: Oder sie war einfach zu müde?

M: Könnte sein.

Th: Wenn Sie sich die Sache jetzt anschauen, was halten Sie für am wahrscheinlichsten? Hat sie Ihnen schon öfter abgesagt und sich nicht um Sie gekümmert?

M: [*denkt nach*] Nein, ich glaube nicht.

Th: Es ist so wichtig, dass Sie das erkannt haben! Ich frage mich, ob Sie eine gewisse Anfälligkeit dafür haben, anzunehmen, dass die Leute sich nicht kümmern, wenn sie sich tatsächlich kümmern. [*Pause*] Denken Sie, dass das möglich ist?

M: Ich bin mir nicht sicher.

Th: Nun, lassen Sie uns das im Hinterkopf behalten. Ich werde es in meine Notizen aufnehmen, falls es wieder auftaucht.

M: Okay.

4.9 Umgang mit negativen Reaktionen gegenüber Klientinnen

Ihre Patient:innenund Sie beeinflussen sich gegenseitig (Safran & Segal, 1996). Auch Sie bringen Ihre allgemeinen Überzeugungen über sich selbst, andere Menschen und Beziehungen mit in die Therapiesitzung, ebenso wie Ihre charakteristischen Bewältigungsstrategien. Wenn Ihre negativen Grundannahmen während einer Sitzung ausgelöst werden, reagieren Sie möglicherweise auf eine nicht-hilfreiche Weise und Ihr Klient wendet dann möglicherweise wiederum eine nicht-hilfreiche Bewältigungsstrategie an.

Ein Therapeut, den ich betreute, glaubte beispielsweise, er sei inkompetent. Während der Therapiesitzungen hatte er viele Gedanken wie »Ich weiß nicht, was ich tue«, und er wurde ziemlich passiv und still. Seinem Klienten war das Schweigen unangenehm und er kritisierte ihn, was den Glauben des Therapeuten an seine Inkompetenz noch verstärkte. Eine andere Therapeutin, die sich für inkompetent hielt, wurde wütend auf einen Klienten, der ihr widersprach, weil er meinte, sie wüsste nicht, wovon sie sprach. Der Klient gab sich daraufhin selbst die Schuld und wurde sehr verzweifelt. Es ist also wichtig, ein genaues kognitives Konzept sowohl für die Annahmen und Verhaltensweisen Ihrer Klient:innen als auch für Ihre eigenen und deren gegenseitige Wechselwirkung zu haben.

Versuchen Sie einmal, zu Beginn jeden Arbeitstages Folgendes zu tun: Schauen Sie auf Ihren Terminkalender. Fragen Sie sich selbst: *Bei welchem Patient, bei welcher Patientin wünsche ich mir, dass sie heute nicht kommen?*

Dann wenden Sie die KVT-Techniken bei sich selbst an, wenn Ihnen hierzu jemand in den Sinn kommt. Identifizieren Sie Ihre Erkenntnisse über diese Person und ergreifen Sie eine oder mehrere der folgenden Maßnahmen:

- Evaluieren Sie Ihre Kognitionen über den Klienten. Erstellen Sie eine Bewältigungskarte, die Sie lesen können.
- Überprüfen Sie Ihre Erwartungen an Ihre Klientinnen. Arbeiten Sie daran, sie und ihre Werte so zu akzeptieren, wie sie sind.
- Überprüfen Sie Ihre Erwartungen an sich selbst. Stellen Sie sicher, dass sie realistisch sind.
- Spezifizieren Sie Ihr Anliegen und entwickeln Sie ein Konzept: Was könnte der Klient in der Sitzung (oder zwischen den Sitzungen) tun oder sagen (oder nicht tun oder nicht sagen), das ein Problem darstellen könnte? Welche Überzeugungen könnten diesem Verhalten zugrunde liegen?
- Üben Sie sich in Unvoreingenommenheit und Neugierde.
- Lösen Sie Probleme allein oder mit einem Kollegen / einer Supervisorin.
- Setzen Sie Ihren Klient:innen gegenüber angemessene Grenzen.
- Arbeiten Sie daran, Ihr eigenes emotionales Unbehagen zu akzeptieren.
- Sorgen Sie den ganzen Tag über für sich selbst (z. B. tief durchatmen, spazieren gehen, einen Freund anrufen, eine kurze Achtsamkeitsübung machen, gesund essen).

Ich erinnere mich, dass ich an mir selbst arbeiten musste, als ich zum ersten Mal eine Klientin mit einer narzisstischen Persönlichkeitsstörung behandelte. Ich war nervös vor unseren Sitzungen und wünschte mir manchmal, sie würde eine Woche aussetzen. Mein Gedanke war: »Sie wird etwas Provokantes sagen, und ich werde nicht wissen, wie ich darauf reagieren soll.« Es wies einiges darauf hin, dass sie mich wahrscheinlich in irgendeiner Weise herabsetzen würde. In früheren Sitzungen hatte sie meine Erfahrung und mein Fachwissen in Frage gestellt. Sie hatte mir gesagt, sie halte sich für klüger als mich. Sie hatte sogar die Einrichtung meines Büros kritisiert. Ich musste mich daran erinnern, dass ihre provokativen Äußerungen eine Bewältigungsstrategie waren, weil sie eine relativ neue Klientin war, die noch nicht gelernt hatte, dass ich sie nicht herabsetzen oder ihr das Gefühl geben würde, minderwertig zu sein. Mit anderen Worten: Sie fühlte sich bei mir nicht sicher genug.

Ich erkannte, dass ich auf einige provokante Aussagen mit den Worten reagieren konnte: »Es ist gut, dass Sie mir das gesagt haben.« Und / oder ich könnte fragen: »Wenn es stimmt, was ist dann so schlimm daran?« Wenn sie antwortet: »Ach, nichts«, könnte ich mir merken, was passiert ist, und dann das Gespräch wieder auf das eigentliche Thema lenken. Wenn sie mit einer provokanten Aussage fortfuhr, wie z. B. »Ich möchte, dass meine Therapeutin klüger ist als ich«, könnte ich fragen: »Könnten wir noch ein paar Sitzungen zusammenarbeiten, bis Sie mehr Informationen haben?« In jedem Fall war ich mir darüber im Klaren, dass mein eigener Glaube an meine Inkompetenz aktiviert werden könnte, und so bereitete ich mich darauf vor, nicht defensiv zu reagieren. Diese mentalen Vorbereitungen ermöglichten es mir, unsere Sitzungen mit Neugier (»Ich frage mich, was sie heute tun wird, um sich sicher zu fühlen?«) statt mit Furcht anzugehen.

Es ist wichtig, Ihre negativen Reaktionen zu beobachten, Ihre emotionalen Reaktionen unvoreingenommen zu akzeptieren und dann herauszufinden, was zu tun ist. Sobald sich die Klient:innen bei Ihnen sicher fühlen, können Sie die dysfunktionalen Bewältigungsstrategien ansprechen, die sie bei Ihnen – und wahrscheinlich auch bei anderen – anwenden. Achten Sie auf Ihr Einfühlungsvermögen und auf Ihre eigenen nicht-hilfreichen Reaktionen. Prüfen Sie, ob Sie Kompetenzdefizite haben, üben Sie sich in ständiger Selbstreflexion und Selbstverbesserung (Bennett-Levy & Thwaites, 2007), bilden Sie sich weiter und suchen Sie regelmäßig Rat bei Kolleginnen oder Supervisoren, um Ihre Kompetenz zu erhöhen. Und wenn es angezeigt ist, sollten Sie eine persönliche Therapie in Betracht ziehen.

Zusammenfassung

Es ist wichtig, eine gute Arbeitsbeziehung zu den Klient:innen zu haben. Dieses Ziel ist leichter zu erreichen, wenn Sie die Behandlung an die Person anpassen, gute therapeutische Fertigkeiten einsetzen, kooperativ arbeiten, Feedback einholen und angemessen darauf reagieren, Störungen ansprechen und beheben und Ihre eigenen negativen Reaktionen bewusst handhaben. Patient:innen, die sich in einer Notlage befinden, haben möglicherweise starke negative Grundannahmen über sich selbst, die sie in die Therapiesitzung mitbringen. Wenn sie auch starke negative Annahmen über andere Menschen haben, gehen sie vielleicht davon aus, dass Sie sie in irgendeiner Weise schlecht behandeln werden. Deshalb ist es wichtig, den Klient:innen zu helfen, sich sicher zu fühlen.

Reflexionsfragen

Wie können Sie Ihren Klientinnen helfen, sich in der Sitzung sicher zu fühlen?

Welche automatischen Gedanken könnten Sie daran hindern, Ihre Klienten um Feedback zu bitten?

Wie können Sie auf diese Gedanken reagieren?

Übung

Schreiben Sie eine Bewältigungskarte über die therapeutische Beziehung, die Sie dann kurz vor Ihren Therapiesitzungen lesen.

5 Die Eingangsdiagnostik

Wirksame KVT erfordert eine gründliche Anamnese und Diagnostik, um das individuelle Fallkonzept des Klienten genau formulieren und die Behandlung planen können. Zwar gibt es Überschneidungen zwischen den Behandlungen verschiedener Störungen, aber es gibt auch wichtige Unterschiede, die auf dem kognitiven Modell einer bestimmten Störung beruhen – d.h. den zentralen Kognitionen, Verhaltensstrategien und aufrechterhaltenden Faktoren. Die Betrachtung der Probleme, des aktuellen Funktionsniveaus, der Symptome und der Vorgeschichte der Klient:innen sowie ihrer Werte, positiven Eigenschaften, Stärken und Fähigkeiten hilft Ihnen bei der Entwicklung eines ersten Fallkonzepts und der Formulierung eines allgemeinen Therapieplans.

Die Eingangsdiagnostik oder Anamnese findet vor der ersten Behandlungssitzung statt. Die Diagnostik ist jedoch nicht auf diese erste Sitzung beschränkt. In jeder Sitzung sammeln Sie weitere Daten, um Ihre Diagnose und Fallkonzeptualisierung zu bestätigen, zu ändern oder zu ergänzen und um sicherzustellen, dass Fortschritte erzielt werden. Es ist möglich, zu einer unzutreffenden Diagnose zu gelangen, wenn

- Sie unvollständige Informationen erhalten,
- Klient:innen absichtlich Informationen zurückhalten (z. B. bei Substanzkonsumproblemen oder ich-syntonen Essstörungen), und / oder
- Sie bestimmte Symptome (z. B. soziale Isolation) fälschlicherweise einer bestimmten Störung zuschreiben (z. B. Depression), dabei aber auch eine andere Störung vorliegt (etwa Soziale Phobie).

Wenn die Anamnese nicht von Ihnen selbst durchgeführt wurde, müssen Sie auf jeden Fall zusätzliche Informationen sammeln, die für die Durchführung der Therapie relevant sind. In diesem Kapitel erhalten Sie Antworten auf folgende Fragen:

- Was sind die Ziele und Struktur der Eingangsdiagnostik? Wie führen Sie die Eingangsdiagnostik durch?
- Was tun Sie in Teil 1 (Beginn der Sitzung)?
- Wie gehen Sie in Teil 2 vor (Bewertung durchführen)?
- Wie gehen Sie in Teil 3 vor (Ihre diagnostischen Eindrücke schildern, Therapieziele festlegen und den allgemeinen Behandlungsplan erläutern)?
- Wie gehen Sie in Teil 4 vor (Aktivitätenplan erstellen)?
- Wie gehen Sie in Teil 5 vor (Erwartungen an die Behandlung etablieren)?
- Wie gehen Sie in Teil 6 vor (Sitzung zusammenfassen und Feedback einholen)?
- Was tun Sie zwischen der Eingangsdiagnostik und der ersten Behandlungssitzung?

Die Durchführung der Eingangsdiagnostik wird wahrscheinlich zwischen ein und zwei Stunden (oder möglicherweise mehr) in Anspruch nehmen.

5.1 Ziele der diagnostischen Sitzung

Ihre Ziele für diese Sitzung sind:

- Informationen sammeln (sowohl positive als auch negative), um eine genaue Diagnose zu stellen und ein erstes kognitives Fallkonzept sowie einen Behandlungsplan zu erstellen
- feststellen, ob Sie als Therapeut:in geeignet sind und die richtige »Dosis« an Therapie bieten können (z. B. hinsichtlich Grad der Betreuung, Häufigkeit der Sitzungen und Dauer der Behandlung)
- herausfinden, ob ergänzende Dienstleistungen oder Behandlungen (z. B. Medikation) angezeigt sein könnten
- eine therapeutische Allianz mit dem Klienten (und Familienmitgliedern, falls relevant) aufbauen
- die Klientin über Kognitive Verhaltenstherapie informieren
- einen einfachen Aktivitätenplan (früher: therapeutische Hausaufgaben) erstellen

Es ist wünschenswert, vor der Eingangsdiagnostik schon so viele Informationen wie möglich zu sammeln. Fordern Sie die Klient:innen auf, relevante aktuelle und frühere Behandlungsberichte zu schicken oder schicken zu lassen, und zwar sowohl von Psychologischen Psychotherapeut:innen als auch von ärztlichen Behandlern. Die Diagnostik selbst wird weniger Zeit in Anspruch nehmen, wenn die Patient:innen in der Lage sind, Fragebögen und Selbstauskunftsformulare im Vorfeld auszufüllen. Es ist besonders wichtig, dass sie in letzter Zeit ärztlich untersucht wurden. Gelegentlich leiden Klient:innen an organischen Problemen, nicht an psychischen – so kann beispielsweise eine Schilddrüsenunterfunktion mit einer Depression verwechselt werden.

Es empfiehlt sich, dass Sie beim ersten Telefonat darauf hinweisen, dass es nützlich sein kann, zur Eingangsdiagnostik durch ein Familienmitglied, eine Partnerin oder einen vertrauenswürdigen Freund begleitet zu werden, um zusätzliche Informationen zu erhalten und/oder um zu erfahren, wie diese Person dem Klienten helfen kann. Vermitteln Sie den Patient:innen, dass die Diagnostik Ihnen helfen wird festzustellen, ob sich die KVT als Therapieform für sie eignet und ob Sie glauben, dass Sie in der Lage sein werden, die erforderliche Behandlung durchzuführen.

5.2 Struktur der diagnostischen Sitzung

In dieser Sitzung führen Sie folgende Schritte durch:

- den Klienten begrüßen,
- gemeinsam entscheiden, ob ein Familienmitglied oder ein Freund an der Sitzung teilnehmen soll,
- die Tagesordnung festlegen und angemessene Erwartungen an die Sitzung vermitteln,
- die psychosoziale Diagnostik durchführen,
- allgemeine Ziele festlegen,
- Ihre vorläufige Diagnose und Ihren groben Behandlungsplan vermitteln sowie den/die Klientin über Kognitive Verhaltenstherapie informieren,
- gemeinsam einen Aktivitätenplan erstellen,
- Erwartungen an die Behandlung etablieren,
- die Sitzung zusammenfassen und Feedback von der Klientin einholen.

In dieser Sitzung oder in der ersten Behandlungssitzung sind natürlich auch die ethischen und rechtlichen Vorgaben Ihres Arbeitgebers und Ihres Arbeitsfeldes zu berücksichtigen. Wenn Sie in einem Gebiet arbeiten, in dem es keine derartigen Vorgaben gibt, ist es dennoch eine gute Idee, die Klient:innen eine Einverständniserklärung zur Behandlung lesen und unterschreiben zu lassen, die Punkte wie Risiken und Nutzen der Behandlung, Grenzen der Vertraulichkeit, Meldepflicht und Datenschutz enthält.

5.3 Die Eingangsdiagnostik beginnen (1. Sitzungsteil)

Bevor die Patient:innen Ihren Praxisraum betreten, prüfen Sie die mitgebrachten Unterlagen und die ausgefüllten Arbeitsblätter. In der Regel ist es wünschenswert, sich zunächst allein mit der Klientin zu treffen. Kommt sie in Begleitung eines Familienmitglieds oder eines Freundes, besprechen Sie mit der Klientin zu Beginn der Sitzung, ob die Begleitperson an einem Teil oder der gesamten Sitzung oder gar nicht teilnehmen sollte. Es ist oft hilfreich, diese Person zumindest gegen Ende der Sitzung hinzuzuziehen, wenn Sie Ihre ersten Eindrücke (einschließlich der vorläufigen Diagnose) vermitteln und die allgemeinen Therapieziele besprechen. Sie können das Familienmitglied bzw. den Freund nach seiner Sichtweise der Probleme des Klienten fragen und, falls ratsam, vorschlagen, dass diese Person zu einem späteren Zeitpunkt wiederkommt, um mehr darüber zu erfahren, wie sie dem Klienten helfen kann.

Festlegen der Tagesordnung

Beginnen Sie die Sitzung, indem Sie sich vorstellen und die Tagesordnung festlegen.

Th: Finn, wie ich bereits am Telefon erklärt habe, ist dies unsere diagnostische Sitzung. Es ist keine Therapiesitzung, also werden wir heute nicht an spezifischen Themen arbeiten. Damit fangen wir das nächste Mal an. [*Pause*] Heute muss ich Ihnen eine Reihe von Fragen stellen, damit ich eine Diagnose stellen kann. Einige der Fragen werden relevant sein. Einige werden nicht relevant sein, aber ich muss sie stellen, damit ich die Probleme, die Sie haben, einordnen und die Probleme, die Sie nicht haben, ausschließen kann. [*zusammenarbeitend:*] Ist das in Ordnung?

F: Ja.

Th: Ich werde Sie wahrscheinlich ein paar Mal unterbrechen müssen, damit ich die Informationen bekomme, die ich brauche. Wenn Sie das stört, sagen Sie es mir bitte.

F: Ja.

Th: Bevor wir beginnen, möchte ich Ihnen sagen, was Sie erwarten können. Das nennen wir »die Tagesordnung festlegen«, und das ist etwas, was wir bei jeder Sitzung tun. Heute muss ich herausfinden, warum Sie hier sind, und ich werde Sie nach den Symptomen fragen, die Sie haben, wie es Ihnen in letzter Zeit ergangen ist und nach Ihrer Vorgeschichte. [*Pause*] In Ordnung?

F: Ja.

Th: Zweitens werde ich Sie fragen, was in Ihrem Leben gut läuft und wann die beste Zeit Ihres Lebens war. Dann werde ich Sie bitten, mir alles zu sagen, was ich Ihrer Meinung nach wissen sollte. Hört sich das gut an?

F: [*nickt*]

Th: Drittens werde ich Ihnen sagen, was ich denke, was Ihre Diagnose ist. Vielleicht muss ich dafür aber auch Ihre Unterlagen und Arbeitsblätter und meine Notizen noch einmal durchsehen und kann erst nächste Woche mit Ihnen darüber sprechen. Viertens werde ich Ihnen sagen, worauf wir uns bei der Behandlung meiner Meinung nach konzentrieren sollten. [*Pause*] Und währenddessen erzähle ich Ihnen auch mehr über Kognitive Verhaltenstherapie und frage Sie, wie das alles klingt. [*Pause*] Am Ende werden wir einige allgemeine Ziele festlegen, wie Sie Ihr Leben verändern möchten. Dann werde ich Sie fragen, ob Sie noch Fragen oder Bedenken haben. Ist das in Ordnung?

F: Ja.

Th: Gibt es sonst noch etwas, was Sie heute besprechen möchten?

F: Ja, es wäre gut zu wissen, wie lange die Therapie dauern wird.

Th: [*macht sich eine Notiz*] Gute Frage. Lassen Sie uns gegen Ende der Sitzung darüber sprechen.

F: Gut.

5.4 Diagnostik durchführen (2. Sitzungsteil)

Diagnostische Bereiche

Sie müssen über viele Aspekte der aktuellen und früheren Erfahrungen eines Patienten Bescheid wissen, um einen soliden Behandlungsplan über die Sitzungen hinweg zu entwickeln, die Behandlung innerhalb der Sitzungen zu planen, eine gute therapeutische Beziehung aufzubauen und eine wirksame Behandlung durchzuführen. Im Anhang können Sie Finns Fallkonzept nachlesen, das viele verschiedene Bereiche umfasst, zu denen Sie Ihre Klient:innen befragen sollten; eine Übersicht über die abzufragenden Bereiche finden Sie auf **AB 3** »Fragen zu Fallbeschreibung und Fallkonzept«.

Da eine detaillierte Darstellung von diagnostischen Verfahren und Instrumente den Rahmen dieses Buches sprengen würde, sei auf folgende hilfreiche Quellen verwiesen: Antony und Barlow (2010), Dobson und Dobson (2018), Kuyken et al. (2009), Lazarus und Lazarus (1991), Ledley et al. (2005) und Persons (2008) sowie im deutschsprachigen Raum: Faßbinder et al. (2015). Beachten Sie, dass es von entscheidender Bedeutung ist, den Grad der Suizidgefährdung oder das Potenzial für Gewalttätigkeit der Patient:innen zu bestimmen. Wenzel et al. (2009) bieten Beurteilungs- und Praxisleitlinien für suizidgefährdete Klient:innen sowie einen Online-Kurs über Suizidalität (beckinstitute.org/KVTresources), für deutschsprachige Videos und Materialien sei auf Teismann und Gysin-Maillart (2019) sowie Teismann und Friedrich (2022) verwiesen.

Eine Beschreibung eines typischen Tages erfragen

Ein weiterer wichtiger Teil der diagnostischen Sitzung (oder der ersten Behandlungssitzung) besteht darin, die Klient:innen zu fragen, wie sie ihre Zeit verbringen. Diese Beschreibung gibt Ihnen einen zusätzlichen Einblick in ihre täglichen Erfahrungen, erleichtert das Festlegen von Therapiezielen und hilft dabei, positive Aktivitäten vorschlagen zu können, die die Klient:innen dazu ermutigen, sich häufiger aktiv zu werden. Außerdem können Sie so feststellen, mit welchen Aktivitäten sie zu viel oder zu wenig Zeit verbringen.

Wenn Patient:innen einen typischen Tag beschreiben, machen Sie sich Notizen und achten Sie auf

- Stimmungsschwankungen,
- das Ausmaß der Interaktion mit Familie, Freunden und Kolleginnen,
- allgemeines Funktionsniveau zu Hause, am Arbeitsplatz und anderswo,
- wie sie ihre Freizeit verbringen,
- Aktivitäten, die ein Gefühl von Freude, Leistung und / oder Verbundenheit bringen,
- Aktivitäten zur Selbstfürsorge,
- Aktivitäten, die vermieden werden.

Th: Finn, ich würde gerne eine Vorstellung davon bekommen, wie Ihr Tagesablauf aussieht. Können Sie mir sagen, was Sie vom Aufwachen am Morgen bis zum Einschlafen am Abend machen?

F: Okay. [*seufzt*] Also, normalerweise wache ich gegen 7:00 Uhr auf.

Th: Und was machen Sie dann?

F: Normalerweise wälze ich mich ein paar Stunden hin und her oder ich döse einfach.

Th: Um wie viel Uhr stehen Sie auf?

F: Das kommt darauf an. Manchmal nicht vor 10:00 Uhr.

Th: Was tun Sie, wenn Sie das erste Mal aus dem Bett kommen?

F: Normalerweise trinke ich einen Kaffee und frühstücke ein bisschen. An manchen Tagen ziehe ich mich an. An manchen Tagen nicht.

Th: Was tun Sie nach dem Frühstück?

F: Normalerweise bleibe ich einfach zu Hause. Ich schaue fern oder verbringe meine Zeit am Computer.

Th: Was machen Sie sonst noch am Nachmittag?

F: Manchmal sitze ich einfach auf der Couch und tue nichts. Wenn ich genug Energie habe, mache ich vielleicht eine Besorgung, kaufe etwas zu essen. Aber normalerweise mache ich das nicht.

Th: Essen Sie zu Mittag?

F: Ich hole mir nur etwas zu essen.

Th: Machen Sie sonst noch irgendetwas am Nachmittag?

F: Ich mache vielleicht eine Sache, zum Beispiel eine Ladung Wäsche. Manchmal versuche ich, die Zeitung zu lesen. Aber meistens schlafe ich einfach ein.

Th: Machen Sie an den meisten Tagen einen Mittagschlaf?

F: Ja. Vielleicht für ein oder zwei Stunden.

Th: Was machen Sie zum Abendessen?

F: Normalerweise mache ich mir ein Tiefkühlgericht in der Mikrowelle.

Th: Und was machen Sie danach?

F: Nicht viel. Ich schaue fern. Surfe im Internet.

Th: Und wann gehen Sie ins Bett?

F: Gegen 22:00 Uhr oder so.

Th: Schlafen Sie dann sofort ein?

F: Normalerweise nicht. Manchmal dauert es sehr lange.

Th: Und schlafen Sie dann bis 7:00 Uhr durch?

F: Manchmal. Aber manchmal bin ich auch gegen 3:00 Uhr für ein paar Stunden wach.

Als Nächstes frage ich Finn, ob sich seine Wochenenden von seinem typischen Wochentag unterscheiden. Zum Glück ist er ein bisschen aktiver. Manchmal geht er zu den Fußballspielen seines Enkels oder besucht eines seiner beiden Kinder und deren Familie. Er erzählte mir, dass sich sein Tagesablauf vor etwa einem Jahr geändert hat. Bis dahin hatte er, obwohl er bereits leicht depressiv war, samstags regelmäßig mit zwei Freunden gefrühstückt und ging sonntags in die Kirche.

Die auf diese Weise gesammelten Daten helfen Ihnen bei der Entwicklung eines ersten Behandlungsplans. Sie werden die Informationen auch in der ersten Sitzung verwenden, wenn Sie Behandlungsziele festlegen und die Aktivitäten planen.

Auf Hoffnungslosigkeit und Skepsis reagieren

Achten Sie während der Sitzung auf Anzeichen, die darauf hindeuten, dass der Klient nicht bereit ist, sich auf eine Behandlung einzulassen. Als Finn seine aktuellen Symptome beschreibt, äußert er hoffnungslose Gedanken. Ich nutze seine automatischen Gedanken, um implizit das kognitive Modell zu erläutern, darauf hinzuweisen, dass solche Gedanken ein Ansatzpunkt der Behandlung sind, und sicherzustellen, dass unser entstehendes therapeutisches Bündnis nicht gelitten hat.

Tipp

Wenn Klient:innen Ihnen zu viele Informationen geben, können Sie ihre Antworten strukturieren, sodass Sie genug Zeit haben, um alle erforderlichen Schritte durchzuführen. Es kann hilfreich sein, einen Leitfaden zu erstellen, etwa: »Für die nächsten paar Fragen müssen Sie nur mit ›Ja‹, ›Nein‹ oder ›Ich bin mir nicht sicher‹ antworten [oder ›in einem oder zwei Sätzen‹].«

Wenn sie anfangen, nicht-notwendige Details zu nennen oder abschweifen, ist es wichtig, sie sanft zu unterbrechen: »Entschuldigen Sie die Unterbrechung, aber ich muss wissen …«.

F: Ich habe das Gefühl, dass ich so viele Probleme habe. Ich bin mir nicht sicher, ob irgendetwas helfen kann.

Th: Okay, es ist gut, dass Sie mir das sagen. Das ist ein interessanter Gedanke: »Ich glaube nicht, dass irgendetwas helfen kann.« Wie fühlen Sie sich bei diesem Gedanken? Traurig? Hoffnungslos?

F: Beides.

Th: Das ist genau die Art von depressiven Gedanken, über die wir ab nächster Woche sprechen werden. Wir werden herausfinden, ob dieser Gedanke zu 100 % wahr ist, zu 0 % wahr ist oder irgendwo in der Mitte liegt. Gibt es in der Zwischenzeit irgendetwas, was ich gesagt oder getan habe, was Sie zu der Annahme veranlasst, dass ich nicht helfen kann oder dass diese Art von Behandlung nicht helfen kann?

F: Nein …

Th: Wie kommen Sie darauf, dass es nicht funktionieren könnte?

F: Ich weiß es nicht. Meine Probleme fühlen sich einfach überwältigend an.

Th: Das ist gut zu wissen. Und angesichts Ihrer schweren Depression überrascht mich das nicht. Wir werden Ihre Probleme eins nach dem anderen angehen und gemeinsam eine Problemlösung finden. Ich möchte, dass Sie wissen, dass Sie nicht mehr allein sind. Ich bin in Ihrem Team.

F: [*seufzt erleichtert*] Okay, gut.

Th: Ich habe keine Kristallkugel, also kann ich Ihnen keine 100 %ige Garantie geben. Aber es gibt nichts, was Sie mir gesagt haben, was mich glauben lässt, dass es nicht funktionieren wird. [*Pause*] Und es gibt eine Menge Dinge, die mich glauben lassen, dass es funktionieren wird. Soll ich Ihnen einige davon nennen?

F: Ja.

Th: Sie sind offensichtlich intelligent und sehr kompetent. Sie haben eine Menge erreicht und waren sehr erfolgreich, bevor Sie depressiv wurden. Viele, viele Jahre lang waren Sie wirklich gut bei der Arbeit und wurden befördert. Sie waren stolz darauf, gute Arbeit zu leisten. Sie waren produktiv und zuverlässig. Sie waren ein guter Vater und versuchten, ein guter Ehemann zu sein. Außerdem hatten Sie gute Freunde und haben anderen Menschen geholfen. All das sind gute Zeichen.

F: Okay.

Th: Also, was sagen Sie? Sind Sie bereit, es zu versuchen? Wollen Sie nächste Woche wiederkommen?

F: Ja, will ich.

Tipp

Wenn Patient:innen sich besorgt äußern, weil eine frühere Behandlung nicht funktioniert hat, verstärken Sie sie positiv (»Es ist gut, dass Sie mir das gesagt haben«) für ihre Skepsis oder das Äußern ihrer Bedenken. Fragen Sie, ob sie das Gefühl hatten, dass sie ein gutes Verhältnis zu ihren früheren Therapeuten hatten und ob ihre Therapeuten in *jeder* Sitzung

- Tagesordnungen festgelegt haben,
- mit ihnen herausfanden, was sie tun können, um eine bessere Woche zu haben,
- sichergestellt haben, dass die wichtigsten Punkte der Sitzung aufgezeichnet wurden, damit sie sie täglich zu Hause nachlesen konnten,
- ihnen beigebracht, wie sie selbst ihr Denken bewerten und darauf reagieren können,
- sie erfolgreich motivierten, ihr Verhalten zu ändern, und
- um Feedback gebeten haben, um sicherzustellen, dass die Therapie auf dem richtigen Weg ist.

Die meisten Klient:innen haben diese Art der Behandlung nicht erlebt, und Sie können sagen: »Es freut mich zu hören, dass Ihre früheren Therapeuten all das nicht getan haben. Es klingt, als ob unsere Behandlung hier anders sein wird. Wenn es genau so wäre wie bei Ihren früheren Erfahrungen, wäre ich weniger hoffnungsvoll.«

Nehmen Sie die Berichte der Klient:innen nicht unbedingt für bare Münze, wenn sie sagen, dass ein früherer Therapeut all diese Aktivitäten in jeder Sitzung durchgeführt hat. Nehmen Sie sich mehr Zeit, um herauszufinden, was genau passiert ist, insbesondere ob die Behandlung individuell auf die Klientin und ihre spezifische(n) Störung(en) auf der Grundlage der neuesten Forschung und Praxisleitlinien zugeschnitten war. In jedem Fall können Sie sie ermutigen, Ihre Behandlung vier oder fünf Sitzungen lang auszuprobieren und anschließend gemeinsam zu überprüfen, wie gut sie funktioniert.

Zusätzliche Informationen erhalten

Gegen Ende der diagnostischen Sitzung ist es sinnvoll, den Patient:innen zwei Fragen zu stellen: »Gibt es noch etwas, das ich wissen sollte?« und »Gibt es etwas, das Sie mir nicht sagen möchten? Sie müssen mir nicht sagen, was es ist. Ich muss nur wissen, ob es noch mehr zu erzählen gibt, vielleicht irgendwann in der Zukunft.«

Eine Vertrauensperson einbeziehen

Wenn jemand in Begleitung eines Familienmitglieds oder Freundes in die Praxis kam, können Sie nun fragen, ob die Begleitperson in die Sitzung eingeladen werden soll (es sei denn, diese Person war von Anfang an dabei). Vergewissern Sie sich, dass es nichts gibt, was der Klient nicht sagen möchte. Holen Sie das Einverständnis des Klienten ein, dass Sie

- sich erkundigen, was das Familienmitglied bzw. der Freund meint, was Sie unbedingt wissen müssten,
- nach den positiven Eigenschaften, Stärken und hilfreichen Bewältigungsstrategien des Klienten fragen,
- Ihre anfänglichen diagnostischen Eindrücke wiederholen,
- Ihren vorläufigen Behandlungsplan vorstellen und um Rückmeldung bitten.

Wenn Klient:innen nicht möchten, dass Sie über all diese Themen sprechen, oder möchten, dass Sie etwas anderes ansprechen, treffen Sie eine gemeinsame Entscheidung, dies zu tun, oder begründen Sie, warum Sie es für keine gute Idee halten.

5.5 Diagnostischen Eindruck, Therapieziele und Behandlungsplan vermitteln (3. Sitzungsteil)

Diagnostische Eindrücke

Wenn Sie sich nicht sicher sind, ob die Diagnose stimmt, erklären Sie, dass Sie Zeit brauchen, um Ihre Notizen, die Arbeitsblätter und frühere Berichte zu prüfen. Bei vielen Klient:innen ist es jedoch angebracht, Ihren ersten Eindruck von der Diagnose bzw. den Diagnosen zu schildern und die Hoffnung zu äußern, dass Sie ihnen helfen können.

Th: Finn, Sie sind höchstwahrscheinlich depressiv. Nächste Woche werden wir darüber sprechen, woher ich das weiß. Ist das in Ordnung?

F: Ja, gut.

Th: Die gute Nachricht ist, dass Depressionen behandelbar sind, und die Kognitive Verhaltenstherapie hat sich in Dutzenden von Studien als wirksam bei dieser Erkrankung erwiesen.

Ziele setzen und den allgemeinen Behandlungsplan erläutern

Das Setzen von Zielen weckt oft Hoffnung (Snyder et al., 1999), ebenso wie das Vorstellen eines für die Patient:nnen sinnvollen Behandlungsplans. Es ist wichtig, dass diese eine konkrete Vorstellung davon bekommen, wie sie von ihrer Störung genesen werden. Wenn Sie den Behandlungsplan erläutern, achten Sie darauf, dass Sie dazu Rückmeldung einholen.

Th: Jetzt möchte ich mit Ihnen einige grobe Ziele festlegen und Ihnen sagen, wie Sie meiner Meinung nach wieder gesund werden, und dann möchte ich hören, wie das für Sie klingt.

F: Okay.

Th: [*schreibt »Ziele« oben auf ein Blatt Papier und gibt Finn am Ende der Sitzung eine Kopie*] Ich weiß, dass Sie mir gesagt haben, dass Sie Ihre Depression überwinden und weniger ängstlich sein möchten, richtig?

F: Ja.

Th: Wäre es ein weiteres gutes Ziel, Ihnen zu helfen, sich wohlzufühlen?

F: Ja, das ist wirklich wichtig.

Th: Nach dem, was Sie mir erzählt haben, werden wir auch daran arbeiten, dass Sie zu Hause besser zurechtkommen, und wenn Sie soweit sind, werden Sie damit beginnen, wieder Kontakte zu knüpfen und einen Job zu suchen.

F: Das klingt gut.

Th: [*um zu vermeiden, Finn zu überfordern*] Wir werden das alles Schritt für Schritt machen, damit es sich nicht überwältigend anfühlt. [*Pause*] Wie klingt das?

F: [*seufzt erleichtert*] Gut.

Th: Nächste Woche werden wir herausfinden, was Ihnen wirklich wichtig ist und was Sie sich für Ihr Leben wünschen. Dann legen wir genauere Ziele für die Behandlung fest. In jeder Sitzung werden wir auf Ihre Ziele hinarbeiten. Nächste Woche könnten Sie zum Beispiel sagen, dass Sie sich wieder mit einem Freund treffen oder mehr in Ihrer Wohnung tun möchten. Wir werden herausfinden, welche Hindernisse sich Ihnen in den Weg stellen könnten, und wir werden einige Problemlösungen erarbeiten. [*Pause*] Klingt das gut?

F: Ja.

Th: In der Tat besteht etwa die Hälfte unserer Therapie aus Problemlösung. Die andere Hälfte besteht darin, Ihnen Fähigkeiten zu vermitteln, wie Sie Ihr Denken und Ihr Verhalten ändern können. Wir werden besonders auf depressive Gedanken achten, die Ihnen im Weg stehen könnten. In der heutigen Sitzung haben Sie zum Beispiel gesagt: »Ich kann nichts richtig machen«, und Sie haben mir erzählt, wie deprimiert Sie sich fühlen, wenn Sie solche Gedanken haben. Verstehen Sie, wie dieser Gedanke Ihre Motivation, von der Couch aufzustehen, beeinträchtigen kann? Wie Sie sich dadurch schrecklich fühlen können? Wie Sie dann vielleicht weiter fernsehen anstatt sich zu beschäftigen?

F: Ja, genau das passiert.

Th: Eine Sache, die wir gemeinsam tun werden, ist, solche Gedanken zu bewerten. Was sind die Beweise dafür, dass man nichts richtig machen kann? Gibt es Beweise, die nicht wahr sind oder nicht zu 100 % wahr sind? Könnte man diese Situation auch anders betrachten? Vielleicht stellen wir etwa fest, dass Sie aufgrund Ihrer Depression Hilfe bei der Problemlösung oder bei der Selbstmotivation brauchen. Aber dass man Hilfe braucht, bedeutet nicht unbedingt, dass man alles falsch macht.

F: Hmm.

Th: Wir werden drei Sachen machen: Erstens werden wir gemeinsam daran arbeiten, dass Sie Ihre depressive und ängstliche Denkweise ändern, damit sie realistischer zu machen. Zweitens werden wir uns Dinge einfallen lassen, die Sie ausprobieren können, um Ihr Leben zu verbessern und das Leben zu gestalten, das Sie sich wünschen. Drittens werden Sie Fähigkeiten erlernen, die Sie während der Woche und eigentlich für den Rest Ihres Lebens anwenden können. [*Pause*] Wie klingt das?

F: Das ergibt Sinn.

Th: Das ist also unser allgemeiner Behandlungsplan: Ziele setzen, nach und nach darauf hinarbeiten und Fähigkeiten erlernen. So werden die Menschen tatsächlich besser, indem sie jeden Tag kleine Veränderungen in ihrem Denken und Verhalten vornehmen. [*Bittet um Feedback*] Gab es irgendetwas, was ich gerade gesagt habe, das sich nicht gut angehört hat?

F: Nein, das ist sinnvoll.

5.6 Einen Aktivitätenplan erstellen (4. Sitzungsteil)

Durch die Erstellung eines einfachen Aktivitätenplans schon während der Eingangsdiagnostik werden die Klient:innen an den Gedanken gewöhnt, dass es für sie wichtig ist, die Arbeit der Sitzung während der gesamten Woche fortzusetzen. Stellen Sie sicher, dass Sie selbst eine Kopie der Aktivitätenpläne aufbewahren. So bin ich vom Behandlungsplan zur Erstellung von Finns Aktivitätenplan übergegangen:

Th: Sehr gut. Ich werde einiges, worüber wir gerade gesprochen haben, aufschreiben, damit Sie es sich im Laufe der Woche ansehen können [Abb. 5.1]. Wie sollen wir die Dinge nennen, die Sie zwischen den Sitzungen tun werden? Ihr Aktivitätenplan? Selbsthilfe-Aktivitäten? Oder noch anders?

AKTIVITÄTENPLAN 6. Mai

Legen Sie diesen Aktivitätenplan neben die Kaffeemaschine und lesen Sie ihn jeden Morgen und später am Tag noch einmal.

1. Therapie-Notizen: Wenn ich anfange, mich deprimierter zu fühlen, erinnere ich mich daran, dass der Therapieplan sinnvoll ist. Mit Hilfe meiner Therapeutin werde ich jede Woche Schritt für Schritt auf Ziele hinarbeiten. Ich werde lernen, mein Denken einzuschätzen, das zu 100 % wahr oder zu 0 % wahr oder irgendwo in der Mitte sein kann. Mir wird es besser gehen, indem ich jeden Tag kleine Veränderungen in meinem Denken und Verhalten vornehme.
2. Mit den Enkelkindern Eis essen gehen.
3. Mir selbst Anerkennung geben, wenn ich all das oben Genannte tue und wenn ich alles tue, was auch nur ein bisschen schwierig ist – denn ich tue es trotzdem.

Abbildung 5.1 Der Aktivitätenplan nach Finns Eingangsdiagnostik

F: Der Aktivitätenplan ist gut.

Th: Meinen Sie, Sie könnten diesen Aktivitätenplan zweimal am Tag lesen, einmal am Morgen und einmal später, vor allem, wenn Sie beginnen, sich depressiver zu fühlen?

F: Ja, das kann ich machen.

Th: Wie werden Sie sich daran erinnern, ihn zu lesen?

F: Ich stelle ihn neben die Kaffeemaschine. Ich trinke jeden Morgen Kaffee, also sehe ich ihn dort.

Th: Und jedes Mal, wenn Sie ihn lesen, möchte ich, dass Sie sich selbst loben.

F: Okay.

Th: Wissen Sie, wenn Menschen deprimiert sind, ist es, als würden sie versuchen, durch Treibsand zu gehen. Alles ist schwieriger. Haben Sie das festgestellt?

F: Ja, schon.

Th: Ich möchte, dass Sie sich selbst Anerkennung zollen, wenn Sie irgendetwas in Ihrem Aktivitätenplan tun, und zwar alles, was auch nur ein kleines bisschen schwierig ist, aber Sie tun es trotzdem. Sie können sich einfach etwas sagen wie: »Es ist gut, dass ich das getan habe.« [*Pause*] Könnten Sie diese Woche versuchen, sich selbst Anerkennung zu geben?

F: Ja.

Th: Okay, ich schreibe das auf, und wir werden nächste Woche mehr über Anerkennung sprechen. Woran möchten Sie sich erinnern, wenn Sie beginnen, sich hoffnungslos zu fühlen?

Finn und ich haben dann gemeinsam das Folgende aufgeschrieben:

> Wenn ich anfange, mich deprimierter zu fühlen, erinnere ich mich daran, dass der Therapieplan sinnvoll ist. Mit der Hilfe [meiner Therapeutin] werde ich jede Woche Schritt für Schritt auf Ziele hinarbeiten. Ich werde lernen, meine Gedanken einzuschätzen, die vielleicht zu 100 % wahr sind oder zu 0 % wahr oder irgendwo in der Mitte. Ich werde besser, indem ich jeden Tag kleine Veränderungen in meinem Denken und Verhalten vornehme.

Th: Sie werden also den größten Teil der Therapiearbeit zwischen den Sitzungen erledigen. [*Pause*] Ich frage mich, ob es etwas Sinnvolles gibt, das Sie diese Woche tun könnten, um sich selbst zu zeigen, dass Sie eine Veränderung erreichen können. [*Pause*] Könnten Sie etwas tun, was Sie schon lange nicht mehr getan haben, vielleicht mit einem Familienmitglied?

F: [*denkt nach*] Ich könnte mit meinen Enkelkindern Eis essen gehen.

Th: Ausgezeichnet. Und wenn Sie das tun, könnten Sie sich sagen, dass dies ein wichtiger erster Schritt ist, um Ihre Depression in den Griff zu bekommen? Trauen Sie sich das zu?

F: Ja.

Th: Soll ich das aufschreiben?

F: Ja.

5.7 Erwartungen an die Behandlung etablieren (5. Sitzungsteil)

Es ist wichtig, den Patient:innen angemessene Erwartungen an die Behandlung zu vermitteln (Goldstein, 1962). Dies kann die Wahrscheinlichkeit eines Therapieabbruchs verringern (Swift et al., 2012) und zu besseren Behandlungsergebnissen führen (Constantino et al., 2012). Vermitteln Sie ihnen ein grobes Gefühl dafür, wie lange die Behandlung voraussichtlich dauern wird. Erfahrungsgemäß ist es für die Behandlung einer einfachen Depression angemessen, eine Spanne von zwei bis vier Monaten vorzuschlagen, obwohl manchmal vielleicht weniger Sitzungen benötigt werden (oder finanzielle oder versicherungsbezogene Einschränkungen bestehen). Manche Patient:innen, insbesondere solche mit chronischen psychischen Störungen, oder solche, bei denen eine Komorbidität mit Substanzkonsum oder Persönlichkeitsstörungen besteht, benötigen möglicherweise eine längere Behandlung. Klient:innen mit schweren oder rezidivierenden psychischen Erkrankungen benötigen ebenfalls eine intensivere Behandlung, wenn sie stärkere Symptome aufweisen, und regelmäßige Auffrischungssitzungen über einen sehr langen Zeitraum.

Häufig werden mit wöchentlichen Sitzungen Fortschritte erzielt. Wenn die Symptome jedoch schwerwiegend sind oder sich die Funktionsfähigkeit der Patient:innen auf einem recht niedrigen Niveau befindet, benötigen sie möglicherweise häufigere Termine, vor allem zu Beginn. Gegen Ende der Behandlung verringern Sie die Abstände zwischen den Sitzungen, um den Klient:innen mehr Möglichkeiten zu geben, selbstständig zu arbeiten.

Im Folgenden gebe ich Finn eine Vorstellung davon, wie ich mir den Verlauf der Therapie vorstelle.

Th: Wenn Sie einverstanden sind, Finn, werden wir uns einmal pro Woche treffen, bis Sie sich deutlich besser fühlen, dann werden wir zu einmal alle zwei Wochen übergehen, dann vielleicht einmal alle drei oder vier Wochen. Wir werden gemeinsam entscheiden, wie wir die Therapie aufteilen. Selbst wenn wir uns entscheiden, die Therapie zu beenden, empfehle ich Ihnen, eine Zeit lang alle paar Monate zu einer »Auffrischungssitzung« wiederzukommen. [*Pause*] Okay?

F: Ja.

Th: Es ist schwer zu sagen, wie lange Sie in Therapie bleiben sollten. Wenn man bedenkt, wie schwer Ihre Depression ist, schätze ich, dass Sie etwa 15 bis 20 Sitzungen brauchen. Wenn wir feststellen, dass Sie schon länger bestehende Probleme haben, an denen Sie arbeiten wollen, könnte es länger dauern. Auch hier werden wir gemeinsam entscheiden, was das Beste für Sie ist. Ist das in Ordnung?

5.8 Zusammenfassen und Feedback einholen (6. Sitzungsteil)

Am Ende der Sitzung fassen Sie diese zusammen, um den Klient:innen ein Bild davon zu vermitteln, was sie erreicht haben. Erinnern Sie sie zunächst daran, dass die Behandlung nächste Woche beginnen wird. Dann erfragen Sie die Reaktion der Patient:innen auf die Sitzung.

Th: Okay, ich würde gerne zusammenfassen, was wir heute besprochen haben, wenn das in Ordnung ist. Ich habe Ihnen gesagt, dass dies eine diagnostische Sitzung ist, keine Therapiesitzung, und dass wir nächste Woche wirklich damit beginnen werden, Ihre Ziele zu erreichen und Ihre Probleme zu lösen. Richtig? 5

F: Ja.

Th: Ich habe Ihnen eine Menge Fragen gestellt und eine vorläufige Diagnose gestellt. Sie haben mir erzählt, wie Sie Ihre Zeit an einem typischen Tag verbringen. Ich habe Ihnen ein wenig darüber erzählt, wie Ihre Gedanken Sie depressiv machen können und dass, wenn Menschen depressiv sind, ihre Gedanken wahr oder unwahr sein können. Stimmt das?

F: Ja.

Th: Ich habe Ihnen auch ein wenig über diese Art von Psychotherapie erzählt und darüber, worauf sich Ihr Behandlungsplan meiner Meinung nach konzentrieren sollte, und wir haben für Sie einen Aktivitätenplan für die kommende Woche erstellt. Dann haben wir den Ablauf der Behandlung besprochen, z. B. wie oft wir uns treffen werden und wie lange die Behandlung voraussichtlich dauern wird. [*Pause*] Haben Sie noch Fragen? Oder gab es etwas, das ich Ihrer Meinung nach falsch verstanden habe?

F: Nein, ich glaube, Sie verstehen mich ziemlich gut.

Th: Sehr gut. Dann sehe ich Sie nächste Woche zu unserer ersten Therapiesitzung.

5.9 Tätigkeiten zwischen Diagnostik und erster Therapiesitzung

Vor der ersten Therapiesitzung werden Sie Ihr Fallkonzept und Ihren ersten Behandlungsplan erstellen. Falls noch nicht geschehen, holen Sie die Zustimmung des Klienten ein und nehmen Kontakt zu seinen früheren psychosozialen und medizinischen Behandelnden auf, um Berichte anzufordern, Fragen zu stellen und zusätzliche Informationen zu erhalten. Setzen Sie sich auch mit möglicherweise vorhandenen aktuellen Behandler:innen in Verbindung, um Ihre Ergebnisse zu besprechen und die Behandlung zu koordinieren. Telefongespräche mit anderen Fachkräften liefern oft wichtige Informationen, die nicht schriftlich dokumentiert wurden. Beginnen Sie auch damit, eine vorläufige kognitive Konzeptualisierung und einen ersten Behandlungsplan zu erstellen (s. auch Kap. 3 und 9).

Zusammenfassung

In der ersten Sitzung führen Sie eine gründliche Diagnostik durch, um Daten zu sammeln, damit Sie ein Fallkonzept erstellen, eine Diagnose stellen und die Behandlung planen können. Sie versuchen, viele Ziele zu erreichen, darunter eine therapeutische Beziehung aufzubauen, die Hoffnung der Klient:innen zu steigern, sie über die KVT und das kognitive Modell aufzuklären, Hoffnungslosigkeit und Skepsis zu beseitigen, Behandlungsziele festzulegen, Ihren allgemeinen Behandlungsplan zu erläutern, einen ersten Aktivitätenplan zu erstellen, Erwartungen an die Behandlung zu etablieren sowie eine Zusammenfassung zu geben und Feedback einzuholen. Im Anschluss an diese Sitzung bestätigen Sie die Diagnose und nehmen gegebenenfalls Kontakt zu früheren und aktuellen Behandler:innen des Klienten auf. Gleichen Sie die gestellt Diagnose weiterhin in jeder Sitzung ab, um sicherzustellen, dass sie korrekt ist, um Ihr Fallkonzept zu verfeinern und den Fortschritt zu überwachen.

Reflexionsfragen

Was ist während der diagnostischen Sitzung neben der Sammlung von Daten wichtig, um eine Diagnose zu stellen?

Übung

Erstellen Sie ein Teil eines Fallbericht über einen realen oder imaginären Klienten. Ziehen Sie dazu auch Teil 1 und 2 in der Fallbeschreibung von Finn im Anhang als Beispiel heran.

6 Die erste Therapiesitzung

6.1 Ziele und Struktur der ersten Sitzung

Das wichtigste Ziel der ersten Sitzung ist es, Hoffnung zu wecken. Dies erreichen Sie durch Psychoedukation (z. B. dass die Forschung zeigt, dass die KVT bei der aktuell zu behandelnden Störung wirksam ist), durch Wiederholung des allgemeinen Behandlungsplans, indem Sie Ihre Zuversicht explizit ausdrücken, dass Sie der Klientin helfen können, sich besser zu fühlen, und indem Sie ihre Werte, Wünsche und Ziele identifizieren.

Außerdem bauen Sie eine Beziehung und Vertrauen zu den Patient:innen auf, führen sie in die Behandlung ein, machen einen Stimmungscheck (damit Sie den Fortschritt überwachen und die Behandlung anpassen können), sammeln zusätzliche Daten für die Erstellung des Fallkonzepts, vermitteln ihnen das kognitive Modell, planen Aktivitäten oder arbeiten an einem Problem, entwickeln einen neuen Aktivitätenplan und holen Feedback ein. Im Kasten finden Sie einen Überblick über die Struktur der ersten Therapiesitzung (zur Strukturierung weiterer Sitzungen s. Kap. 9).

In diesem Kapitel finden Sie die Antworten auf die folgenden Fragen.

- Wie führen Sie eine Stimmungs- / Medikamenten- (oder andere Behandlungs-)Kontrolle durch? Wie legen Sie eine erste Tagesordnung fest?
- Wie bitten Sie um ein Update und die Auswertung des Aktivitätenplans?

- Wie führen Sie die Psychoedukation über Depression, negatives Denken, den Behandlungsplan und das kognitive Modell durch?
- Wie eruieren Sie Werte, Wünsche und Ziele? Wie legen Sie den Aktivitätenplan fest?
- Wie fassen Sie die Sitzung zusammen und holen Feedback ein?

Struktur der ersten Therapiesitzung

Beginn der Sitzung

(1) Führen Sie einen Stimmungs-Check durch (und, falls relevant, einen Check der Medikamente oder einer anderen Behandlung).
(2) Legen Sie die Tagesordnung fest.
(3) Bitten Sie um ein Update (seit der Eingangsdiagnostik) und überprüfen Sie den Aktivitätenplan.
(4) Besprechen Sie die Diagnose der Klient:innen und bieten Sie Psychoedukation an.

Mittlerer Teil der ersten Therapiesitzung

(5) Bestrebungen, Werte und Ziele identifizieren.
(6) Planen Sie Aktivitäten oder arbeiten Sie an einem Thema.
(7) Legen Sie gemeinsam einen neuen Aktivitätenplan fest; prüfen Sie die Wahrscheinlichkeit der Ausführung.

Ende der ersten Therapiesitzung

(8) Geben Sie eine Zusammenfassung der Sitzung.
(9) Überprüfen Sie, wie wahrscheinlich es ist, dass der Klient den neuen Aktivitätenplan durchführen wird.
(10) Bitten Sie um Feedback.

Zusätzlich zu diesen Elementen können Sie während der gesamten Sitzung auch Psychoedukation einbeziehen, automatische Gedanken identifizieren und darauf reagieren, einen Aktivitätenplan oder einzelne Punkte davon ausarbeiten und Ziele festlegen.

Gehen Sie vor der ersten Sitzung die Eingangsdiagnostik der Klientin durch und behalten Sie Ihr anfängliches Fallkonzept und den Behandlungsplan während der Sitzung im Hinterkopf. Da es wichtig ist, die Behandlung individuell zuzuschneiden, seien Sie darauf vorbereitet, bei Bedarf den Kurs zu ändern. Die meisten ambulanten KVT-Sitzungen dauern etwa 45 bis 50 Minuten, aber die erste Sitzung dauert normalerweise etwas länger, z. B. eine Stunde. Versuchen Sie, einen oder mehrere der automatischen Gedanken der Klientin während der Sitzung zu identifizieren. Anhand dieses Gedankens können Sie dann das kognitive Modell einführen oder wiederholen – Sie können natürlich aber auch mit einem Beispiel eines automatischen Gedankens arbeiten. Suchen Sie während der Sitzung auch nach Gelegenheiten, positive Emotionen zu wecken, z. B. indem

Sie die Patient:innen dazu bringen, sich vorzustellen, wie sie ihre Ziele erreicht haben, oder durch ein kurzes Gespräch über ihre Interessen und Werte und/oder durch gezielte Selbstoffenbarung.

Tipp

- Vielleicht möchten Sie die Schlüsselwörter der Sitzungsstruktur schon vor der Sitzung auf Ihre Sitzungsnotizen Notizen (**AB 10** »Notizen zur Therapiesitzung«, s. auch Abb. 10.1 in Abschn. 10.1) notieren, damit Sie sich daran erinnern, was Sie tun müssen.
- In der ersten Sitzung werden Sie einen großen Teil Psychoedukation leisten. Ein Selbsthilfebuch wie. »Dem Leben wieder Farbe geben. Aktiv werden, Denkmuster verändern, Depressionen überwinden« (Zwick & Hautzinger, 2018) gibt einen guten Überblick und die Lektüre kann als Teil des Aktivitätenplans vorgeschlagen werden. Ebenso sind die Materialien aus dem »Therapie-Tools Depression« (Faßbinder et al., 2015) für Psychoedukation und Praxis hilfreich.

6.2 Die Stimmung erheben

Begrüßen Sie die Klient:innen zu Beginn der Sitzung und erheben Sie ihre Stimmung. Empirisch ist nachgewiesen, dass sich die Ergebnisse verbessern, wenn Therapeut:innen und Patient:innen routinemäßig den Fortschritt verfolgen und das Feedback therapeutenseitig genutzt wird, um die Behandlung zu verbessern (Miller et al., 2015). Sie können veröffentlichte Instrumente verwenden, wie das »Beck-Depressions-Inventar Revision« (BDI-II; Hautzinger et al., 2009), das »Beck-Angst-Inventar« (BAI; Markgraf & Ehlers, 2007) und die »Beck-Hoffnungslosigkeits-Skala« (BHS; Kliem & Brähler, 2016). Sie können auch öffentlich zugängliche Instrumente und Skalen verwenden, wie den »Gesundheitsfragebogen für Patienten« (PHQ-9 / PHQ-D; https://www.uke.de/dateien/institute/institut-und-poliklinik-f%C3%BCr-psychosomatische-medizin-und-psychotherapie/downloads/phq-9.pdf) oder die »Generalized Anxiety Disorder Scale« (GAD-7; deutsch: »Gesundheitsfragebogen für Patienten«, erhältlich unter https://www.uke.de/kliniken-institute/kliniken/psychosomatische-medizin-und-psychotherapie/selbstmanagement/index.html). Wenn Klient:innen nicht in der Lage oder nicht willens sind, Arbeitsblätter auszufüllen, können Sie ihre Stimmung einschätzen, indem Sie sie bitten, eine Zahl auf einer Skala von 0 bis 10 auszuwählen, die ihre Gefühle wiedergibt. Sie könnten etwa fragen: »Wenn 10 bedeutet, dass Sie sich so deprimiert wie noch nie gefühlt haben, und 0 bedeutet, dass Sie überhaupt nicht deprimiert waren, wie stark war dann die Depression in der letzten Woche?« Es ist auch sinnvoll, die Klienten zu bitten, ihr Wohlbefinden auf einer Skala von 0 bis 10 zu bewerten, wie im nächsten Dialog dargestellt.

Besonders wichtig ist es, den Grad der Suizidalität (und / oder aggressive und gewalttätige Impulse) der Klient:innen zu überprüfen. Erhöhte Werte bei den Items zu Suizidalität und Hoffnungslosigkeit weisen darauf hin, dass möglicherweise eine Gefährdung besteht. Wenn dies der Fall ist, führen Sie eine Risikobewertung durch (Wenzel et al., 2009), um festzustellen, ob Sie den nächsten Teil der Sitzung (oder die gesamte Sitzung) damit verbringen müssen, einen Plan zu entwickeln, um den Klienten zu schützen. Es kann auch wichtig sein, andere Probleme wie Schlaf, Angstsymptome und impulsive Verhaltensweisen genauer zu untersuchen. Diese Themen können für die Tagesordnung der Sitzung wichtig sein. Ein Vorteil des Ausfüllens von Symptom-Checklisten durch den Klienten ist, dass Sie Probleme schnell erkennen können, ohne zusätzliche Fragen stellen zu müssen.

Wenn Sie Symptom-Checklisten verwenden, bitten Sie die Klient:innen auch um eine subjektive Beschreibung (»Wie haben Sie sich diese Woche gefühlt?«) und gleichen Sie diese mit Ihren objektiven Testergebnissen ab. Unabhängig davon, wie Sie die Stimmung messen, sollten Sie darauf achten, dass die Patient:innen nicht nur angeben, wie sie sich an diesem Tag gefühlt haben, sondern einen Überblick über ihre Stimmung in der vergangenen Woche geben. Weisen Sie sie darauf hin, dass Sie ihre Stimmung weiterhin jede Woche überprüfen möchten. Sie könnten sagen:

> »Ich möchte Sie bitten, dass Sie zu jeder Sitzung ein paar Minuten früher kommen, damit Sie diese Arbeitsblätter ausfüllen können. [*Pause*] Sie helfen mir, eine schnelle Vorstellung davon zu bekommen, wie Sie sich in der vergangenen Woche gefühlt haben, obwohl ich immer möchte, dass Sie auch in eigenen Worten beschreiben, wie es Ihnen ergangen ist.«

Wie Sie weiter unten sehen werden, beginne ich die Sitzung, indem ich mich nach Finns Stimmung erkundige. Während er spricht, gehe ich kurz die von ihm direkt vor der Sitzung ausgefüllten PHQ-9- und GAD-7-Skalen durch (beide kostenlos zum Download erhältlich unter https://www.uke.de/kliniken-institute/kliniken/psychosomatische-medizin-und-psychotherapie/selbstmanagement/index.html). Ich bitte ihn, sein Wohlbefinden zu bewerten. (Ich möchte sicherstellen, dass wir nicht nur seine Depressionen und Ängste lindern, sondern auch dazu beitragen, dass er sich allgemein besser fühlt.)

Th: Hallo, Finn. Wie geht es Ihnen heute?

F: Äh, nicht so gut.

Th: Nicht so gut?

F: Nein.

Th: Ist es in Ordnung, wenn ich mir die Arbeitsblätter ansehe, die Sie ausgefüllt haben?

F: Klar.

Th: Danke, dass Sie sie ausgefüllt haben. [*wiederholt die Begründung*] Ich glaube, ich habe letzte Woche erwähnt, dass sie uns beiden helfen, sicherzustellen, dass Sie mit der Zeit Fortschritte machen. [*sieht auf die Arbeitsblätter*] Schauen wir mal. Was meinen Sie, wie ist Ihre Stimmung im Vergleich zu letzter Woche?

F: Wahrscheinlich ungefähr gleich.

Th: So sehen die Arbeitsblätter auch aus. Dieses, das die Depression misst [*zeigt ihm den PHQ-9*], war letzte Woche und diese Woche 18 [*Pause*], und dieses, das die Angst misst [*zeigt ihm den GAD7*], ist immer noch 8. Könnten Sie mir auch noch sagen, wie wohl Sie sich die meiste Zeit der Woche gefühlt haben? Null bedeutet kein Wohlbefinden und 10 bedeutet das größte Wohlbefinden, das Sie je erlebt haben.

F: Ungefähr eine 1, schätze ich.

Tipp

Der Stimmungscheck sollte kurz sein. Wenn Klient:innen Ihnen zu viele Details nennen, entschuldigen Sie sich für die Unterbrechung und sagen dann eines der folgenden zwei Dinge:

- »Könnten Sie in ein oder zwei Sätzen zusammenfassen, wie Sie sich diese Woche gefühlt haben?«
- »Könnten wir das, was Sie empfunden haben [oder das Thema, das Sie gerade beschrieben haben] auf die Tagesordnung setzen und in ein paar Minuten darauf zurückkommen?«

6

6.3 Medikation und andere Behandlungen überprüfen

Wenn Patient:innen Medikamente gegen ihre psychischen Probleme einnehmen, prüfen Sie kurz die Einhaltung der Therapie, Probleme und Nebenwirkungen. Es ist wichtig, die Frage nach der Einnahme der Medikamente in Bezug auf die Häufigkeit zu formulieren – nicht »Haben Sie Ihre Medikamente diese Woche eingenommen?«, sondern eher: »Wie oft konnten Sie diese Woche Ihre Medikamente so einnehmen, wie [*die/der Behandelnde*] es verordnet hat?« (J.S. Beck, 2001, bzw. Sudak, 2011, für Vorschläge zur Erhöhung der Compliance).

Unabhängig davon, ob Klient:innen ihre Medikamente einnehmen oder eine andere Art von Behandlung erhalten (z.B. transkranielle Magnetstimulation), sollten Sie ihre Erlaubnis einholen und dann regelmäßig den behandelnden Arzt/die Ärztin kontaktieren, um Informationen auszutauschen. Sie werden vermutlich selbst keine Änderungen der Medikation empfehlen, aber Sie können den Patient:innen dabei helfen, Hindernisse aus dem Weg zu räumen, die sie davon abhalten, sich vollständig an die Therapie zu halten. Wenn Klient:innen Bedenken, z.B. wegen Nebenwirkungen, Dosierung, Medikamentenabhängigkeit oder alternativen Medikamenten oder Nahrungsergänzungsmitteln, haben, helfen Sie ihnen, spezifische Fragen an den ihren Arzt/ihre Ärztin zu formulieren bzw. auch zu notieren, und schlagen Sie ihnen vor, die erhaltenen Antworten aufzuschreiben. Wenn Klient:innen keine Medikamente einnehmen, Sie aber glauben, dass eine pharmakologische oder andere Intervention angezeigt ist, können Sie vorschlagen, einen Psychiater hinzuzuziehen.

Tipp

Wenn Patient:innen zögern, eine Konsultation zu vereinbaren, mögen sie vielleicht dennoch bereit sein, die Vor- und Nachteile eines Konsultationstermins gegenüber den Vor- und Nachteilen eines Nicht-Termins abzuwägen. Es ist hilfreich, aufzuzeigen, dass sie sich nicht auf die Einnahme von Medikamenten oder eine ergänzende Behandlung festlegen müssen; sie können zunächst einfach Informationen einholen und dann erst entscheiden.

6.4 Eine Tagesordnung aufstellen

Im Idealfall legen Sie die Tagesordnung schnell fest. Die meisten Klient:innen fühlen sich wohl, wenn Sie ihnen sagen, wie Sie die Sitzung strukturieren möchten. Wenn Sie das Behandlungsrational erklären, machen Sie den Therapieprozess verständlicher, was dazu beiträgt, dass diese aktiv und strukturiert mitarbeiten.

Th: [*kooperativ*] Wenn Sie einverstanden sind, würde ich jetzt gerne die Tagesordnung festlegen. Der Grund, warum wir eine Tagesordnung festlegen, ist, dass ich herausfinden kann, was für Sie am wichtigsten ist, und dass wir gemeinsam überlegen können, wie wir unsere Zeit verbringen wollen. Da es unsere erste Sitzung ist, haben wir viel zu besprechen, und wir werden weniger Zeit haben, um über Ihre Punkte zu sprechen. Ab nächster Woche werden wir viel mehr Zeit haben. [*Pause*] Ist das in Ordnung?

F: Ja.

Th: Sie werden auch bemerken, dass ich mir viele Notizen mache [*mit einer Begründung*], damit ich mich an wichtige Punkte erinnern kann. Sagen Sie mir Bescheid, wenn es Sie stört.

F: Okay.

Als Nächstes nennen Sie Ihre Tagesordnungspunkte.

Th: Als Erstes möchte ich einen Überblick darüber bekommen, was zwischen der letzten Sitzung und dieser Sitzung passiert ist [*mit einer Begründung*], damit ich sehen kann, ob es noch andere wichtige Dinge gibt, die wir heute behandeln sollten. Ich würde gerne sehen, was Sie mit Ihrem Aktivitätenplan erreicht haben, und dann ein wenig über Ihre Diagnose sprechen.

F: Okay.

Th: Als Nächstes werden wir uns Ziele setzen, und wenn wir Zeit haben, werden wir über einige Dinge sprechen, die Sie diese Woche im Rahmen Ihres neuen Aktivitätenplans tun können. Oder wir beginnen mit der Arbeit an einem Ihrer Ziele. Und am Ende der Sitzung werde ich Sie um ein Feedback bitten. [*Pause*] Klingt das in Ordnung?

F: Ja.

Th: [*fragt Finns Tagesordnungspunkte ab*] Gibt es noch etwas, das Sie unbedingt besprechen möchten?

F: Nein, das klingt nach viel. Das wird reichen.

Seien Sie aufmerksam für potenziell wichtige Themen, die während der Sitzung auftauchen. Sie und die Klientin können gemeinsam entscheiden, dass ein neues Thema wichtiger ist als das, was ursprünglich auf der Tagesordnung stand. Achten Sie aber darauf, dass die Klientin nicht in ein Gespräch über ein anderes Thema abdriftet, ohne dass Sie sie darauf aufmerksam machen. Sollte dies der Fall sein, entscheiden Sie gemeinsam, ob Sie das Gespräch über das neue Thema fortsetzen oder zum ursprünglichen Thema zurückkehren wollen.

6.5 Aktivitätenplan auswerten und aktualisieren

In der traditionellen KVT würden wir auf diese Weise nach einem Update fragen: »Ist zwischen der letzten Sitzung und dieser Sitzung etwas passiert, das ich wissen sollte?« Dies führte jedoch unweigerlich zu einer Schilderung negativer Erfahrungen, vor allem zu Beginn der Behandlung. Wir fragten dann: »Was ist denn Positives passiert?« Wie Sie weiter unten sehen werden, starten wir in der genesungsorientierten KVT (Beck et al., 2020b) mit positiven Erfahrungen und helfen den Klient:innen, adaptive Schlussfolgerungen zu ziehen. Die Überprüfung des Aktivitätenplans erfolgt häufig gemeinsam mit dem Update.

Th: Wissen Sie, wenn Menschen depressiv sind, beschäftigen sie sich normalerweise überwiegend mit ihren Problemen. [*Behandlungsrational aufzeigen*] Es ist daher wichtig, sich auch auf das zu konzentrieren, was wirklich gut läuft. Können Sie an die letzte Woche denken und mir sagen, wann es Ihnen am besten ging?

F: [*denkt nach*] Das war, als ich mit meinem Enkel Paul Eis essen gegangen bin.

Th: Das konnten Sie also tun?

F: Ja.

Th: [*gibt positive Verstärkung*] Das ist großartig. Das war Teil Ihres Aktivitätenplans.

F: Ja. Das war gut.

Th: [*versucht, seine Stimmung aufzuhellen*] Haben Sie auch Eis gegessen?

F: Ja!

Th: Und was war mit Paul? Hatte er eine gute Zeit?

F: Ich glaube schon.

Als Nächstes bringe ich Finn dazu, sich auf diese Erfahrung zu konzentrieren und positive Schlüsse über sie und über sich selbst zu ziehen.

Th: Also, was war gut daran, mit ihm Eis essen zu gehen?

F: Naja, es war einfach gut, rauszukommen und etwas zu tun. Wir waren eine Weile draußen, aber wahrscheinlich war es das Beste, einfach nur mit ihm zusammen zu sein und etwas zu unternehmen.

Th: [*stellt weitere Fragen, um Finn zu helfen, das positive Ereignis noch einmal zu erleben*] Worüber haben Sie mit ihm gesprochen?

F: Hauptsächlich über Fußball, weil er in einer Mannschaft ist. Wir haben darüber gesprochen, wie es ihm geht und wie es für ihn läuft.

Th: [*sich unterhaltend, Interesse zeigend*] Wie geht es ihm? Ist er ein guter Spieler?

F: Nun, ihm zufolge ja. Ich habe ihn in letzter Zeit nicht gesehen, also weiß ich es nicht. Aber ich glaube schon.

Th: [*versucht, eine positive Grundannahme hervorzurufen*] Finn, was sagt es über Sie aus, dass Sie in der Lage waren, Paul zum Eis essen auszuführen? Sie haben mir letzte Woche gesagt, dass Sie so etwas schon lange nicht mehr gemacht haben.

F: Es schien mir etwas zu sein, das ich schon lange hätte tun sollen.

Das kognitive Modell verstärken

Wie viele Patient:innen äußerte auch Finn einen selbstkritischen automatischen Gedanken. Ich nutze die Gelegenheit, um diesen in das kognitive Modell einzubinden.

Th: Ich verstehe. Das glaube ich, dass Sie wünschten, Sie hätten das schon lange getan. [*erkundigt sich, ob Finn seinem Vermeidungsverhalten eine negative Bedeutung beigemessen hat*] Was glauben Sie, warum Sie das so lange nicht getan haben?

F: Ich weiß es nicht. Ich denke immer: »Alles ist zu schwer.«

Th: Wenn Sie den Gedanken »Alles ist zu schwer« haben, wie fühlen Sie sich bei diesem Gedanken? [*bietet eine Mehrfachauswahl an*] Glücklich, traurig, ängstlich?

F: Traurig. Wirklich traurig.

Th: Und was tun Sie dann normalerweise?

F: Ich sitze einfach auf der Couch.

Th: Also, habe ich das richtig verstanden? Es hört sich so an, als ob diese Art von Situation oft auftritt. [*fasst in Form des kognitiven Modells zusammen*] Die Situation ist so, dass Sie vor der Entscheidung stehen, ob Sie etwas tun sollen oder nicht, z. B. mit dem Enkel rausgehen, und Sie haben den Gedanken »Alles ist zu schwer«. Dieser Gedanke führt dazu, dass Sie sich schlecht fühlen, und Sie bleiben meist auf der Couch sitzen.

F: Das klingt richtig.

Dann hätte ich Finn helfen können, auf seinen automatischen Gedanken zu reagieren. Stattdessen fahre ich, um in der Spur zu bleiben, mit der Aktualisierung des Aktivitätenplans fort.

Th: Nun, vielleicht kommen wir auf diesen Gedanken noch zurück. Um auf das Update zurückzukommen, ist zwischen der letzten Sitzung und dieser Sitzung noch etwas passiert, das ich wissen sollte?

F: Nichts, was mir einfällt. Ich habe nicht viel gemacht.

Den Aktivitätenplan überprüfen

Wenn Sie und der Klient während der vorherigen Sitzung einen Aktivitätenplan mit Hausaufgaben vereinbart haben, ist es wichtig, herauszufinden, was getan bzw. umgesetzt wurde und inwieweit es hilfreich war. Ich beginne mit der Durchsicht der Therapienotizen, die wir in der Woche zuvor verfasst haben.

Th: Können wir uns Ihren Aktivitätenplan ansehen und sehen, was Sie noch geschafft haben? Haben Sie Ihren Aktivitätenplan dabei?

F: Ja.

Th: Oh, gut. Konnten Sie den Aktivitätenplan neben die Kaffeemaschine stellen und jeden Morgen lesen und später am Tag noch einmal?

F: Ich habe ihn jeden Morgen gelesen, aber später nicht mehr viel.

Th: Okay. [*macht eine mentale Notiz, um das zweimalige Lesen des neuen Aktivitätenplans später in der Sitzung zu besprechen*] Können Sie die Therapienotizen jetzt gleich lesen und mir sagen, was Sie davon halten?

F: »Wenn ich anfange, mich deprimierter zu fühlen, erinnere ich mich daran, dass der Therapieplan Sinn ergibt.«

6

Th: Okay, ergibt er für Sie immer noch Sinn?

F: Ja, er ist immer noch sinnvoll.

Th: Was steht noch auf dem Zettel?

F: »Mit Judys Hilfe werde ich jede Woche Schritt für Schritt auf meine Ziele hinarbeiten. Ich werde lernen, meine Gedanken zu bewerten, die zu 100 % wahr oder zu 0 % wahr oder irgendwo in der Mitte sein können.«

Th: Was denken Sie darüber? Weil Sie depressiv sind, kann es sein, dass Ihre Gedanken nicht immer ganz richtig sind.

F: Nun, bis jetzt scheint mein Denken meistens zu 100 % wahr zu sein.

Th: [*macht sich eine Notiz*] Lassen Sie uns später darauf zurückkommen. Was kommt als Nächstes?

F: [*liest*] »Und die Art und Weise, wie es mir besser gehen wird, ist, dass ich jeden Tag kleine Veränderungen in meinem Denken und Verhalten vornehme.«

Th: Ganz genau.

Als Nächstes gehen wir die Aktivitäten auf dem Aktivitätenplan der vergangenen Woche durch.

Th: Schauen wir mal, was als Nächstes kommt. Sie haben es geschafft, mit Paul Eis essen zu gehen. Und was ist mit dem dritten Punkt? Möchten Sie den vorlesen?

F: »Ich rechne es mir selbst hoch an, dass ich all das oben Genannte tue, dass ich alles tue, was mir hilft, die Depression zu überwinden, und dass ich auch Dinge tue, die ein bisschen schwierig sind, die ich aber trotzdem mache.«

Th: Konnten Sie sich also zugutehalten, dass Sie Paul zum Eis essen mitgenommen haben?

F: Nicht sehr gut, nein. Ich sollte diese Dinge einfach machen [*automatischer Gedanke*].

Th: Nun, wir werden gleich über Ihre Depressionen sprechen und darüber, wie sie Ihnen in die Quere gekommen sind. Konnten Sie es sich zutrauen, jeden Morgen Ihre Therapienotizen zu lesen?

F: Das habe ich, jedenfalls die meiste Zeit.

Th: Das ist gut.

Als Nächstes fasse ich zusammen, um den Therapieprozess nachvollziehbarer zu machen und um uns auf dem richtigen Weg zu halten.

Th: Okay, wir haben Ihre Stimmung überprüft, wir haben die Tagesordnung festgelegt, Sie haben mir ein Update gegeben und wir haben den Aktivitätenplan besprochen. Als Nächstes würde ich gerne über Ihre Diagnose sprechen.

6.6 Über die Diagnose sprechen und Psychoedukation zur Depression

Die meisten Klient:innen möchten ihre Diagnose erfahren und sichergehen, dass Sie sie nicht für verrückt, seltsam oder anormal halten. In der Regel ist es besser, in der ersten Sitzung das Etikett »Persönlichkeitsstörung« (und manchmal auch »schwere psychische Erkrankung«) zu vermeiden und stattdessen die Schwierigkeiten zu beschreiben, die der Klient erlebt hat, z. B. »Es sieht so aus, als ob Sie eine schwere depressive Störung haben. Außerdem scheinen Sie seit langem Probleme in Beziehungen und bei der Arbeit zu haben. Ist das richtig?«

Es ist sinnvoll, transparent darzustellen, wie Sie zu der Diagnose gekommen sind, und erste einführende Informationen über den Zustand der Klientin zu geben. Wir möchten, dass die Patient:innen beginnen, einige ihrer Probleme auf ihre Störung und nicht auf ihren Charakter zurückzuführen. Gedanken wie »Mit mir stimmt etwas nicht«, »Ich bin faul« oder »Ich bin einfach nicht gut« wirken sich negativ auf ihre Stimmung und wahrscheinlich auch auf ihr Verhalten aus und verringern damit ihre Motivation.

Th: Ich würde gerne über Ihre Diagnose sprechen. Finn, Sie haben eine echte Krankheit. Sie heißt Depression. Viele Menschen sagen von Zeit zu Zeit: »Ich bin depressiv«. Aber das ist etwas ganz anderes. Wenn die Leute sagen: »Ich bin deprimiert«, dann ist das normalerweise wie eine Erkältung – aber was Sie haben, ist wie eine wirklich schlimme Lungenentzündung. Sehen Sie, wie sehr sich Lungenentzündung und Erkältung unterscheiden?

F: Ja.

Th: Sie haben eine echte Krankheit, die sich Depression nennt. Ich weiß das, weil ich ein Buch habe, das mir hilft, die Probleme der Menschen zu diagnostizieren, wenn sie zu mir kommen. Es wird als DSM abgekürzt. Es listet die Symptome der Krankheit namens Depression auf. [*Pause*] Und ich habe im Gespräch mit Ihnen letzte Woche festgestellt, dass Sie daran leiden.

Als Nächstes liste ich die Symptome auf, die auf eine Depression hindeuten.

Th: Sagen Sie mir, ob ich Recht habe. Sie sind die ganze Zeit müde. Sie fühlen sich schon seit langem sehr, sehr deprimiert. Sie haben das Interesse an fast allem verloren und haben nur noch selten ein Gefühl der Freude. Sie haben keinen Appetit mehr. Sie haben viel, viel mehr geschlafen. Sie haben Schwierigkeiten, sich zu konzentrieren und Entscheidungen zu treffen, und manchmal denken Sie sogar an den Tod. [*Pause*] Das alles sind Symptome einer so genannten schweren depressiven Störung. Das ist eine echte Krankheit.

Nachdem ich seine Symptome beschrieben habe, möchte ich Finn Hoffnung machen.

Th: Glücklicherweise zeigt die Forschung, dass es eine wirklich gute Behandlung dafür gibt: die Kognitive Verhaltenstherapie. Das ist die Art der Behandlung, die ich durchführe. [*Pause*] Was halten Sie von der Vorstellung, dass Sie eine echte Krankheit haben?

F: Ich meine, was Sie sagen, ergibt Sinn, und die Punkte treffen alle auf mich zu. Es beschreibt mich. Ich weiß nicht, was ich von der Idee der Krankheit halten soll. Vieles davon scheint so zu sein, dass ich einfach nicht das tue, was ich tun sollte.

Analogie zwischen Depression und Lungenentzündung herstellen

Th: Wenn Sie eine schlimme Lungenentzündung hätten, könnten Sie dann alles tun, was Sie tun sollten?

6

F: Nein.

Th: Nein, denn Sie wären die ganze Zeit über sehr müde, richtig?

F: [*nickt*]

Th: Sie hätten sogar Schwierigkeiten, sich zu konzentrieren, wenn Ihre Symptome wirklich schwerwiegend wären. Ihre Depression ist genauso real wie eine Lungenentzündung. Und ein Teil dieser echten Krankheit, Finn, ist Ihr depressives Denken.

Psychoedukation über Depressionen und negatives Denken

Manche Patient:innen beginnen vielleicht, sich selbst die Schuld an ihren Symptomen zu geben. Ich sage Finn Folgendes, um das zu verhindern:

Th: Es ist nicht Ihre Schuld, dass Sie depressive Gedanken haben. Diese Gedanken tauchen einfach automatisch auf. Wir nennen sie sogar »automatische Gedanken«. [*Pause*] Und depressive automatische Gedanken sind ein Symptom der Depression, so wie Müdigkeit und zu viel Schlaf und eine depressive Stimmung Symptome sind. [*Pause*] Okay?

F: Ja.

Th: Wenn Menschen depressiv sind, [*bietet eine Metapher an*] ist es so, als trügen sie die schwärzeste Brille, die man sich vorstellen kann. Und sie sehen alle ihre Erfahrungen durch diese schwarze Brille. Alles sieht also sehr dunkel und sehr negativ aus. [*Pause*] Was denken Sie darüber?

F: Ich denke, das könnte richtig sein.

Zusätzliche Psychoedukation über den Aktivitätenplan und depressives Denken

Um Hoffnung zu wecken, gebe ich als Nächstes eine Vorschau darauf, wie wir mit den depressiven Gedanken umgehen werden.

Th: Da Sie depressiv sind, wissen wir mit Sicherheit, dass einige Ihrer automatischen Gedanken nicht zu 100 % wahr sind. Andere mögen wahr sein, aber sie sind wirklich nicht hilfreich. Ich werde Ihnen beibringen, wie Sie Ihre Gedanken bewerten können, sodass Sie selbst erkennen können, wie richtig oder hilfreich sie sind. Ist das in Ordnung?

F: Okay.

Th: Ich möchte Ihnen noch eine weitere Analogie nennen. Wenn Menschen depressiv sind … das ist wie bei Pferden bei einem Rennen, die Scheuklappen tragen. Warum haben sie die?

F: Damit sie sich nicht ablenken lassen. Damit sie immer nur geradeaus schauen.

Th: Ganz genau. Und wenn Menschen deprimiert sind, ist es so, als hätten sie auch Scheuklappen. Sie sehen nur das, was unmittelbar vor ihnen liegt. Und weil sie eine schwarze Brille aufhaben, erscheinen ihnen all diese Dinge wirklich schrecklich und wirklich negativ. Eines der Dinge, die wir tun werden, ist, diese Scheuklappen zu öffnen, damit Sie alles sehen können, was vor sich geht, nicht nur das Negative.

F: Okay.

Th: Meinen Sie, es wäre hilfreich, sich diese Woche daran zu erinnern?

F: Ja, wahrscheinlich.

Als Nächstes erstellen wir gemeinsam einen Therapiebogen, den Finn täglich zwischen den Sitzungen lesen soll.

Th: Möchten Sie das aufschreiben, oder soll ich es aufschreiben?

F: Sie, bitte.

Th: Okay. Vielleicht sollten wir damit anfangen: »Wenn ich mich selbst kritisiere, erinnere ich mich daran …« – Und was wäre Ihrer Meinung nach gut, um sich daran zu erinnern?

Indem ich Finn bitte, es in seinen eigenen Worten zusammenzufassen, kann ich überprüfen, ob er es verstanden hat, er wird in der Sitzung aktiver und verstärkt so die adaptive Reaktion in seinem Kopf.

F: Ich sehe mir nur einen Teil der Szene an.

Th: Ja, »Ich sehe nur einen Teil«, und welchen Teil sehen Sie?

F: Den Teil durch meine schwarze Brille.

Th: Ja. »Ich sehe nur einen Teil der Szene, und zwar durch eine schwarze Brille.«

Um die Antwort robuster zu machen, biete ich zwei weitere Ideen an.

Th: Und wie wäre es mit »Es ist nicht meine Schuld, dass ich das tue«?

F: [*seufzt*]

Th: Hört sich nicht so an, als würden Sie das wirklich glauben?

F: Nicht so sehr.

Ich möchte nichts aufschreiben, womit Finn nicht einverstanden ist, also ändere ich die Idee.

Th: Wie wäre es mit »Therapeutin sagt, es ist nicht meine Schuld«?

F: Okay.

Th: Ist das in Ordnung?

F: Ja.

Th: »Judy sagt, es ist nicht meine Schuld.« Und warum sage ich, dass Sie das tun?

F: Weil ich Depressionen habe.

Th: Genau. »Es geschieht, weil ich Depressionen habe.« [*Pause*] Meinen Sie, das ist etwas, das Sie sich diese Woche vorlesen könnten?

F: Ja, ja. Das kann ich tun.

Psychoedukation über das kognitive Modell

Im nächsten Teil der Sitzung erkläre, illustriere und notiere ich das kognitive Modell mit Finns eigenen Beispielen. Ich bitte Finn auch, das Gesagte in seine eigenen Worte zu fassen, damit ich überprüfen kann, ob er es verstanden hat.

Th: Wir sprachen darüber, warum Sie schon lange nicht mehr mit Paul Eis essen waren. Das war die Situation, und wissen Sie noch, was Sie dabei gedacht haben? Was war Ihr Gedanke?

F: Ich bin mir nicht sicher.

Th: Sie haben gesagt: »Alles ist zu schwer.«

F: Oh.

Th: Richtig? Und als Sie diesen Gedanken hatten, »Alles ist zu schwer«, wie haben Sie sich da gefühlt?

F: Wirklich deprimiert.

Th: Und wohin führte dieser Gedanke meistens?

F: Einfach auf der Couch sitzen zu bleiben.

Th: Lassen Sie mich ein Bild zeichnen, das das veranschaulicht.

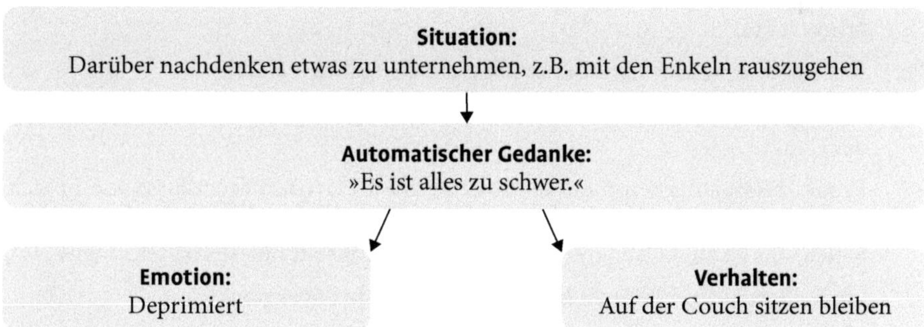

Th: Wenn Sie nun einen anderen Gedanken gehabt hätten, frage ich mich, ob Sie anders empfunden hätten. Wenn Sie zum Beispiel gedacht hätten: »Na ja, alles scheint zu schwer zu sein, aber weil ich depressiv bin, stimmt das vielleicht nicht. Eine Therapie ist sinnvoll. Judith sagt, dass sie mir helfen kann, und ich habe schon etwas Gutes getan, indem ich mit Paul Eis essen gegangen bin.« Was denken Sie, wie Sie sich gefühlt hätten, wenn Sie diese Gedanken gehabt hätten?

F: Besser.

Th: Ganz genau. [*zeigt auf das gezeichnete Diagramm*] Es ist nicht die Situation selbst, die Sie müde oder schlecht oder deprimiert fühlen lässt. Es sind die Gedanken, die man in dieser Situation hat. Wenn Sie also den Gedanken haben »Alles ist zu schwer«, werden Sie sich natürlich deprimiert fühlen und auf der Couch sitzen. Wenn Sie den Gedanken haben: »Nun, eine Therapie ist sinnvoll. Judith sagt, sie kann mir helfen«, dann fühlen Sie sich vielleicht ein bisschen besser und sind eher bereit, etwas zu tun.

F: Das kann ich verstehen.

Th: Eines der Dinge, die bei dieser Behandlung wirklich wichtig sind, ist, dass Sie lernen, Ihre automatischen Gedanken zu erkennen. Das ist eine Fähigkeit, wie Fahrradfahren lernen. Ich werde Ihnen beibringen, wie man es macht. Und dann werden wir herausfinden, ob ein Gedanke zu 100 % wahr ist oder zu 0 % wahr oder irgendwo in der Mitte. [*Pause*] Ich frage mich, ob Sie, bevor Sie mit Paul Eis essen gegangen sind, gedacht haben, dass das eine sehr schwierige Sache sein würde?

F: Ja.

Th: Und wie ist es dann ausgegangen?

F: Ziemlich gut.

Th: War es so schwer, wie Sie erwartet haben?

F: Nein.

Th: Das ist ein gutes Beispiel dafür, dass man automatisch denkt: »Das ist zu schwer« oder »Es wird sehr schwer sein, mit ihm auszugehen«, aber es könnte sich herausstellen, dass das nicht stimmt oder nicht zu 100 % stimmt. Richtig?

F: Ja.

Th: Ich frage mich, ob Sie mir in Ihren eigenen Worten sagen können, worüber wir hier gerade gesprochen haben?

F: Nun, ich nehme an, Sie sagen, dass ich all diese negativen Gedanken habe, weil ich deprimiert bin.

Th: Richtig. Und welche Wirkung haben diese Gedanken auf Sie?

F: Sie sorgen dafür, dass ich mich schlecht fühle, und dann sitze ich vielleicht einfach auf der Couch.

T: Prima, das ist ausgezeichnet. Sie haben Recht. Ihr Denken beeinflusst, wie Sie sich fühlen und was Sie dann machen. Was glauben Sie, was passiert wäre, wenn Sie gedacht hätten: »Es ist zu schwer, mit Paul auszugehen«, anstatt nur »Es ist sehr schwer«?

F: Ich weiß es nicht. Vielleicht hätte ich ihn gar nicht angerufen.

In Abschnitt 12.6 wird erläutert, was Sie tun können, wenn Klient:innen Schwierigkeiten haben, automatische Gedanken zu erkennen. Wenn es solche Schwierigkeiten gibt, ist es wichtig, die Bedeutung der Identifizierung automatischer Gedanken herunterzuspielen. Vermeiden Sie, dass die Patient:innen denken, sie seien inkompetent.

Tipp

Wenn Sie Schwierigkeiten haben, einen der automatischen Gedanken Ihres Klienten zu identifizieren, können Sie ein Beispiel geben:

Th: Ich würde gerne ein paar Minuten darüber sprechen, wie Ihr Denken beeinflusst, wie Sie sich fühlen und wie Sie handeln.

P: Okay.

Th: Was würden Sie denken, wenn Sie Ihrem besten Freund vor acht Stunden eine SMS geschickt hätten und er Ihnen nicht zurückgeschrieben hätte?

P: Dass vielleicht etwas passiert ist.

Th: Wie würden Sie sich dann fühlen?

P: Besorgt, denke ich.

Th: Und was würden Sie tun?

P: Wahrscheinlich noch mal simsen und wenn ich dann immer noch nichts höre, würde ich wahrscheinlich anrufen.

Th: Okay, das ist ein gutes Beispiel, wie Ihr Denken beeinflusst, was Sie fühlen und was Sie tun.

Wenn Sie dann das kognitive Modell verstärken wollen, bieten Sie einen anderen automatischen Gedanken für dieselbe Situation an. Fragen Sie etwa Ihren Klienten, was er fühlen und tun würde, wenn sein automatischer Gedanke wäre: »Das macht er immer. Er ist so unhöflich!«. Im nächsten Schritt bitten Sie ihn, zusammenzufassen, was er gerade gelernt hat.

Tipp

Bei Klient:innen mit eingeschränkten kognitiven Fähigkeiten können Sie konkretere Lernmittel verwenden, z.B. Cartoonfiguren mit verschiedenen Gesichtsausdrücken zur Veranschaulichung von Emotionen mit leeren »Gedankenblasen« über ihren Köpfen, die dann auszufüllen sind.

Aktivitätenplan zur Verstärkung des kognitiven Modells festlegen

Als Nächstes schlage ich Finn vor, im Laufe der Woche nach depressiven automatischen Gedanken zu suchen. Ich bitte ihn, einen automatischen Gedanken zu antizipieren und sich daran zu erinnern, dass er wahr sein könnte oder auch nicht.

Th: Ich möchte, dass Sie diese Woche Folgendes tun. Bemerken Sie, wenn sich Ihre Stimmung verschlechtert oder wenn Sie nicht produktiv sind. Dann fragen Sie sich: »Was ist mir gerade durch den Kopf gegangen?«

F: Okay.

Th: Ich frage mich, ob Sie vorhersagen können, was einer dieser Gedanken sein könnte?

F: Es könnte fast alles sein. Ich könnte auf der Couch sitzen und daran denken, irgendetwas zu tun, die Wohnung zu putzen …

Th: Das ist gut. Also, sagen wir, Sie denken daran, die Wohnung zu putzen. Was denken Sie, wie Sie sich dann fühlen?

F: Wahrscheinlich müde. Ich werde wahrscheinlich denken: »Ich bin zu müde, um irgendetwas zu tun.«

Th: »Ich bin zu müde um etwas zu tun.« Wie fühlen Sie sich bei diesem Gedanken?

F: Deprimiert.

Th: Und wenn Sie diesen Gedanken glauben, dass Sie zu müde sind, um etwas zu tun, was denken Sie, werden Sie dann tun?

F: Wahrscheinlich einfach weiter sitzen bleiben.

Th: Ich denke, Sie haben wahrscheinlich recht. [*Pause*] Okay, diese Woche möchte ich, dass Sie bemerken, wenn Sie sich wirklich deprimiert fühlen oder nicht produktiv sind. Dann möchte ich, dass Sie sich fragen: »Was ist mir gerade durch den Kopf gegangen?« [*Pause*] Dann möchte ich, dass Sie Ihre Gedanken aufschreiben. Erinnern Sie sich dann aber daran, dass sie vielleicht nicht wahr sind oder zumindest nicht ganz wahr. Okay?

F: Ich werde es versuchen.

Th: Sie können Ihre automatischen Gedanken auf dieses Arbeitsblatt zum Erkennen automatischer Gedanken schreiben [*zieht AB 4, s. Abb. 6.1, heraus*] oder Sie können ein Blatt Papier, ein Notizbuch oder Ihr Telefon benutzen. Was wäre am besten?

F: Ich werde es mit dem Arbeitsblatt versuchen.

AB 4 • P

Automatische Gedanken identifizieren

Teil 1:

Erinnern Sie sich: **Nur weil ich etwas denke, heißt das nicht unbedingt, dass es wahr ist. Wenn ich meine nicht-hilfreichen oder ungenauen Gedanken ändere, werde ich mich wahrscheinlich besser fühlen.**

Anweisung: Wenn sich meine Stimmung verschlechtert oder ich ein nicht-hilfreiches Verhalten zeige, frage ich mich: *»Was ist mir gerade durch den Kopf gegangen?«*, und schreibe meine Gedanken auf.

……………………………………………………………………

……………………………………………………………………

……………………………………………………………………

……………………………………………………………………

……………………………………………………………………

……………………………………………………………………

……………………………………………………………………

……………………………………………………………………

Abbildung 6.1 Arbeitsblatt 4 »Identifizierung automatischer Gedanken«, Teil 1

Th: Gut. [*Reicht Finn das Arbeitsblatt.*] Sie sehen, dass die Anweisungen ganz oben stehen, die ich Ihnen gerade gezeigt habe.

F: Gut.

Th: [*Vergewissert sich, dass Finn weiß, was zu tun ist.*] Könnten Sie Ihren automatischen Gedanken darauf schreiben: »Ich bin zu müde, um etwas zu tun«?

F: Okay. [*Schreibt diesen Gedanken auf das Arbeitsblatt.*]

Th: Ich frage mich, ob Sie eine Erinnerung brauchen? Zum Beispiel einen Post-it oder Sie könnten Ihre Uhr am anderen Handgelenk tragen oder ein Gummiband um Ihr Handgelenk tragen, um sich daran zu erinnern, auf Ihre automatischen Gedanken zu achten.

F: Ich glaube, ich muss etwas sehen, eine Art Erinnerung, die ich sehen kann. Ein Gummiband wäre gut.

Th: Ich habe hier eins. Möchten Sie es sich jetzt um das Handgelenk binden?

F: Okay.

Th: [*Gibt Finn ein Gummiband; er legt es um sein Handgelenk.*] Also, jedes Mal, wenn Sie das Gummiband ansehen, was werden Sie sich dann fragen?

F: Was ist mir gerade durch den Kopf gegangen?

Th: Stimmt, vor allem, wenn sich Ihre Stimmung verschlechtert oder Sie etwas tun, was nicht produktiv ist. Und Sie werden sich daran erinnern, dass die Gedanken vielleicht nicht wahr sind.

F: Okay.

6.7 Werte und Wünsche identifizieren

Werte eruieren

Als Nächstes konzentrieren Sie sich darauf, die Werte der Klient:innen zu ermitteln. Werte sind langjährige Überzeugungen darüber, was im Leben am wichtigsten ist. Die Werte der Menschen prägen ihre Entscheidungen und ihr Verhalten. Wenn sie jedoch den Eindruck haben, dass sie ihren Werten nicht gerecht werden, geraten sie oft in Bedrängnis. Im Gespräch können Sie Ihr Gegenüber fragen: »Was ist Ihnen im Leben wirklich wichtig? Oder was war früher wirklich wichtig für Sie?«

Tipp

Wenn Patient:innen antworten, dass ihnen nichts wichtig erscheint, oder wenn sie Schwierigkeiten haben, eine Antwort zu formulieren, können Sie Vorschläge machen: »Wie wichtig ist … für Sie?«

Sie können sie auffordern, etwa die folgenden Bereiche zu berücksichtigen:

- Beziehungen (Familie, Freundeskreis, Intimpartner:innen)
- Produktivität (außerhäusliche Arbeit, Haushaltsführung)

- Gesundheit (auch Fitness, Ernährung, Schlaf, Alkohol- oder Substanzkonsum)
- Selbstverbesserung (Bildung, Fähigkeiten, Kultur, Aussehen, Selbstbeherrschung)
- Gemeinschaft (lokal oder im weiteren Sinne)
- Spiritualität
- Freizeitgestaltung (Unterhaltung, Hobbys, Sport)
- Kreativität
- Natur
- Entspannung

Wenn die Kliente:innen darüber nachdenken, was ihnen wirklich wichtig ist, hilft das, ihre Wünsche zu erkennen und Ziele zu setzen. Diese Interventionen können Hoffnung wecken, können dazu motivieren, sich auf die Behandlung einzulassen und die Aktivitätenpläne zu erfüllen, und sie können Patient:innen helfen, Hindernisse und Probleme zu überwinden, mit denen sie tagtäglich konfrontiert sind.

Th: Finn, ich frage mich, ob wir zu einem anderen Thema übergehen könnten, und zwar zu dem, was Ihnen im Leben wirklich wichtig ist. Was sind für Sie die wichtigsten Dinge im Leben? Oder vielleicht, was war Ihnen wirklich, wirklich wichtig, bevor Sie depressiv wurden?

F: Meine Kinder.

Th: Ja.

F: Und Enkelkinder.

Th: Ihre Enkelkinder, okay. Was war sonst noch wirklich wichtig?

F: Nun, es war mir immer wichtig, zu arbeiten und produktiv zu sein, aber das habe ich vermasselt.

Ich hatte das kognitive Modell bereits mit Finn durchgesprochen, und ich beschloss, dass es besser wäre, diesen automatischen Gedanken unbehandelt zu lassen, damit wir damit fortfahren können, Werte zu identifizieren.

Th: Was war noch wichtig für Sie?

F: Freunde. Sport, denke ich. Ich habe Sport schon immer gemocht.

Th: Oh, das ist gut. Spielen Sie oder schauen Sie zu oder beides?

F: Beides.

Th: Gibt es sonst noch etwas, das für Sie sehr wichtig war?

F: Ich weiß es nicht. Ich bin immer in die Kirche gegangen und habe Dinge getan. Ich habe mich ehrenamtlich engagiert und Menschen geholfen. Ich habe gerne Menschen geholfen.

Th: Gibt es sonst noch etwas? Wie steht es um Ihre Gesundheit?

F: Ja. Ich habe mich immer gesund ernährt, Sport getrieben – solche Sachen.

Wünsche erfragen

Um die Wünsche der Klient:innen zu erfragen, stellen Sie eine oder mehrere Fragen wie die folgenden (Beck et al., 2020b):

- »Was wünschen Sie sich für Ihr Leben?«
- »Welche Hoffnungen haben Sie für die Zukunft?«
- »Wie soll Ihre Zukunft aussehen?«
- »Was wünschten Sie sich, als Sie aufgewachsen sind, wie Ihr Leben aussehen sollte? Was haben Sie sich erhofft?«

Es ist recht einfach, Finns Wünsche herauszufinden:

Th: Ich weiß, dass Sie seit einiger Zeit sehr deprimiert sind und mit Ihrem Leben unzufrieden sind. [*Pause*] Was wünschen Sie sich für Ihr Leben?

F: Ich möchte, dass es wieder so ist, wie vor meiner Depression.

Th: Und wie war das?

F: Ich möchte einen Job haben. Ich möchte bessere Beziehungen zu meiner Familie haben. Und zu meinen Freunden. [*denkt nach*] Ich möchte besser auf mich aufpassen. Und auf meine Wohnung.

Th: Gibt es sonst noch etwas?

F: [*denkt nach*] Ich möchte mich selbst gut fühlen. Ich möchte mich nützlich und hilfreich fühlen.

Rückschlüsse auf die Wünsche ziehen

Es sind nicht nur die Wünsche und Erfahrungen der Patient:innen, die wichtig sind. Es ist die Bedeutung, die sie ihnen beimessen. Helfen Sie ihnen, Schlussfolgerungen über das Erreichen ihrer Ziele und Bestrebungen zu ziehen, insbesondere bezüglich der Verbesserung ihres Lebens, ihres Selbstbildes, ihres Gefühls für Sinn und Kontrolle und ihrer Verbundenheit mit anderen. Stellen Sie Fragen wie die, die ich Finn im Folgenden stelle (Beck et al., 2020b):

- »Was wäre besonders gut daran, [Ihre Wünsche und Ziele zu erreichen]?«
- »Wie würden Sie sich selbst fühlen? Was würde es über Sie aussagen? Wie würden andere Menschen Sie sehen oder wie würden sie Sie anders behandeln?«
- »Was würde das über Ihre Zukunft aussagen?«
- »Wie würden Sie sich [emotional] fühlen, wenn all das wahr werden würde? Können Sie dieses Gefühl jetzt schon empfinden?«

Ich setze diese Fragen mit Finn ein:

Th: Finn, wenn Sie einen guten Job hätten, gute Beziehungen zu Ihrer Familie und Ihren Freunden, wenn Sie sich besser um sich und Ihre Wohnung kümmern würden, wenn Sie anderen Menschen helfen würden, was wäre daran gut?

F: Ich würde mich selbst gut fühlen. Ich würde produktiv sein.

Th: Und was würde das über Sie als Person aussagen?

F: Ich denke, es würde zeigen, dass ich ein guter Mensch bin, dass ich verantwortungsbewusst bin.

Th: Würde es zeigen, dass Sie ein guter Arbeiter, ein guter Vater, ein guter Großvater, ein guter Freund sind?

F: Ja.

Th: Und wie würden andere Leute Sie sehen?

F: Ich würde hoffen, dass sie es genauso sehen wie vorher. Dass ich zuverlässig bin, dass ich fleißig bin, dass ich freundlich bin.

Th: Und wenn all diese Dinge eintreten, was denken Sie, wie Ihre Zukunft aussehen wird?

F: Ziemlich gut, denke ich.

Th: Und wie würden Sie sich selbst sehen?

F: Viel besser.

Ein Bild vom Erreichen des Ziels schaffen

Die Verwendung von Bildern kann die Ziele konkreter machen und dazu führen, dass die Klient:innen in der Sitzung positive Gefühle empfinden.

Th: Finn, ich frage mich, ob Sie sich einen Tag in der Zukunft vorstellen können, an dem Sie sich vollständig von der Depression erholt haben, an dem all diese guten Dinge wahr geworden sind? Sagen wir, es ist in einem Jahr von jetzt an. Was denken Sie, wo Sie aufwachen werden?

F: Wenn ich arbeiten würde und mehr Geld hätte, vielleicht in einer anderen Wohnung.

Th: Können Sie sich vorstellen, Ihre Augen zu öffnen? Wie sieht der Raum aus?

F: Hm, in einem Jahr? Mein Schlafzimmer würde größer sein. Es gäbe viel Licht im Zimmer. Es wäre aufgeräumt und gut organisiert.

Th: Und wie fühlen Sie sich, wenn Sie aufwachen?

F: Ziemlich gut.

Th: Freuen Sie sich auf den Tag?

F: Wenn ich einen guten Job hätte? Dann ja.

Th: Können Sie sich vorstellen, aus dem Bett zu kommen? Woran denken Sie gerade?

F: Wahrscheinlich nur daran, was ich an diesem Tag tun werde.

Th: Und wie fühlen Sie sich?

F: Ziemlich gut.

Th: Was denken Sie, was Sie als Nächstes tun würden?

Ich fahre fort, Finn dabei zu unterstützen, sich diesen zukünftigen Tag im Detail vorzustellen. Während er spricht, sehe ich, wie sich sein Gesichtsausdruck ein wenig aufhellt.

6.8 Ziele setzen

Nachdem Sie die Werte und Wünsche der Klient:innen ermittelt haben, setzen Sie gemeinsam Ziele und halten diese fest. Diese Ziele sind spezifischer als die allgemeinen Ziele, die Sie während der Eingangsdiagnostik besprochen haben. Patient:innen mit Depressionen profitieren von der Festlegung von Zielen in einer Vielzahl von Bereichen (Ritschel & Sheppard, 2018). Sie könnten vorschlagen, dass sie über Ziele in denselben Bereichen nachdenken, die in Abschnitt 6.11 aufgelistet wurden. Im Folgenden setzen Finn und ich uns einige Ziele. Dann sprechen wir einen automatischen Gedanken an, der uns in die Quere kommt, bevor wir zur Zielsetzung zurückkehren.

Th: Finn, könnten wir über ein paar konkrete Ziele sprechen, die Sie vielleicht haben? Wie möchten Sie, dass Ihr Leben anders wird? Wie würden Sie gerne anders sein?

6

F: Ich möchte so sein wie früher, all das tun, worüber wir gerade gesprochen haben.

Th: Sie würden also gerne mehr Zeit mit Ihren Kindern und Enkelkindern verbringen?

F: Ja.

Th: [*schreibt es auf*] Das ist ein gutes Ziel. Was noch?

F: Nun, einen guten Job zu bekommen. Aber ich weiß nicht, wie ich in der Lage sein werde, diese Dinge zu tun. Bis jetzt habe ich es noch nicht geschafft.

Automatische Gedanken ansprechen, die die Zielsetzung behindern

Ich habe mir überlegt, dass es wichtig wäre, auf Finns automatische Gedanken zu reagieren, anstatt sich weiterhin Ziele zu setzen. Ich nutze unsere Diskussion, um zu verstärken, dass

- sein Denken aufgrund der Depression voreingenommen und nicht-zutreffend sein könnte,
- wir als Team zusammenarbeiten werden,
- ich guten Grund habe, von der Behandlung Hilfe zu erwarten, und
- es ein Zeichen von Stärke ist, zur Behandlung zu gehen.

Ich bitte Finn, sich zu verpflichten, in der kommenden Woche etwas zu ändern, auch wenn er störende Gedanken hat.

Th: Ihre Depression hat es Ihnen schwer gemacht, diese Dinge zu tun. Was ist denn jetzt anders?

F: Ich weiß es nicht.

Th: Finn, ich bin hier. Haben Sie das Gefühl, dass ich Ihnen helfen kann?

F: Ich denke, das könnten Sie vielleicht.

Th: [*versucht, Hoffnung zu machen*] Finn, ich muss Ihnen sagen, dass es nichts an Ihnen gibt, was mich glauben lässt, dass Sie diese Depression nicht überwinden werden. Ich glaube wirklich, dass Sie es schaffen. Soll ich Ihnen sagen, warum ich das glaube?

F: Ja.

Th: Okay. Also, zunächst einmal waren Sie bereit, letzte Woche zur Diagnostik zu kommen, obwohl Sie der Behandlung skeptisch gegenüberstanden. Aber Sie haben bei der Diagnostik gute Arbeit geleistet. Sie konnten alle meine Fragen beantworten. Wir waren in der Lage, einen Aktivitätenplan zu erstellen, insbesondere, mit Ihrem Enkel Eis essen zu gehen. Sie waren in der Lage, das zu tun, obwohl Sie dachten, dass es sehr schwer sein würde. Ich sehe also, dass Sie bereit sind, diese Behandlung zu versuchen. Und es ist in Ordnung, wenn Sie der Behandlung noch skeptisch gegenüberstehen. [*Pause*] Sie müssen selbst sehen, dass es funktioniert. Ist das in Ordnung?

F: Ja.

Th: Und Sie sind nicht allein. Wir werden als Team daran arbeiten, dass es Ihnen besser geht. Wir werden Schritt für Schritt an den Zielen arbeiten, damit es sich nicht überwältigend anfühlt. Und es gibt Fertigkeiten, die Sie lernen müssen, wie z. B. die Bearbeitung Ihrer automatischen Gedanken. Sie wissen noch nicht, wie man diese Dinge macht – ich werde es Ihnen zeigen.

F: Aber ich habe immer gedacht, ich sollte meine Probleme selbst lösen.

T: Okay. Zurück zur Analogie mit der Lungenentzündung. Wenn Sie eine bakterielle Lungenentzündung hätten, würden Sie versuchen, sich selbst zu heilen?

F: Nein, dann müsste ich zum Arzt gehen.

Th: Und der Arzt würde Ihnen helfen. [*Pause*] Das werde ich auch. Aber stattdessen werde ich Ihnen Fähigkeiten beibringen, um Ihre Depression zu überwinden. Fähigkeiten, von denen die Forschung zeigt, dass sie den Menschen helfen. [*Pause*] Okay?

F: Ich denke schon.

Th: Wissen Sie, ich denke, es ist ein Zeichen von Stärke, dass Sie bereit sind, etwas zu tun, was Ihnen gegen den Strich geht.

F: Vielleicht sehe ich ja alles durch eine schwarze Brille.

Th: Ja, ich glaube, das tun Sie. Und was wir gemeinsam tun müssen – wohlgemerkt, ich sagte »gemeinsam« – ist, die schwarze Farbe abzukratzen, damit Sie Ihre Depression überwinden können. [*Pause*] Sollen wir uns wieder Ziele setzen?

F: Okay.

Nachdem wir auf Finns dysfunktionales Denken eingegangen sind, kehren wir zum Setzen von Zielen zurück. Ich achte darauf, Finn nicht mit zu vielen Zielen zu überfordern, und ich begrenze unsere Diskussion, damit wir Zeit haben, zur Planung der Aktivitäten zu kommen.

Th: Gut. Haben Sie noch andere Ziele?

F: Ich sollte mich mehr mit meinen Freunden treffen. Aber sie könnten genervt von mir sein, also weiß ich nicht, ob das funktioniert [*automatischer Gedanke*]. Ich habe schon eine Weile keinen Kontakt mehr zu ihnen gehabt.

Ich stelle mir vor, dass es wichtiger ist, sich weiterhin Ziele zu setzen, als auf diesen automatischen Gedanken zu reagieren.

Th: Sollen wir das mit einem Fragezeichen notieren?

F: Ja.

Th: Gibt es sonst noch etwas?

F: Nun, es wäre gut, die Wohnung zu putzen.

Th: Und wie sieht es mit Ihrer körperlichen Gesundheit aus?

F: Ja. Es wäre gut, sich besser zu ernähren und Sport zu treiben.

Th: Ich denke, das ist eine wirklich gute Liste. Ich habe Ihre Ziele hier unten in Ihrem Aktivitätenplan aufgeschrieben. Wären Sie bereit, im Laufe der Woche einen Blick auf diese Liste zu werfen, um zu sehen, ob es irgendwelche Ziele gibt, die Sie streichen, hinzufügen oder ändern möchten? Ich denke, dass Sie vielleicht ein Ziel haben wollen, mehr Spaß zu haben, mehr angenehme Dinge zu tun, aber das bleibt Ihnen überlassen.

Zielliste 13. Mai

- Einen guten Job finden
- Mehr Freunde treffen?
- Die Wohnung putzen
- Besser essen
- Sport treiben

Schwierigkeiten beim Setzen von Zielen

Es gibt drei Schwierigkeiten, die manchmal auftreten, wenn Sie versuchen, Ziele zu setzen:

(1) »Ich weiß nicht«. Wenn Klienten auf Ihre Fragen zur Zielsetzung »Ich weiß es nicht« sagen, stellen Sie stattdessen die »Wunderfrage«. Die lösungsfokussierte Kurztherapie (de Shazer, 1988) schlägt vor, eine Frage wie die folgende zu stellen: »Wenn ein Wunder geschähe und Sie morgen beim Aufwachen nicht depressiv wären, was wäre dann anders? Woran würde man erkennen, dass Sie nicht depressiv sind?« Sie können auch herausfinden, ob die Klienten glauben, dass es Nachteile hat, sich Ziele zu setzen.

(2) Sehr allgemeine Ziele. Manchmal formulieren Klientinnen Ziele, die zu allgemein gehalten sind (z. B. »Ich möchte nicht mehr depressiv sein« oder »Ich möchte glücklicher sein« oder »Ich möchte einfach, dass alles besser wird«). Um ihnen zu helfen, konkreter zu werden, können Sie fragen: »Wenn [Sie nicht mehr depressiv wären/wenn Sie glücklicher wären/wenn alles besser wäre], was würden Sie anders machen?«

(3) Nicht-kontrollierbare Ziele. Gelegentlich geben sie ein Ziel an, über das sie keine direkte Kontrolle haben: »Ich möchte, dass mein Partner netter zu mir ist«; »Ich möchte, dass meine Chefin nicht mehr so viel Druck auf mich ausübt«; »Ich möchte, dass meine Kinder auf mich hören«. In diesem Fall ist es wichtig, ihnen zu helfen, das Ziel so zu formulieren, dass sie die Kontrolle darüber haben, etwa indem Sie sagen: »Ich möchte Ihnen nicht versprechen, dass wir Ihre Schwester direkt dazu bringen können, netter zu Ihnen zu sein. Was halten Sie davon, es so zu formulieren: ›Ich lerne neue Wege, mit Erika zu sprechen.‹ Wenn Sie die Kontrolle übernehmen und Ihr Verhalten ändern, kann das möglicherweise eine gewisse Wirkung auf Ihre Schwester haben.« Für eine umfassendere Diskussion darüber, was zu tun ist, wenn Klienten Ziele für andere setzen, siehe J. S. Beck (2005).

Tipp

Wenn in späteren Sitzungen neue Ziele auftauchen, fügen Sie diese der Liste hinzu. Beachten Sie, dass Ziele die Kehrseite von Problemen sind. Wenn ein Klient etwa sagt: »Ich weiß nicht, was ich mit meinem pubertierenden Sohn machen soll«, können Sie sagen: »Wäre es ein Ziel, zu entscheiden, was Sie tun sollen?« Wenn eine Klientin sagt: »Es ist so schwer, alles zu erledigen«, können Sie sagen: »Wäre es ein Ziel, herauszufinden, ob Sie etwas tun können, um es leichter zu machen?«

6.9 Aktivitäten planen

Wenn in der ersten Sitzung Zeit bleibt, ist es eine gute Idee, depressiven Patient:innen dabei zu helfen, Aktivitäten für die kommende Woche zu planen und sich selbst für die Teilnahme an diesen Aktivitäten zu belohnen. Wenn es ein dringendes Problem gibt, das sofortige Aufmerksamkeit erfordert, können Sie auch daran arbeiten. Da Finn so inaktiv war und er kein dringenderes Problem angesprochen hatte, habe ich die Planung von Aktivitäten für die kommende Woche angesprochen (s. Kap. 7).

6.10 Zusammenfassung am Ende der Sitzung

In der abschließenden Zusammenfassung werden die Fäden der Sitzung zusammengeführt und wichtige Punkte bekräftigt. Zu Beginn werden Sie wahrscheinlich eine Zusammenfassung erstellen. Wenn Sie glauben, dass die Klient:innen in der Lage sind, eine gute Zusammenfassung zu erstellen, bitten Sie sie darum.

Am Ende der ersten Sitzung könnten Sie etwa so etwas sagen: »Ich würde gerne zusammenfassen, was wir heute besprochen haben, damit es für uns beide klar ist. Wir haben über Ihre Diagnose gesprochen und darüber, wie Ihre Gedanken Ihre Gefühle und Ihr Handeln beeinflussen. Wir haben herausgefunden, was Ihnen wirklich wichtig ist und was Sie sich für Ihr Leben wünschen. Dann haben wir uns Ziele gesetzt und uns überlegt, welche Aktivitäten Sie in dieser Woche unternehmen wollen.«

Die Zusammenfassung enthält auch einen Überblick darüber, was die Klient:innen sich für ihren Aktivitätenplan vorgenommen haben, und eine Einschätzung, wie wahrscheinlich es ist, dass sie ihn erfüllen werden (s. Kap. 8).

Abbildung 6.2 zeigt Finns Aktivitätenplan für die erste Sitzung. Stellen Sie sicher, dass Sie den Patient:innen den schriftlichen Aktivitätenplan und alle anderen Arbeitsblätter oder Notizen aushändigen, die sie benötigen werden.

AKTIVITÄTENPLAN 13. Mai

Lesen Sie diesen Aktivitätenplan und den von letzter Woche zweimal am Tag.
Zollen Sie sich selbst weiterhin Anerkennung.

Wie meine Gedanken meine Reaktion beeinflussen

Situation: Ich denke daran, etwas zu tun, z.B. mit den Enkeln rauszugehen

↓

Automatische Gedanken: »Alles ist zu schwer.«

Emotion: Deprimiert ↙ ↘ Verhalten: Auf der Couch sitzen bleiben

Wenn ich mich selbst kritisiere, denke ich daran, dass ich nur einen Teil der Szene sehe, und zwar durch eine schwarze Brille. Meine Therapeutin sagt, es ist nicht meine Schuld, dass ich das tue. Es passiert, weil ich Depressionen habe.
Wenn ich merke, dass sich meine Stimmung verschlechtert oder ich etwas Unproduktives tue, frage ich mich: »Was geht mir gerade durch den Kopf?« und schreibe meine Gedanken auf dem Arbeitsblatt »Automatische Gedanken erkennen« auf. Ich trage ein Gummiband, das mich daran erinnert, dies zu tun.

Erinnerung: Schwarze Brille → 

Wenn ich mich wirklich müde fühle und am liebsten auf der Couch liegen bleiben würde, anstatt auszugehen oder etwas anderes zu tun, dann erinnere ich mich daran, dass ich wieder in die Welt hinaus muss. Es ist wichtig, zu gehen. Wenn ich nicht gehe, werde ich wahrscheinlich deprimiert bleiben. Ich will zurück in die Welt, damit ich produktiv sein kann, damit ich meiner Familie besser helfen kann. Ich werde mich nützlicher und kompetenter fühlen und die Kontrolle haben. Ausgehen mag meine Stimmung vielleicht nicht sofort beeinflussen. Es kann sein, dass ich mich öfter aufraffen muss.

To-do-Liste:

(1) Mit Paul ein Eis essen gehen.
(2) Gehe diese Woche viermal aus. Zum Beispiel einen 5-Minuten-Spaziergang machen, in den Lebensmittelladen gehen oder in den Baumarkt. Mir selbst zeigen, dass ich die Kontrolle übernehmen und etwas tun kann.
(3) Die Zielliste anschauen. Möchte ich etwas hinzufügen, streichen oder ändern?

Abbildung 6.2 Finns Aktivitätenplan für die erste Sitzung

6.11 Feedback einholen

Das letzte Element der ersten Sitzung ist das Feedback. Am Ende dieser Sitzung haben die meisten Klient:innen ein positives Gefühl gegenüber dem Therapeuten bzw. der Therapeutin und der Therapie. Das Einholen von Feedback stärkt die Beziehung weiter und vermittelt die Botschaft, dass Sie sich für die Meinung Ihres Gegenübers interessieren. Außerdem gibt es den Klient:innen die Möglichkeit, Missverständnisse zu äußern, und für Sie wird es dadurch möglich, sie zu klären. Es kann vorkommen, dass Patient:innen etwas, was Sie gesagt oder getan haben, eigenwillig (negativ) interpretieren. Wenn Sie sie fragen, ob sie sich an etwas gestört haben, haben sie die Möglichkeit, ihre Schlussfolgerungen darzulegen und zu überprüfen. Zusätzlich zum mündlichen Feedback ist es eine gute Idee, um ein schriftliches Feedback, z. B. mittels **Arbeitsblatt 6** »Feedbackbogen« (s. Abb. 6.3) zu bitten.

AB 6 • P

Feedbackbogen

Name: .... Datum: ....

Was möchten Sie von der heutigen Therapiesitzung in Erinnerung behalten?

....

....

....

....

Gab es etwas, das Sie am Therapeuten / an der Therapeutin oder an der Therapie gestört hat? Wenn ja, was war es?

....

....

....

....

Wie wahrscheinlich ist es, dass Sie den neuen Aktivitätenplan durchführen werden? Wie hängt er mit Ihren Zielen und Werten zusammen? Wenn Sie ihn durchführen, was wird Ihnen das zeigen (insbesondere über sich selbst)?

....

....

....

....

Was möchten Sie in der nächsten Sitzung unbedingt besprechen?

....

....

....

....

Abbildung 6.3 AB 6 Feedbackbogen

Th: Finn, können Sie mir ein Feedback zu dieser Sitzung geben, [*mit Begründung*] damit ich bei Bedarf Änderungen für unsere nächste Sitzung vornehmen kann? [*Pause*] Wie hat es Ihnen gefallen? Gab es irgendetwas, das Sie gestört hat, oder irgendetwas, das ich Ihrer Meinung nach nicht verstanden habe?

F: Nein, es war gut.

Th: Gibt es etwas, das wir das nächste Mal anders machen sollten?

F: Nein, ich glaube nicht.

Th: Wenn Sie eine negative Rückmeldung haben, könnten Sie mir das sagen?

F: Ich denke schon.

Th: Wenn ja, würde ich als Erstes sagen: »Es ist gut, dass Sie mir das gesagt haben.« Wenn ich etwas nicht richtig mache, möchte ich das wissen, damit ich es in Ordnung bringen kann. Sie haben sogar noch eine weitere Chance, es mir zu sagen. Darf ich Ihnen dieses Feedback-Arbeitsblatt geben, das Sie an der Rezeption ausfüllen können? Sie können es [*dem Empfangsmitarbeiter*] geben, und er wird es an mich weiterleiten. Es wird Ihnen helfen, über die Sitzung nachzudenken und darüber, ob es etwas gibt, das ich wissen sollte.

F: Okay.

Th: Das ist gut. Ich bin froh, dass Sie heute gekommen sind. Passt die Zeit für Sie nächste Woche?

F: Ja.

Th: Ich sehe Sie dann.

Reflexionsfragen

Warum ist es wichtig, den Klient:innen zu helfen, ihre Werte, Wünsche und Ziele zu erkennen?

Übung

Stellen Sie sich die in diesem Kapitel herausgearbeiteten Fragen, um Ihre eigenen Werte und Ziele zu ermitteln. Setzen Sie sich dann mindestens ein Ziel und notieren Sie ein oder zwei Schritte, die Sie in dieser Woche umsetzen können, um es zu erreichen.

7 Aktivitäten planen – Verhaltensaktivierung

Einer der wichtigsten ersten Schritte für depressive Patient:innen ist die Verhaltensaktivierung, d. h. die Planung von Aktivitäten (Cuijpers et al., 2007). Häufig haben sie sich von zumindest einigen Aktivitäten, die ihnen zuvor ein Gefühl von Erfolg, Kontrolle, Freude oder Verbundenheit vermittelt und ihre Stimmung aufgehellt haben, zurückgezogen und vermeiden sie aktiv. Viele gehen nicht mehr ihrer täglichen Routine nach und kümmern sich weniger um sich selbst. Wie Finn ernähren sie sich weniger gesund, treiben seltener Sport (wenn überhaupt) und schlafen zu viel oder zu wenig. Sie zeigen häufig Verhaltensweisen, wie im Bett bleiben, fernsehen, Videospiele spielen, sie verbringen viel Zeit mit der Nutzung sozialer Medien oder surfen viel im Internet. Diese veränderten Aktivitäten tragen dazu bei, ihre aktuelle Dysphorie aufrechtzuerhalten oder zu verstärken und das Gefühl hervorzurufen, dass sie zumindest etwas die Kontrolle verloren haben. Als Therapeut:innen vermitteln wir folgende Botschaften:

> »Es ist wichtig, dass Sie sich nach Ihren Werten richten, nach dem, was Ihnen wirklich wichtig ist, und nicht nach dem, wozu Sie Lust haben – denn Depressionen machen müde, und dann wollen Sie vermeiden. Aber das Vermeiden macht die Depression nur noch schlimmer. Warten Sie nicht, bis Sie sich energiegeladen oder motiviert fühlen, um eine Tätigkeit oder Aufgabe zu beginnen. Tun Sie es zuerst. Sie werden wahrscheinlich feststellen, dass Sie nach einiger Zeit mehr Energie und Motivation haben.«

> »Achten Sie bei der Ausübung einer Tätigkeit auf negative Gedanken, die Ihre Gefühle der Kompetenz, Zielstrebigkeit und Verbundenheit mit anderen verringern können. Da Sie depressiv sind, treffen zumindest einige dieser Gedanken wahrscheinlich nicht zu oder zumindest nur teilweise. Wenn Sie die Aufgabe oder Aktivität beendet haben, loben Sie sich selbst– sagen Sie einfach etwas wie ›Gut‹. Erkennen Sie an, dass Sie Ihre Depression unter Kontrolle haben, wenn auch nur in geringem Maße, wenn Sie sich zu etwas zwingen.«

Die Patient:innen glauben oft, dass sie ihre Emotionen nicht beeinflussen können. Ihnen zu helfen, aktiver zu werden und sich selbst für ihre Bemühungen zu belohnen, ist ein wesentlicher Bestandteil der Behandlung. Dies verbessert ihre Stimmung und stärkt das Gefühl der Selbstwirksamkeit – die Patient:innen zeigen sich selbst, dass sie mehr Kontrolle über ihre Stimmung und ihr Verhalten haben, als sie bisher glaubten. In der Regel beginnen wir mit der gemeinsamen Planung von Aktivitäten in der ersten oder zweiten Therapiesitzung.

In diesem Kapitel werden folgende Fragen beantwortet:

- Wie konzeptualisieren Sie Untätigkeit?
- Wie konzeptualisieren Sie mangelnde Beherrschung und Freude? Wie planen Sie Aktivitäten mit Klient:innen?
- Wie verwenden Sie einen Aktivitätenplan?
- Wie helfen Sie Ihren Patient:innen, ihre Aktivitäten zu verfolgen und zu bewerten?
- Welche Arten von Aktivitäten sollten depressive Klient:innen durchführen?
- Wie verwenden Sie einen Aktivitätenplan, um Vorhersagen einzuschätzen?

7.1 Verhaltensaktivierung konzeptualisieren

Wenn Klient:innen Aktivitäten in Erwägung ziehen, stehen ihre depressiven automatischen Gedanken häufig im Weg.

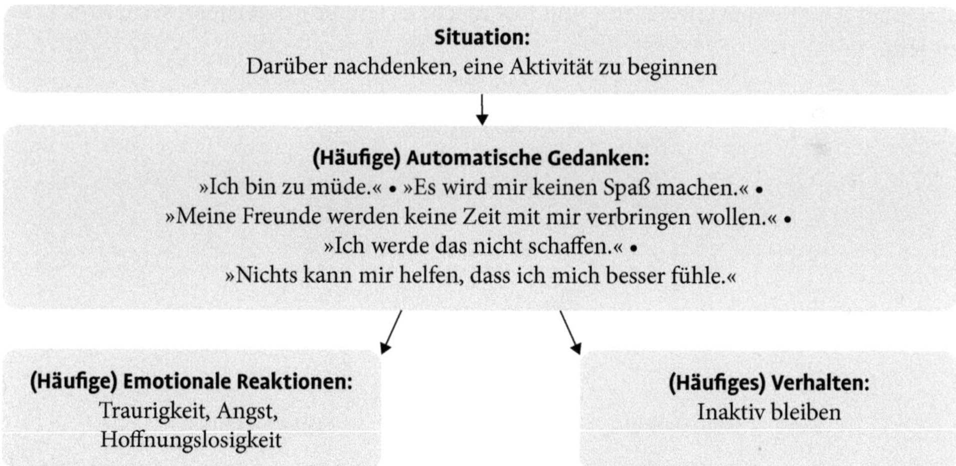

Abbildung 7.1 Automatische Gedanken vor Aktivierung

Die relative Inaktivität der Patient:innen trägt dann zu ihrer schlechten Stimmung bei, da es ihnen an Gelegenheiten mangelt, ein Gefühl der Selbstwirksamkeit, der Freude oder der Verbundenheit zu erlangen, was zu noch mehr negativem Denken führt, was wiederum zu verstärkter Dysphorie und Inaktivität führt – ein Teufelskreis.

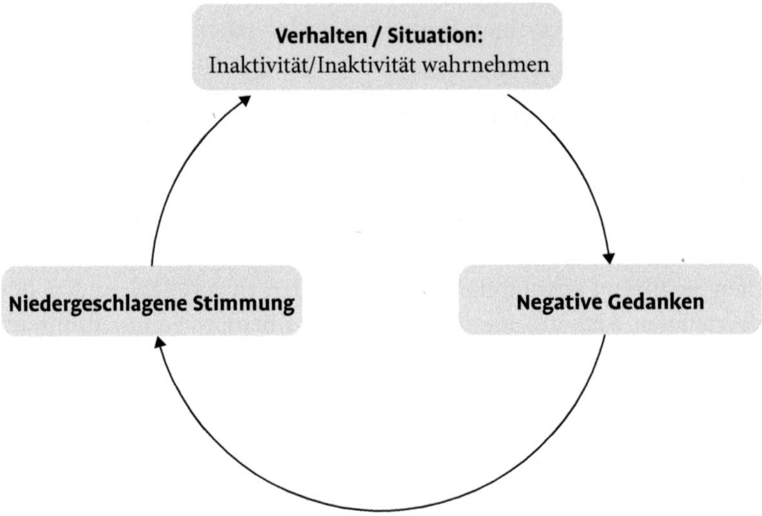

Abbildung 7.2 Kreislauf aus automatischen Gedanken, Stimmung und Verhalten *vor* Aktivierung

Andererseits hebt es in der Regel die Stimmung, wenn man aktiver wird und erkennt, dass man Anerkennung verdient, und das macht es wiederum leichter, weiterhin aktiv zu sein.

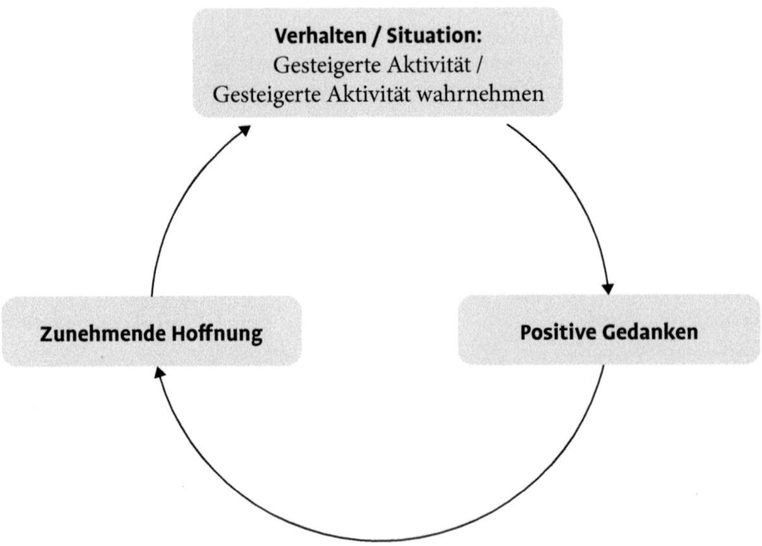

Abbildung 7.3 Kreislauf aus automatischen Gedanken, Stimmung und Verhalten *nach* Aktivierung

Wenn Sie es für hilfreich halten, können Sie diese Abbildungen für die Klient:innen zeichnen und sie ihren Aktivitätenplänen hinzufügen, damit sie sie zu Hause erneut anschauen können.

7.2 Mangel an Kontrolle oder Freude konzeptualisieren

Selbst wenn sich Klient:innen auf verschiedene Aktivitäten einlassen, empfinden sie aufgrund ihrer selbstkritischen automatischen Gedanken oft nur ein geringes Maß an Zufriedenheit und Vergnügen.

Situation:
Eine Aktivität ausführen

↓

(Häufige) Automatische Gedanken:
»Es hat keinen Sinn, das zu tun.« • »Ich mache das schlecht.« •
»Ich hätte das schon viel früher machen sollen.« • »Es ist noch so viel mehr zu tun.« •
»Das hat früher mehr Spaß gemacht.« • »Ich verdiene es nicht, das zu machen.«

↓

(Häufige) Emotionale Reaktionen:
Traurigkeit, Angst, Schuld, Ärger über sich selbst

↓

(Häufiges) Verhalten:
Die Aktivität beenden.
Die Aktivität in Zukunft nicht noch einmal ausführen.

Abbildung 7.4 Häufige Abfolge von automatischen Gedanken, Stimmung und Verhalten *während* der Aktivierung

Patient:innen können auch ähnliche negative Gedanken haben, nachdem sie an einer Aktivität teilgenommen haben (»Das hätte ich besser machen sollen«, »Das war nur ein Tropfen auf den heißen Stein«). Bei der Planung von Aktivitäten ist es daher wichtig, automatische Gedanken zu antizipieren, die den Beginn oder das Fortsetzen von Aktivitäten stören könnten, sowie Gedanken, die das Gefühl der Freude, des Erfolgs oder der Verbundenheit während oder nach der Aktivität mindern könnten.

7.3 Termine planen für Aktivitäten

Die meisten depressiven Patient:innen haben ihre täglichen oder wöchentlichen Aktivitäten bis zu einem gewissen Grad verändert. Es ist wichtig, ihnen dabei zu helfen, sich wieder stärker am Leben zu beteiligen. Einige Therapeut:innen bitten depressive Klient:innen zu Beginn der Behandlung, eine Aktivitätentabelle (Abb. 7.5) auszufüllen, in dem sie die Aktivitäten, die sie stündlich ausführen, notieren und, wenn sie dazu bereit sind, ihr Gefühl der Kompetenz / Kontrolle (d.h. wie gut sie Aktivität ausgeführt haben) und Freude bewerten.

AB 7 • P 1/2

Aktivitätentabelle

Name: Erik K. Datum: 20. April

Bestrebungen, Werte oder Ziele: Ein besserer Vater und Ehemann sein. In der Musikbranche arbeiten. Mich besser um meine körperliche und geistige Gesundheit kümmern. Ein spirituelles Zuhause finden. Mich ehrenamtlich engagieren.

		MO	DI	MI	DO	FR	SA	SO
	6–7 Uhr	Schlaf						
	7–8 Uhr							
Morgen	8–9 Uhr							
	9–10 Uhr	Gedöst −2						
	10–11 Uhr	Aufgestanden, Duschen, Anziehen −3						
	11–12 Uhr	Frühstück, Küche aufräumen (10 min) −3						
	12–13 Uhr	Fernsehen, Computer, Videospiele −2						
Nachmittag	13–14 Uhr	Fernsehen, Computer, Videospiele −2						
	14–15 Uhr	Geschlafen −2						

AB 7 • P 2/2

Aktivitätentabelle

		MO	DI	MI	DO	FR	SA	SO
	15–16 Uhr	Mittagessen, Küche aufräumen (10 min) −3						
Nachmittag	16–17 Uhr	Anruf Sasha −6 Wäsche (10 min) −4						
	17–18 Uhr	Erledigungen oder Spaziergang −5						
	18–19 Uhr	Fernsehen, Computer, Videospiele −2						
	19–20 Uhr	Abendessen, Küche aufräumen (10 min) −3						
	20–21 Uhr	Durchs Einkaufszentrum gelaufen −4						
Abend	21–22 Uhr	Fernsehen, Computer, Videospiele −2						
	22–23 Uhr	Fernsehen, Computer, Videospiele −2						
	23–24 Uhr	Ins Bett gegangen, versuche zu schlafen −2						
	24–1 Uhr	Schlaf						

G = Gesamtbewertung der Stimmung, F = Freude, K = Kompetenz / **Kontrolle – jeweils auf einer Skala von 0 bis 10**

Abbildung 7.5 Teilweise ausgefüllte Aktivitätentabelle (**AB 7**): Nachverfolgen und Bewerten von Aktivitäten. Allgemeine Stimmungseinschätzung auf einer Skala von 0 bis 10

Diese Informationen können hilfreich sein, um die Klient:innen bei der Planung von Aktivitäten anzuleiten. Aber nicht immer sind sie bereit, die Tabelle auszufüllen. Und ich ziehe es vor, die Patient:innen schon während der Eingangsdiagnostik Aktivitäten planen zu lassen. Ich bitte sie schon dort, ihre Aktivitäten an einem typischen Tag zu beschreiben, was mir genügend Informationen gibt, um herauszufinden, welche Aktivitäten sie vermieden haben. Im Idealfall haben Sie während der Eingangsdiagnostik und der ersten Sitzung genügend Zeit, um den Klient:innen potenzielle Aktivitäten zu ent-

locken. Wenn die Zeit nicht ausreicht, können Sie Aktivitäten vorschlagen, die mit ihren Zielen und Werten übereinstimmen. In den folgenden Sitzungen kombinieren Sie Vorschläge und das Erfragen von Ideen.
Das bespreche ich mit Finn in unserer ersten Therapiesitzung:

Th: *[auf Zusammenarbeit ausgerichtet]* Könnten wir darüber sprechen, wie Sie Ihre Zeit verbringen? Sitzen Sie immer noch auf der Couch, schauen fern oder benutzen oft Ihren Computer?

F: Ja, zu viel.

Th: [*sammelt Daten, um Finn zu motivieren*] Wie ist Ihre Stimmung normalerweise, wenn Sie das ein paar Stunden lang gemacht haben?

F: [*denkt nach*] Ziemlich schlecht, denke ich. Ich habe immer das Gefühl, dass ich etwas Produktiveres hätte tun sollen.

Th: Können wir über ein paar andere Dinge sprechen, die Sie diese Woche tun könnten? Ich denke, das wäre ein wichtiger Schritt, um die Kontrolle zu übernehmen.

F: Okay.

Th: [*liefert die Begründung*] Zunächst sollten Sie wissen, dass Studien zeigen, dass Sie aktiver werden müssen, wenn Sie Ihre Depression überwinden wollen. Wir haben heute nicht viel Zeit, aber vielleicht fällt Ihnen etwas ein, was Sie diese Woche tun könnten.

F: Ich bin mir nicht sicher. [*drückt einen automatischen Gedanken aus, der ein Hindernis sein könnte*] Ich bin die meiste Zeit über ziemlich müde.

Th: Wären Sie bereit, ein paar Dinge auszuprobieren, als ein Experiment? Um zu sehen, ob Sie tatsächlich zu müde sind?

F: Ja.

Th: Was würden Sie etwa davon halten, wenn Sie versuchen würden, an den meisten Tagen in dieser Woche aus Ihrer Wohnung herauszukommen, und sei es nur für ein paar Minuten?

F: Ich denke, das könnte ich tun.

Th: Sie könnten einen fünfminütigen Spaziergang machen. Oder Sie könnten mit dem Auto irgendwohin fahren.

F: Okay.

Th: [*macht den Schritt konkreter*] Wo könnten Sie hingehen?

F: [*denkt nach, seufzt*] Naja, ich muss heute in den Supermarkt gehen.

Th: Das ist gut. Was ist mit den anderen Tagen?

F: Ich denke, ich könnte in den Baumarkt gehen. Ich muss ein paar Glühbirnen besorgen.

Th: Das klingt gut. Könnten Sie auch an andere Orte gehen, selbst wenn Sie nichts brauchen? Das Wichtigste ist, dass Sie sich selbst zeigen, dass Sie Ihr Leben wieder in die Hand nehmen können, dass Sie, auch wenn Sie müde sind, anfangen können, sich wieder mit der Welt zu beschäftigen.

F: Ja, ich verstehe.

Als Nächstes möchte ich sicherstellen, dass Finn auf die Möglichkeit vorbereitet ist, dass es ihm durch das Rausgehen nicht besser geht. Ich verstärke auch das kognitive Modell.

Th: Ich weiß nicht, ob sich das Rausgehen auf Ihre Stimmung auswirkt oder nicht. Das hängt davon ab, was Sie denken. Wenn Sie denken: »Wozu soll das gut sein?« oder »Das ist doch nur ein Tropfen auf den heißen Stein«, wie werden Sie sich dann wohl fühlen?

F: Deprimiert.

Th: Ich glaube, Sie haben recht. Und wenn Sie denken: »Hey, das ist wirklich gut. Auch wenn ich müde bin, übernehme ich die Kontrolle. Das ist ein wirklich wichtiger Schritt«, wie würden Sie sich dann wohl fühlen?

F: Besser.

Th: Okay. Aber ich möchte Ihnen nicht versprechen, dass sich Ihre Stimmung definitiv bessert, wenn Sie rausgehen. Manche Menschen fühlen sich sofort besser. Aber für andere ist es wie ein Schachtelmännchen, dieses Spielzeug, das man aufzieht [*macht eine kreisende Handbewegung*] und der Clown springt heraus.

F: Ja. Meine Kinder hatten einen.

Th: Manche Leute brauchen nur einmal zu kurbeln und der Clown kommt heraus – dann geht es ihnen besser. Andere müssen immer und immer wieder daran kurbeln. Es kann Wochen dauern, bis der Clown herausspringt und es ihnen besser geht. Aber irgendwo muss man ja anfangen.

F: Sollte ich jeden Tag aus der Wohnung gehen?

Ich möchte keinen Punkt in den Aktivitätenplan aufnehmen, mit dem Finn Schwierigkeiten haben könnte (und sich dann selbst die Schuld geben würde), deshalb schlage ich eine Spanne vor.

Th: Vielleicht sollten wir sagen, viermal diese Woche? Also, viermal ist super, und wenn Sie mehr machen, umso besser.

F: Okay.

Th: Soll ich das aufschreiben, oder möchten Sie?

F: Sie können.

Th: [*schreibt es auf Finns Aktivitätenplan*]

Als Nächstes bespreche ich mit Finn die Gründe für dieses Vorgehen und helfe ihm, auf automatische Gedanken zu reagieren, die ihn daran hindern könnten, diese Aktivitäten anzugehen, indem ich sie mit seinen Zielen und Werten verknüpfe.

Th: Lassen Sie uns jetzt aufschreiben, warum es gut wäre, dies zu tun.

F: Sie sagten, es sei ein erster Schritt, um die Kontrolle zu übernehmen.

Th: Genauso ist es. [*schreibt das auf; sucht dann nach möglichen Hindernissen*] Also, was könnte uns im Weg stehen?

F: [*seufzt*] Wenn ich zu müde bin.

Th: Sie könnten wirklich müde sein. Was würden Sie sich gerne sagen, wenn Sie wirklich müde sind? [*Ich stelle diese Frage, weil ich spüre, dass Finn eine gute Antwort darauf hätte. Bei anderen Klienten wäre vielleicht eine sokratische Befragung wichtig gewesen.*]

F: Ich schätze, »Geh trotzdem«?

Th: Gut. Geh trotzdem, weil …

F: Weil ich zurück in die Welt muss.

Th: Wie wichtig ist es für Sie, zurück in die Welt zu kommen?

F: Sehr wichtig.

Th: [*erkundigt sich nach seinen Werten und Wünschen*] Warum ist es wichtig?

F: Damit ich wieder zur Arbeit gehen kann. Damit ich mich nützlich fühle. Damit ich produktiv sein kann.

Th: Gibt es sonst noch etwas?

F: Ja, damit ich ein besserer Vater und Großvater sein kann.

Th: Sollten wir dazu auch etwas aufschreiben? »Wenn ich mich wirklich müde fühle und lieber auf der Couch sitzen bleibe, anstatt auszugehen – oder, ich nehme an, etwas anderes zu tun –, dann erinnere ich mich …

F: Ich muss zurück in die Welt. Es ist wichtig, zu gehen. Wenn ich nicht gehe, werde ich wahrscheinlich deprimiert bleiben.

Th: Und Sie wollen zurück in die Welt, damit Sie …

F: … produktiv bin, besser zu meiner Familie bin.

Th: Wenn Sie zurück in der Welt sind, werden Sie sich dann nützlicher und kompetenter fühlen? Die Kontrolle haben? Haben Sie ein Gefühl für ein Ziel?

F: Ja, all diese Dinge.

Th: Das ist gut. Lassen Sie mich das in Ihren Aktivitätenplan eintragen. [*Pause*] Und sollten wir noch hinzufügen, dass sich das Ausgehen vielleicht sofort auf Ihre Stimmung auswirkt oder auch nicht? Und wenn das nicht der Fall ist, bedeutet das nur, dass Sie weiter an dem Schachtelmännchen kurbeln müssen?

F: Ja.

Th: [*schreibt es auf*] Wie wahrscheinlich ist es, dass Sie in dieser Woche mindestens viermal Ihre Wohnung verlassen – und sei es nur für einen fünfminütigen Spaziergang oder einen schnellen Gang zum Laden?

F: Das werde ich auf jeden Fall tun.

Th: Okay! Wenn Sie feststellen, dass Sie es einfach nicht schaffen, ist das in Ordnung. Das bedeutet nur, dass wir wahrscheinlich mit etwas Leichterem anfangen müssen. Aber versuchen Sie, die Gedanken zu verfolgen, die Ihnen im Weg stehen.

F: Okay.

Th: Ich werde das auch in den Aktivitätenplan aufnehmen. [*tut dies*]

Tipp

Wenn die obige Diskussion für den Klienten nicht überzeugend ist, können Sie versuchen, so vorzugehen, wie ich es bei Maria getan habe (s. Abschn. 7.4).

7.4 Widerstand gegen die Planung von Aktivitäten begegnen

Als ich in der ersten Sitzung versuchte, mit Maria Aktivitäten zu planen, wollte sie sich nicht auf etwas Bestimmtes festlegen. Ich war der Meinung, dass die therapeutische Beziehung dadurch beeinträchtigt werden würde, wenn ich weiter beharren würde, und so vereinbarten wir, dass sie versuchen würde, generell aktiver zu werden. Bei der Überprüfung des Aktivitätenplans in der folgenden Sitzung stellte sich heraus, dass Maria nicht in der Lage war, aktiver zu werden, also nehmen wir dieses Ziel auf die Tagesordnung. Zu Beginn erinnere ich sie an die Gründe für die Planung von Aktivitäten.

Th: Ist es in Ordnung, wenn wir über die Planung einiger Aktivitäten in dieser Woche sprechen?

M: Okay.

Th: Erinnern Sie sich daran, was wir letzte Woche darüber gesagt haben, warum das wichtig ist?

M: Nicht ganz.

Th: Erstens zeigen Untersuchungen, dass ein wesentlicher Teil der Überwindung von Depressionen darin besteht, aktiver zu werden. Zweitens hört es sich nicht so an, als gäbe es viel, was Sie derzeit tun können, was Ihnen viel Freude bereitet oder Ihnen hilft, sich kompetent und effektiv zu fühlen und die Kontrolle zu behalten. Ist das richtig?

M: Ich denke nicht.

Th: Wissen Sie, die meisten Menschen, die depressiv sind, denken, dass es ihnen besser geht, wenn sie im Bett bleiben. Darf ich Sie das fragen? Haben Sie das Experiment, monatelang im Bett zu bleiben, nicht schon einmal gemacht? Hat es Ihnen geholfen, sich von Ihrer Depression zu erholen? [Hat es Ihnen geholfen, dorthin zu gelangen, wo Sie im Leben sein wollen – mehr Freunde zu haben, zu arbeiten und Geld zu verdienen, eine bessere Wohnung zu haben, eine romantische Beziehung zu finden …?

M: Nein, hat es nicht.

Th: Und wenn Sie weiterhin im Bett bleiben, glauben Sie, dass es dann plötzlich klappt?

M: Ich denke nicht.

Th: Möchten Sie diese Woche ein anderes Experiment ausprobieren?

M: [*seufzt*] Ich denke schon.

Th: Wir könnten über Aktivitäten sprechen, von denen Sie denken, dass sie entweder sinnvoll sind oder die Sie leicht ausführen könnten. Was denken Sie, wäre besser?

M: Vielleicht beides?

Th: Gute Idee. Okay, hier sind einige Kategorien: Selbstfürsorge, wie duschen, sich anziehen, gut essen und Sport treiben. Eine andere Kategorie ist der Umgang mit Menschen. Eine dritte Kategorie ist zu Hause besser zurechtzukommen. Eine vierte Kategorie ist Erholung oder Unterhaltung. Das sind also Selbstfürsorge, Kontakte zu anderen Menschen, bessere Haushaltsorganisation und Freizeit / Unterhaltung. [*Pause*] Welche Kategorie wäre Ihrer Meinung nach einfach und gleichzeitig sinnvoll?

M: Ich wüsste nicht, wie die Planung von Aktivitäten helfen sollte. [*ein wenig verärgert*] Mein ganzes Leben ist eine Katastrophe.

Th: Es ist gut, dass Sie mir das sagen. Ich hätte wahrscheinlich noch mehr erklären sollen. Sie haben völlig Recht. Sie haben große Probleme, bei deren Lösung Sie Hilfe brauchen. Aber ich habe Folgendes festgestellt. Wenn man so deprimiert ist wie Sie, wird der Versuch, wirklich große Probleme zu lösen, zu einer überwältigenden Aufgabe. Deshalb ist es besser, mit kleinen Dingen anzufangen und Ihr Selbstvertrauen aufzubauen, indem man Ihnen zeigt, dass Sie Teile Ihres Lebens selbst in die Hand nehmen können und dass Sie etwas bewirken können. Deshalb sind die kleinen Schritte so wichtig.

M: [*seufzt*] Oh.

Als Nächstes erinnere ich Maria an ihre Ziele und daran, wie das Erreichen dieser Ziele ihr ein gutes Gefühl geben und ihre Sichtweise auf sich selbst und andere verändern würde. Wir machen auch eine Tabelle, die ihr zeigt, wie ihre Handlungen ihre Stimmung verbessern oder verschlechtern könnten:

Dinge, durch die ich mich besser fühle	Dinge, durch die ich mich schlechter fühle
▶ Mich mit Freunden treffen ▶ Nach Unternehmungen mit Freunden suchen (Konzerte etc.) ▶ Backen ▶ Fotos ansehen ▶ An meinem Sammelalbum arbeiten ▶ Eine saubere Wohnung haben ▶ Kerstin anrufen ▶ Ein Bastelprojekt machen ▶ Eine Reise planen	▶ Im Bett bleiben ▶ Ein langes Nickerchen machen ▶ Zu viel fernsehen ▶ Rumsitzen (nicht produktiv sein) ▶ Mit Mama telefonieren, wenn sie wütend ist ▶ Über die Vergangenheit nachgrübeln ▶ Zu viel trinken ▶ Traurige Lieder anhören

Anschließend ist die Klientin motivierter, mit der Planung von Aktivitäten fortzufahren.

Th: Darf ich die vier Kategorien noch einmal vorstellen? Selbstfürsorge, Verbindung mit anderen, Haushaltsorganisation und Spaß. Möchten Sie eine Kategorie auswählen?

M: Besser zu Hause zurechtkommen, denke ich.

Th: Gut. Was sind drei Dinge, die Sie diese Woche tun könnten, die sinnvoll und relativ einfach wären?

M: Ich bin mir nicht sicher. Ich weiß nicht, ob ich die Energie habe, noch mehr zu tun als das, was ich schon tue.

Th: Wären Sie bereit, einige Dinge als Experiment auszuprobieren? Um zu sehen, ob Sie vielleicht mehr Energie haben, als Sie voraussagen?

M: Ja, ich denke schon.

Th: Okay, also drei Dinge, die nicht übermäßig anstrengend wären?

M: Ich könnte die Zeitungen rauswerfen und den Müll rausbringen.

Th: Sehr gut. Was noch?

M: Die Bettlaken wechseln.

Th: Gut. Und was noch?

M: [*denkt nach*] Etwas Essen aus dem Kühlschrank wegwerfen.

Th: Alles gute Dinge. Was würde es bedeuten, wenn Sie diese Dinge tun könnten?

M: Ich bin mir nicht sicher.

Th: Könnte es bedeuten, dass Sie Dinge tun können, auch wenn Sie müde bist? Dass Sie anfangen können, die Kontrolle über Ihr Leben zu übernehmen? Dass Sie Schritte in Richtung eines besseren Lebens unternehmen können?

M: Ja. Ich denke schon.

Th: Können wir etwas davon auf Ihren Aktivitätenplan schreiben?

Im nächsten Schritt sprechen Maria und ich über Hindernisse, die sich ihr in den Weg stellen könnten oder die sie daran hindern könnten, sich bei diesen Aktivitäten wohl zu fühlen. Wir besprechen nicht-hilfreiche Gedanken, die sie vor, während und nach den Aktivitäten haben könnte. Wir besprechen, wie wichtig es ist, sich selbst Anerkennung zu zollen und ein Erinnerungssystem einzurichten. Wir besprechen auch, wie sie sich fühlen wird, wenn sie diese Aufgaben erledigt hat, und was das für sie und ihre Zukunft bedeuten würde. Schließlich verdeutlichen wir, dass sie nichts verlieren kann: Entweder sie erledigt die Aufgaben oder sie nimmt die Gedanken oder praktischen Probleme wahr, die ihr im Weg stehen.

7.5 Aktivitätentabellen einsetzen

Manche Klienten, wie Finn, führen die Aktivitäten aus, zu denen sie sich in der Sitzung verpflichtet haben, ohne genau zu besprechen, wann sie sie durchführen wollen. Andere profitieren davon, wenn sie sich verpflichten, bestimmte Aktivitäten an bestimmten Tagen und zu bestimmten Zeiten durchzuführen. Sie können diese Aktivitäten gemeinsam in der Sitzung im Aktivitätenplan oder in einer Aktivitätstabelle planen (Abb. 7.5). Achten Sie darauf, dass Sie den Klient:innen helfen, ihre Ziele oben in der Tabelle aufzulisten, um sie zu motivieren.

Für einige Patient:innen ist es nützlich, die Aktivitätentabelle zu verwenden, um gemeinsam einen ganzen Tag zu planen, Stunde für Stunde. Sie können diesen Plan (**AB 7**) als Vorlage verwenden und jeden Morgen oder Vorabend einen genaueren Plan erstellen. Achten Sie darauf, dass der Zeitplan eher leicht ist, vor allem, wenn die Klient:innen schwer depressiv sind. Es ist unrealistisch zu erwarten, dass sie von fast völliger Inaktivität wechseln können zu »zu jeder Stunde des Tages aktiv sein«. Möglicherweise müssen sie Zeiten relativer Inaktivität einplanen, die von Aktivitäten unterbrochen werden, die mehr Anstrengung erfordern.

7.6 Aktivitäten bewerten

Wenn die Klient:innen die Aktivitätentabelle verwenden, um Aktivitäten zu planen, können sie später dieselbe Tabelle verwenden, um einzukreisen oder anzukreuzen, welche der Aktivitäten sie tatsächlich durchgeführt haben. Einige von ihnen sind bereit, die Aktivitätentabelle mit all ihren Aktivitäten auszufüllen, ob sie vorher geplant waren oder nicht. So erhalten Sie viele wichtige Informationen, wenn die Patient:innen bereit sind, zu bewerten, wie viel Freude sie bei den einzelnen Aktivitäten empfunden haben und/oder wie gut sie sie gemeistert haben (»Kompetenz«). Oder sie können einfach ihre allgemeine Stimmung während der Aktivität auf einer Skala von 0 bis 10 bewerten. Die Klient:innen können Skalen mit ihren eigenen Beispielaktivitäten an Ankerpunkten wie 1, 5 und 10 oder 2, 5 und 8 mit **Arbeitsblatt 8** »Bewertungsskalen Freude und Kompetenz« erstellen, **AB 9** »Bewertungsskalen für Aktivitäten: Gesamtbewertung, Freude und Kompetenz« liefert eine zusammenfassende Übersicht (s. Abb. 7.6).

AB 9 • P

Bewertungsskalen für Aktivitäten: Gesamtbewertung, Freude und Kompetenz

Nutzen Sie entweder die oberen oder die untere Skala und tragen Sie Aktivitäten ein.

	Freude (F)	Kompetenz (K)
0	Mit der Partnerin streiten	Über meiner Kreditkartenschulden nachdenken
5	Hockey im Fernsehen anschauen	Die Blätter vom letzten Jahr zusammengerecht zu haben
10	Von meiner Beförderung erfahren	Den Halbmarathon beenden

	Gesamtbewertung	
0	Sehr belastet/niedergeschlagen	Als mein Freund sich von mir getrennt hat
5	Neutrale Stimmung	Erledigungen machen
10	Sich toll fühlen	Zu einem Fußballspiel gehen

Abbildung 7.6 Bewertungsskalen Freude und Kompetenz (für die Patient:innen **AB 8** oder **9**)

Wenn Menschen depressiv sind, sind ihre Erinnerungen oft negativer als ihre tatsächlichen Erfahrungen. Sie glauben vielleicht, dass ein ganzer Tag oder eine ganze Woche schlecht war. Eine Bewertung unmittelbar nach einer Aktivität (oder beim Mittagessen, Abendessen und Zubettgehen) hilft ihnen, Elemente zu erkennen, die besser waren. Außerdem können Sie so gemeinsam herausfinden, ob der Klient mehr Aktivitäten zum Vergnügen, zur Bewältigung des Alltags, für soziale Kontakte oder zur Selbstfürsorge einplanen sollte – und ob andere Aktivitäten reduziert werden sollten.

Aber es gibt einen Vorbehalt. Manche Klient:innen mögen keine Bewertungsskalen. Wieder anderen fehlt vielleicht die Motivation, ihre Erfahrungen zu erfassen. Vergewissern Sie sich, dass die Patient:innen mit hoher Wahrscheinlichkeit ihre Aktivitäten bewerten – wenn nicht, ist es vielleicht besser, die Bewertungen optional zu machen. Auf der anderen Seite sind Klienten, die dazu neigen, organisiert und detailorientiert zu sein, vielleicht bereit, alle ihre Aktivitäten während der Woche zu verfolgen und zu bewerten.

7.7 Arten von Aktivitäten

Wenn Sie nicht wissen, welche Aktivitäten Sie Ihren Klient:innen vorschlagen sollen, können Sie sich deren typischen Tag ansehen (Abschn. 7.3). Stellen Sie sich dann diese Fragen:

In Anbetracht ihrer / seiner Ziele und Werte …

- Welche Aktivitäten übt die Klientin zu viel aus?
- Welche Aktivitäten übt er zu wenig aus oder vermeidet sie komplett?
- Hat sie eine gute Balance zwischen Selbstwirksamkeit, Vergnügen, Selbstfürsorge und sozialen Erlebnisse?
- Was kann er tun, das sinnvoll ist und zu positiven Emotionen, Verbundenheit und Befähigung führt?
- Was kann sie tun, das ihr helfen wird, positive Schlüsse, insbesondere über sich selbst, zu ziehen?

Fragen Sie sich auch: »Mit welchen neuen Aktivitäten wird sich der Klient am ehesten beschäftigen?«

Gegebenenfalls können Sie ihm vorschlagen, im Internet nach angenehmen Aktivitäten oder Hobbys zu suchen oder andere Menschen zu befragen, um herauszufinden, was sie tun. Sie können auch vorschlagen, Aktivitäten mit der Familie, Freundinnen, Nachbarn oder anderen in der Gemeinde zu unternehmen. Achten Sie in jedem Fall darauf, dass Sie die Patient:innen bei der Durchsicht ihrer Aktivitätenpläne in den folgenden Sitzungen helfen, Schlussfolgerungen über diese Erfahrungen zu ziehen und vor allem darüber, was es über sie aussagt, dass sie diese Dinge getan haben. In Kapitel 8 erfahren Sie mehr über das Aufstellen und Überprüfen von Aktivitätenplänen und darüber, was zu tun ist, wenn Klient:innen Schwierigkeiten haben, ihre Aktivitätenpläne umzusetzen.

Tipp • Wenn Klienten problematisches Verhalten oder Gewohnheiten haben

Patient:innen, die zu viel essen, rauchen, Substanzen konsumieren, zu viel Geld ausgeben, spielen oder wütend oder aggressiv sind, können alle ihre Aktivitäten aufzeichnen, um die Muster des Auftretens zu untersuchen, oder sie können nur das Auftreten maladaptiver Verhaltensweisen aufzeichnen.

7.8 Vorhersagen einschätzen mithilfe der Aktivitätentabelle

Wenn Klient:innen skeptisch sind, dass die Planung von Aktivitäten helfen kann, können Sie sie bitten, das Ausmaß an Kompetenz (wie gut sie die Tätigkeit machen), Freude und Verbundenheit vorherzusagen, oder ihre allgemeine Stimmung auf einem Aktivitätsdiagramm einzuschätzen und dann ihre tatsächlichen Bewertungen festzuhalten. Diese Vergleiche können eine nützliche Datenquelle sein. Wenn Patient:innen feststellen, dass ihre Vorhersagen nicht stimmen, sind sie in der Regel motivierter, weitere Aktivitäten zu planen. Erweisen sich ihre Vorhersagen als zutreffend, stellen Sie Fragen, um das Problem zu konzeptualisieren, und lösen dann, wenn möglich, das Problem und reagieren auf nicht-hilfreiche Gedanken.

Th: Können wir einen Blick auf Ihre Vorhersagen auf der Aktivitätentabelle werfen und darauf, was tatsächlich *passiert* ist?

M: [*nickt*]

Th: [*sieht sich das erste Diagramm an*] Schauen wir mal … Es sieht so aus, als hätten Sie sehr niedrige Werte vorhergesagt, hauptsächlich Nullen und Einsen für die drei Termine, an denen Sie sich mit Ihren Freunden getroffen haben, aber Sie haben Ihre Freude und das Gefühl der Verbundenheit tatsächlich mit 4 und 5 bewertet. [*Pause*] Was halten Sie davon?

M: Ich schätze, ich habe mich geirrt. Ich dachte, ich würde mich nicht amüsieren, aber das habe ich, zumindest ein bisschen.

Th: Was denken Sie, sagt es über Sie aus, dass Sie bereit waren, sich mit Ihren Freunden zu treffen, obwohl Sie vorhergesagt haben, dass Sie sich nicht amüsieren würden?

M: Ich denke, es zeigt, dass ich bereit bin, Dinge auszuprobieren.

Th: Auf jeden Fall! Das ist ein so gutes Zeichen. [*Pause*] Würden Sie gerne mehr soziale Aktivitäten für die kommende Woche planen?

M: Ja.

Th: Gut. Verstehen Sie, was hätte passieren können – und was ja auch passierte, bevor Sie zur Therapie kamen? Sie haben immer wieder vorausgesagt, dass Sie sich mit Ihren Freunden nicht amüsieren würden, also haben Sie keine Pläne gemacht und sogar Einladungen abgelehnt. Es klingt so, als ob dieser Aktivitätenplan Ihnen geholfen hat, Ihre Ideen zu überprüfen. Sie haben herausgefunden, dass es nicht stimmte, dass Sie sich schlecht amüsieren würden, und es klingt, als ob Sie jetzt eher bereit sind, mehr zu planen. Ist das richtig?

M: Ja. Aber das erinnert mich daran, dass ich über eine Vorhersage sprechen wollte, die tatsächlich schlechter ausgefallen ist.

Th: Okay, wann war das?

M: Ich habe vorausgesagt, dass ich eine 5 im Vergnügen erfahren würde, als ich am Wochenende in den Gemeinschaftsgarten ging. Aber ich habe es nur mit 2 bewertet.

Th: Haben Sie eine Ahnung, warum?

M: Nicht wirklich.

Th: Wie haben Sie sich gefühlt, als Sie im Garten waren?

M: Irgendwie traurig.

Th: Was ging Ihnen durch den Kopf?

M: Ich weiß es nicht. Ich meine, in den Garten zu gehen, war früher eine meiner Lieblingsbeschäftigungen. Aber es hat mir keinen Spaß gemacht. Ich fühlte mich einfach müde.

Th: Hatten Sie solche Gedanken: »In den Garten zu gehen, war früher eine meiner Lieblingsbeschäftigungen. Das macht mir keinen Spaß. Ich bin so müde«?

M: Ja, ich glaube schon.

Th: Ist Ihnen sonst noch etwas durch den Kopf gegangen?

M: Ich erinnerte mich an diese Zeit, als ich mit meinem Ex-Freund hinging. Das war kurz nachdem wir uns kennengelernt hatten. Ich war so hoffnungsvoll, was unsere Beziehung anging.

Th: Hatten Sie ein Bild im Kopf von diesem Ereignis?

M: Ja. Wir liefen herum und hielten uns an den Händen. Ich habe ihm die Namen aller Blumen gesagt, die ich kannte. Aber schließlich hat er mit mir Schluss gemacht.

Th: Okay, mal sehen, ob ich das verstehe. [*fasst zusammen*] Hier in meinem Büro dachten Sie, Sie würden ein wenig Freude empfinden, wenn Sie in den Garten gehen. Aber stattdessen empfanden Sie nur sehr wenig Freude. Es hört sich so an, als ob Sie daran dachten, wie es früher war, und dann hatten Sie einige negative Gedanken wie »In den Garten zu gehen war früher eine meiner Lieblingsbeschäftigungen; ich genieße das nicht; ich bin so müde.« Und Sie hatten auch ein Bild im Kopf, wie Sie das erste Mal mit Colin dorthin gingen, aber dann erinnerten Sie sich, dass er mit Ihnen Schluss gemacht hatte. Und diese Gedanken und die Erinnerung haben Sie traurig gemacht. [*Pause*] Hört sich das richtig an?

M: Ja.

In diesem letzten Teil benutze ich die Aktivitätentabelle, um automatische Gedanken zu identifizieren, die Marias Freude an einer Aktivität untergraben. Als Nächstes erarbeiten wir Antworten auf diese Gedanken und auf die Erinnerung, damit sie den Garten in Zukunft mehr genießen kann.

Tipp • Wenn Klienten nicht im gegenwärtigen Moment präsent sind

Es ist wichtig, dass die Patient:innen ihre volle Aufmerksamkeit auf die Aktivität richten, die sie gerade ausüben. Wenn sie mit depressivem Grübeln oder zwanghaftem Denken beschäftigt sind, kann Achtsamkeit (s. Kap. 16) ihnen helfen, die Gedanken kommen und gehen zu lassen, während sie ihre Aufmerksamkeit auf ihre unmittelbare Erfahrung richten.

Zusammenfassung

Die Planung von Aktivitäten ist für die meisten depressiven Klient:innen wichtig. Viele brauchen eine Begründung, eine Erinnerung an ihre Werte und Wünsche, Anleitung bei der Auswahl und Planung von Aktivitäten, eine Anleitung, wie sie ihre Aufmerksamkeit voll und ganz auf die Erfahrung richten können (und wie sie ihre Aufmerksamkeit wieder darauf lenken können, wenn ihre Gedanken abschweifen), und Antworten auf vorhergesagte automatische Gedanken, die die Aufnahme der Aktivitäten oder das Erreichen eines Gefühls der Freude, der Kontrolle oder der Verbundenheit behindern könnten. Wir müssen unseren Patient:innen oft mit sanfter Beharrlichkeit helfen, aktiver zu werden. Diejenigen, die anfangs recht inaktiv sind, profitieren davon, dass sie lernen, einen Tagesplan mit zunehmendem Aktivitätsgrad zu erstellen und einzuhalten. Jene, die der Planung von Aktivitäten skeptisch gegenüberstehen, können von Verhaltensexperimenten profitieren, um ihre Ideen zu testen und / oder die Genauigkeit ihrer automatischen Gedanken zu überprüfen, indem sie ihre Vorhersagen mit dem vergleichen, was tatsächlich eintritt.

Reflexionsfragen

Warum ist die Planung von Aktivitäten so wichtig für die meisten Patient:innen mit Depression? Wie könnten Sie die relative Inaktivität eines Klienten und Mangel an Kompetenz oder Freude verstehen?

Übung für die Praxis

Planen Sie mithilfe einer Aktivitätentabelle für die kommende Woche einige lohnende Aktivitäten, die Ihren Werten und Wünschen entsprechen und bei denen es Ihnen dennoch schwerfallen könnte, sie auszuführen. Erstellen Sie Skalen, um das Gefühl der Freude, der Kontrolle und / oder der Verbundenheit vorherzusagen, das Sie bei jeder Aktivität empfinden werden. Verwenden Sie die gleichen Skalen, um Ihre tatsächlichen Bewertungen nach der Ausübung dieser Aktivitäten zu notieren.

8 Aktivitätenpläne

Aktivitätenpläne (traditionell als »Hausaufgaben« bezeichnet) sollten als integraler, nicht als optionaler Bestandteil von KVT betrachtet werden (Beck et al., 1979; Kazantzis et al., 2018; Tompkins, 2004). Erinnern Sie sich daran, was wir den Klient:innen in der Eingangsdiagnostik oder in der ersten Sitzung sagen:

- Ihr Befinden bessert sich, wenn sie jeden Tag kleine Veränderungen in ihrem Verhalten und Denken vornehmen.

In jeder Sitzung müssen die Klient:innen neue Denk- und Verhaltensweisen erlernen, die sie dann zu Hause anwenden können. Studien zeigen, dass KVT-Klienten, die Aktivitätenpläne durchführen, in der Therapie deutlich bessere Fortschritte machen als diejenigen, die dies nicht tun (s. z. B. Callan et al., 2019; Kazantzis et al., 2016).

Es ist sehr wichtig, dass die Klienten Erfolge erleben (und anerkennen) und aus jedem Punkt des Aktivitätenplans lernen. Wenn dies der Fall ist, schreitet die Therapie schneller voran und die Klient:innen erleben in größerem Ausmaß Hoffnung, Bewältigung, Selbstwirksamkeit und Kontrolle, Stimmung und Symptome verbessern sich. Wenn sie nicht erfolgreich sind, werden sie oft selbstkritisch oder hoffnungslos. In diesem Kapitel werden die folgenden Fragen beantwortet:

- Wie legt man Aktivitätenpläne fest?
- Was sind die verschiedenen Arten von Aktivitätenplänen?
- Wie ermutigen Sie Ihre Patient:innen, ihre eigenen Aktivitätenpläne aufzustellen?
- Wie können Sie die Wahrscheinlichkeit erhöhen, dass Ihre Klient:innen ihre Aktivitätenpläne erfolgreich durchführen?
- Wie können Sie Probleme bei der Einhaltung des Aktivitätenplans vorhersehen und verhindern? Wie können Sie Ihre Patient:inen auf ein mögliches negatives Ergebnis vorbereiten? Wie überprüfen Sie die Aktivitätenpläne in der nächsten Sitzung?

- Wie konzipieren und lösen Sie Probleme bei der Durchführung von Aktivitätenplänen?
- Welche Überzeugungen können die Durchführung von Aktivitätenplänen behindern? Welche nicht-hilfreichen Kognitionen können Therapeut:innen haben?

8.1 Aktivitätenpläne festlegen

Es gibt keine feste Formel für das Festlegen der Aktivitätenpläne. Wie entscheiden Sie und die Klientin, was für sie gut wäre zu tun? Das hängt von Ihrem Fallkonzept ab, von den Wünschen der Patientin, von dem, was Sie in der Sitzung besprochen haben (abhängig von Ihrem Gesamtbehandlungsplan und den Zielen der Patientin), von dem, was Sie und die Klientin für am hilfreichsten halten, und – ganz wichtig – davon, was sie zu tun bereit und in der Lage ist. Je depressiver Klient:innen zu Beginn der Behandlung sind, desto mehr sollte der Schwerpunkt des Aktivitätenplans zunächst auf einer Verhaltensaktivierung liegen (z. B. durch Planung von Aktivitäten). Bei der anfänglichen kognitiven Arbeit geht es oft darum, automatische Gedanken zu ändern, die die Durchführung der Aktivitätenpläne behindern könnten, oder ein Gefühl von Erfolg, Freude oder Verbundenheit zu erlangen, wenn man sich an den geplanten Aktivitäten beteiligt. Wenn sich die Symptome verbessern, werden Sie den Schwerpunkt zusätzlich auf kognitive Veränderungen legen.

8

Gute Aktivitätenpläne bieten den Patient:innen die Möglichkeit,
- positive Schlussfolgerungen über ihre Erfahrungen und über sich selbst zu ziehen,
- sich weiterzubilden (z. B. durch Bibliotherapie),
- Daten zu sammeln (z. B. durch Beobachtung ihrer Gedanken, Gefühle und ihres Verhaltens),
- ihre Kognitionen zu bewerten und zu modifizieren (oder sich von ihnen zu lösen),
- kognitive und verhaltensbezogene Fertigkeiten zu üben und
- mit neuen Verhaltensweisen experimentieren.

8.2 Typen von Elementen der Aktivitätenpläne

Zusätzlich zu den geplanten Aktivitäten enthalten viele Aktivitätenpläne die folgenden laufenden Aktivitäten:

(1) Therapienotizen lesen. Nachdem Sie eine Frage oder ein Problem besprochen haben, bitten Sie die Klientin, zusammenzufassen oder zu berichten, was ihrer Meinung nach für sie am wichtigsten ist, um sich daran zu erinnern und entsprechend zu handeln (Abschn. 15.1). Sie werden oft zusätzliche Ideen vorschlagen, um die Therapieaufzeichnungen zu verbessern.

(2) Automatische Gedanken überwachen. Ermutigen Sie von der ersten Sitzung an Ihren Klienten, sich selbst zu fragen: »Was geht mir gerade durch den Kopf?«, wenn er bemerkt, dass sich seine Stimmung ändert oder er ein nicht-hilfreiches Verhalten an den Tag legt. Bitten Sie ihn auch, sich selbst daran zu erinnern, dass seine Gedanken wahr oder nicht wahr oder nicht ganz wahr sein können. Er kann eine Gedanken aufschreiben (in seinem Smartphone oder Computer oder einfach auf Papier, in einem Notizbuch, auf einer Karteikarte oder auf einem Arbeitsblatt).

(3) **Automatische Gedanken bewerten und darauf reagieren.** In praktisch jeder Sitzung helfen Sie den Klient:innen, ihre ungenauen oder wenig hilfreichen Gedanken zu ändern, insbesondere jene, die sie bei der Umsetzung ihrer Aktivitätenpläne behindern. Sie vermitteln ihnen auch, ihre Gedanken selbst zu bewerten.

(4) **Verhaltensexperimente durchführen.** Um die Gültigkeit negativer Vorhersagen zu testen, ist es oft wichtig, gemeinsam Experimente zu entwerfen, die die Klient:innen zwischen den Sitzungen (oder während der Sitzung) durchführen können. Sokratische Fragen sind oft hilfreich, aber die tatsächliche Bestätigung von Vorhersagen in der Welt durch persönliche Erfahrung führt in der Regel zu deutlich größeren kognitiven und emotionalen Veränderungen (Bennett-Levy et al., 2004).

(5) **Sich von Gedanken lösen, die Teil eines nicht-hilfreichen Denkprozesses sind** (Selbstkritik, Grübeln, zwanghaftes Denken oder häufige aufdringliche Gedanken). Vermitteln Sie den Klienten Achtsamkeitstechniken, die sie zwischen den Sitzungen anwenden können.

(6) **Schritte zur Erreichung ihrer Ziele ausführen.** Sie fragen die Klientin nach ihren Zielen für jede Sitzung und entscheiden gemeinsam, welche Schritte sie in der kommenden Woche unternehmen möchte. Identifizieren Sie auch die Hindernisse, die diesen Schritten im Wege stehen, und führen Sie kognitive Umstrukturierung für potenziell störende Kognitionen und/oder Problemlösungstechniken und/oder Kompetenztraining durch.

(7) **Aktivitäten zur Förderung positiver Stimmung und Affekte ausführen.** Diese Aktivitäten stehen in der Regel in engem Zusammenhang mit den Wünschen, Werten und Zielen der Klient:innen und fördern oft die Selbstfürsorge, die soziale Interaktion, ein besseres Management (zu Hause und/oder am Arbeitsplatz) und/oder ein Gefühl der Freude, des Meisterns einer Aufgabe oder des Zwecks.

(8) **Loblisten führen.** Im Idealfall loben sich die Klient:innen im Geiste selbst und führen den ganzen Tag über eine schriftliche Liste mit allem, was sie tun, das auch nur ein bisschen schwierig ist, das sie aber dennoch schaffen. Diese Aufgabe ist besonders wichtig, wenn die Klient:innen selbstkritisch oder davon überzeugt sind, inkompetent oder hilflos zu sein. Eine gute Begründung für diese Aufgabe ist, dass sie hilft, wieder Vertrauen in sich selbst zu gewinnen und sich selbst realistischer zu sehen. Wenn Sie sich den ganzen Tag über selbst loben (wie ich es tue), können Sie auch Selbstoffenbarung nutzen, um Ihre Patient:innen zu motivieren, das Gleiche zu tun.

(9) **Verhaltensfertigkeiten üben.** Um ihre Probleme effektiv zu lösen, müssen die Klient:innen möglicherweise neue Fertigkeiten erlernen, die sie im Rahmen ihres Aktivitätenplans üben. Sie können etwa Achtsamkeit oder Entspannung, Emotionsregulation, Kommunikation, Organisation, Zeitmanagement oder Budgetplanung vermitteln.

(10) Bibliotherapie durchführen. Sie können wichtige Konzepte, die Sie in der Sitzung besprochen haben, erheblich verstärken, wenn die Klient:innen zwischen den Sitzungen darüber etwas lesen. Viele profitieren von der Lektüre eines kognitiv-verhaltenstherapeutisch fundierten Ratgebers für Betroffene (deutschsprachig: Zwick & Hautzinger, 2018, Pitschel-Walz, 2017). Dieses Nachlesen kann zentrale Ideen, die Sie in der Sitzung besprochen haben, bekräftigen. Bitten Sie die Patient:innen, sich während des Lesens gedankliche oder schriftliche Notizen zu machen: Womit sind sie einverstanden? Womit sind sie nicht einverstanden? Welche Fragen haben sie? Seien Sie jedoch vorsichtig, wenn Sie diesen Punkt als Aktivitätenplan vorschlagen. Berücksichtigen Sie den Konzentrationsgrad und die Motivation Ihrer Klient:innen, wenn Sie vorschlagen, was und wie viel gelesen werden soll. Wenn sie versuchen zu lesen und das Material nicht verstehen, können sie sehr selbstkritisch werden oder Angst vor Ihrer Kritik haben.

(11) Die nächste Therapiesitzung vorbereiten. Der Beginn einer jeden Therapiesitzung kann erheblich beschleunigt werden, wenn die Klient:innen sich Gedanken darüber machen, was sie Ihnen Wichtiges zu sagen haben, bevor sie Ihr Büro betreten. **Arbeitsblatt 10** »Vorbereitung auf die nächste Therapiesitzung« (s. auch Abb. 10.2, Abschn. 10.2) kann ihnen bei der Vorbereitung helfen.

8.3 Klienten zur Aufstellung von Aktivitätenplänen ermuntern

Zu Beginn der Behandlung müssen Sie möglicherweise Aktivitätenpläne vorschlagen, da die Patient:innen in der Regel nicht wissen, was sinnvoll wäre. Ermutigen Sie sie im weiteren Verlauf der Therapie dazu, ihre eigenen Aktivitätenpläne aufzustellen.

- »Was möchten Sie diese Woche tun [*zu diesem Thema oder um Ihrem Ziel näher zu kommen*]?«
- »Was könnten Sie tun, wenn Sie anfangen, ängstlich zu werden?«
- »Wie werden Sie mit [*diesem Hindernis*] umgehen, wenn es auftritt?«

Klient:innen, die routinemäßig ihre eigenen Aktivitätenpläne aufstellen, werden dies mit größerer Wahrscheinlichkeit auch nach Beendigung der Behandlung tun.

8.4 Die Beteiligung an Aktivitätenplänen verstärken

Aktivitätenpläne werden häufig recht bereitwillig und problemlos durchgeführt, manchmal jedoch nicht. In Einzelfällen haben selbst die erfahrensten Therapeut:innen gelegentlich Schwierigkeiten mit diesem Thema. Dennoch sollten Sie anfangs davon ausgehen, dass jeder Klient (es sei denn, er befindet sich auf einem sehr niedrigen Funktionsniveau) Aktivitätenpläne durchführen wird, wenn Sie sie richtig einführen. Hier sind einige Leitlinien, die Sie beachten sollten:

- Passen Sie die Aktivitätenpläne an die jeweilige Person an.
- Geben Sie Gründe dafür an oder arbeiten Sie sie heraus.

- Legen Sie die Aktivitätenpläne gemeinsam fest, beziehen Sie die Klient:innen ein und holen Sie ihre Zustimmung ein.
- Erleichtern Sie die Aktivitätenpläne anstatt sie zu erschweren.
- Geben Sie konkrete Anweisungen.
- Richten Sie ein Erinnerungssystem ein.
- Beginnen Sie mit dem Aktivitätenplan (wenn möglich) bereits in der Sitzung.
- Bitten Sie die Patient:innen, sich die Durchführung eines Aktivitätenplans vorzustellen.

Individuell zugeschnittene Aktivitätenpläne

Aktivitätenpläne sollten keine Einheitsgröße für alle sein. Sie entscheiden in der Sitzung gemeinsam, wie ein bestimmter Punkt des Aktivitätenplans aussehen soll. Wenn Sie eine Aufgabe vorschlagen, berücksichtigen Sie jeweils die individuellen Eigenschaften Ihrer Klient:innen:

- Bestrebungen, Ziele, Stärken und persönlichen Vorzüge
- Lese-, Schreib- und intellektuelle Fähigkeiten
- Vorlieben
- Motivationsniveau
- derzeitiger Grad der Belastung, der Symptome, der Exekutivfunktionen und des allgemeinen Funktionsniveaus (kognitiv, emotional, behavioral und sozial)
- praktische Gegebenheiten (z. B. Zeit, Gelegenheit und mangelnde Kooperation der Familienmitglieder)

Finn war im Großen und Ganzen ein motivierter Klient, der bereit war, hart an der Überwindung seiner Depression zu arbeiten. Anfangs schaffte er zwischen den Sitzungen viel mehr als Maria, die sehr skeptisch war, dass eine Therapie helfen könnte, und die auf einem niedrigeren Niveau arbeitete.

Was einer Klientin als ein vernünftiger Aktivitätenplan erscheint, kann für jemand anderes unvernünftig sein. Viele Patient:innen, wie Finn, sind in der Lage, ihre automatischen Gedanken in den ersten ein oder zwei Sitzungen zu identifizieren, und Sie können vorschlagen, dass sie versuchen, dies auch zwischen den Sitzungen zu tun. Maria jedoch hat das kognitive Modell in der ersten Sitzung nicht verstanden und war sogar leicht irritiert, als ich versuchte, es ihr auf andere Weise zu erklären. Sie sagte: »Sie verstehen das nicht, ich weiß nicht, was mir durch den Kopf gegangen ist. Ich weiß nur, dass ich sehr aufgeregt war!« Ein Aktivitätenplan zur Überwachung ihrer automatischen Gedanken wäre in dieser Sitzung unangebracht gewesen.

Grundprinzipien vorgeben oder erfragen

Klient:innen sind eher bereit, Aktivitätenpläne auszufüllen, wenn Sie begründen, wie und warum es ihnen helfen wird. Sie könnten z. B. sagen: »Studien zeigen, dass körperliche Betätigung oft dazu beiträgt, Depressionen zu verringern. Was halten Sie davon, diese Woche ein paar Mal mehr Sport zu treiben?«

Fragen zu stellen, um die Aktivitätenpläne mit ihren Wünschen, Zielen und Werten zu verknüpfen, kann ebenfalls motivieren. Hier sind einige Beispiele:

- »Warum machen Sie sich die Mühe, Ihr Verhalten zu kontrollieren, wenn Sie wütend sind?«
- »Warum sollten Sie andere Leute fragen, ob sie jemanden kennen, der Sie mit jemandem bekannt machen kann?«
- »Warum ist es so wichtig für Sie, einen Job zu bekommen?«
- »Können Sie sich vorstellen, wie es Ihnen helfen könnte, sich bei der Arbeit selbstbewusster zu fühlen, wenn Sie etwas sagen?
- »Was würde es über Sie aussagen, wenn Sie Ihren Nachbarn helfen könnten?«

Legen Sie gemeinsam Aktivitätenpläne fest

Achten Sie darauf, dass Sie die Punkte des Aktivitätenplans nicht einseitig zuweisen. Holen Sie sich den Input und die Zustimmung der Klient:innen. Sie könnten beispielsweise sagen,

- »Was würden Sie davon halten, [Ihren Chef zu bitten, Ihre Arbeitszeiten zu ändern]?
- »Glauben Sie, dass es helfen könnte, wenn [Sie diese Bewältigungskarte lesen, bevor Sie das Haus verlassen]?
- »Möchten Sie diese Woche [eine bestimmte Technik] üben?«; »Ich denke, wenn Sie [gleich nach dem Aufstehen duschen], demonstrieren Sie sich selbst, dass [Sie Ihren Tag besser in den Griff bekommen]. Was meinen Sie dazu? Möchten Sie das ausprobieren?«

Einfach einsteigen

Ein typischer Fehler von unerfahrenen Therapeut:innen besteht darin, Aktivitätenpläne vorzuschlagen, die für depressive Klient:innen viel zu schwierig sind, z. B. das Ausfüllen eines täglichen Gedankenprotokolls unmittelbar nach Vorstellung des kognitiven Modells. Denken Sie daran, dass es den Patient:innen in der Regel an Energie und Motivation mangelt. Ihre Konzentrationsfähigkeit und ihre exekutiven Fähigkeiten können beeinträchtigt sein. Teilen Sie gegebenenfalls eine große Aufgabe in leichter zu bewältigende Teilschritte auf. So können Sie als Aktivitäten beispielsweise vorschlagen, ein Kapitel eines KVT-Ratgebers zu lesen, 10 Minuten lang Papierkram zu erledigen oder eine Ladung Wäsche zu waschen.

Geben Sie explizite Anweisungen

In den meisten Fällen werden Sie den Klient:innen dabei helfen zu entscheiden, wann, wo und wie lange (und manchmal auch mit wem) sie die Punkte des Aktivitätenplans erledigen sollen. Finn und ich haben beispielweise vereinbart, dass er gleich nach einer unserer Therapiesitzungen zur Bank geht und um einen Kreditantrag bittet. Er würde dann 15 Minuten damit verbringen, den Antrag auszufüllen, sobald er nach Hause kommt.

Richten Sie ein Erinnerungssystem ein

Es ist wichtig, dass Sie oder die Patient:innen ihre Aktivitätenpläne jede Woche aufschreiben, beginnend mit der ersten Sitzung. Wenn der Aktivitätenplan schriftlich festgehalten wird, fragen Sie Ihre Klientin, wo sie ihn aufbewahrt und wie sie sich daran erinnert, ihn anzuschauen. Sie können

- einen Aktivitätenplan mit einer anderen täglichen Aktivität verbinden (z. B. »Wie wäre es, wenn Sie zu den Mahlzeiten und direkt vor dem Schlafengehen aufschreiben, wofür Sie Anerkennung verdient haben?«),
- Notizen an den Kühlschrank, den Badezimmerspiegel, den Computer oder das Armaturenbrett ihres Autos hängen,
- ihren Terminkalender, ihr Gerät, ihren Timer oder ihren Computer als Erinnerungshilfe benutzen (Sie könnten vorschlagen, dass sie einen Alarm auf ihrem Handy einstellen, während sie mit Ihnen im Büro sitzen),
- und / oder eine andere Person bitten, sie zu erinnern.

Sie können sie auch fragen, wie sie sich an andere regelmäßig anstehende Aktivitäten erinnern, z. B. an die Einnahme von Vitaminen oder Medikamenten. Für Aktivitäten, an die sie sich den ganzen Tag über erinnern sollen (z. B. die Überwachung ihrer automatischen Gedanken oder die Vergabe von Lob), können sie Post-its anbringen oder Alarme auf ihrem Telefon einstellen. Sie können ihnen auch vorschlagen, ein Gummiband am Handgelenk zu tragen, ihre Uhr auf das andere Handgelenk zu verlegen oder ein Armband zu tragen, das sie nicht gewohnt sind. Jedes Mal, wenn sie ihr Handgelenk bemerken, können sie sich an den Aktivitätenplan erinnern.

Beginnen Sie den Aktivitätenplan in der Sitzung

Schlagen Sie Ihren Klient:innen vor, mit dem Aktivitätenplan direkt in der Therapiesitzung zu beginnen, wenn dies möglich ist. So haben Sie die Möglichkeit, deren jeweilige Fertigkeiten zu beurteilen. Wenn Sie z. B. möchten, dass ein Klient ein Arbeitsblatt ausfüllt, sollten Sie sich vergewissern, dass er es in der Sitzung tun kann. Wenn das Ausfüllen nicht gemeinsam gelingt, ist es sehr unwahrscheinlich, dass er es außerhalb der Sitzung schafft. Wenn man einen Aktivitätenplan in der Sitzung beginnt, ist es auch viel wahrscheinlicher, dass die Patient:innen ihn zu Hause weiterführen. Es ist viel einfacher, einen Aktivitätenplan fortzuführen, als einen zu beginnen. Dies ist besonders wichtig, weil Klient:innen oft die Zeit kurz vor dem Beginn von Aktivitätenplänen als den schwierigsten Teil von deren Durchführung beschreiben.

Bitten Sie die Klienten, sich vorzustellen, wie sie einen Punkt des Aktivitätenplans abschließen

Es ist wahrscheinlicher, dass Patient:innen ihre Aktivitätenpläne abschließen, wenn sie sich ein positives Ergebnis vorstellen. Schlagen Sie ihnen vor, sich einen bestimmten Zeitpunkt in der kommenden Woche vorzustellen, an dem sie gerade eine Aufgabe oder Aktivität abgeschlossen haben. Bitten Sie sie, sich vorzustellen, dass sie sich selbst Anerkennung zollen. Sie können verschiedene Möglichkeiten besprechen, wie dies geschehen kann (z. B. »Es ist gut, dass ich das getan habe«; »Ich verdiene Anerkennung [dafür]«; »Das ist gut«; »Das ist ein wichtiger Schritt für mich«; »Das wird mir helfen, mein Ziel zu erreichen«).

Es ist auch wünschenswert, dass die Klient:innen visualisieren und verbalisieren, was an der Erfahrung gut war, was die Erfahrung für sie bedeutet und was sie über sie aussagt, und wie sie sich gefühlt haben. Versuchen Sie, ob sie einige dieser positiven Emotionen schon direkt in der Sitzung mit Ihnen erleben können (Beck et al., 2020b).

8.5 Probleme antizipieren und ihnen vorbeugen

Es ist sehr wichtig, die Hindernisse vorherzusehen, auf die Klient:innen bei der Durchführung der Aktivitätenpläne stoßen könnten. Um die Wahrscheinlichkeit zu erhöhen, dass sie ihn durchführen, können Sie mehrere Dinge tun:

- Überprüfen Sie die Wahrscheinlichkeit der Ausführung.
- Antizipieren Sie Hindernisse; machen Sie ggf. mentale Probedurchläufe.
- Achten Sie auf negative Reaktionen der Klient:innen.
- Prüfen Sie die Vor- und Nachteile.
- Ändern Sie den Aktivitätenplan.
- Machen Sie den Aktivitätenplan anfangs zu einem »Angebot, bei dem es nichts zu verlieren gibt«.

8

Überprüfen Sie die Wahrscheinlichkeit der Durchführung

Bei der Aufstellung von Aktivitätenplänen ist es wichtig, mögliche Hindernisse vorherzusehen. Überlegen Sie, welche automatischen Gedanken oder praktischen Probleme sich in den Weg stellen könnten. Die wichtigste Frage, die Sie Ihren Klient:innen stellen sollten, um die Wahrscheinlichkeit einzuschätzen, dass sie ihren Aktivitätenplan durchführen werden, ist:

- »Wie wahrscheinlich ist es, dass Sie das tun, auf einer Skala von 0 bis 100%?«

Identifizieren Sie Hindernisse und machen Sie einen mentalen Probedurchlauf

Wenn Patient:innen sagen, dass sie weniger als 90% sicher sind, dass sie ihren Aktivitätenplan durchführen werden, müssen Sie herausfinden, was ihnen im Weg stehen könnte. In einem Fall war Maria nur zu 75% sicher. Ich fragte sie:

- »Was sind die 25% in Ihnen, die denken, dass Sie es nicht schaffen werden?«

Ich könnte auch fragen:

- »Warum sind Sie sich zu 75% sicher und nicht zu 50%?«
- »Was könnten wir tun, um Sie von 75% auf 95% zu bringen?«
- »Was sind die Vor- und Nachteile der Durchführung des Aktivitätenplans?«

Je nach den Antworten Ihrer Klient:inn können Sie

- eine Problemlösetechnik einsetzen,
- ein Kompetenztraining durchführen,
- ihm / ihr helfen, auf störende automatische Gedanken zu reagieren, und / oder
- den Aktivitätenplan einfacher oder optional gestalten.

Ich wende bei Maria mehrere Techniken an, um die Wahrscheinlichkeit zu erhöhen, dass sie einen Punkt des Aktivitätenplans abschließt. Zuerst frage ich sie nach Hindernissen. Dann bitte ich sie, genau festzulegen, wann sie eine Aktivität ausführen würde. Als Nächstes wende ich eine gedankliche Probe an. Ich bitte sie, sich die Durchführung des Aktivitätenplans vorzustellen, und helfe ihr, auf einen störenden Gedanken zu reagieren. Ich bitte sie, sich vorzustellen, dass sie die Antwort liest. Schließlich sprechen wir darüber, woran sie sich erinnern möchte, um auf einen anderen automatischen Gedanken zu reagieren.

Th: Glauben Sie, dass irgendetwas Sie daran hindern wird, Miriam um Hilfe zu bitten?

M: Ich bin mir nicht sicher.

Th: [*damit sie einen Zeitpunkt festlegt*] Wann wäre ein guter Zeitpunkt, sie anzurufen?

M: Samstagmorgen, denke ich, weil sie dann nicht bei der Arbeit sein wird.

Th: Können Sie sich vorstellen, dass es jetzt gerade Samstagmorgen ist? Können Sie sich das bildlich vorstellen? Wie spät ist es? Wo sind Sie gerade?

M: So gegen 10:00 Uhr, schätze ich. Ich bin in der Küche. Ich bin gerade mit dem Frühstück fertig.

Th: Können Sie sich vorstellen, dass Sie sich sagen: »Ich sollte wirklich Miriam anrufen«?

M: Ja.

Th: Wie fühlen Sie sich?

M: Ein bisschen nervös, denke ich.

Th: Was geht Ihnen durch den Kopf?

M: Ich will sie nicht anrufen [*automatischer Gedanke*]. Vielleicht versuche ich einfach herauszufinden, wie ich meine Sachen selbst organisieren kann.

Th: Ja, das könnten Sie tun. Glauben Sie, Sie würden Erfolg haben?

M: [*denkt nach*] Nein, ich glaube nicht. Ich habe es schon versucht, und ich wusste nicht, was ich tun sollte. Aber sie könnte sagen, dass sie zu beschäftigt ist oder so [*automatischer Gedanke in Form einer Vorhersage*].

Th: Das könnte sie. Möchten Sie sich an das erinnern, worüber wir gerade gesprochen haben? Sie anzurufen ist ein Experiment. Dass wir nicht wissen werden, was passiert, wenn Sie nicht anrufen? Dass wir, wenn sie Ihnen nicht hilft, gemeinsam einen Plan B ausarbeiten? [*Pause*] Würde es helfen, das in Ihren Aktivitätenplan zu schreiben, damit Sie ihn bis Samstagmorgen ein paar Mal lesen können?

M: Wahrscheinlich.

Th: Okay. Können Sie sich jetzt vorstellen, dass Sie in der Küche sind? Sie denken: »Ich werde einfach versuchen, meine Sachen selbst zu organisieren.« Und was passiert jetzt?

M: Ich habe keine Lust, sie anzurufen. Ich denke, ich sollte den Aktivitätenplan lesen.

Th: Gute Idee. Wo ist er denn?

M: In der obersten Schublade meiner Kommode.

Th: Können Sie sich vorstellen, ihn zu holen? Oder wäre es besser, ihn in der Küche zu lassen?

M: Lieber lasse ich ihn in meiner Kommode. Wenn jemand vorbeikommt, möchte ich nicht, dass er den Plan sieht.

Th: Okay. Können Sie sich vorstellen, den Aktivitätenplan herauszuholen und ihn zu lesen?

M: Ja.

Th: Und was passiert dann?

M: Wahrscheinlich erinnere ich mich daran, warum ich Miriam anrufen sollte, aber ich will es trotzdem nicht tun. Also mache ich stattdessen etwas anderes.

Th: Woran könnten Sie sich an diesem Punkt erinnern?

M: Dass ich sie anrufen und es hinter mich bringen kann. Dass sie mir vielleicht helfen wird. Wenn ich sie dann nicht anrufe, könnte es sein, dass ich gar nicht anrufe und mir mögliche Hilfe entgeht.

Th: Gut! Was passiert dann?

M: Ich rufe sie an.

Th: Und dann?

M: Nun, sie wird mir entweder sagen, dass sie mir helfen wird, oder sie wird sagen, dass sie es nicht kann.

Th: Und wenn sie nicht kann, können wir uns überlegen, was wir nächste Woche machen. [*Pause*] Was denken Sie, sollten wir auf Ihren Aktivitätenplan schreiben?

Diese Art des mentalen Übens anhand von Bildern hilft Ihnen, praktische Hindernisse und dysfunktionale Kognitionen zu entdecken, die die Durchführung von Aktivitätenplänen behindern könnten.

Auf negative Reaktionen der Klienten achten

Wenn Klient:innen bei der Aufstellung von Aktivitätenplänen negativ reagieren, sollten Sie sie zunächst positiv dafür verstärken, dass sie es Ihnen mitgeteilt haben. Beschreiben Sie dann das Problem und stellen Sie seine Bedeutung für die Patient:innen fest. Als Nächstes intervenieren Sie (oder, wenn die Zeit nicht reicht, notieren Sie sich das Problem für eine Intervention in der nächsten Sitzung). In einer frühen Sitzung haben Maria und ich gerade die Besprechung eines Aktivitätenplans beendet. Ich bemerke, dass sie immer verzweifelter wirkt.

Th: Maria, fühlen Sie sich jetzt ein bisschen aufgeregter? Was ist Ihnen gerade durch den Kopf gegangen?

M: Ich weiß es nicht … Ich bin mir nicht sicher, ob diese Therapie etwas für mich ist.

Th: Sie glauben nicht, dass sie hilft?

M: Nein, nicht wirklich. Sehen Sie, ich habe echte Probleme im Leben. Es geht nicht nur um mein Denken.

Th: Ich bin froh, dass Sie mir das sagen. Das gibt mir die Gelegenheit zu sagen, dass ich glaube, dass Sie Probleme im wirklichen Leben haben. Ich wollte nicht andeuten, dass Sie keine haben. Die Probleme mit Ihrer Mutter und Ihrer Schwester und Ihre Gefühle der Einsamkeit … Natürlich sind das alles echte Probleme, an deren Lösung wir gemeinsam arbeiten werden. Ich glaube nicht, dass wir uns nur mit Ihren Gedanken beschäftigen müssen. Es tut mir leid, wenn ich Ihnen diesen Eindruck vermittelt habe.

M: Das ist schon okay … Es ist nur … Ich fühle mich so überwältigt. Ich weiß nicht, was ich tun soll.

Th: Sind Sie bereit, nächste Woche wiederzukommen, damit wir gemeinsam an den überwältigenden Gefühlen arbeiten können?

M: Ja, ich denke schon.

Th: Trägt der Aktivitätenplan auch zu diesem Gefühl der Überforderung bei?

M: [*Pause*] Vielleicht.

Th: Wie möchten Sie es gerne machen? Wir könnten den Aktivitätenplan optional machen, oder einen Teil davon, wenn Sie möchten.

M: [*Seufzt erleichtert*] Ja, das wäre besser.

Th: Was scheint am schwierigsten zu sein?

M: Zu versuchen, den Überblick über meine Gedanken zu behalten.

Th: Okay, lassen Sie uns »optional« daneben schreiben. Oder soll ich es einfach durchstreichen?

M: Nein, Sie können »optional« schreiben.

Th: [*macht das*] Was fühlt sich noch zu schwer an?

M: Vielleicht meine Freunde anzurufen. Ich weiß nicht, ob ich das schaffe.

Th: Okay, soll ich »optional« schreiben oder es durchstreichen?

M: Vielleicht besser durchstreichen.

Th: Okay. [*tut dies*] Nun, gibt es noch etwas, das Sie stört?

Wenn Maria mir negatives Feedback gibt, erkenne ich, dass ich die therapeutische Allianz stärken muss. Was wäre wohl passiert, wenn ich nicht nach Feedback gefragt hätte oder weniger geschickt mit ihrem negativen Feedback umgegangen wäre? Möglicherweise würde Maria den Aktivitätenplan nicht ausführen. (Es ist auch möglich, dass sie gar nicht zu einer weiteren Sitzung kommen würde.)

Ich nutze diese Schwierigkeit als Gelegenheit, mein Fallkonzept zu verfeinern. Meine Flexibilität in Bezug auf den Aktivitätenplan hilft Maria, ihre Bedenken hinsichtlich der Angemessenheit der KVT zu überdenken. Indem ich auf Rückmeldungen eingehe und angemessene Anpassungen vornehme, zeige ich Verständnis und Einfühlungsvermögen für Maria, was die Zusammenarbeit und das Vertrauen fördert. In Zukunft werde ich dafür sorgen, dass sie sich nicht von den Aktivitätenplänen überfordert fühlt. Und zu Beginn der nächsten Sitzung weise ich darauf hin, wie wichtig es ist, dass wir als Team zusammenarbeiten, um die Behandlung und den Aktivitätenplan so zu gestalten, dass er für Maria richtig ist.

Vorteile und Nachteile abwägen

Wenn Klient:innen unsicher sind, ob sie einen Punkt des Aktivitätenplans tatsächlich ausführen werden, können Sie gemeinsam die Vor- und Nachteile der Durchführung gegenüber denen der Nichtdurchführung abwägen (s. Abschn. 19.4). Bitten Sie sie dann darum, zu überlegen und zu entscheiden, welcher Punkt ihnen am wichtigsten ist. Wenn

Sie die Vorteile erkunden, finden Sie heraus, ob die Klient:innen der Meinung sind, dass sie eine Erleichterung verspüren würden, wenn sie die Tätigkeit oder Aufgabe nicht machen würden. Wenn dies der Fall ist, sollten Sie ihnen helfen, das Gesamtbild zu verstehen.

Th: Wie war Ihre Stimmung, als Sie beschlossen, bis mittags im Bett zu bleiben?

M: [*seufzt*] Nun, zuerst fühlte ich mich besser.

Th: Und wie haben Sie sich gefühlt, als Sie mittags aufgestanden sind?

M: Ziemlich schlecht. Ich hatte nicht all die Dinge getan, über die wir gesprochen hatten.

Th: Und was schließen Sie daraus?

M: Ich denke immer, dass ich mich besser fühle, wenn ich im Bett bleibe, aber das tue ich meistens nicht, jedenfalls nicht länger als ein paar Minuten.

Th: Und bringt es Sie Ihren langfristigen Zielen näher oder entfernt es Sie davon, wenn Sie im Bett bleiben?

M: [*seufzt*] Weiter weg.

Tipp

Manchmal zeigen sich Klient:innen ambivalent, was die Nützlichkeit eines Aktivitätenplans angeht. Wenn dies der Fall ist, sollten Sie zugeben, dass Sie nicht wissen, was das Ergebnis sein wird: »Ich weiß nicht sicher, ob das, was ich tue, helfen wird.« Dann sollten Sie Fragen wie die folgenden stellen:

- »Was werden Sie verlieren, wenn es nicht funktioniert?«
- »Was könnte der potenzielle langfristige Gewinn sein, wenn es funktioniert?«

Bei einigen Punkten des Aktivitätenplans können Sie sagen: »Haben Sie nicht schon einmal das Experiment gemacht, [vor dem Mittagessen nicht aufzustehen und sich anzuziehen]? Wie ist das normalerweise ausgegangen? Würden Sie gerne etwas anderes ausprobieren?«

Den Aktivitätenplan ändern

Wenn Sie der Meinung sind, dass ein Punkt des Aktivitätenplans nicht passend ist, oder wenn auf Patientenseite immer noch Unsicherheit darüber besteht, ob sie ihn ausführen können werden, müssen Sie ihn möglicherweise ändern. Es ist weitaus besser, ein einfacheres Element des Aktivitätenplans einzusetzen, das die Klient:innen wahrscheinlich ausführen werden, als dass sie sich zur Gewohnheit machen, das, was in der Sitzung vereinbart wurde, nicht umzusetzen: »Ich bin mir nicht sicher, ob Sie dazu bereit sind, dies zu tun. [oder ›Ich bin mir nicht sicher, ob dieser Aktivitätenplan angemessen ist‹] Was denken Sie? Möchten Sie es weiter versuchen oder bis zu einem späteren Zeitpunkt warten?«

Wie bereits erläutert, können Sie auch gemeinsam beschließen, bestimmte Aktivitätenpläne optional zu gestalten oder den Schwierigkeitsgrad, die Häufigkeit oder die Dauer eines Aktivitätenplans zu verringern.

Machen Sie den Aktivitätenplan (anfangs) zu einem Angebot, bei dem man nichts verlieren kann

Bei der Erstellung von Aktivitätenplänen in den ersten ein oder zwei Sitzungen ist es hilfreich zu betonen, dass nützliche Daten auch dann gewonnen werden können, wenn die Klient:innen ihre Aktivitätenpläne nicht erfüllen. Jene, die ihre Aktivitätenpläne nicht erfüllen, sind dann weniger geneigt, sich als Versager zu sehen. Sie könnten sagen: »Wenn Sie diesen Aktivitätenplan ausführen, ist das gut. Aber wenn Sie Schwierigkeiten damit haben, ist das auch in Ordnung. Versuchen Sie einfach herauszufinden, welche Gedanken Ihnen im Weg stehen, und wir werden das nächste Mal darüber sprechen. In Ordnung?«

Es kommt vor, dass ein wesentlicher Teil des Aktivitätenplans zwei Wochen hintereinander nicht ausgeführt wird oder dass er unmittelbar vor der Therapiesitzung anstatt täglich durchgeführt wird. In diesen Fällen ist es wichtig, die kognitiven und / oder praktischen Hindernisse identifizieren, die dabei im Weg standen. Gehen Sie dann dazu über zu betonen, wie wichtig es ist, die Aktivitätenpläne täglich durchzuführen, anstatt sie weiterhin als Angebot, bei dem man nicht verlieren kann, zu präsentieren.

8.6 Ein mögliches negatives Ergebnis vorbereiten

Es kommt vor, dass Sie und Ihre Klientin nicht vorhersagen können, inwieweit ein Punkt des Aktivitätenplans erfolgreich sein wird. Es ist hilfreich, im Aktivitätenplan therapeutische Notizen zu machen, die die Patient:innen lesen können, wenn es nicht so klappt, wie sie es sich gewünscht haben. Finn befürchtet etwa, dass seine Mutter ihn kritisieren wird, wenn er sie besucht. Aber er beschließt, sie trotzdem zu besuchen. Wir arrangieren den Besuch als Verhaltensexperiment und verfassen gemeinsam die folgende Therapienotiz, die er lesen soll, falls die Mutter negativ reagiert.

Wenn der Besuch bei Mama nicht gut läuft, erinnere ich mich daran:

»Ich wusste nicht, ob Mama kritisch sein würde oder nicht, aber es war einen Versuch wert, und ich verdiene Anerkennung dafür, dass ich sie besucht habe. Ich muss mir ihre Kritik nicht zu Herzen nehmen. Sie ist gegenüber allen kritisch, nicht nur gegenüber mir. Und sie wusste nichts von meiner Depression, also war ihre Kritik wahrscheinlich nicht gerechtfertigt. Ich wünschte, sie wäre anders, aber die Realität ist, dass sie sich wahrscheinlich nicht ändern wird. Wenn ich sie das nächste Mal besuche, kann ich ihr im Voraus sagen, dass es nur für eine kurze Zeit sein wird, und ich kann mir eine Aktivität überlegen, die wir gemeinsam machen können, um zu versuchen, dass sie sich auf etwas anderes konzentriert.

8.7 Aktivitätenpläne überprüfen

Bereiten Sie jede Sitzung gut vor, indem Sie die Notizen und den Aktivitätenplan der vorherigen Sitzung nochmals durchsehen. Gehen Sie den Aktivitätenplan gemeinsam zu Beginn der Sitzung durch. Dies vermittelt, dass Aktivitätenpläne wichtig sind. Selbst wenn sich ein Klient in einer Krise befindet, ist es sinnvoll, einige Minuten darauf zu verwenden, den Aktivitätenplan später in der Sitzung zu besprechen oder alternativ gemeinsam zu vereinbaren, dass der Aktivitätenplan aus der vorherigen Sitzung im Moment nicht gilt.

Die Entscheidung darüber, wie viel Zeit für die Überprüfung von Aktivitätenplänen und die Diskussion, ob Patient:innen einen bestimmten Aktivitätenplan fortsetzen wollen, aufgewendet werden soll, ist Teil der Kunst der Therapie. Sie werden mehr Zeit für Aktivitätenpläne aufwenden, wenn

- diese ein anhaltend wichtiges Thema oder Ziel behandeln, das weiterer Diskussion bedarf,
- Klient:innen eine Aufgabe nicht abgeschlossen haben und / oder
- sie Schwierigkeiten haben, aus der erfolgreichen Erfüllung ihrer Aktivitätenpläne Schlüsse zu ziehen,
- sie sich selbst gegenüber kritisch sind, weil sie nicht gut genug gearbeitet haben.

Sie werden die Patient:innen oft bitten, ihre Therapieaufzeichnungen laut vorzulesen (oder Sie können sie vorlesen, wenn sie selbst dies nicht möchten). Dann fragen Sie: »Wie sehr glauben Sie das?« Wenn die Klient:innen ihren Therapieaufzeichnungen nicht voll und ganz zustimmen, fragen Sie: »Welchen Teil glauben Sie nicht?« oder »Womit sind Sie nicht einverstanden?«

Wenn eine Aktivität oder Aufgabe des Aktivitätenplans erfolgreich abgeschlossen wurde, stellen Sie den Patient:innen Fragen, um ihnen zu helfen, positive Bedeutungen abzuleiten und positive Überzeugungen über sich selbst zu stärken (Beck et al., 2020b):

- »Waren Sie in der Lage, sich selbst zu loben, weil Sie das getan haben?«
- »Was war gut an der Erfahrung?« (z. B. »Ich habe anderen Menschen geholfen«, »Meine Familie ist glücklich«, »Ich habe die Arbeit erledigt«)
- »Welche Emotionen haben Sie erlebt?« (z. B. »Ich habe mich gut gefühlt«, »Ich war zufrieden«, »Ich war stolz«) Sie können ihnen eine Liste positiver Emotionen geben (Abschn. 13.1), um ihnen zu helfen, weitere positive Emotionen zu identifizieren, die sie vielleicht erlebt haben.
- »Was hat die Erfahrung für Sie bedeutet?« (z. B. »Das zeigt …«, »Es lohnt sich, sich anzustrengen«, »Die Leute scheinen mich zu mögen«]
- »Was hat die Erfahrung über Sie gezeigt?« (z. B. »Ich kann schwierige Dinge tun«, »Ich kann die Kontrolle übernehmen«, »Ich bin stärker, als ich dachte«, »Ich bin ein guter Mensch«, »Ich bin sympathisch«, »Ich bin effektiv / kompetent / fähig«, »Ich bin in der Lage, mich zu schützen«, »Ich bin in der Lage, gute Entscheidungen zu treffen«]

Sie können die Klient:innen selbst positiv bestärken, indem Sie etwas sagen wie: »Es ist toll, dass Sie … Das zeigt … [über Sie]«. Fragen Sie die Klientin gegebenenfalls, ob sie diesen Punkt des Aktivitätenplans in der kommenden Woche fortsetzen möchte.

8.8 Schwierigkeiten erfassen und verstehen

Wenn es Schwierigkeiten bei der Durchführung eines Aktivitätenplans gibt, sollten Sie sich überlegen, warum das Problem aufgetreten ist. Stand das Hindernis in Verbindung

- mit einem praktischen Problem?
- mit einer störenden Erkenntnis?
- mit einer störenden Erkenntnis, die als praktisches Problem maskiert wurde?
- mit einem Problem im Zusammenhang mit Ihren Kognitionen?

Praktische Probleme

Die meisten praktischen Probleme können vermieden werden, wenn Sie sorgfältig und gemeinsam Aktivitätenpläne erstellen und die Klient:innen darauf vorbereiten. Ein mentaler Probedurchlauf kann Ihnen auch helfen, mögliche Hindernisse zu erkennen. Die meisten praktischen Probleme können durch Problemlösung und/oder Kompetenztraining gelöst werden.

Drei häufige praktische Probleme, die nicht notwendigerweise mit ungünstigen Erkenntnissen verbunden sind, sind

(1) Vergessen der Begründung für einen Aktivitätenplan
(2) Desorganisation oder mangelnde Verantwortlichkeit
(3) Schwierigkeiten mit einer Aufgabe

Diese Hindernisse werden im Folgenden erörtert.

Vergessen des Rationals. Gelegentlich vernachlässigen Klient:innen einen Aktivitätenplan, weil sie sich nicht daran erinnern, warum er wichtig ist oder wie er mit ihren Bestrebungen, Werten oder Zielen zusammenhängt. Dieses Problem kann vermieden werden, indem man Patient:innen (die diese Schwierigkeit gezeigt haben) die Begründung neben einem Aktivitätenplan aufschreiben lässt.

M: Ich habe den Aktivitätenplan nicht gemacht, weil ich mich diese Woche gut gefühlt habe.

Th: Erinnern Sie sich an das, was wir vor ein paar Wochen gesagt haben – warum es hilfreich ist, jeden Morgen 5 Minuten lang die Achtsamkeitsübung zu machen, unabhängig davon, wie Sie sich fühlen?

M: Ich bin mir nicht sicher.

Th: Nun, sagen wir, Sie üben die Achtsamkeitsübung ein paar Wochen lang nicht. Dann haben Sie eine sehr stressige Woche und stellen fest, dass Sie sich wieder viele Sorgen machen. Wie stark sind dann Ihre Fähigkeiten?

M: Nicht sehr, schätze ich.

Th: Und wie wichtig ist es für Sie, Ihren Stress in den Griff zu bekommen, damit Sie sich unter anderen Menschen entspannter fühlen können?

M: Es ist immer noch sehr wichtig.

Th: Was halten Sie davon, diese Woche Achtsamkeit zu praktizieren, auch wenn Sie nicht gestresst sind?

M: Ich denke, das sollte ich.

Th: Vielleicht können Sie auch aufschreiben, warum es wichtig ist, zu üben. Welche anderen Gründe gibt es, um Ihren Stress zu reduzieren? [*Pause*] Gibt es andere Probleme, die Ihnen im Weg stehen könnten?

Wenn die Begründung nicht stichhaltig genug erscheint, können Sie sehen, ob die Klientin bereit ist, die Vor- und Nachteile der Durchführung des Aktivitätenplans gegenüber den Vor- und Nachteilen der Nichtdurchführung abzuwägen.

Desorganisation oder Mangel an Verantwortlichkeit. Manche Patient:innen sind eher bereit, ihre Aktivitätenpläne zu erfüllen, wenn sie eine tägliche Checkliste abhaken müssen. Sie oder Ihr Klient können in der Sitzung ein einfaches Diagramm zeichnen (Abb. 8.1), das er jeden Abend ausfüllen kann. Diese Technik wirkt als Erinnerungsstütze für die Aktivitätenpläne und verdeutlicht auch, was nicht getan wird. Alternativ können Aktivitätenpläne auch in einen Terminkalender oder ins Smartphone geschrieben werden. (Machen Sie den ersten Teil gemeinsam in der Praxis und bitten Sie die Klient:innen, den Rest nach der Sitzung aufzuschreiben). Später, wenn die Aktivitätenpläne abgeschlossen sind, können sie abgehakt oder durchgestrichen werden.

	MO	DI	MI	DO	FR	SA	SO
Therapienotizen lesen							
Eine Lobliste erstellen							
Ein Gedankenprotokoll erstellen, wenn ich aufgeregt bin							
Täglich 10 Minuten im Schlafzimmer aufräumen							

Abbildung 8.1 Beispiel einer täglich auszufüllenden Checkliste für Maria

Tipp

Wenn Sie vermuten, dass die Patient:innen sich wahrscheinlich nur wenig an den Aktivitätenplan halten, können Sie ihnen vorschlagen, in Ihrer Praxis anzurufen und eine Nachricht zu hinterlassen, wenn sie einen Punkt des Aktivitätenplans erledigt haben. Das Wissen, dass Sie eine Nachricht erwarten, kann sie dazu motivieren, diese Nachricht zu hinterlassen. Wie bei jeder Intervention sollten Sie diese Möglichkeiten mit einer Begründung vorschlagen und sich vergewissern, dass die Klient:innen damit einverstanden sind.

Schwierigkeiten mit einer Aufgabe des Aktivitätenplans. Wenn Sie in einer späteren Sitzung feststellen, dass ein Punkt des Aktivitätenplans zu schwierig oder schlecht definiert war (ein häufiges Problem bei unerfahrenen Therapeut:innen), übernehmen Sie die Verantwortung. Andernfalls könnten sich die Klient:innen unfairerweise selbst kritisieren. Sie könnten sagen:

> »Jetzt, wo wir darüber gesprochen haben, sehe ich, dass ich den Aktivitätenplan nicht gut genug erklärt habe. [Ich sehe, dass er wirklich zu schwer war. Das tut mir leid. Was ging Ihnen durch den Kopf, als Sie es nicht gemacht haben [oder nicht geschafft haben]?«

Hier haben Sie die Gelegenheit,
(1) zu zeigen, dass Sie Fehler machen und zugeben können,
(2) eine Beziehung aufzubauen,
(3) zu zeigen, dass Sie die Therapie – und die Aktivitätenpläne – auf den / die Klient:in zuschneiden wollen, und
(4) ihm / ihr zu helfen, eine alternative Erklärung für seinen / ihren mangelnden Erfolg zu finden.

Störende Kognitionen

Unabhängig davon, ob die Klient:innen ein praktisches Problem hatten, das sie an der Umsetzung ihrer Aktivitätenpläne gehindert hat, kann ihre Schwierigkeit mit nicht-hilfreichen Kognitionen zusammenhängen. Manchmal müssen sie erst einmal auf dysfunktionale Gedanken und Überzeugungen reagieren, bevor sie ihre Aktivitätenpläne umsetzen können. Sie glauben vielleicht:

- »Aktivitätenpläne machen zu müssen, bedeutet, dass ich fehlerhaft bin.«
- »Wenn ich versuche, den Aktivitätenplan durchzuführen, werde ich einfach versagen.«
- »Ich sollte mich nicht so sehr anstrengen müssen, um mich besser zu fühlen«.
- »Mein Therapeut sollte mich heilen, ohne dass ich mich ändern muss.«
- »Aktivitätenpläne sind trivial und werden mir nicht helfen.«
- »Mein Therapeut versucht, mich zu kontrollieren.«
- »Wenn ich über meine Probleme nachdenke, fühle ich mich noch schlechter.«
- »Wenn ich Aktivitätenpläne mache und es mir besser geht, wird mein Leben schlechter werden.«

Im Folgenden finden Sie einige Strategien, die Sie bei verschiedenen Arten dysfunktionaler Kognitionen anwenden können.

Negative Vorhersagen. Wenn sich Klient:innen in einer psychischen Notlage befinden, insbesondere wenn sie deprimiert sind, neigen sie dazu, negative Ergebnisse vorherzusagen – so wie Finn, wenn er überlegt, ob er eine Bewerbung schreiben soll. Diese Vorhersagen können den Start oder den Abschluss eines Aktivitätenplans behindern. Wenn Sie feststellen, dass ein Aktivitätenplan nicht durchgeführt wurde, fragen Sie nach, ob der Aktivitätenplan immer noch als eine gute Idee empfunden wird, und lassen Sie sich die Hindernisse nennen, die in der kommenden Woche einer Durchführung des Aktivitätenplans im Wege stehen werden.

F: Ich habe diese Woche die Bewerbung nicht geschrieben.

Th: Denken Sie immer noch, dass es eine gute Idee ist?

F: [*seufzt*] Ja. Ich muss wirklich wieder an die Arbeit gehen.

Th: Was ist Ihnen in der letzten Woche in die Quere gekommen? Gab es ein praktisches Problem? Hatten Sie genug Zeit?

F: Ich hatte reichlich Zeit. Ich bin mir nicht sicher, warum ich mich nicht dazu durchringen konnte.

8

Dann habe ich eine Art mentale Probe gemacht. Achten Sie darauf, dass Sie oder der Klient auf dem neuen Aktivitätenplan die Aussagen festhalten, die für sie oder ihn hilfreich erscheinen.

Th: Glauben Sie, dass Sie in der kommenden Woche das gleiche Problem beim Ausfüllen der Bewerbung haben werden?

F: Ja, wahrscheinlich.

Th: Können Sie sich vorstellen, die Aufgabe auszuführen? Wie fühlen Sie sich dabei?

F: Niedergeschlagen, irgendwie müde.

Th: Was geht Ihnen durch den Kopf?

F: Ich könnte bei der Bewerbung Fehler machen. Dann werde ich den Job nicht bekommen.

Th: Kein Wunder, dass Sie Probleme hatten, anzufangen. Vielleicht hätten wir sogar gleich hier in der Sitzung mit dem Verfassen beginnen sollen. Können wir uns diesen Gedanken ansehen – dass Sie Fehler machen könnten? Was wollen Sie sich diese Woche sagen können, wenn Sie denselben Gedanken haben?

Ich habe dann Vorschläge gemacht, um Finns Reaktion robuster zu machen. Als Nächstes vereinbaren wir, dass er 10 Minuten damit verbringen wird, das Bewerbungsschreiben zu beginnen, sobald er von seinem Therapietermin nach Hause kommt. (Er kann sich auch länger damit beschäftigen, wenn er will, aber er muss nicht.) Und er wird jeden Tag 10 Minuten daran arbeiten, bis er fertig ist. Dann halten wir den Aktivitätenplan fest, wie er ihn umsetzen wird und was er sich sagen kann, wenn er störende Gedanken hat.

Klient:innen können negative Vorhersagen (wie z. B. »Mein Mitbewohner wird nicht mit mir zu [dieser Veranstaltung] gehen wollen«; »Ich werde die Anweisungen nicht verstehen, selbst wenn ich um Hilfe bitte« oder »Wenn ich Aktivitätenpläne durchführe, werde ich mich schlechter fühlen«) oft durch Verhaltensexperimente testen. Sie können Ihren Patient:innen helfen, andere Gedanken zu bewerten, wie z. B. »Das ist die Mühe nicht wert« oder »Das zu tun, wird keinen Unterschied machen«, indem Sie die üblichen sokratischen Fragen stellen.

Überschätzung der Anforderungen eines Aktivitätenplans. Die negativen Vorhersagen mancher Klient:innen sind eine Überschätzung der Unannehmlichkeiten oder Schwierigkeiten, die ein Aktivitätenplan mit sich bringen wird. Oder sie sind sich nicht bewusst, dass die Erstellung eines Aktivitätenplans zeitlich begrenzt sein wird. Es ist daher hilfreich, die Patient:innen nach der Zeit zu fragen, die sie glauben, für einen Aktivitätenplan aufbringen zu müssen.

Th: Was könnte Sie daran hindern, diese Woche ein paar Mal ein Gedankenprotokoll zu machen?

M: Ich bin mir nicht sicher, ob ich die Zeit dafür finden werde. [*automatischer Gedanke*]

Th: Was glauben Sie, wie lange das dauern würde?

M: Ich weiß es nicht. Eine halbe Stunde? Ich bin zurzeit ziemlich in Eile, wissen Sie. Ich habe unglaublich viel zu tun.

Th: Es ist gut, dass Sie mir das sagen. Ich möchte eigentlich, dass Sie nur 10 Minuten für ein Gedankenprotokoll brauchen. Hört sich das einfacher an?

M: Ich bin mir nicht sicher.

Th: Vielleicht lohnt es sich für Sie nicht, die Zeit aufzubringen. Glauben Sie, dass es auf lange Sicht Ihr Leben verbessern wird, dass es Ihnen hilft, ein besseres Leben zu führen?

M: [*seufzt*] Ich denke schon.

Sie können dann eine einfache Problemlösung durchführen, um mögliche Zeitfenster zu finden. Alternativ könnten Sie eine Analogie zur Prioritätensetzung vorschlagen und / oder betonen, dass die Unannehmlichkeiten, die mit der Durchführung von Aktivitätenplänen verbunden sind, nur vorübergehend sind:

Th: Das ist sicherlich wahr; Sie sind derzeit sehr beschäftigt. Ich frage mich – das ist ein extremes Beispiel, ich weiß – aber was würden Sie tun, wenn Sie sich jeden Tag Zeit nehmen müssten, um etwas zu tun, das Ihr Leben [oder das Leben eines geliebten Menschen] retten würde? Was würde zum Beispiel passieren, wenn Sie jeden Tag eine Bluttransfusion bräuchten?

M: Natürlich würde ich mir die Zeit dafür nehmen.

Th: Nun, es ist natürlich nicht lebensbedrohlich, wenn man keine Gedankenprotokolle macht, aber das Prinzip ist das gleiche. Wir können gleich speziell darüber sprechen, wie Sie in einem anderen Bereich möglicherweise Zeit einsparen können, aber zuerst ist es wichtig, sich daran zu erinnern, dass dies nicht für den Rest Ihres Lebens gilt. Wir wollen nur, dass Sie einige Dinge für eine Weile umstellen, bis es Ihnen besser geht.

Die Klientin, die die Energie, die ein Aktivitätenplan erfordert, überschätzt, profitiert von ähnlichen Fragen. Im nächsten Beispiel hat Maria eine dysfunktionale (und verzerrte) Vorstellung von der Erfüllung eines Aktivitätenplans.

Th: Was hat Sie diese Woche daran gehindert, ins Einkaufszentrum zu gehen?

M: [*seufzt*] Ich hatte einfach keine Energie.

Th: Was haben Sie sich vorgestellt, was passieren würde, wenn Sie gegangen wären?

M: Nun, ich hätte mich in ein Geschäft nach dem anderen schleppen müssen.

Th: Erinnern Sie sich, wir haben darüber gesprochen, dass Sie nur 15 Minuten gehen würden. In wie viele Geschäfte würden Sie in 15 Minuten gehen? Ich frage mich, ob Sie sich vorgestellt haben, dass es schwieriger sein würde, als wir es geplant hatten?

In einer anderen Situation hat Maria den Aktivitätenplan richtig in Erinnerung, aber auch hier hat sie die dafür benötigte Energie überschätzt. Ich helfe ihr zunächst, das Problem zu spezifizieren, indem ich eine modifizierte, kurze Version der mentalen Probe durchführe, und stelle ihr eine Frage, um den Aktivitätenplan mit einem ihrer wichtigen Werte zu verknüpfen.

8

M: Ich war mir nicht sicher, ob ich die Energie haben würde, um mit Yassin in den Park zu gehen.

Th: War das Problem vor allem, aus dem Haus zu kommen, um in den Park zu gehen, oder was Sie im Park tun müssten?

M: Aus dem Haus zu kommen. Ich muss so viele Sachen zusammenpacken – die Wickeltasche, den Kinderwagen, einen Snack, seinen Mantel und seine Stiefel …

Th: Ist der Ausflug in den Park mit etwas Wichtigem verbunden?

M: [*denkt nach*] Ja. Ich möchte wirklich eine gute Tante sein. Es war nicht so gut, dass ich ihn den ganzen Tag eingesperrt hatte.

Als Nächstes lösen wir das Problem. Eine Lösung besteht darin, dass Maria alle notwendigen Dinge früher am Tag besorgt, wenn sie sich energiegeladener und weniger überfordert fühlt.

Tipp

Ein weiteres Problem kann entstehen, wenn Klient:innen versuchen, ihre Aktivitätenpläne perfekt zu erfüllen. Sie können von einer einfachen Erinnerung wie der folgenden profitieren:

> »Seine automatischen Gedanken zu erkennen ist eine erlernbare Fertigkeit, genauso wie man lernt, mit einem Computer umzugehen. Mit etwas Übung werden Sie immer besser. Wenn Sie also diese Woche wieder Probleme haben, machen Sie sich keine Sorgen. Wir werden es bei unserer nächsten Sitzung gemeinsam herausfinden.«

Haben Patient:innen eine starke Grundannahme, perfekt sein zu müssen, können sie von Aktivitätenplänen profitieren, die Fehler *einschließen*:

Th: Es hört sich so an, als ob Ihre Vorstellung, perfekt sein zu müssen, der Durchführung Ihres Aktivitätenplans im Wege steht.

P: Ja, ich glaube, das ist es.

Th: Wie wäre es, wenn wir für diese Woche im Aktivitätenplan ein Gedankenprotokoll planen, das absichtlich unvollkommen ist? Sie könnten es mit unsauberer Handschrift machen oder es nicht gründlich machen oder Rechtschreibfehler drin lassen. Und wie wäre es, wenn wir Ihnen dafür ein Zeitlimit von 10 Minuten setzen?

Aufschieberitis und Vermeidungsverhalten. Depressive Klient:innen haben oft Schwierigkeiten, mit ihrem Aktivitätenplan zu beginnen. In diesem Kapitel haben Sie schon verschiedene Techniken kennengelernt, die Sie anwenden können. Es ist etwa oft hilfreich, zu sagen:

> »Könnten Sie sich vielleicht darauf konzentrieren, wie Sie sich im Moment fühlen, anstatt sich zu fragen, wie Sie sich fühlen werden, wenn Sie die Arbeit beendet haben? Würde es auch helfen, sich daran zu erinnern, welches Ziel Sie erreichen wollen und warum?«

Es kann auch hilfreich sein, in der Sitzung davon zu erzählen, was Sie tun, wenn Sie sich selbst beim Aufschieben ertappen. Haben Sie etwa gelegentlich Schwierigkeiten, eine Aufgabe in Angriff zu nehmen (z. B. eine Hausarbeit zu schreiben, die Steuererklärung zu machen oder mit dem Sport zu beginnen)? Was tun Sie, um sich selbst in Gang zu bringen? Die Selbstauskunft kann die Erfahrung normalisieren und ein Beispiel dafür liefern, was man tun kann.

Th: Es tut mir leid, dass es für Sie so schwierig war [*die Versicherungsformulare auszufüllen*]. Soll ich Ihnen sagen, wie ich mich dazu bringe, etwas zu tun, das ich bisher vermieden habe?

F: Ja.

Th: Wenn ich etwas vermeide, finde ich die paar Minuten, bevor ich es anfange, am unangenehmsten. Wenn ich es dann tatsächlich tue, geht es mir fast immer besser. Letztes Wochenende musste ich die Post auf meinem Schreibtisch durchgehen. Es fiel mir schwer, anzufangen, aber ich sagte mir, dass ich nach 10 Minuten aufhören könnte und dass es nach ein paar Minuten wahrscheinlich einfacher werden würde. Und das tat es auch. [*Pause*] Ist Ihnen das auch schon mal passiert?

Finn stellt fest, dass er oft die gleiche Erfahrung macht. Er lässt sich auf ein Verhaltensexperiment ein, um zu sehen, was später am Nachmittag passiert, wenn er sich hinsetzt, um die Formulare auszufüllen.

Aktivitätenpläne in letzter Minute erstellen. Im Idealfall setzen die Klient:innen die Arbeit der Therapiesitzung im Laufe der Woche fort. So ist es beispielsweise sehr nützlich, wenn sie ihre automatischen Gedanken in dem Moment erfassen und aufzeichnen, in dem sie bemerken, dass sich ihre Stimmung ändert oder sie ein nicht-hilfreiches Verhalten an den Tag legen. Dann können sie auf diese Gedanken entweder gedanklich oder schriftlich reagieren. Manche Patient:innen vermeiden es, zwischen den Sitzungen an die Therapie zu denken. Oft ist diese Vermeidung Teil eines größeren Problems, und Sie müssen den Klient:innen vielleicht zunächst helfen, bestimmte Überzeugungen zu erkennen und zu ändern (z. B. »Wenn ich mich auf ein Problem konzentriere, anstatt mich abzulenken, fühle ich mich nur noch schlechter« oder »Ich kann mich nicht ändern, also warum es überhaupt versuchen?«). Andere hingegen brauchen nur eine sanfte Erinnerung daran, sich täglich ihren Aktivitätenplan anzusehen.

Störende Kognitionen, die sich als praktische Probleme tarnen

Einige Klient:innen geben an, dass praktische Probleme wie Zeit-, Energie- oder Gelegenheitsmangel sie daran gehindert haben, einen Aktivitätenplan durchzuführen. Wenn Sie glauben, dass ein Gedanke oder eine Überzeugung ebenfalls hinderlich sind, sollten Sie diese Möglichkeit untersuchen, bevor Sie das praktische Problem besprechen:

> »Okay, Sie konnten den Aktivitätenplan nicht durchführen, weil Sie keine Zeit hatten. Lassen Sie uns für einen Moment so tun, als würde dieses Problem auf magische Weise verschwinden. Nehmen wir an, Sie haben einen ganzen Tag Zeit. Wie wahrscheinlich ist es nun, dass Sie den Aktivitätenplan durchführen? Würde irgendetwas anderes dazwischenkommen? Würden Ihnen irgendwelche Gedanken in die Quere kommen?«

Probleme im Zusammenhang mit den Kognitionen des Therapeuten

Schließlich sollten Sie beurteilen, ob irgendwelche *Ihrer* Gedanken oder Überzeugungen Sie daran hindern, bei der Durchführung von Aktivitätenplänen sanft durchsetzungsfähig zu sein. Zu den typischen dysfunktionalen Annahmen von Therapeut:innen gehören die folgenden:

- »Ich werde seine Gefühle verletzen, wenn ich versuche, herauszufinden, warum er den Aktivitätenplan nicht durchgeführt hat.«
- »Sie wird wütend werden, wenn ich sie [freundlich] zur Rede stelle.«
- »Er wird beleidigt sein, wenn ich ihm vorschlage, einen Aktivitätenplan zu überwachen.«
- »Sie braucht keine Aktivitätenpläne, um sich zu bessern.«
- »Er ist jetzt schon mit anderen Dingen überfordert.«
- »Sie ist zu passiv-aggressiv, um Aktivitätenpläne durchzuführen.«
- »Er ist zu empfindlich, um sich einer ängstlichen Situation auszusetzen.«

Fragen Sie sich selbst, was Ihnen durch den Kopf geht, wenn Sie darüber nachdenken, Aktivitätenpläne zu vergeben oder zu eruieren, warum eine Klientin keinen Aktivitätenplan erstellt hat. Wenn Sie dysfunktionale Gedanken haben, könnten Sie Gedankenprotokolle oder Verhaltensexperimente durchführen oder eine Supervisorin oder einen Kollegen zu Rate ziehen. Erinnern Sie sich daran, dass Sie Ihren Patient:innen keinen Gefallen tun, wenn Sie es zulassen, dass sie die Aktivitätenpläne (die, wie Studien zeigen, sehr wichtig sind) nicht durchführen, und sich nicht genügend anstrengen, um sie zur Einhaltung zu bewegen.

Zusammenfassung

Es ist wichtig, dass sowohl Sie als auch die Patient:innen die Aktivitätenpläne als einen wesentlichen Bestandteil der Behandlung betrachten. Aktivitätenpläne sollten auf den einzelnen Klienten zugeschnitten sein und in Zusammenarbeit mit ihm erstellt werden. Verschiedene Techniken können eingesetzt werden, um die Klient:innen zu motivieren, ihre Aktivitätenpläne zu erfüllen, einschließlich der Vorwegnahme und Vermeidung von Problemen. Wenn Schwierigkeiten auftreten, ist es wichtig, das Problem zu verstehen und eine Strategie zu seiner Überwindung zu planen. Richtig zugewiesene und ausgefüllte Aktivitätenpläne beschleunigen den Fortschritt und ermöglichen es den Patient:innen, Therapietechniken zu üben, die sie am Ende der Behandlung brauchen werden.

Reflexionsfragen

Denken Sie an eine Aktivität, die Sie vermieden haben. Welche praktischen Probleme oder Erkenntnisse standen Ihnen im Weg? Was haben Sie getan oder was hätten Sie tun können, um Ihr Vermeidungsverhalten zu überwinden?

Übung

Setzen Sie sich für die kommende Woche eine mäßig schwierige Aufgabe im Aktivitätenplan, die, wenn Sie sie erfüllen, Ihr Lernen der KVT bereichern wird. Nehmen Sie ein Problem vorweg, das auftreten könnte, konzipieren Sie die Schwierigkeit und planen Sie eine Strategie, um sie zu überwinden.

9 Behandlungsplanung

Es ist hilfreich, die Therapie als eine Reise zu betrachten und das Fallkonzept als die Straßenkarte. Sie besprechen die Wünsche und Ziele der Klient:innen, also das Ziel. Es gibt verschiedene Möglichkeiten, dieses Ziel zu erreichen: z. B. über die Hauptverkehrsstraßen oder über Nebenstraßen. Manchmal ändern Umwege den ursprünglichen Plan. Wenn Sie erfahrener und routinierter in der Erstellung des Fallkonzepts werden, füllen Sie die relevanten Details in der Karte aus, und Ihre Effizienz und Effektivität wird sich verbessern. Zu Beginn ist es jedoch vernünftig anzunehmen, dass Sie die Therapie vielleicht nicht auf die effektivste oder effizienteste Weise durchführen. Ein genaues kognitives Fallkonzept hilft Ihnen dabei, die Hauptverkehrswege zu erkennen und zu bestimmen, wie Sie am besten vorgehen. In diesem Kapitel erfahren Sie, wie Sie einen Behandlungsplan für einen Klienten mit Depression erstellen. (Für Patient:innen mit anderen Störungen oder mit komorbiden Störungen ziehen Sie weitere Fachliteratur hinzu.) Die folgenden Fragen werden in diesem Kapitel beantwortet:

- Was sind die allgemeinen therapeutischen Ziele (und wie werden sie erreicht)? Wie planen Sie die Behandlung über mehrere Sitzungen hinweg?
- Wie erstellen Sie einen Behandlungsplan?
- Wie planen Sie die Behandlung, um ein bestimmtes Ziel zu erreichen? Wie planen Sie einzelne Sitzungen?
- Wie entscheiden Sie, ob Sie sich auf ein bestimmtes Ziel oder Problem konzentrieren wollen? Wie helfen Sie Klient:innen, die Schwierigkeiten haben, ein Problem zu erkennen?

9.1 Therapeutische Ziele erreichen

Eine wirksame Behandlungsplanung erfordert eine fundierte Diagnose, ein solides Fallkonzept und die Berücksichtigung der individuellen Eigenschaften der Klient:innen sowie ihrer Wünsche, Werte, ihres Sinns und ihrer Ziele. Die Behandlung wird auf den Einzelnen zugeschnitten. Sie entwickeln eine Gesamtstrategie sowie einen spezifischen Plan für jede Sitzung. Dabei berücksichtigen Sie auch Ihr Fallkonzept des Klienten, den Stand der Behandlung, die Werte, seinen mentalen Zustand und die Motivation sowie die Art und Stärke der therapeutischen Beziehung.

Auf übergeordneter Ebene bestehen Ihre Ziele darin, die Remission der Störungen der Klient:innen zu fördern, ihre Stimmung, Funktionsfähigkeit und Belastbarkeit deutlich zu verbessern und Rückfälle zu verhindern. Sie ermöglichen sinnvolle Erfahrungen für die Patient:innen (innerhalb und außerhalb der Sitzungen), die Optimismus, Hoffnung und Motivation sowie das Gefühl der Kontrolle, ihres Wertes, ihrer Befähigung, ihres Zwecks, ihrer Verbundenheit und ihres Wohlbefindens steigern. Sie helfen ihnen, ihre Flexibilität im Denken und Handeln zu erhöhen. In Anbetracht seiner Werte und Ziele möchte ich Finn helfen, sich selbst als guten Familienvater und Arbeiter zu sehen, als jemanden, der mutig und einfallsreich ist, der Probleme lösen und Herausforderungen meistern kann, der anderen Menschen hilft und der zuversichtlich ist, dass er das Zeug dazu hat, ein produktives und zufriedenstellendes Leben zu führen.

Um Ihre therapeutischen Ziele zu erreichen, werden Sie

- eine solide therapeutische Allianz mit den Patient:innen aufbauen,
- die Struktur und den Ablauf der Therapie deutlich machen,
- wöchentlich die Fortschritte überwachen und den Behandlungsplan bei Bedarf anpassen,
- den Klient:innen das kognitive Modell vermitteln und das Fallkonzept mit ihnen besprechen,
- ihren Leidensdruck durch eine Vielzahl von Interventionen lindern, einschließlich kognitiver Umstrukturierung, Problemlösetechniken und Kompetenztraining,
- den positiven Affekt steigern, indem Sie Möglichkeiten für sinnvolle, angenehme, selbstwirksamkeitsfördernde und / oder soziale Erfahrungen schaffen,
- die adaptiven (positiven) Überzeugungen der Klient:innen über sich selbst, andere, die Welt und ihre Zukunft entwickeln und stärken, indem sie ihnen helfen, Schlussfolgerungen über ihre positiven Erfahrungen zu ziehen, und ihre negativen Überzeugungen zu identifizieren und zu schwächen sowie adaptivere Schlussfolgerungen über ihre negativen Erfahrungen zu ziehen,
- den Patient:innen beibringen, wie sie die KVT und andere Techniken selbst anwenden können, die Anwendung der Techniken generalisieren und sie motivieren, die Techniken auch in Zukunft anzuwenden.

9.2 Behandlungsplanung über den Therapieverlauf

Die Therapie kann in drei Phasen konzipiert werden. In der Anfangsphase der Behandlung müssen Sie

- ein starkes therapeutisches Bündnis aufbauen,
- die Wünsche, Werte und Therapieziele der Klient:innen identifizieren und spezifizieren,
- Schritte zur Erreichung jedes Ziels oder zur Lösung jedes Problems festlegen,
- Hindernisse (automatische Gedanken und Probleme) beseitigen, die die Schritte zur Zielerreichung behindern,
- Patient:innen an den Therapieprozess heranführen (z. B. gemeinsam mit ihnen die Tagesordnung festzulegen, Feedback zu geben und Aktivitätenpläne zu erstellen),
- sie über das kognitive Modell, ihre Störung und verschiedene hilfreiche Bewältigungsstrategien aufklären,
- ihre Stärken, Ressourcen und positiven Überzeugungen hervorheben,
- ihnen beibringen, ihre automatischen Gedanken zu erkennen, zu bewerten und darauf zu reagieren,
- ihnen helfen, positive Schlüsse aus ihren Erfahrungen zu ziehen, einschließlich der Frage, was diese Erfahrungen über sie aussagen,
- den Klient:innen benötigte Fertigkeiten beibringen,
- ihnen bei der Planung von Aktivitäten helfen (vor allem, wenn sie depressiv und vermeidend sind).

Es ist besonders wichtig, schon früh in der Behandlung einen Rückgang der Symptome und eine Verbesserung der Funktionsfähigkeit der Patient:innen zu erreichen. Dies steht in Zusammenhang mit einer geringeren Zahl von Behandlungsabbrüchen und besseren Behandlungsergebnissen (King & Boswell, 2019). Es ist auch wichtig, positive Emotionen während der Behandlung zu verstärken (Dunn, 2012).

In der mittleren Phase der Therapie arbeiten Sie nicht nur weiter auf diese Ziele hin, sondern betonen auch die Stärkung der adaptiven, positiveren Überzeugungen der Klient:innen. Zugleich identifizieren, bewerten und verändern Sie deren dysfunktionale Überzeugungen direkter, wobei Sie sowohl »intellektuelle« als auch »emotionale« Techniken einsetzen.

In der letzten Phase der Therapie legen Sie den Schwerpunkt darauf, die Beendigung der Therapie vorzubereiten, weiter an den Zielen zu arbeiten, das Wohlbefinden zu steigern, die Resilienz zu verbessern und Rückfälle zu verhindern. Zu diesem Zeitpunkt sind die Patient:innen in der Therapie viel aktiver geworden und übernehmen die Führung beim Festlegen der Tagesordnung, bei der Suche nach Lösungen für Hindernisse, der Reaktion auf nicht-hilfreiche Gedanken, der Anfertigung von Therapienotizen und der Erstellung von Aktivitätenplänen.

9.3 Erstellen des Behandlungsplans

Sie entwickeln einen Behandlungsplan basierend auf:

- Ihrer Eingangsdiagnostik und dem kognitiven Modell der Störung(en)
- den Behandlungsprinzipien und allgemeinen Behandlungsstrategien für diese Störung
- Ihrem Fallkonzept der Klientin
- den Bestrebungen, Stärken, Werten und der Zielstrebigkeit des Klienten
- den Hindernissen, mit denen er konfrontiert ist, um die angestrebten Ziele zu erreichen

Sie schneiden Ihren Behandlungsplan individuell zu und berücksichtigen dabei Merkmale und Vorlieben, Kultur und Alter, religiöse oder spirituelle Orientierung, ethnische Herkunft, sozioökonomischen Status, Geschlecht, sexuelle Orientierung und ggfs. Behinderungen. Nachdem Sie einen allgemeinen Behandlungsplan formuliert haben, halten Sie sich mehr oder weniger daran und überarbeiten den Plan bei Bedarf. Die Analyse der Hindernisse, die dem Erreichen der Ziele im Wege stehen, zwingt Sie dazu, die Schwierigkeiten der Klient:innen detailliert zu erfassen und einen Behandlungsplan zu formulieren, der auf ihre Überwindung zugeschnitten ist. Dies hilft Ihnen auch, sich auf die einzelnen Sitzungen zu konzentrieren, den Ablauf der Therapie von einer Sitzung zur nächsten zu verstehen und sich der Fortschritte bewusst zu werden.

Im Folgenden finden Sie den ersten Behandlungsplan, den ich für Finn erstellt habe.

Anfänglicher Behandlungsplan Fallbeispiel Finn

Gesamtbehandlungsplan

- Depressionen, Hoffnungslosigkeit und Ängste verringern; Optimismus und Zuversicht steigern
- Verbessern der Funktionsfähigkeit, der sozialen Interaktionen und der Selbstfürsorge
- Positiven Affekt steigern
- Selbstbild und Selbstvertrauen verbessern
- Rückfällen vorbeugen

Werte, Bestrebungen und Ziele

- *Werte:* Familie, ein guter Mensch sein, verantwortungsbewusst, nützlich
- *Bestrebungen:* »mein altes Selbst zurückgewinnen«; Kontrolle haben, produktiv sein, anderen helfen, psychisch gesund sein, »ein guter Vater und Großvater« sein
- *Ziele:* einen Job finden, mehr Zeit mit Kindern und Enkeln verbringen, wieder Kontakt zum Freundeskreis aufnehmen, die Wohnung in Ordnung bringen, besser mit der Ex-Frau auskommen (wenn möglich), besser auf sich selbst aufpassen (Sport, Schlaf, Essen)

Mögliche Hindernisse

- Pessimismus, Hoffnungslosigkeit, Angst vor der Zukunft
- geringe Motivation, Energiemangel, Vermeidungsverhalten, Inaktivität
- negatives Selbstbild, Selbstkritik, Grübeln
- Konflikt mit der Ex-Frau

Mögliche Interventionen

- Psychoedukation über Depressionen, Ängste, das kognitive Modell und die Informationsverarbeitung, den Übergang vom depressiven zum adaptiven Modus, die Bedeutung der Aktivitätsplanung, die Struktur der Sitzungen
- Verstärkung positiver Emotionen durch Schaffung positiver Erfahrungen; Planung von Aktivitäten (Selbstfürsorge, zwischenmenschliche Beziehungen, Haushaltsführung, Arbeitssuche; Mischung aus Bewältigung, Vergnügen und zwischenmenschlichen Aktivitäten)
- Aufmerksamkeit für diese Erfahrungen erhöhen und positive Schlussfolgerungen daraus ziehen
- wieder mit Familie und Freunden in Kontakt kommen
- Zeit im Bett und auf der Couch verringern; passive Aktivitäten wie Fernsehen und Surfen im Internet reduzieren
- große Aufgaben in kleinere Komponenten aufteilen
- sich selbst Anerkennung zollen
- Abwägen von Vor- und Nachteilen bei der Entscheidungsfindung (z. B. wie man auf die Ex-Frau zugeht, welche Art von Job man sucht)
- dysfunktionale Gedanken und Überzeugungen bewerten und darauf reagieren, durch geleitetes Entdecken, sokratische Fragen und Verhaltensexperimente
- Vermittlung von Achtsamkeitsübungen zum Verringern des Grübelns
- Problemlösung (insb. von Hindernissen, die in der kommenden Woche auftreten könnten)
- Vermittlung von Kommunikationsfähigkeiten (z. B. Rollenspiele zum Umgang mit der Ex-Frau und zu Vorstellungsgesprächen)

9.4 Behandlungsplanung zum Erreichen eines spezifischen Ziels

Um Klient:innen zu helfen, ein Ziel zu erreichen oder ein bestimmtes Problem zu lösen, ist es hilfreich, die dafür notwendigen Schritte zu identifizieren. Der folgende Beispielplan zeigt, dass die notwendigen Schritte skizziert werden und für jeden Schritt Hindernisse (praktische Probleme, störende Kognitionen und / oder Fertigkeitendefizite) sowie ein Plan zu deren Überwindung angegeben werden.

Beispielplan Finn zur Erreichung eines bestimmten Ziels

Ziel: Einen Job finden

Schritte und mögliche Hindernisse identifizieren; einen Plan zur Beseitigung der Hindernisse erstellen.

Schritt 1: Lebenslauf aktualisieren

- ▶ Mögliche Hindernisse
  - automatische Gedanken: »Ich werde das nicht richtig machen«, »Ich werde sowieso nicht eingestellt werden«
  - Problem / Fertigkeitendefizit: Wie beschreibe ich frühere Berufserfahrungen?
- ▶ Plan zur Überwindung von Hindernissen
  - sokratisches Fragen, um automatische Gedanken zu bewerten; Zusammenfassung für Therapienotizen
  - online nach Musterlebensläufen suchen
  - Sohn um Hilfe bitten; automatische Gedanken bewerten, die ein Hindernis darstellen könnten (z. B. »Ich sollte nicht um Hilfe bitten«); für Therapieunterlagen zusammenfassen
  - sich selbst Anerkennung für diese Schritte zollen
  - konkreten Aktivitätenplan aufstellen, um online zu suchen und den Sohn zu fragen; die Wahrscheinlichkeit der Umsetzung bewerten; gegebenenfalls nach weiteren Hindernissen suchen oder den Aktivitätenplan ändern

Schritt 2: Potenzielle Jobs identifizieren und sich darauf bewerben

- ▶ Mögliche Hindernisse
  - automatische Gedanken: »Wenn ich online suche, werde ich keine Jobs in meiner Gegend finden«; »Wenn ich ein Netzwerk aufbaue, werden die Leute herausfinden, dass ich arbeitslos bin und weniger von mir halten«.
  - Problem / Fertigkeitendefizit: weiß nicht, wo er online suchen soll
- ▶ Plan zur Überwindung von Hindernissen
  - sokratisches Fragen, um automatische Gedanken zu bewerten; Zusammenfassung für Therapienotizen
  - Sohn um Hilfe bei der Online-Suche nach Stellenangeboten bitten

Schritt 3: Zu Vorstellungsgesprächen gehen

- ▶ Mögliche Hindernisse
  - automatische Gedanken: »Ich werde einen schlechten Eindruck machen«, »Ich werde es vermasseln«
- ▶ Plan zur Überwindung von Hindernissen
  - Rollenspiel
  - an einem guten Augenkontakt arbeiten; fester Händedruck, Lächeln, selbstbewusstes Auftreten

9.5 Einzelne Sitzungen planen

Denken Sie bei der Planung einer Sitzung daran, dass die Menschen Fortschritte machen, wenn sie jeden Tag kleine Veränderungen in ihrem Denken und Verhalten vornehmen. Stellen Sie sich vor und während einer Sitzung Fragen, um einen Gesamtplan für die Sitzung zu formulieren und um sich bei der Durchführung der Therapiesitzung zu orientieren. Fragen Sie sich ganz allgemein:

> Was will ich erreichen und wie kann ich das am effizientesten tun?

Erfahrene Therapeut:innen denken automatisch über viele spezifische Fragen nach. Wenn Sie noch in der Therapieausbildung sind, mag die folgende Liste entmutigend wirken. Es ist jedoch sinnvoll, sie jetzt zu lesen und sie regelmäßig zu überprüfen, vor allem kurz vor den Sitzungen. Sie wird Ihnen helfen, bessere Entscheidungen diesbezüglich zu treffen, wie Sie in der Sitzung vorgehen wollen. Das bewusste Nachdenken über die Fragen *während* einer Sitzung würde den therapeutischen Prozess definitiv beeinträchtigen.

9

(1) Vor der Sitzung

Wenn Sie vor der Sitzung Ihre Notizen von der letzten Sitzung durchgehen, fragen Sie sich:

- Was, wenn überhaupt, muss ich heute tun, um unser Bündnis zu stärken?
- Wie lautet das kognitive Modell [wichtigste Kognitionen, Bewältigungsstrategien und aufrechterhaltende Faktoren] für die Störung des Klienten? Wie sieht mein Fallkonzept für die Klientin aus?
- Muss ich die Behandlung variieren, um den individuellen Merkmalen des Klienten gerecht zu werden?
- Was ist in den letzten Therapiesitzungen geschehen? Welche Fortschritte haben wir in Bezug auf die Ziele der Klientin gemacht und haben wir ihr geholfen, ein besseres Funktionsniveau und Wohlbefinden zu erreichen? Welche Hindernisse haben sich uns in den Weg gestellt?
- Wie kann ich auf den Stärken, Vorzügen und Ressourcen des Klienten aufbauen und wie kann ich ihm helfen, in der Sitzung einen positiven Affekt zu erleben?
- In welchem Stadium der Therapie befinden wir uns [*am Anfang, in der Mitte oder am Ende*] und wie viele Sitzungen haben wir noch übrig [*falls die Anzahl begrenzt ist*]?
- Auf welcher kognitiven Ebene haben wir hauptsächlich gearbeitet: automatische Gedanken, bedingte Annahmen, Grundannahmen oder eine Mischung davon? Auf welche Verhaltensänderungen haben wir hingearbeitet? Welche Fähigkeiten muss ich verstärken oder einführen?
- Was war der Aktivitätenplan der Klientin? Was, wenn überhaupt, habe ich vereinbart zu tun [z. B. *die Krankenkasse des Klienten anzurufen oder relevante Bibliotherapie zu finden*]?

(2) Stimmung

Wenn Sie die Therapiesitzung beginnen und die Stimmung der Klientin überprüfen, fragen Sie sich:

- Wie hat sie sich seit unserer letzten Sitzung im Vergleich zu früher in der Behandlung gefühlt? Welche Stimmungen überwiegen?
- Stimmen die objektiven Fragebogenwerte mit der subjektiven Beschreibung der Klientin überein? Wenn nicht, warum nicht?
- Gibt es irgendetwas über seine / ihre Stimmung, das wir auf die Tagesordnung setzen sollten, um es ausführlicher zu besprechen?

(3) Kurzer Rückblick auf die Woche

Wenn Klienten einen kurzen Rückblick auf die Woche geben, fragen Sie sich selbst:

- Wie ist diese Woche im Vergleich zu früheren Wochen verlaufen? Wann ging es ihm im Allgemeinen am besten?
- Welche Anzeichen für Fortschritte gibt es? Welche positiven Erfahrungen hat er gemacht? Welche Schlussfolgerungen hat sie aus diesen Erfahrungen und über sich selbst gezogen?
- Ist in dieser Woche irgendetwas passiert [*positiv oder negativ*], das wir auf die Tagesordnung setzen sollten, um es ausführlicher zu besprechen?

(4) Alkohol-, Drogen- und Medikamentenkonsum

Wenn Sie den Alkohol-, Drogen- und Medikamentenkonsum der Klientinnen überprüfen (falls zutreffend), fragen Sie sich:

- Gibt es in einem dieser Bereiche ein Problem? Wenn ja, sollten wir es auf die Tagesordnung setzen, um es ausführlicher zu besprechen? Und / oder hat der Klient ein Ziel in einem dieser Bereiche?

(5) Festlegen der Tagesordnung

Wenn Sie gemeinsam die Tagesordnung festlegen, fragen Sie sich selbst:

- Auf welche(s) Ziel(e) möchte die Klientin diese Woche hinarbeiten? Oder für welche(s) Problem(e) benötigt sie meine Hilfe bei der Lösung?

(6) Priorisieren der Tagesordnung

Fragen Sie sich, wenn Sie gemeinsam die Tagesordnungspunkte nach Priorität ordnen:

- Welcher Tagesordnungspunkt ist am wichtigsten und sollte zuerst besprochen werden?
- Wie viel Zeit wird jeder Tagesordnungspunkt in Anspruch nehmen? Wie viele Punkte können wir besprechen?
- Gibt es Ziele oder Probleme, die der Klient allein oder mit jemand anderem lösen oder in einer anderen Sitzung zur Sprache bringen könnte?

(7) Aktivitätenplan auswerten

Während Sie gemeinsam den Aktivitätenplan durchgehen, fragen Sie sich:

- Wann ging es dem Klienten in der letzten Woche in Bezug auf sein(e) Ziel(e) am besten?
- Wie viel von dem Aktivitätenplan hat die Klientin umgesetzt? Welche Hindernisse oder Herausforderungen, wenn überhaupt, standen ihr im Weg?
- War der Aktivitätenplan nützlich? Wenn nicht, warum nicht?
- Was hat der Klient aus dem Aktivitätenplan gelernt? Welche Schlussfolgerungen hat er über seine Erfahrungen und über sich selbst gezogen?
- Inwieweit stimmt die Klientin den Therapieaufzeichnungen der letzten Woche [und der Vorwochen, falls noch relevant] zu?
- Welche Punkte des Aktivitätenplans [falls vorhanden] wären für den Klienten in der kommenden Woche von Vorteil?
- Wie, wenn überhaupt, sollten wir den Aktivitätenplan, den wir heute erstellt haben, ändern, um ihn effektiver zu machen?

(8) Besprechen des ersten Tagesordnungspunktes

Während Sie gemeinsam den ersten Tagesordnungspunkt besprechen, stellen Sie sich Fragen in vier Bereichen:

Definieren des Problems oder Ziels

- Was ist das spezifische Problem oder Ziel, an dem der Klient arbeiten möchte?
- Wie passt dieses Thema oder Ziel in mein Gesamtkonzept für die Klientin?

Erarbeitung einer Strategie

- Was hat der Klient bereits unternommen, um das Problem zu lösen oder das Ziel zu erreichen?
- Was würde ich tun, wenn ich an der Stelle der Klientin wäre und dieses Problem oder Ziel hätte?
- Müssen wir eine Problemlösetechnik durchführen? Welche Kognitionen könnten die Problemlösung, die Umsetzung einer Lösung oder das Erreichen des Ziels behindern?

Auswahl der Techniken

- Was genau will ich erreichen, wenn wir diesen Tagesordnungspunkt besprechen?
- Welche Techniken haben sich bei diesem Klienten [*oder bei ähnlichen Klient:innen*] in der Vergangenheit bewährt? Welche Techniken haben nicht gut funktioniert?
- Welche Technik sollte ich zuerst ausprobieren? Wie werde ich ihre Wirksamkeit bewerten?
- Werde ich die Technik anwenden oder sie der Klientin beibringen?

Überwachung des Prozesses

- In welchem Maße arbeiten wir als Team zusammen?
- Hat der Klient störende automatische Gedanken über sich selbst, diese Intervention, unsere Therapie, mich, die Zukunft?

- Verbessert sich die Stimmung der Klientin? Wie gut funktioniert diese Technik? Sollte ich etwas anderes versuchen?
- Werden wir die Besprechung dieses Tagesordnungspunktes rechtzeitig abschließen? Wenn nicht, sollte ich vorschlagen, diesen Punkt fortzusetzen und die Diskussion eines anderen Punktes zu kürzen oder zu streichen?
- Welcher Aktivitätenplan könnte sinnvoll sein?
- Was sollten wir aufschreiben, damit der Klient es zu Hause nachlesen kann?

(9) Nach der Besprechung des ersten Tagesordnungspunktes

Fragen Sie sich nach der Besprechung des ersten Tagesordnungspunktes:
- Wie fühlt sich der Klient jetzt?
- Muss ich etwas tun, um die Beziehung wiederherzustellen?
- Wie viel Zeit bleibt noch in der Sitzung? Haben wir Zeit für einen weiteren Tagesordnungspunkt? Was sollten wir als Nächstes tun?

(10) Beenden der Sitzung

Bevor Sie die Sitzung beenden, fragen Sie sich:
- Haben wir Fortschritte gemacht? Fühlt sich der Klient besser?
- Ist die Klientin engagiert und wird sie mit hoher Wahrscheinlichkeit den vereinbarten Aktivitätenplan umsetzen?
- Muss ich nicht nur nach Feedback fragen, sondern auch nach negativen Reaktionen fragen [die der Klient nicht geäußert hat]? Wenn es negatives Feedback gibt, wie sollte ich es ansprechen?

(11) Nach der Sitzung

Fragen Sie sich:
- Wie sollte ich meine Konzeptualisierung verfeinern? Muss ich unsere Beziehung verbessern?
- Wie würde ich mich selbst einstufen, z. B. anhand des Feedbackbogens (**AB 6**) einstufen? Wenn ich die Sitzung noch einmal machen könnte, was würde ich anders machen?
- Was möchte ich in der nächsten Sitzung ansprechen? Künftige Sitzungen? (Sie können diese Dinge auf Ihrer vorherigen oder nächsten Sitzungsnotiz notieren oder eine Haftnotiz in der Akte der Klientin anbringen.]

9.6 Entscheiden, sich auf ein Thema oder ein Ziel zu konzentrieren

Eine wichtige Entscheidung in jeder Therapiesitzung ist die Entscheidung, wie die Zeit verbracht werden soll. Auch wenn Sie diese Entscheidung gemeinsam mit Ihren Klient:innen treffen, sollten Sie sich fragen:

> An welchen Themen oder Zielen können wir arbeiten, damit sich der Klient am Ende der Sitzung besser fühlt und eine bessere Woche hat?

Leiten Sie die Patient:innen behutsam von der Diskussion von Themen ab,

- die sie selbst lösen können,
- die isolierte Vorfälle sind, die sich wahrscheinlich nicht wiederholen,
- die nicht besonders belastend oder mit dysfunktionalem Verhalten verbunden sind, und / oder
- bei denen es unwahrscheinlich ist, dass sie große Fortschritte machen werden, während dringendere Probleme angegangen werden müssen.

Vermeiden Sie auch Probleme oder Ziele, an denen die Klient:innen nicht arbeiten wollen, es sei denn, Sie halten es für sehr wichtig, dies in dieser Sitzung zu tun. Selbst dann versuchen Sie, zunächst zu verstehen, warum sie nicht darüber sprechen möchten. Wenn man auf die Nachteile eingeht, die sie darin sehen, kann das ihre Bereitschaft erhöhen. Selbst wenn sie die Themen in vollem Umfang besprechen wollen, sind sie vielleicht bereit, zumindest einige Minuten darauf zu verwenden. Letztendlich respektieren Sie jedoch die Entscheidung der Patient:innen.

Th: Maria, denken Sie, wir sollten über den bevorstehenden Urlaub mit Ihrer Familie sprechen?

M: Nein, eigentlich nicht.

Th: Ich mache mir Sorgen, dass sich das, was letzten Monat passiert ist, wiederholen könnte. Wäre es in Ordnung, wenn wir uns nur die Nachteile des Gesprächs ansehen? Und dann können wir uns vielleicht die möglichen Vorteile ansehen.

Nachdem Sie ein Problem oder Ziel identifiziert und spezifiziert haben, müssen Sie beide gemeinsam entscheiden, wie viel Zeit und Mühe Sie dafür aufwenden wollen. Sie sollten (falls erforderlich) weitere Daten sammeln, Ihre Optionen prüfen, praktische Überlegungen anstellen und auch die Therapiephase berücksichtigen.

Wenn Patient:innen zum ersten Mal ein Problem ansprechen, entweder bei der Festlegung der Tagesordnung oder später in der Sitzung, bewerten Sie die Art des Problems und wandeln es in ein Ziel um. Finn hat zum Beispiel ein neues Problem auf die Tagesordnung gesetzt: Das Geschäft seiner Cousine scheitert, und Finn fühlt sich schlecht für sie. Ich frage Finn, welches Ziel er in Bezug auf dieses Problem verfolgt, damit wir einschätzen können, wie sinnvoll es ist, einen erheblichen Teil der Therapiezeit darauf zu verwenden.

Th: Okay, Sie sagten, Sie wollten etwas über Ihre Cousine erwähnen?

F: Ja. Ihr Geschäft läuft schon seit einiger Zeit ziemlich schlecht, aber jetzt sieht es so aus, als ob es bankrott gehen könnte. Ich bin wirklich traurig für sie.

Th: Welches Ziel verfolgen Sie mit dem Gespräch darüber? Wollen Sie ihr in irgendeiner Weise helfen?

F: Nein, ich glaube nicht, dass ich etwas tun kann.

Th: Wie traurig fühlen Sie sich? Glauben Sie, dass Sie »normale« Traurigkeit darüber empfinden? Oder glauben Sie, dass Sie das zu stark beeinflusst?

F: Ich glaube, ich reagiere ganz normal.

Th: [nachdem sie festgestellt hat, dass keine weitere Arbeit an diesem Problem gerechtfertigt ist] Sonst noch etwas zu diesem Thema?

F: Nein, ich glaube nicht.

Th: Okay. Es tut mir leid, dass das mit Ihrer Cousine passiert ist. [*Pause*] Sollen wir uns dem nächsten Punkt auf unserer Tagesordnung zuwenden?

Finn scheint keine verzerrten Gedanken über dieses Thema zu haben, er katastrophisiert nicht; das Thema scheint zeitlich begrenzt zu sein, und was am wichtigsten ist, er hat eine »normale« emotionale Reaktion darauf. Also beschließen wir gemeinsam, über einen anderen Tagesordnungspunkt zu sprechen, nämlich Finns Ziel, sich eine neue Wohnung zu suchen, was ein Eingreifen rechtfertigt.

Th: Sie wollten über die Suche nach einer neuen Wohnung sprechen?

F: Ja. Aber allein der Gedanke daran macht mich wirklich nervös. Ich weiß nicht, wo ich anfangen soll.

Anders als bei der Angelegenheit mit seiner Cousine war es klar, dass die Untersuchung der Möglichkeit eines Umzugs ein sinnvolles Ziel war und dass wir in der Sitzung genug Zeit hatten, um zu besprechen, was dem im Wege stehen könnte, und trotzdem Zeit für andere wichtige Themen oder Ziele zu haben. Ich helfe Finn dabei, herauszufinden, wie ein erster Schritt aussehen könnte. Wir suchen nach Hindernissen, die sich ihm in den Weg stellen könnten, und ich helfe Finn bei der Bewältigung von Wahrnehmungen, die ihn von seinem Ziel abbringen könnten, löse Probleme und vermittle notwendige Fähigkeiten.

9.7 Klienten helfen, eine problematische Situation zu identifizieren

Manchmal erkennen Klient:innen, dass sie in Not sind, können aber keine bestimmte Situation oder kein bestimmtes Problem identifizieren, das mit ihrer Not verbunden ist (oder welcher Teil einer Situation sie am meisten beunruhigt). In diesem Fall können Sie ihnen helfen, die problematischste Situation zu identifizieren, indem Sie ihnen mehrere potenziell belastende Probleme vorschlagen, sie bitten, ein Problem hypothetisch zu lösen, und feststellen, wie viel Erleichterung der Klient verspürt. Sobald eine bestimmte Situation identifiziert wurde, lassen sich die automatischen Gedanken leichter aufdecken.

Th: [*fasst zusammen*] Es klingt so, als wären Sie in den letzten Tagen sehr aufgebracht gewesen und Sie sind sich nicht sicher, warum, und Sie haben Schwierigkeiten, Ihre Gedanken zu identifizieren – Sie fühlen sich einfach die meiste Zeit über aufgebracht. Ist das so?

M: Ja. Ich weiß einfach nicht, warum ich mich so schlecht fühle.

Th: An was für Dinge haben Sie denn gedacht?

M: Nun, ich streite mich immer noch mit meiner Mutter. Und meine Schwester ist auch sauer auf mich. Ich finde immer noch keinen Job, meine Wohnung ist ein einziges Chaos und, ich weiß nicht, einfach alles.

Th: Gibt es sonst noch etwas?

M: Ich fühle mich nicht besonders gut. Ich fürchte, ich könnte krank werden.

Th: Welche dieser Situationen beunruhigt Sie am meisten? Ihre Mutter, Ihre Schwester, keine Arbeit zu haben, Ihre Wohnung oder sich krank zu fühlen?

M: Oh, ich weiß es nicht. Sie sind alle ziemlich schlimm.

Th: Nehmen wir einmal an, wir könnten das Problem des Sich-krank-Fühlens völlig ausschalten. Sagen wir, Sie fühlen sich jetzt körperlich gut, wie sehr sind Sie jetzt aufgebracht?

M: Ungefähr gleich.

Th: Okay. Sagen wir, rein hypothetisch, Ihre Mutter und Ihre Schwester rufen an und entschuldigen sich und sagen, dass sie eine bessere Beziehung zu Ihnen haben wollen. Wie fühlen Sie sich jetzt?

M: Ein bisschen besser.

Th: Okay. Nehmen wir an, Sie erfahren, dass Sie den Job, für den Sie sich beworben haben, doch bekommen haben. Wie fühlen Sie sich jetzt?

M: Viel besser. Das wäre eine große Erleichterung.

Th: Das hört sich so an, als ob der Job die belastendste Situation ist.

M: Ja, ich denke schon.

Th: Gleich werden wir mehr darüber sprechen, wie Sie einen Job bekommen, aber zuerst möchte ich mit Ihnen besprechen, wie wir es herausgefunden haben, damit Sie es in Zukunft selbst tun können.

M: Sie haben mich dazu gebracht, all die Dinge aufzulisten, über die ich mir Sorgen gemacht habe, und so zu tun, als ob ich sie eins nach dem anderen lösen würde.

Th: Und dann konnten Sie sehen, was Ihnen die größte Erleichterung verschaffen würde, wenn es gelöst wäre.

Maria Ja.

Das gleiche Verfahren kann verwendet werden, um Klient:innen zu helfen, herauszufinden, welcher *Teil* ihrer scheinbar überwältigenden Problems sie am meisten belastet.

Tipp

Manchmal kann man nicht ohne Weiteres abschätzen, wie schwierig es sein wird, ein Ziel zu erreichen, oder wie wahrscheinlich es ist, dass ein bestimmtes Gespräch eine schmerzhafte Grundannahme aktivieren wird. In diesen Fällen können Sie sich zunächst auf ein Ziel konzentrieren, aber gemeinsam beschließen, zu einem anderen Ziel zu wechseln, wenn Sie feststellen, dass Ihre Interventionen nicht erfolgreich sind und/oder die Klientin größeren (unbeabsichtigten) Leidensdruck verspürt. Ein Beispiel sehen Sie im folgenden Dialog, den ich in einer frühen Therapiesitzung mit Maria hatte.

Th: Okay, der nächste Punkt auf der Tagesordnung. Sie sagten, Sie würden gerne mehr Leute kennenlernen. [*Wir besprechen dieses Ziel genauer.*] Also, wie könnten Sie diese Woche neue Leute kennenlernen?

M: [*mit kleinlauter Stimme*] Ich könnte mit den Leuten in meinem Haus sprechen, denke ich.

Th: [*bemerkt, dass Maria plötzlich niedergeschlagen aussieht*] Was geht geht Ihnen gerade durch den Kopf?

M: Es ist hoffnungslos. Ich werde es nie schaffen. Ich habe das schon einmal versucht. [*wirkt wütend*] Alle meine anderen Therapeuten haben das auch versucht. Aber ich sage Ihnen, ich schaffe es einfach nicht! Es klappt nicht!

Ich vermute aufgrund von Marias plötzlicher negativer Affektverschiebung, dass eine Grundannahme aktiviert wurde. Ich erkenne, dass ein Weitermachen zu diesem Zeitpunkt wahrscheinlich kontraproduktiv sein wird. Anstatt mich wieder auf das Ziel zu konzentrieren, beschließe ich, die therapeutische Allianz zu reparieren, indem ich ihr Feedback positiv verstärke (»Es ist gut, dass Sie mir das gesagt haben«).

Dann lasse ich ihr die Wahl, ob sie auf diesen Tagesordnungspunkt zurückkommen möchte (»Möchten Sie noch mehr über das Kennenlernen neuer Leute sprechen, oder sollen wir ein anderes Mal [in einer anderen Sitzung] darauf zurückkommen und mit dem Problem, das Sie mit Ihrer Mutter haben, weitermachen?«).

Zusammenfassung

Die übergreifenden Ziele der Behandlung bestehen darin, die Remission der Störungen der Patient:innen zu fördern, ihr Gefühl für Sinn, Bedeutung, Verbundenheit und Wohlbefinden zu steigern, ihre Widerstandsfähigkeit zu stärken und Rückfälle zu verhindern. Um diese Ziele zu erreichen, müssen Sie über ein solides Verständnis ihrer aktuellen Symptome und Funktionsfähigkeit, ihrer Wünsche, Ziele und Werte sowie der vorliegenden Probleme, der auslösenden Ereignisse, der Vorgeschichte und der Diagnose verfügen. Der Behandlungsplan sollte auf Ihrem laufend aktualisierten Fallkonzept beruhen, und Sie sollten Ihren Behandlungsplan mit den Klient:innen teilen und Feedback einholen. Es ist wichtig, die Behandlung sowohl für einzelne Sitzungen als auch für den gesamten Verlauf der Behandlung zu planen.

Reflexionsfragen

Was ist ein Beispiel für ein Problem oder ein Ziel, an dem in einer Therapiesitzung mit einem Klienten gearbeitet werden sollte? Warum wäre es hilfreich? Was ist ein Beispiel für ein Problem oder ein Ziel, an dem es nicht hilfreich wäre, daran zu arbeiten? Warum wäre es nicht hilfreich?

Übung

Nehmen wir an, Ihr Ziel ist es, die KVT im nächsten Jahr besser zu beherrschen. Erstellen Sie einen Plan, um dieses Ziel zu erreichen. Verwenden Sie den Kasten »Beispielplan Finn zur Erreichung eines spezifischen Ziels« in Abschnitt 9.4 als Leitfaden.

10 Sitzungen strukturieren

Da in der ersten Therapiesitzung viele Inhalte zu behandeln sind, unterscheidet sich das Format dieser Sitzung von den übrigen Sitzungen. Wir halten das hier beschriebene Format für den effizientesten und effektivsten Weg, die Behandlung durchzuführen. Dennoch ist es wichtig, von der Struktur abzuweichen, wenn Sie feststellen, dass Klient:innen sich damit nicht wohl fühlen. In diesem Kapitel lesen Sie Auszüge aus Finns fünfter Sitzung, und Sie finden Antworten auf folgende Fragen:

- Wie legen Sie den Inhalt der Sitzungen fest?
- Was geschieht in den einzelnen Teilen einer Therapiesitzung (Überprüfung der Stimmung, der Medikation und anderer Behandlungen, Festlegung der anfänglichen Tagesordnung, Einholung eines Updates und Überprüfung des Aktivitätenplans, Besprechung der Tagesordnungspunkte, regelmäßige Zusammenfassungen, Zusammenfassung der Sitzung, abschließende Überprüfung des neuen Aktivitätenplans und Feedback)?

In Kapitel 11 erfahren Sie mehr über typische Probleme, die bei der Strukturierung von Sitzungen auftreten.

10.1 Inhalt der Sitzungen

Der Inhalt der Therapiesitzungen hängt von den Problemen und Zielen der Patient:innen und Ihren therapeutischen Zielen ab. Bei der Planung einer einzelnen Sitzung berücksichtigen Sie den Stand der Therapie und orientieren sich bei der Behandlung stetig an Ihrem jeweiligen Fallkonzept. Während ein Klient über seine Stimmung berichtet, die Woche kurz Revue passieren lässt und Themen für die Tagesordnung festlegt, überlegen Sie, wie Sie Ihre therapeutischen Ziele mit den Tagesordnungspunkten Ihres Klienten verbinden können.

In Sitzung 5 wollte ich Finn beispielsweise weiter vermitteln, seine automatischen Gedanken zu bewerten und Aktivitäten zu planen. Wir sprachen auch die Ziele an, die er auf seine Agenda gesetzt hatte. Als Berufsanfängerin haben Sie vielleicht nur Zeit, ein oder zwei Themen oder Ziele in einer Sitzung ausführlich zu besprechen. Erfahrene Therapeut:innen können oft mehr behandeln.

Abbildung 10.1 zeigt Sitzungsnotizen aus meiner fünften Behandlungssitzung mit Finn. Es ist wichtig, sich während der Therapiesitzung Notizen zu machen,

- um den Überblick zu behalten, was besprochen wird,
- um Ihr Fallkonzept zu verfeinern und
- um zukünftige Sitzungen zu planen.

Halten Sie während des Notierens so viel Augenkontakt wie möglich. Manchmal kann es auch wichtig sein, keine Notizen zu machen, vor allem, wenn ein Klient emotional schmerzhaftes Material preisgibt, damit Sie sich ganz auf ihn einlassen können.

AB 10 • T 1/2

Notizen zur Therapiesitzung

Vorbereitende Notizen: Fortsetzung der Planung von Aktivitäten und der Auswertung der automatischen Gedanken; Überprüfen der Lobliste

Name des Patienten / der Patientin: Finn K. **Datum:** 20.4.

Sitzung # 5 **Diagnose / ICD-Ziffer:** F 32.3

Stimmungsbewertung (Objektive Maße, bitte angeben): Fühlt sich »ein bisschen besser«. PHQ-9 = 15; GAD-9 = 6; Wohlbefinden = 3.

Medikamente (Änderungen / Nebenwirkungen / andere Behandlung): Keine.

Risikoeinschätzung (Suizid/Selbstverletzungs- / Homizidgedanken): Keine Todesgedanken mehr; geringes Risiko

Update / Überprüfung des Aktivitätenplans / Schlussfolgerungen: Hat mehr in der Wohnung getan; Änderung des Denkens und Verhaltens wirkt sich auf die Stimmung aus; zeigt, dass er sich besser unter Kontrolle hat; verlässt jeden Tag die Wohnung; sieht, dass er anfängt, sich »ein bisschen mehr unter Kontrolle« zu haben; fühlte sich beim Konzert am besten; zeigt, dass er die Familie schätzt und es wert ist, sich selbst zu pushen; las täglich Therapienotizen; ging täglich aus; babysittete für die Enkel; aß mit Sohn und Familie zu Abend; »es war gut rauszukommen, gut, mit ihnen zusammen zu sein«, verdient Anerkennung; identifizierte automatische Gedanken; zollte sich selbst Anerkennung.

Tagesordnungspunkte: »Schwierige Sachen« in der Wohnung, Freiwilligenarbeit, Müdigkeit, automatische Gedanken bewerten, Aktivitäten planen.

Tagesordnungspunkt 1 – Problem oder Ziel: für Miriam arbeiten

Konzeptualisierung – automatische Gedanken (Bedeutung / Glaubenssatz, falls identifiziert), Emotionen, Verhaltensweisen: Situation: Überlegung, einen ganzen Tag zu arbeiten => Automatischer Gedanke: »Ich habe nicht die Ausdauer« => Emotion: »Besorgt« => Verhalten: Vermeidet es, Miriam zurückzurufen.

Interventionen oder Zusammenfassung der Therapeutin / des Therapeuten: (1) Vermittlung der Frage »Was bringt mich dazu, zu denken ...?« zur Bewertung von »Ich habe nicht die Ausdauer«; (2) Signifikante Beweise dafür, dass automatischer Gedanke wahr ist; (3) Optionen für das Gespräch mit Miriam evaluiert; (4) Rollenspiel, was man Miriam sagen sollte.

Aktivitätenplan: Miriam bitten, Finn für die zukünftige Arbeit im Hinterkopf zu behalten. Sich selbst daran erinnern, dass sich das Durchhaltevermögen verbessern wird, wenn sich die Depression bessert.

AB 10 • T 2/2

Notizen zur Therapiesitzung

Tagesordnungspunkt 2 – Problem oder Ziel: Post sortieren, Rechnungen bezahlen, Formulare ausfüllen

Konzeptualisierung – automatische Gedanken (Bedeutung / Glaubenssatz, falls identifiziert), Emotionen, Verhaltensweisen: Situation: Nachdenken über den Anfang der Aktivitäten => automatischer Gedanke: »Das ist zu schwer.« => Emotion: »Deprimiert« => Verhalten: Vermeidet, die Post zu bearbeiten

Interventionen oder Zusammenfassung der Therapeutin / des Therapeuten:

(1) Fertigkeitentraining (Post in vier Kategorien einteilen); (2) Bewerten des automatischen Gedankens (Antwort: »Ich muss nicht alles machen. Der erste Schritt ist nur das Sortieren. Ich sollte in der Lage sein, das Sortieren zu übernehmen. Wenn ich unsicher bin, lege ich die Sachen sofort auf den Stapel ›unsicher‹ und bespreche das in der nächsten Sitzung.«) Außerdem wurde besprochen, was in der nächsten Sitzung mit den Stapeln geschehen soll; (3) Mentale Probe; (4) Sich vorstellen, die Aufgabe zu erledigen; (5) Reaktion auf automatischen Gedanken (»Ich hätte es früher tun sollen«): »Die Depression kam mir in die Quere«; (6) Wecker auf dem Telefon für morgen früh stellen

Aktivitätenplan: Relevante Therapienotizen lesen; sich vorstellen, die Aufgabe zu erledigen, Post für morgen früh sortieren.

Andere Punkte des Aktivitätenplans: Lobliste führen; jeden Tag aus der Wohnung gehen; die Familie sehen, mit den Enkeln zum Baseballspiel gehen; automatische Gedanken identifizieren und fragen: »Was lässt mich glauben, dass dieser Gedanke wahr ist? Was lässt mich glauben, dass er unwahr oder nicht ganz wahr ist?«

Zusammenfassung / Klientenrückmeldung: Sich besser zu fühlen, hängt mit verändertem Denken und Verhalten zusammen und damit, sich selbst Anerkennung zu geben; es ist wichtig, die Kontrolle zu übernehmen; es ist sehr wahrscheinlich, dass man den Aktivitätenplan ausführt. Rückmeldung: »gut«.

Unterschrift Therapeut / in: Judith S. Beck, PhD

Anmerkungen für die nächste Sitzung: Ehrenamtliche Arbeit besprechen? Durchhaltevermögen steigern? Die Selbstbewertung einschätzen; Planung von Aktivitäten fortsetzen, Bewertung von automatischen Gedanken vermitteln

© Beck: Praxis der Kognitiven Verhaltenstherapie. Weinheim: Beltz, 2024

Abbildung 10.1 Sitzungsnotizen Fallbeispiel Finn (**AB 10** beispielhaft ausgefüllt)

Format einer typischen Sitzung

Die Bestandteile einer Sitzung werden im folgenden Kasten aufgeführt. Es ist hilfreich, in den ersten paar Therapiesitzungen jedes Element zu begründen. Es ist auch wichtig, während jeder Sitzung regelmäßige Zusammenfassungen zu machen. In der Anfangsphase der Behandlung werden Sie die Klient:innen weiter an die KVT gewöhnen: Sie halten sich an das Sitzungsformat, arbeiten mit ihnen zusammen, geben ihnen Feedback und beginnen, laufende (und oft auch vergangene) Erfahrungen im Licht des kognitiven

Modells zu betrachten. Wenn es den Patient:innen etwas besser geht, beginnen Sie mit der Rückfallprävention (Kap. 21). Vor allem geht es Ihnen darum, Hoffnung zu wecken, das therapeutische Bündnis zu stärken oder aufrechtzuerhalten und den Klient:innen zu helfen, sich besser zu fühlen und ein höheres Funktionsniveau zu erreichen.

Struktur der Therapiesitzungen

Anfangsteil der Sitzung

(1) Führen Sie einen Stimmungs- / Medikations- / Sonstige-Behandlungen-Check durch.
(2) Legen Sie die Tagesordnung fest.
(3) Bitten Sie um ein Update (Positives und Negatives) und überprüfen Sie den Aktivitätenplan der Vorwoche.
(4) Setzen Sie Prioritäten für die Tagesordnung.

Mittlerer Teil der Sitzung

(5) Arbeit an Tagesordnungspunkt 1, Zusammenfassung, Intervention(en), Bewertung des Bedarfs an weiteren Interventionen und Diskussion der Punkte des Aktivitätenplans.
(6) Arbeit an den Tagesordnungspunkten 2 und 3 (falls Zeit).

Ende der Sitzung

(7) Fassen Sie die Sitzung zusammen.
(8) Überprüfen Sie den Aktivitätenplan für die kommende Woche.
(9) Bitten Sie um Feedback.

10.2 Der erste Teil der Sitzung

Die spezifischen Ziele des einleitenden Teils der Sitzung sind

- die Beziehung wiederherzustellen,
- Daten zu sammeln, um herauszufinden, welche Themen / Ziele in der Sitzung behandelt werden sollen, und
- Schlussfolgerungen darüber zu ziehen, was der Klient im Anschluss an die vorherige Sitzung erreicht hat.

Um diese Ziele zu erreichen, werden Sie

(1) einen Stimmungs- / Medikations-Check durchführen,
(2) eine anfängliche Tagesordnung festlegen,
(3) um ein Update bzw. eine Aktualisierung bitten und den Aktivitätenplan überprüfen und
(4) die Tagesordnung nach Prioritäten ordnen.

Erfahrene KVT-Therapeut:innen verweben diese vier Elemente häufig miteinander, der Klarheit halber habe ich sie in diesem Kapitel jedoch getrennt. Sie werden feststellen, dass der Beginn jeder Sitzung schneller vonstattengeht, wenn Sie die Klient:innen bitten, das **Arbeitsblatt 11** »Vorbereitung auf die nächste Therapiesitzung« (Abb. 10.2) vor der Sitzung (gedanklich oder schriftlich) durchzugehen. Sie können diese Arbeitsblätter im Empfangsbereich aufbewahren oder sie den Patient:innen nach Hause mitgeben, bis sie so weit sind, dass sie Ihnen ohne diese Aufforderung einen kurzen Bericht über die vergangene Woche geben können.

AB 11 • P

Vorbereitung auf die nächste Therapiesitzung

Über welche wichtigen Dinge haben wir in der letzten Sitzung gesprochen? Wie sehr glaube ich meinen Therapieunterlagen?

....

....

Wie war meine Stimmung in dieser Woche, verglichen mit anderen Wochen?

....

....

Welche positiven Erfahrungen hatte ich in dieser Woche? Was habe ich gelernt? Was sagen diese Erfahrungen über mich aus?

....

....

Was ist in dieser Woche noch passiert, was mein / e Therapeut / in wissen sollte?

....

....

Was sind meine Ziele für diese Sitzung? Überlegen Sie sich einen kurzen Titel für jedes Ziel (z. B. Mich mehr mit anderen Menschen verbinden, Mehr im Haushalt erledigt bekommen; Bessere Konzentration auf der Arbeit)

....

....

Was habe ich aus meinem Aktivitätenplan gemacht? (Wenn ich keine Aktivität ausgeführt habe: Was hat mich davon abgehalten?) Was habe ich daraus gelernt?

....

....

Abbildung 10.2 Arbeitsblatt für die Therapievorbereitung der Patient:innen (**AB 11**).

Stimmungscheck

Der kurze Stimmungscheck bietet mehrere Möglichkeiten:

- Sie zeigen, dass Sie sich Gedanken darüber machen, wie es der Klientin in der vergangenen Woche ergangen ist.
- Sie können gemeinsam mit dem Patienten überprüfen, wie er sich im Laufe der Behandlung entwickelt hat.
- Sie können die Erklärungen der Klientin für ihre Fortschritte oder deren Ausbleiben erkennen (und diese dann verstärken oder ändern).
- Sie können das kognitive Modell bekräftigen: dass Gedanken und Aktivitäten die Stimmung beeinflusst haben.
- Sie können überprüfen, ob Suizidgedanken, Hoffnungslosigkeit oder aggressive oder gewalttätige Impulse vorliegen, die in der Sitzung angesprochen werden müssen, normalerweise als erster Tagesordnungspunkt.

Je nach Diagnose und Symptomatik der Klient:innen können Sie auch zusätzliche Informationen erfragen, z. B. die Anzahl und Schwere der Panikattacken, die Zeit, die mit Ritualen, Fressattacken, Drogenkonsum, Wutausbrüchen, Selbstverletzungen oder aggressivem oder destruktivem Verhalten verbracht wird. So beginnt meine fünfte Sitzung mit Finn.

Th: Hallo, Finn. Wie geht es Ihnen?

F: Gut [*übergibt die Skala, die er ausgefüllt hat*].

Th: Fühlen Sie sich ungefähr gleich? Besser? Schlechter?

F: Ein bisschen besser. Nun, es gab ein Mal in dieser Woche, als es mir viel schlechter ging, aber die meiste Zeit über war es besser.

Th: Wenn wir die Tagesordnung festlegen, möchte ich, dass Sie mir von dieser Zeit erzählen. Aber ich bin wirklich froh, dass Sie wieder eine bessere Woche hatten. [*Pause*] Wie war Ihr Gefühl des Wohlbefindens?

F: Ungefähr eine 3.

Th: Es scheint, dass sich Ihre Stimmung nach und nach verbessert hat. [*Pause*] Sieht es für Sie auch so aus?

F: Ja, ich glaube schon.

Th: [*schaut auf das Arbeitsblatt*] Es sieht so aus, als hätten Sie ein bisschen mehr Energie? Und Sie haben ein bisschen mehr Spaß an den Dingen?

F: Ja, das ist richtig.

Es ist wichtig, dass die Patient:innen ihre verbesserte Stimmung zuordnen können. Wir wollen ihnen helfen zu erkennen, dass positive Veränderungen in ihrem Denken und Verhalten mit einem besseren Gefühl verbunden sind.

Th: Das ist gut. Warum, glauben Sie, hat sich Ihre Stimmung diese Woche verbessert?

F: Ich schätze, ich habe ein bisschen mehr Hoffnung, als würde die Therapie vielleicht helfen.

Th: [*verstärkt subtil das kognitive Modell*] Sie haben also gedacht: »Vielleicht hilft die Therapie«, und dieser Gedanke hat Sie etwas hoffnungsvoller und weniger deprimiert gestimmt?

F: Ja … und ich habe diese Woche eine ganze Menge in meiner Wohnung erledigt. Und ich habe Zeit mit meinen Kindern verbracht.

Th: Okay, also wirkt sich die Änderung Ihrer Gedanken und Ihres Verhaltens wirklich auf Ihre Stimmung aus.

F: Ja, ich glaube schon.

Th: Möchten Sie diese Dinge diese Woche weiter tun?

F: Ja, möchte ich gerne.

Als Nächstes helfe ich Finn, einige positive Schlüsse über sein Verhalten zu ziehen.

Th: Was bedeutet es, dass Sie in der Lage waren, diese Dinge zu tun? Vor ein paar Wochen konnten Sie das noch nicht.

F: Ich schätze, dass ich mehr Kontrolle über mich habe.

Th: [*gibt positive Bestärkung*] Auf jeden Fall.

Tipp

- Manchmal sind sich Klient:innen nicht sicher, warum es ihnen besser geht. Fragen Sie in diesem Fall: »Haben Sie irgendwelche Veränderungen in Ihrem Denken oder in dem, was Sie getan haben, bemerkt?«
- Wenn es eine Diskrepanz zwischen der Beschreibung der Stimmung der Patient:innen in der letzten Woche und den von ihnen ausgefüllten Skalen gibt, könnten Sie sagen: »Sie haben sich also schlechter gefühlt, aber die Punktzahl auf diesem Fragebogen zur Depression ist niedriger als letzte Woche. Wie erklären Sie sich das?«

Beim Stimmungscheck können drei häufige Schwierigkeiten auftreten (s. Abschn. 11.2): Wenn Klient:innen positive Veränderungen ihrer Stimmung auf äußere Faktoren zurückführen, wenn sie ihre Stimmung zu detailliert beschreiben und wenn sie eine Verschlechterung ihrer Stimmung erlebt haben.

Überprüfung von Medikamenten und anderen Behandlungen

Wir haben den Medikamentencheck bereits behandelt (s. Abschn. 6.3). Zur Erinnerung: Wenn es relevant ist, erkundigen Sie sich nach der Einhaltung der verordneten Medikamente (und nach Schwierigkeiten mit Nebenwirkungen) und anderen Behandlungen. Und wenn es relevant ist, helfen Sie Ihren Patient:innen, eine Liste mit Fragen an ihren Arzt zu erstellen.

Aufstellung einer ersten Agenda

Der Zweck dieses relativ kurzen Abschnitts besteht darin, eine erste Tagesordnung festzulegen. Gehen Sie folgendermaßen vor:

- Fragen Sie die Klient:innen nach ihren Zielen für die Sitzung und finden Sie heraus (entweder als Nächstes oder wenn Sie die Prioritäten für die Tagesordnung festlegen), ob es noch etwas Wichtigeres zu besprechen gibt. (Hinweis: In der traditionellen KVT würden wir eher mit der Frage beginnen: »Welche Probleme möchten Sie mit meiner Hilfe lösen?« oder »Woran möchten Sie heute arbeiten?«)
- Unterbrechen Sie sie sanft, wenn es nötig ist, um das Ziel oder Problem zu benennen, anstatt es ausführlich zu beschreiben.
- Schauen Sie sich Ihre Notizen von der letzten Sitzung an und fragen Sie nach Themen, für die Sie keine Zeit hatten.

Schlagen Sie Themen vor, die Sie gerne behandeln würden.
Während des ersten Teils der Sitzung sollten Sie auch

- fragen, ob die Patient:innen in der kommenden Woche andere wichtige Themen erwarten, und
- auf andere wichtige Tagesordnungspunkte achten, wie z. B. negative Erfahrungen aus der vergangenen Woche, die sich in der kommenden Woche wahrscheinlich wiederholen werden.

Gegen Ende des ersten Sitzungsteils helfen Sie Klient:innen auch dabei, die Themen zu priorisieren, die im weiteren Verlauf der Sitzung behandelt werden sollen.

Th: Lassen Sie uns die Tagesordnung festlegen, wenn das in Ordnung ist, damit wir herausfinden können, was für Sie am wichtigsten ist. Was ist Ihr Ziel für die heutige Sitzung?

F: Nun, ich habe einige Fortschritte in meiner Wohnung gemacht, aber es gibt immer noch eine Menge zu tun, um sie aufzuräumen. Einiges fällt wirklich schwer und …

Th: [*unterbricht sanft*] Okay [*schreibt das Ziel auf*], »Sachen, die schwer fallen, in der Wohnung aufräumen.« Sonst noch irgendetwas?

F: Ich frage mich, ob ich gut genug in Form bin, um wieder ehrenamtlich zu arbeiten … Ich weiß nicht. Ich bin ziemlich müde [mögliches Hindernis] und …

Th: [*unterbricht sanft*] Möchten Sie das auch besprechen? [*Pause*]

F: Ja, wenn wir Zeit haben.

Th: Okay, »Freiwilligenarbeit und Müdigkeit«. Sonst noch irgendwas?

F: Nichts, was mir im Moment einfällt.

Anstatt Finn eine vollständige Beschreibung dieser Themen geben zu lassen, unterbreche ich ihn freundlich und nenne das Ziel / Problem. Hätte ich ihm erlaubt, diese Themen ausführlich zu beschreiben, hätte ich ihm die Möglichkeit genommen, darüber nachzudenken, worüber er während der Sitzung am liebsten sprechen wollte – was vielleicht das erste Thema war, das er angesprochen hat. Ich erkundige mich auch nach weiteren Themen der Tagesordnung.

Th: Sie haben erwähnt, dass Sie sich diese Woche einmal viel schlechter gefühlt haben. Ist das etwas, worüber wir sprechen sollten?

F: Ich bin mir nicht sicher. Ich habe diesen schlimmen Anruf von meiner Ex-Frau bekommen. Sie hat mich angeschrien, weil ich immer noch arbeitslos bin und ihr keinen Unterhalt mehr zahlen kann. Ich fühlte mich eine Zeit lang wirklich schlecht. Aber das war der Tag, an dem ich mit meinen Enkeltöchtern zu einem Konzert ging, und als ich zurückkam, fühlte ich mich besser.

Th: Sollen wir das Thema »Ihre Ex-Frau« auf die Tagesordnung setzen?

F: Ja, irgendwann mal, aber nicht heute, glaube ich. Sie wird mich wahrscheinlich erst in ein paar Monaten wieder anrufen.

Th: Okay, gibt es irgendetwas, das diese Woche ansteht und ich wissen sollte?

F: [*denkt nach*] Oh, ja. Mein Freund Ben hat gesagt, er hätte ein paar Bauarbeiten für mich. Aber ich weiß nicht, ob ich dazu in der Lage bin.

Th: Sollen wir uns die Vor- und Nachteile ansehen, die es mit sich bringt, für ihn zu arbeiten?

F: Ja, das wäre gut.

Falls Klient:innen sich damit schwertun herauszufinden, was auf die Tagesordnung gesetzt werden soll, siehe Abschnitt 11.2. Als Nächstes schlage ich meine Tagesordnungspunkte vor.

Th: Und nebenbei würde ich Ihnen gerne noch etwas über die Bewertung Ihrer Gedanken und die Planung von Aktivitäten erzählen – wenn das in Ordnung ist.

F: Gut.

Update und Überprüfung des Aktivitätenplans

Als Nächstes schlagen Sie eine Brücke zwischen der vorangegangenen Sitzung und der aktuellen Sitzung. Häufig kombinieren Sie eine Überprüfung des Aktivitätenplans mit dem Update. So bleiben Sie weiterhin aufmerksam für Themen oder Ziele, die für die Agenda wichtig sein könnten. Üblicherweise beginnen wir das Update mit der Frage: »Was ist in der letzten Woche passiert, das ich wissen sollte?« Wenn Sie diese Frage stellen, vor allem zu Beginn der Behandlung, werden Sie feststellen, dass die Klient:innen in der Regel von negativen Erfahrungen berichten. In diesem Fall ist es wichtig, sie nach positiven Erlebnissen zu fragen oder nach Zeiten, in denen sie sich sogar ein wenig besser gefühlt haben. In einer Genesungsorientierung neigen wir dazu, mit dem Positiven zu beginnen, indem wir eine Frage (oder mehrere Fragen) stellen wie:

- »Was ist diese Woche Gutes passiert?«
- »Was haben Sie diese Woche getan, das gut war?«
- »Wann ging es Ihnen diese Woche am besten?«
- »Was war der beste Teil der Woche?«

Die Betonung des Positiven hilft den Patient:innen, die Realität klarer zu sehen, da die Depression sie sicher dazu gebracht hat, sich fast ausschließlich auf das Negative zu konzentrieren. Es hilft ihnen, zu erkennen, dass sie nicht die ganze Woche über den gleichen, unerbittlichen Leidensdruck empfunden haben. Das Benennen positiver Erfahrungen gibt Ihnen auch die Möglichkeit …

- Klient:innen zu loben, wenn sie sich an sinnvollen sozialen, produktiven, angenehmen oder selbstfürsorglichen Aktivitäten beteiligen;
- sie dabei zu unterstützen, hilfreiche Schlussfolgerungen über die Aktivitäten zu ziehen, einschließlich der positiven Dinge, die sie über die Patient:innen aussagen;
- positive Emotionen in der Sitzung hervorzurufen, die die Klient:innen in eine bessere Gemütsverfassung versetzen und sie im weiteren Verlauf der Sitzung aufnahmefähiger machen;
- zu besprechen, ob der Klient es für eine gute Idee hält, in der kommenden Woche ähnliche Aktivitäten zu unternehmen; und
- die therapeutische Beziehung zu stärken, indem man kurz ins Gespräch kommt, vielleicht auch durch Selbstoffenbarung.

Th: Wann ging es Ihnen diese Woche am besten?

F: [*denkt nach*] Als ich meine Enkeltöchter gesehen habe. Ich habe sie zu einem Kinderkonzert mitgenommen. Sie mögen diesen Sänger sehr – ich habe seinen Namen vergessen –, er spielt Gitarre und singt Kinderlieder.

Th: [*nutzt Selbstoffenbarung, um die therapeutische Bindung zu stärken*] Ich erinnere mich, dass ich meine eigenen Kinder zu solchen Veranstaltungen mitgenommen habe. Ich sollte mir wirklich überlegen, ob ich meine Enkelkinder zu einem Konzert mitnehme.

F: Ich glaube, der Typ hat am kommenden Wochenende wieder ein Konzert.

Th: Oh, danke. [*Pause*] War es für Sie ungewöhnlich, mit Ihren Enkelkindern auszugehen?

F: Ja, früher habe ich das öfter gemacht, aber nun schon wirklich lange nicht mehr.

Th: [*zieht ein positives Fazit*] Was war gut an dieser Erfahrung?

F: Sie waren einfach sehr begeistert. Und sie waren wirklich froh, dass ich sie mitgenommen habe.

Th: Nun, ich bin froh, dass Sie das tun konnten. [*Pause*] Was haben Sie gelernt?

F: Ich denke, dass es sich gelohnt hat, mich anzustrengen. Ich war wirklich müde und hatte keine Lust zu gehen, aber ich wollte sie nicht im Stich lassen. Ich sollte so etwas öfter machen.

Th: Das ist gut. [*versucht, eine adaptive Grundüberzeugung herauszufinden*] Und was sagt es über Sie aus, dass Sie sich dazu durchringen konnten, obwohl Sie so deprimiert und müde waren?

F: Ich bin mir nicht sicher.

Th: Zeigt es, dass Sie Ihre Familie wirklich schätzen, dass Sie bereit waren, sich anzustrengen, dass Sie vielleicht mehr Kontrolle über Ihre Stimmung haben, als Sie dachten?

F: Ich denke, das ist richtig.

Th: Gab es noch andere gute Dinge, die diese Woche passiert sind?

F: Das war das Beste. Ich habe auch eine Menge an meinem Aktivitätenplan erledigt.

Th: Sehr gut. Dazu kommen wir gleich noch.

Notieren Sie sich diese positiven Dinge. Sie können diese Informationen später in der Sitzung oder in zukünftigen Sitzungen verwenden, vor allem, wenn Sie positive Aktivitäten für die Klient:innen planen oder wenn Sie ihnen helfen, relevante automatische Gedanken und Überzeugungen zu bewerten. Als Nächstes fragen Sie nach anderen Teilen der Woche des Klienten.

Th: Ist diese Woche sonst noch etwas passiert, das ich wissen sollte?

F: [*denkt nach*] Hm. [*seufzt*] Ja, ich glaube, mein jüngerer Bruder ist sauer auf mich, weil ich ihm gesagt habe, dass ich es nicht für eine gute Idee halte, dass er seinen Job aufgibt.

Th: [*erkundigt sich, ob es wichtig genug ist, um es auf die Tagesordnung zu setzen*] Ist das etwas, worüber wir heute sprechen sollten?

F: Nein, ich glaube nicht. Das wird schon vorbeigehen.

Th: Okay, sonst noch was?

F: Nicht, dass ich wüsste.

Th: Steht diese Woche irgendetwas an, das ich wissen sollte?

F: Nur das, was ich vorhin gesagt habe, Sie wissen schon, über Frank, und vielleicht Freiwilligenarbeit.

Th: Okay.

Als Nächstes werden Sie herausfinden, was im Aktivitätenplan erreicht wurde.

Th: Können wir über Ihren Aktivitätenplan sprechen? Haben Sie ihn dabei?

F: Ja. [*Holt den Plan heraus; Therapeutin holt auch ihr Exemplar heraus.*]

Th: Konnten Sie Ihre Therapienotizen zweimal am Tag lesen?

F: Vielleicht 90 % der Zeit.

Th: Das ist gut.

Als Nächstes bitte ich Finn, seine Therapienotizen laut vorzulesen und mir zu sagen, inwieweit er ihnen zustimmt. Dann überprüfe ich, ob er sich selbst positiv bestärkt hat, und wir fahren mit der Überprüfung des Aktivitätenplans fort.

Th: Haben Sie sich selbst Anerkennung gegeben, als Sie die Therapienotizen gelesen haben?

F: Ja.

Th: Gut. [*schaut auf den Aktivitätenplan*] Mal sehen, sind Sie jeden Tag rausgegangen?

F: Äh, ja. Ich war auch bei meiner Tochter und habe am Samstagabend auf ihre Kinder aufgepasst.

Th: Hat Ihre Tochter das zu schätzen gewusst?

F: Ja, und ihr Mann auch. Ihr Babysitter hat in letzter Minute abgesagt.

Th: Könnten Sie das vielleicht noch einmal anbieten?

F: Ja, das sollte ich wahrscheinlich.

Th: Sollen wir das in Ihren Aktivitätenplan aufnehmen?

F: Vielleicht sollten wir es als optional hinzufügen.

Th: Okay. [*Pause*] Und haben Sie sich selbst Anerkennung gezollt?

F: Ja. Es war gut, dass ich es gemacht habe. Es hat ihnen geholfen, und es war besser, als nur zu Hause herumzusitzen und nichts zu tun.

Wir fahren fort, Finns Aktivitätenplan zu besprechen. Ich verstärke ihn positiv, frage ihn nach der Bedeutung seiner positiven Erfahrungen und bespreche, ob er einen bestimmten Punkt des Aktivitätenplans in der kommenden Woche fortsetzen wird. Er verpflichtet sich, weiterhin täglich aus seiner Wohnung zu gehen. Während unseres Gesprächs achte ich auch auf neue Tagesordnungspunkte, die Vorrang vor den bereits festgelegten Zielen und Themen haben könnten.

Prioritäten für die Tagesordnung setzen

Als Nächstes listen Sie die Themen oder Ziele auf, die auf der Tagesordnung stehen. Wenn es zu viele Punkte gibt, setzen Sie gemeinsam Prioritäten und vereinbaren, die Diskussion weniger wichtiger Punkte auf eine spätere Sitzung zu verschieben. Sie können auch herausfinden, ob die Klient:innen für jeden Punkt etwa gleich viel Zeit aufwenden möchten oder ob hauptsächlich über ein Thema der Tagesordnung gesprochen werden soll.

Th: Okay, können wir jetzt Prioritäten für die Tagesordnung setzen? Sie haben erwähnt, dass Sie sich vorgenommen haben, in Ihrer Wohnung etwas zu tun, vielleicht etwas für Frank zu tun und zu entscheiden, ob Sie sich ehrenamtlich engagieren wollen, obwohl Sie müde sind. Womit möchten Sie anfangen?

F: Mit Frank.

Th: Sehr gut. [*Pause*] Sollten wir auf jeden Fall Zeit lassen, um über das Erledigen von Dingen und die Freiwilligenarbeit zu sprechen?

F: Auf jeden Fall darüber, dass wir zu Hause etwas zu erledigen haben. Es ist in Ordnung, wenn wir diese Woche nicht über die Freiwilligenarbeit sprechen.

Th: Sollen wir die Zeit etwa 50:50 zwischen Frank und Ihrer Wohnung aufteilen?

F: Das klingt gut.

10.3 Die mittleren Teile der Sitzung

Als Nächstes arbeiten Sie an dem Thema oder Ziel, das für den Klienten am wichtigsten ist. Manchmal können Sie aber auch die Führung übernehmen und den Tagesordnungspunkt vorschlagen, mit dem Sie beginnen wollen, insbesondere wenn Sie der Meinung sind, dass ein bestimmtes Thema Vorrang haben sollte: »Ist es für Sie in Ordnung, wenn wir mit … beginnen?«

In der traditionellen KVT sammeln Sie normalerweise Daten über ein Problem, das bereits aufgetreten ist, und konzeptualisieren die Schwierigkeiten der Patient:innen gemäß dem kognitiven Modell. Bei einem genesungsorientierten Ansatz fragen Sie eher danach, welche Schritte die Patient:innen in der kommenden Woche unternehmen möchten, um ein Ziel zu erreichen (die Kehrseite eines Problems), und Sie verwenden das kognitive Modell, um Hindernisse auszumachen, die dem Erreichen dieser Schritte im Wege stehen könnten (Beck et al., 2020b). Bei beiden Ansätzen entscheiden Sie gemeinsam, an welchem Teil des kognitiven Modells Sie arbeiten wollen:

- an der Situation, die bereits eingetreten ist oder ein potenzielles Hindernis für die Umsetzung eines Ziels darstellt, oder
- an den automatischen Gedanken, die mit der Situation / dem Hindernis verbunden sind, und / oder der Reaktion (emotional, verhaltensmäßig, physiologisch), die mit den automatischen Gedanken verbunden ist.

Sie wählen eine Intervention aus, begründen sie, holen das Einverständnis der Klient:innen ein, führen die Intervention durch und erheben ihre Wirksamkeit. Im Zusammenhang mit der Erörterung von Themen oder Zielen auf der Tagesordnung vermitteln Sie den Patient:innen Fertigkeiten und legen neue Aktivitätenpläne fest. Sie geben auch regelmäßig Zusammenfassungen, damit Sie beide sich daran erinnern können, was Sie in diesem Teil der Sitzung getan haben. Bei der Besprechung des ersten Themas (und der folgenden Themen) verweben Sie Ihre Therapieziele in geeigneter Weise miteinander.

Finn und ich besprechen zunächst, ob er das Angebot von Frank, auf dem Bau zu arbeiten, annehmen soll. Ich frage Finn nach seinen Bedenken. Sein automatischer Gedanke ist: »Ich werde nicht genug Ausdauer für einen ganzen Arbeitstag haben.« Ich schlage ihm zwei Fragen vor, um sein Denken zu bewerten:

- Was lässt mich glauben, dass dieser Gedanke wahr ist?
- Was bringt mich zu der Annahme, dass er nicht oder nicht ganz wahr ist?

Die Auswertung ergab, dass Finn wahrscheinlich Recht hatte. Wir erörtern seine Möglichkeiten: Entweder er fragt Frank, ob er einen halben Tag arbeiten kann oder ob er Finn für einen zukünftigen Bauauftrag im Auge behalten kann. Finn entscheidet sich für letztere Option, und wir spielen im Rollenspiel, was er Frank sagen kann.

Dann besprechen wir Finns zweites Ziel und gehen auf die gleiche Weise vor. Es stellt sich heraus, dass es bei den »schwierigen Dingen« hauptsächlich darum ging, einen großen Stapel Post zu sortieren, Rechnungen zu bezahlen und Versicherungsformulare auszufüllen. Um die Hindernisse anzugehen, die sich in der kommenden Woche in den Weg stellen könnten, gehen wir wie folgt vor:

(1) Ich sammle Daten über das Problem und frage Finn, welche Gedanken ihn seiner Meinung nach bei der Erledigung dieser Aufgaben behindern könnten.
(2) Ich fasse seine Schwierigkeiten in Form des kognitiven Modells zusammen, bewerte seine automatischen Gedanken und notiere gute Antworten darauf.
(3) Wir führen eine Problemlösungstechnik durch (er beschließt, diese Woche nur die Post zu sortieren) und trainieren seine Fähigkeiten (er soll die Post in vier Stapel sortieren).
(4) Wir legen gemeinsam einen Aktivitätenplan fest.
(5) Wir vereinbaren, dass Finn sich im Büro einen Timer stellt, der ihn daran erinnert, am nächsten Morgen mit der Post zu beginnen.
(6) Wir führen einen gedanklichen Probelauf durch, weil Finn noch unsicher ist, ob er mit der Aufgabe beginnen kann.
(7) Ich bitte Finn, sich vorzustellen, dass er die Aufgabe erledigt hat.

Th: Finn, können Sie sich vorstellen, dass es morgen ist, kurz vor dem Mittagessen? Sie waren mutig und haben den Poststapel in Angriff genommen und haben ihn erledigt. Sie sitzen am Esstisch und schauen auf die vier Stapel, in die Sie die Post sortiert haben: den Stapel »Behalten«, den Stapel, mit dem Sie etwas anfangen können, den Stapel »Wegwerfen« und den Stapel, »unsicher, was ich damit tun soll«. [*Pause*] Wie fühlen Sie sich, während Sie da sitzen?

F: Erleichtert. Nervös wegen des »Was-damit-machen«-Stapels und des unsicheren Stapels, aber Sie haben gesagt, wir könnten nächste Woche mehr darüber reden.

Th: Was sagen Sie, um sich selbst Anerkennung zu verschaffen?

F: Dass es gut ist, dass ich es endlich getan habe.

Th: Sind Sie stolz auf sich?

F: Ja … aber ich hätte es schon früher tun sollen [*automatischer Gedanke*].

Th: Wie würden Sie auf diesen Gedanken antworten?

F: Wie Sie gesagt haben. Die Depression ist mir in die Quere gekommen.

Th: Ganz genau. Was sagt es über Sie aus, dass Sie, obwohl Sie immer noch sehr deprimiert sind, sich dazu durchringen können, die Post zu sortieren?

F: Ich schätze, dass ich einige Dinge tun kann, von denen ich dachte, ich könnte sie nicht.

Th: Oh, das ist so wichtig. Können wir das für Ihre Therapienotizen aufschreiben?

Regelmäßige Zusammenfassungen

Während der Sitzungen setzen Sie drei Arten von Zusammenfassungen ein. Die erste Form bezieht sich auf den Inhalt. Klient:innen beschreiben oft ein Problem mit vielen Details. Fassen Sie das Gesagte in Form des kognitiven Modells zusammen, um sicherzustellen, dass Sie das Wichtigste richtig erkannt haben, und um es klarer und prägnanter darzustellen. Verwenden Sie so oft wie möglich die eigenen Worte Ihrer Patient:innen, sowohl um ein genaues Verständnis zu vermitteln als auch um die Hauptschwierigkeit oder das Ziel im Gedächtnis zu behalten:

> »Lassen Sie mich sicherstellen, dass ich Sie verstehe, Finn. Als Sie diese Woche daran gedacht haben, die Post zu sortieren, dachten Sie: ›Ich kann das nicht machen‹, und Sie haben sich wirklich niedergeschlagen gefühlt und deshalb haben Sie diese Arbeit vermieden. [*Pause*] Ist das richtig? [*Pause*] Hatten Sie noch andere Gefühle oder andere automatische Gedanken?«

Ich fasse das Gespräch mit Finns eigenen Worten zusammen. Hätte ich paraphrasiert, hätte ich das vielleicht falsch gemacht und wahrscheinlich die Intensität des automatischen Gedankens und der Emotion reduziert. Dann wäre unsere anschließende Bewertung des Gedankens vielleicht weniger effektiv gewesen. Und wenn Sie Ihre Worte einsetzen, könnten die Klient:innen das Gefühl haben, nicht richtig verstanden worden zu sein.

Sie werden die Patient:innen oft darum bitten, eine zweite Art von Zusammenfassung zu machen, nachdem Sie ein Thema oder ein Ziel besprochen haben, um zu überprüfen, ob sie es verstanden haben, und um wichtige Erkenntnisse zu verstärken:

> »Können Sie zusammenfassen, worüber wir gerade gesprochen haben?« [oder: »Was wollen Sie sich unbedingt merken?«]

Wenn Klient:innen gut zusammenfassen, ist es empfehlenswert, diese Zusammenfassung aufzuzeichnen, damit sie täglich als Teil des Aktivitätenplans gelesen werden kann. Eine dritte Art von Zusammenfassung machen Sie, wenn Sie einen Abschnitt einer Sitzung beendet haben, damit die Klient:innen ein klares Verständnis davon haben, was gerade erreicht wurde und was als Nächstes kommt:

> »Okay, bis jetzt haben wir über … und … gesprochen. Sollten wir als Nächstes über … sprechen?«

10.4 Sitzungsende: abschließende Zusammenfassung, Aktivitätenplan überprüfen und Feedback

Abschließende Zusammenfassung

Ziel der abschließenden Zusammenfassung ist es, die Aufmerksamkeit der Klient:innen in positiver Weise auf die wichtigsten Punkte der Sitzung zu lenken. Sie sehen dabei auch, ob es ein Problem bei der Erfüllung des Aktivitätenplans zu geben scheint. In den ersten Sitzungen sind Sie in der Regel derjenige, der zusammenfasst.

Th: Nun, wir haben nur noch ein paar Minuten Zeit. Ich würde gerne zusammenfassen, was wir heute besprochen haben, und dann frage ich Sie nach Ihrer Reaktion auf die Sitzung.

F: Okay.

Th: Es hört sich so an, als ob Sie sich diese Woche etwas besser gefühlt haben, und das scheint darauf zurückzuführen zu sein, dass Sie Ihre Therapienotizen gelesen haben, dass Sie erkannt haben, dass einige Ihrer depressiven Gedanken nicht wahr sind, dass Sie aktiver waren und dass Sie sich selbst Anerkennung gezollt haben. Sie haben eine Menge getan, um Ihr Leben, Ihre Aktivitäten und Ihre Stimmung in den Griff zu bekommen. Sie fangen auch an, Ihre automatischen Gedanken zu hinterfragen und sie nicht sofort zu übernehmen. [*Pause*] Ist das richtig?

F: Ja.

Th: Haben Sie dem noch etwas hinzuzufügen?

F: Nein, ich glaube nicht.

Tipp

Patient:innen, die schon länger in Therapie sind, können Sie darum bitten, die wichtigsten Punkte zusammenzufassen. Das Zusammenfassen ist viel einfacher, wenn die Klient:innen während der Sitzung gute Notizen gemacht haben. Sie könnten sagen: »Wir haben nur noch ein paar Minuten. Was war Ihrer Meinung nach das Wichtigste in der heutigen Sitzung?« oder »Was glauben Sie, wird für Sie in dieser Woche am wichtigsten sein? Schauen Sie gerne in Ihre Notizen.« Oder: »Was haben Sie gelernt?«

Überprüfung des Aktivitätenplans

Als Nächstes überprüfe ich, was wir besprochen haben, was Finn vor unserer nächsten Sitzung tun soll. Zuerst liste ich die Punkte auf, an denen er in den letzten Wochen bereits gearbeitet hat. Aber wir haben in dieser Sitzung noch ein paar weitere Punkte hinzugefügt, und ich möchte sicherstellen, dass er sie mit hoher Wahrscheinlichkeit erledigen wird und sich nicht überfordert fühlt.

Th: Okay, können wir uns Ihren Aktivitätenplan ansehen? Wie wahrscheinlich ist es, dass Sie jeden Tag Ihre Therapienotizen lesen, Ihre Wohnung verlassen und Ihre Lobliste führen?

F: 100 %.

Th: Wie wäre es mit einem Gespräch mit Frank? Das ist eine einmalige Sache.

F: 100 %. Ich werde es tun.

Th: Sortieren Sie die Post? Sie können alles auf einmal machen oder es auf mehrere Tage verteilen.

F: Ich glaube, ich schaffe das schon.

Th: Wenn Sie sich nicht sicher sind, sollten wir es freiwillig machen? Oder ein Zeitlimit festlegen, sagen wir, 10 Minuten?

F: Nein, nein, ich werde es tun.

Th: Und Karten besorgen und mit Ihren Enkeln zu einem Baseballspiel gehen? Das ist auch eine einmalige Sache.

F: Ja, werde ich.

Th: 100 %?

F: Ja.

Th: Und schließlich, wenn Sie einen automatischen Gedanken erkennen, wie wahrscheinlich ist es, dass Sie sich fragen: »Was bringt mich dazu, diesen Gedanken für wahr zu halten?« Und auch: »Was bringt mich zu der Annahme, dass dieser Gedanke nicht oder nicht ganz wahr ist?«

F: Das kann ich tun. Das Gummiband wird mich daran erinnern.

Th: Scheint das alles zu viel zu sein?

F: [*denkt nach*] Nein, ich habe schon eine Menge davon gemacht.

Feedback einholen

Holen Sie nach der abschließenden Zusammenfassung ein Feedback ein. Zu diesem Zeitpunkt unserer Behandlung war ich mir ziemlich sicher, dass Finn mir ein negatives Feedback geben würde, wenn er eins hätte. Also stelle ich nur eine einzige Frage: »Wie hat Ihnen die heutige Sitzung gefallen?« Während der ersten paar Sitzungen fügte ich diese Fragen hinzu: »Gab es irgendetwas, das ich gesagt habe, das Sie gestört hat?«; »Gibt es etwas, das ich Ihrer Meinung nach falsch gemacht habe?«; »Gibt es etwas, das Sie beim nächsten Mal anders machen wollen?« Finn war bereits daran gewöhnt, ein Feedback-Formular im Empfangsbereich auszufüllen, sodass ich ihn nicht daran erinnern musste.

Zusammenfassung

Die in diesem Kapitel skizzierte Struktur bietet eine effiziente Möglichkeit, die geplanten Vorhaben in der Sitzung zu bewältigen. In der Darstellung wurden verschiedene Elemente getrennt, die viele KVT-Therapeut:innen in der Realität miteinander verflechten. Die Tagesordnungspunkte der Behandelnden sind beispielsweise oft mit den Tagesordnungspunkten der Klient:innen verwoben. (In Kap. 11 werden Probleme bei der Einführung der Struktur erörtert und wie die Struktur individuell variiert werden kann.)

Reflexionsfragen

Was glauben Sie, ist der schwierigste Teil bei der Strukturierung einer Sitzung? Und warum? Welche drei Arten von regelmäßigen Zusammenfassungen sind in Sitzungen wichtig, und warum ist jede von ihnen wichtig?

Übung

Bitten Sie eine Kollegin, einen Freund oder ein Familienmitglied, mit Ihnen ein Rollenspiel zu machen. Bereiten Sie einen Aktivitätenplan vor, den Sie zu Beginn der Sitzung durchgehen werden. Gehen Sie wie folgt vor:
(1) Führen Sie einen Stimmungscheck durch (0–10).
(2) Legen Sie eine erste Tagesordnung fest.
(3) Bitten Sie um ein Update und überprüfen Sie den Aktivitätenplan der Vorwoche.
(4) Besprechen Sie Tagesordnungspunkt 1.
(5) Bitten Sie die Klient:innen, das Besprochene zusammenzufassen und Therapienotizen aufzuschreiben.
(6) Legen Sie gemeinsam weitere Punkte für den Aktivitätenplan fest, falls relevant.
(7) Bitten Sie um eine abschließende Zusammenfassung und Feedback.

11 Probleme beim Strukturieren von Sitzungen

Viele Klient:innen gewöhnen sich leicht an die übliche Struktur der Sitzungen. Es mag häufig genügen, über die Struktur aufzuklären und eine Begründung zu liefern. Aber es gibt sicherlich auch Momente, in denen Sie von der üblichen Struktur abweichen werden. In diesem Kapitel finden Sie Antworten auf diese Fragen:

- Wie gehen Sie mit Schwierigkeiten bei der Strukturierung von Sitzungen um?
- Was sind häufige Probleme in den einzelnen Abschnitten einer typischen Therapiesitzung?
- Wie können Sie diese Probleme lösen?
- Wann sollten Sie von der Tagesordnung abweichen?
- Was können Sie tun, wenn Patient:innen gegen Ende einer Sitzung aufgewühlt oder verzweifelt sind?

11.1 Allgemeine Schwierigkeiten beim Strukturieren

Wenn Sie auf ein Problem aufmerksam werden, fragen Sie sich:

- »Was ist das spezifische Problem? Was sagt oder glaubt der Klient, das ein Problem darstellt? Oder was tut oder unterlässt er?«
- »Bin ich für dieses Problem verantwortlich?«
- »Wie stelle ich mir vor, warum dieses Problem entstanden ist?«
- »Was sollte ich dagegen tun?«

Wenn Sie die richtige Diagnose gestellt und einen soliden Behandlungsplan entwickelt haben, aber immer noch Schwierigkeiten bei der Strukturierung der Sitzungen haben, überprüfen Sie Folgendes:

- Haben Sie die Klientin freundlich unterbrochen, um die Sitzung zu steuern?
- Haben Sie dem Klienten die Struktur und den Prozess der Behandlung vermittelt?
- Ist die Klientin ausreichend an der Behandlung beteiligt?
- Ist die therapeutische Beziehung stark genug?

Kognitionen des Therapeuten

Wenn Sie noch in der Therapieausbildung oder zu Beginn Ihrer Berufstätigkeit sind oder eher Erfahrung mit einem weniger direktiven Vorgehen haben, haben Sie möglicherweise störende Kognitionen, wenn es darum geht, Klient:innen sanft zu unterbrechen und die Standardstruktur umzusetzen. Beobachten Sie Ihr Unbehagen und identifizieren Sie Ihre automatischen Gedanken während und zwischen den Sitzungen. Hier sind einige typische davon:

- »Ich kann die Sitzung nicht strukturieren.«
- »[*Meiner Klientin*] wird die Struktur nicht gefallen.«
- »Sie kann sich nicht prägnant ausdrücken.«
- »Er wird wütend, wenn ich zu direktiv bin.«
- »Ich werde etwas Wichtiges übersehen.«
- »Ich sollte sie nicht unterbrechen.«
- »Er wird keine Aktivitätenpläne machen.«
- »Sie wird sich entwertet fühlen.«

Wenn Sie Schwierigkeiten haben, überprüfen Sie Ihre Gedanken und reagieren Sie darauf, damit Sie bei der nächsten Sitzung mit der Umsetzung der Standardstruktur experimentieren können. Ich empfehle sehr, die Strukturierung von Sitzungen in Rollenspielen zu üben. Dann können Sie eine Sitzung mit einem Klienten als Verhaltensexperiment strukturieren, um zu sehen, ob Ihre Gedanken zutreffend sind.

11

Unterbrechung des Klienten

Damit eine Therapie möglichst effizient verläuft, sind manchmal sanfte Unterbrechungen Ihrerseits erforderlich. In einer unserer Sitzungen beginnt Maria über ihren Urlaub zu sprechen und kommt dann auf andere Probleme.

M: Und dann, ich konnte es nicht glauben, aber meine Schwester hat mir gesagt, dass ich Mama helfen soll. Sie weiß, dass ich das nicht kann. Ich meine, meine Mutter und ich haben uns noch nie gut verstanden. Wenn ich rübergehe, wird sie mich nur mit Dingen bombardieren, die ich tun soll. Und sie wird mich kritisieren. Ich kann einfach keine Kritik mehr ertragen. Ich werde den ganzen Tag auf der Arbeit kritisiert und …

Th: Darf ich Sie kurz unterbrechen? Ich möchte sichergehen, dass ich verstehe, was hier passiert. Wir haben über Urlaubspläne gesprochen und darüber, was Sie tun könnten, und dann haben Sie einige andere Probleme beschrieben. Was wäre Ihrer Meinung nach das Wichtigste, an dem Sie arbeiten sollten? Urlaubspläne, Ihre Schwester, Ihre Mutter oder die Arbeit?

Manchmal ärgern sich Klient:innen, wenn sie unterbrochen werden. Wenn das der Fall ist, verstärken Sie sie dafür, dass sie Ihnen dies gesagt haben. Dann entschuldigen Sie sich für einen Fehler. (Sie haben überschätzt, wie viel Unterbrechung Ihr Gegenüber tolerieren kann.) Als Nächstes verhandeln Sie mit der Patientin, wie ich es im Folgenden mit Maria mache.

Th: [*unterbricht Maria zum dritten Mal*] Entschuldigen Sie die Unterbrechung. Wie haben Sie sich gefühlt, als er das getan hat?

M: [*in gereiztem Tonfall*] Sie unterbrechen mich schon wieder.

Th: Oh, es ist gut, dass Sie mir das sagen. Sie haben recht. Es tut mir leid. Ich habe Sie zu oft unterbrochen. [*Pause*] Wie hört sich das an? Sie erzählen mir in den nächsten 10 Minuten oder so alles, was Sie für wichtig halten, und ich werde Sie nicht unterbrechen. Dann würde ich gerne zusammenfassen, was Sie gesagt haben, denn es ist mir wichtig, dass ich Sie richtig verstehe. [*Dann können wir vielleicht ein Thema auswählen, auf das wir uns als Nächstes konzentrieren.*]

Klient:innen wie Maria sagen Ihnen oft spontan, dass Sie sie zu oft unterbrechen. Andere sagen es Ihnen vielleicht, nachdem Sie eine Affektverschiebung festgestellt haben und nachfragen, was ihnen durch den Kopf geht. Wenn Sie den Eindruck haben, dass Patient:innen negativ auf Unterbrechungen reagieren, aber nicht bereit sind, es Ihnen zu sagen, können Sie eine Hypothese aufstellen: »Ich habe mich gefragt, ob Sie denken, dass ich Sie zu oft unterbreche?«

Den Klienten mit der KVT vertraut machen

Eine zweite häufige Schwierigkeit bei der Aufrechterhaltung der vorgeschriebenen Struktur kann entstehen, wenn Sie die Klient:innen nicht angemessen mit der KVT vertraut machen. Patient:innen, die neu in der KVT sind, wissen nicht im Voraus, dass Sie von ihnen erwarten, *kurz* über ihre Woche zu berichten, ihre Stimmung zu beschreiben und Tagesordnungspunkte zu nennen. Wenn Sie sie darum bitten, über die Punkte auf **AB 11** »Vorbereitung auf die nächste Therapiesitzung« (Abb. 10.2) nachzudenken, sollte das helfen.

Die Patient:innen wissen auch nicht, dass Sie sie bitten werden, wichtige Punkte Ihrer Gespräche zusammenzufassen, während und am Ende der Sitzungen Feedback zu geben, sich an den Inhalt der Sitzungen zu erinnern und konsequent tägliche Aktivitätenpläne zu erstellen. Darüber hinaus bringen Sie ihnen im Wesentlichen bestimmte Fähigkeiten bei und auch eine neue Art, mit Ihnen in Beziehung zu treten (für diejenigen, die bereits eine andere Art von Therapie gemacht haben) oder eine neue Art, mit ihren Schwierigkeiten umzugehen, sodass sie eine objektivere, problemlösende Orientierung annehmen können. In der ersten Therapiesitzung sollten Sie erklären, warum Sie die Sitzung strukturieren, jedes Element der Sitzung beschreiben und dann das Therapierational vorstellen und durch freundliches, korrigierendes Feedback auf die Umsetzung achten.

Den Klienten einbinden

Eine dritte häufige Schwierigkeit entsteht, wenn Klient:innen dysfunktionale Überzeugungen haben, die sie daran hindern, sich auf die Arbeit in der Behandlung einzulassen. Möglicherweise haben sie keine klaren Ziele, die sie wirklich erreichen wollen. Sie haben vielleicht unrealistische Hoffnungen, dass es ihnen irgendwie besser gehen wird, wenn sie nur zu den Therapiesitzungen erscheinen, ohne die Arbeit in der Therapie zu leisten.

Sie fühlen sich vielleicht hoffnungslos, was ihre Fähigkeit angeht, Probleme zu lösen, ihr Leben zu beeinflussen oder sich zu verändern. Sie befürchten vielleicht sogar, dass sich ihr Leben in irgendeiner Weise verschlechtert, wenn es ihnen besser geht (z. B. wenn sie Sie als Therapeutin verlieren oder wieder arbeiten müssen). Sie müssen sich der Affektverschiebungen bei den Patient:innen während der Sitzung bewusst sein, damit Sie sie nach ihren Kognitionen fragen können. Dann helfen Sie ihnen, auf ihre nicht-hilfreichen Gedanken zu reagieren, damit sie für die Struktur und die Aufgaben der Behandlung empfänglicher sind.

Dysfunktionale Kognitionen ansprechen

Eine vierte häufige Schwierigkeit besteht darin, dass die Klient:innen nicht bereit sind, sich der vorgeschriebenen Struktur anzupassen, weil sie dysfunktionale Vorstellungen und Überzeugungen über sich selbst, die Therapie oder über Sie haben. Ich bemerke eine negative Affektverschiebung, als ich Maria bei unserem ersten Therapietermin die Sitzungsstruktur beschreibe.

Th: Was ging Ihnen gerade durch den Kopf, als ich beschrieb, wie unsere Sitzungen ablaufen würden?

M: Ich bin mir nicht sicher, ob ich mich dabei wohl fühle. Mein vorheriger Therapeut hat mich einfach über alles reden lassen, was mir durch den Kopf ging.

T: Hatten Sie das Gefühl, dass Ihnen das geholfen hat, Ihre Depression zu überwinden?

M: [*denkt nach*] Nein, nicht wirklich. Deshalb bin ich ja nach ein paar Jahren nicht mehr zu ihm gegangen.

Th: Hier ist meine Sorge: Wenn ich genau das tue, was er getan hat, denke ich, dass wir das gleiche Ergebnis haben werden. [*Pause*] Was halten Sie davon, es auf eine andere Art zu versuchen? Vielleicht stellen Sie fest, dass es für Sie tatsächlich viel besser ist. Und wenn nicht, können wir immer noch ändern, was wir tun.

M: [*zögernd*] Ich denke, das ist in Ordnung.

Th: Gut. Lassen Sie es uns ausprobieren, und ich werde Sie im Laufe der Sitzung und am Ende fragen, wie es Ihnen geht.

Am anderen Ende des Spektrums können Sie den Patient:innen erlauben, den Ablauf der Sitzung zu dominieren und zu kontrollieren – anfangs. In den meisten Fällen werden Sie jedoch gemeinsam einen Kompromiss aushandeln, der für Sie beide zufriedenstellend ist, und Sie werden versuchen, die Standardstruktur im Laufe der Zeit fest zu etablieren.

Tipp

Wie können Sie feststellen, ob die Schwierigkeiten bei der Einhaltung der Sitzungsstruktur auf eine fehlerhafte Sozialisierung oder auf eine mangelnde Bereitschaft zur Einhaltung der Struktur zurückzuführen ist? Zunächst intervenieren Sie, indem Sie die Patient:innen weiter mit der gewohnten Struktur sozialisieren und ihre verbalen und nonverbalen Reaktionen beobachten. Wenn es sich lediglich um ein Sozialisationsproblem handelt, sind die Reaktionen der Klient:innen ziemlich neutral (oder vielleicht etwas selbstkritisch) und die anschließende Compliance ist gut.

Th: Darf ich kurz unterbrechen? Können wir auf das zurückkommen, was passiert ist, als Sie Ihren Freund angerufen haben?

F: Ja, sicher.

Werden Ihnen negative Reaktionen entgegengebracht, wurde zweifelsohne Ihr Anliegen negativ wahrgenommen und Sie müssen einen anderen Gang einlegen.

M: Das erinnert mich an etwas. Ich habe vergessen, Ihnen zu sagen, was meine Mutter mir gesagt hat, was ich zu tun habe.

Th: Sollen wir zuerst über David reden?

M: [*gereizt*] Aber diese Sache mit meiner Mutter ist wirklich ärgerlich.

Th: Okay. Wir können über Ihre Mutter reden. Ich möchte nur sicherstellen, dass es in Ordnung ist, wenn wir heute keine Zeit haben, um über David zu reden.

M: Ja, die Sache mit David kann warten.

Probleme können auch entstehen, wenn Sie die Struktur kontrollierend oder fordernd aufzwingen. Wenn Ihre Klient:innen nicht bereit sind, Ihnen ehrliches Feedback zu geben, wissen Sie vielleicht nicht, dass Sie diesen Fehler begangen haben. Es ist wichtig, dass Sie sich eine Aufzeichnung der Sitzung ansehen – und noch besser, wenn ein Kollege oder eine Supervisorin dies ebenfalls tut. Dann können Sie sich entschuldigen und das Problem in der nächsten Sitzung beheben. Sie könnten sagen: »Ich glaube, ich war letzte Woche zu plump. Es tut mir leid, aber ich möchte sicherstellen, dass Sie mit dem Verlauf der Sitzung einverstanden sind.«

11.2 Häufige Probleme in den strukturierten Teilen der Sitzungen

Sie könnten bei jedem Teil der Sitzung auf Schwierigkeiten stoßen, einschließlich

- des Stimmungschecks,
- der Festlegung der Tagesordnung,
- des Erfragens des Updates,
- der Überprüfung des Aktivitätenplans,
- der Diskussion der Tagesordnungspunkte und / oder
- der Beendigung der Sitzung.

Die häufigsten Probleme in jedem dieser Bereiche werden im Folgenden beschrieben.

Schwierigkeiten bei der Durchführung des Stimmungschecks

Häufige Probleme bestehen darin, dass die Patient:innen die Arbeitsblätter nicht ausfüllen, dass sie sich über die Arbeitsblätter ärgern oder dass sie Schwierigkeiten haben, ihre allgemeine Stimmung während der Woche subjektiv (in prägnanter Form) auszudrücken. Wenn es sich bei der Schwierigkeit lediglich um mangelnde Vertrautheit mit dem Ausfüllen der Arbeitsblätter handelt, können Sie die Klient:innen fragen, ob sie sich an die Gründe für das Ausfüllen der Materialien erinnern und damit einverstanden sind, und feststellen, ob es eine praktische Schwierigkeit gibt, die gelöst werden muss (z. B. Zeitmangel, Vergesslichkeit oder ein Lese- und Schreibproblem).

Negative Reaktionen auf Arbeitsblätter

Wenn Patient:innen sich über die Aufforderung zum Ausfüllen von Arbeitsblättern ärgern, fragen Sie sie nach ihren automatischen Gedanken, wenn sie an das Ausfüllen denken oder es tatsächlich tun, oder fragen Sie nach der Bedeutung der Situation:

- »Was ist das Schlimmste am Ausfüllen der Arbeitsblätter?« oder
- »Was bedeutet es für Sie, dass ich Sie gebeten habe, diese Arbeitsblätter auszufüllen?«

Sie können dann einfühlsam auf die Bedenken Ihres Gegenübers eingehen, dabei helfen, relevante Gedanken und Überzeugungen zu bewerten und / oder eine Problemlösung zu finden. Diese Antworten finden Sie in den drei folgenden Beispielen.

Klientin 1: Diese Formulare scheinen nicht wirklich auf mich zuzutreffen. Die Hälfte der Fragen ist irrelevant.

Th: Ja, ich weiß. Aber dennoch sind sie hilfreich für mich – ich kann sie schnell durchsehen und mir ein Gesamtbild machen, ohne Sie mit vielen Fragen zu belästigen. Wären Sie bereit, sie nächste Woche noch einmal auszufüllen, und wir können dann weiter darüber sprechen, wenn sie Sie immer noch stören?

Im nächsten Beispiel bringt der Klient seine Verärgerung durch seine Wortwahl, seinen Tonfall und seine Körpersprache deutlich zum Ausdruck.

Klient 2: Diese Formulare sind reine Zeitverschwendung. Die Hälfte der Fragen ist irrelevant.

Th: Was ist das Schlimmste am Ausfüllen der Arbeitsblätter?

Klient 2: Ich bin beschäftigt. Ich habe eine Menge zu tun. Wenn ich mein Leben mit sinnlosen Aufgaben fülle, werde ich nie etwas schaffen.

Th: Ich kann sehen, dass Sie sich ziemlich genervt fühlen. Wie lange brauchen Sie, um sie auszufüllen?

Klient 2: … Ich weiß es nicht. Ein paar Minuten, denke ich.

Th: Ich weiß, dass einige der Punkte nicht zutreffen, aber sie ersparen uns Zeit in unserer Sitzung, weil ich Ihnen nicht selbst viele Fragen stellen muss. Könnten wir versuchen, das Problem zu lösen und herauszufinden, wo Sie die Zeit für diese Aufgaben einplanen können?

Klient 2: [*seufzt*] Ich denke, das ist keine große Sache. Ich werde sie machen.

Hier vermeide ich es, die Richtigkeit der automatischen Gedanken des Klienten direkt zu bewerten, weil er verärgert ist und ich spüre, dass er eine solche Befragung negativ auffassen wird. Stattdessen liefere ich eine Begründung und helfe ihm zu erkennen, dass die Aufgabe nicht so zeitaufwändig ist, wie er sie wahrgenommen hat. In einem dritten Fall bin ich der Meinung, dass sich weiteres Überreden zum Ausfüllen von Arbeitsblättern negativ auf unser schwaches therapeutisches Bündnis auswirken wird.

Klientin 3: [*mit wütender Stimme*] Ich hasse diese Formulare. Sie gelten nicht für mich. Ich weiß, Sie wollen, dass ich sie ausfülle, aber ich sage Ihnen, dass sie wertlos sind.

Th: Dann lassen wir sie weg, zumindest für den Moment. Ich würde aber gerne eine klare Vorstellung davon bekommen, wie Sie sich während der Woche gefühlt haben. Vielleicht könnten Sie Ihre Depression auf einer Skala von 0 bis 100 bewerten, wobei 0 bedeutet, dass Sie sich überhaupt nicht depressiv fühlen, und 100 die stärkste Depression ist, die Sie je erlebt haben. Wäre das in Ordnung?

Schwierigkeiten, die Stimmung auszudrücken

Ein anderes Problem besteht darin, dass Patient:innen Schwierigkeiten haben, ihre Stimmung subjektiv auszudrücken, entweder, weil sie dies nicht präzise tun oder weil sie Schwierigkeiten haben, ihre Stimmungen zu benennen. Sie können sie sanft unterbrechen und entweder spezifische Fragen stellen oder ihnen zeigen, wie sie reagieren sollen.

Wenn Klient:innen ausführlich über ihre Stimmung sprechen, sollten Sie sie dazu bringen, eine kurze Beschreibung zu geben.

Th: Darf ich Sie für einen Moment unterbrechen? Ich möchte in ein paar Minuten mehr über … hören, aber zuerst muss ich wissen, ob Sie sich im Vergleich zur letzten Woche besser, schlechter oder gleich gefühlt haben.

K: Schlechter.

Th: Ängstlicher? Trauriger? Wütender?

K: Wütender, denke ich.

Wenn es schwierig ist, die eigenen Stimmungen zu benennen, können Sie anders reagieren: »Es hört sich so an, als wäre es schwer zu sagen, wie Sie sich fühlen. Vielleicht sollten wir das Thema ›Gefühle benennen‹ auf die Tagesordnung setzen.« Während der Sitzung könnten Sie die in Kapitel 13 beschriebenen Techniken anwenden, um den Patient:innen beizubringen, ihre Stimmung zu benennen.

Zuschreibung von Stimmungsänderungen zu externen Faktoren

Manchmal führen Klient:innen positive Veränderungen ihrer Stimmung auf äußere Faktoren zurück. Sie sagen etwa: »Ich habe mich besser gefühlt, weil die Medikamente anfingen zu wirken, mein Chef krank war und mein Partner netter zu mir war.« Sie könnten dann vorschlagen: »Das hat sicher geholfen, aber haben Sie auch festgestellt, dass Sie anders denken oder etwas anderes tun?«

Verschlechterung der Stimmungslage
Erkundigen Sie sich auch nach den Attributionen der Klient:innen, wenn sich ihre Stimmung verschlechtert hat: »Was glauben Sie, warum es Ihnen diese Woche schlechter geht? Könnte es etwas mit Ihrem Denken zu tun haben, oder mit den Dingen, die Sie getan oder nicht getan haben?« So verstärken Sie subtil das kognitive Modell und implizieren zudem, dass die Patient:innen einen Einfluss darauf haben, wie sie sich fühlen.

Tipp

Sie könnten Klient:innen haben, die sagen: »Nichts kann meine Stimmung verbessern.« Es könnte hilfreich sein, eine Auflistung wie in Abbildung 7.6 in Abschnitt 7.4 zu erstellen (**AB 9**). Die Erkenntnis, dass es Dinge gibt, durch die sie sich besser oder schlechter fühlen, kann dazu beitragen, die Vorstellung zu stärken, dass Patient:innen ihre Stimmung beeinflussen können. Durch geleitetes Entdecken können Sie ihnen helfen, zu erkennen, dass Vermeidung, Isolation und Inaktivität ihre schlechte Stimmung oder Niedergeschlagenheit im Allgemeinen verstärken (oder zumindest nicht verbessern), während die Beschäftigung mit Aktivitäten (die z. B. zwischenmenschliche Interaktion beinhalten oder möglicherweise Vergnügen verursachen) zu einer Verbesserung ihrer Stimmung führen kann, selbst wenn die Veränderung anfänglich gering ist.

Schwierigkeiten bei der Festlegung der Tagesordnung
Typische Schwierigkeiten bei der Festlegung der Tagesordnung entstehen, wenn Klient:innen
- abschweifen,
- keinen Beitrag leisten, und / oder
- sich hoffnungslos oder überwältigt fühlen.

Abschweifen bei Beiträgen zur Tagesordnung. Manchmal schweifen Klient:innen ab oder berichten langatmig. Eine sanfte Unterbrechung und Zusammenfassung kann helfen: »Darf ich Sie einen Moment unterbrechen? Es hört sich so an, als ob Sie diese Woche Ziele in Bezug auf Ihren Vater und Ihre Arbeit haben. Gibt es noch etwas Wichtigeres als diese beiden Dinge?«
Kein Beitrag zur Tagesordnung. Manche Patient:innen nennen keine Probleme oder Ziele für die Tagesordnung, weil sie wirklich nicht wissen, was sie sagen sollen, weil es ihnen wirklich gut geht oder weil sie nicht ausreichend vertraut mit dem therapeutischen Vorgehen sind. Wenn sie nicht sicher sind, was auf die Tagesordnung kommen soll, können Sie ihnen eine oder mehrere der folgenden Fragen stellen:
- [*Nehmen Sie eine Kopie der Ziele des Klienten zur Hand.*] »Gibt es etwas auf dieser Liste, über das Sie sprechen möchten?«
- »Wie möchten Sie die nächsten Tage besser gestalten?«
- »Wie möchten Sie sich nächste Woche fühlen, wenn Sie zu uns kommen? Was müssen Sie diese Woche tun, um sich so zu fühlen?«

- »Möchten Sie über [ein Ziel] oder [ein bestimmtes Thema] sprechen?«
- »Wann war die vergangene Woche am schwierigsten für Sie?«

Sie können auch einen Blick auf die Symptomskalen werfen, die sie an diesem Tag ausgefüllt haben, und sehen, welche davon erhöht sind.

Wenn die Person keine weitere Hilfe bei der Erreichung ihrer Ziele benötigt, können Sie sich auf die Rückfallprävention konzentrieren (Abschn. 21.5).

Im Folgenden schildere ich zwei Fälle aus den Sitzungen 2 und 3, in denen ich Schwierigkeiten hatte, mit Maria eine Agenda zu erstellen.

Th: Welches Ziel hätten Sie gerne für diese Sitzung?

M: … Ich weiß es nicht.

Th: Gibt es ein bestimmtes Ziel, auf das Sie hinarbeiten wollen? Wie möchten Sie Ihr Leben in dieser Woche verbessern?

M: [*seufzt*] Ich weiß es nicht.

Th: Fühlen Sie sich irgendwie hoffnungslos?

M: Ja. Die letzte Woche war wirklich schlimm.

Th: [*bietet eine Mehrfachauswahl an*] Glauben Sie, dass es Ihnen morgens, nachmittags oder abends am schlechtesten geht?

M: Morgens, denke ich.

Th: Okay, können wir »morgens« auf die Tagesordnung setzen, um zu sehen, ob es irgendetwas gibt, was wir tun können, um es ein wenig besser zu machen?

M: In Ordnung.

Am Ende der Sitzung werde ich Maria bitten, einen Aktivitätenplan auf ihre Liste zu setzen: Sie soll darüber nachdenken, bei welchen Themen oder Zielen sie in der nächsten Sitzung Hilfe braucht.

Manchmal tragen Klient:innen nicht zur Festlegung der Tagesordnung bei, weil sie dem Beitrag eine besondere negative Bedeutung beimessen. Fragen Sie sie dann nach ihren automatischen Gedanken oder danach, was es für sie bedeutet, dass Sie sie gebeten haben, Tagesordnungspunkte zu nennen. Als Maria zu unserer dritten Sitzung zurückkehrt, deutet ihr Update darauf hin, dass es wichtige Themen gibt, die wir besprechen müssen. Aber sie setzt sie nicht auf die Tagesordnung.

Th: Konnten Sie sich überlegen, an welchen Zielen Sie arbeiten möchten?

M: [*in leicht genervtem Tonfall*] Ich habe darüber nachgedacht. Aber es ist mir nichts eingefallen.

Th: Wie haben Sie sich gefühlt, als Sie darüber nachgedacht haben? Verärgert?

M: Vielleicht ein bisschen.

Th: Was ging Ihnen dabei durch den Kopf?

M: Ich bin mir einfach nicht sicher, ob diese Therapie das Richtige für mich ist.

Th: [*Maria positiv bestärkend*] Es ist gut, dass Sie mir das gesagt haben. Haben Sie eine Vorstellung davon, was Ihnen mehr helfen könnte?

M: Manchmal muss ich einfach reden, um mir Dinge von der Seele zu reden.

Th: Wenn ich Sie also bitte, die Tagesordnung zu bestimmen, fühlen Sie sich dann irgendwie eingeengt?

M: Ja, ich denke schon.

Th: Lassen Sie uns gemeinsam herausfinden, wie wir es besser machen können. Würden Sie es gerne überspringen, die Tagesordnung gleich zu Beginn unserer Sitzungen festzulegen? Wie wäre es, wenn Sie die ersten paar Minuten über alles reden, was Ihnen auf dem Herzen liegt. Dann können wir das auswählen, was Ihnen am wichtigsten erscheint, um im nächsten Teil der Sitzung daran zu arbeiten. [*Pause*] Hört sich das gut an?

M: Das klingt besser.

Th: Gibt es noch etwas, das Sie an dieser Therapie stört?

M: Nein, ich glaube nicht.

Th: Könnten Sie mir bitte Bescheid sagen, wenn Ihnen etwas einfällt?

M: Okay.

Marias Reaktion ist ungewöhnlich. Die meisten Klient:innen lassen sich viel leichter in das Agenda-Setting einbinden. Aber in diesem Fall habe ich erkannt, dass es Maria entfremden könnte, wenn ich sie weiter bedränge, also zeige ich meinen Wunsch, das Problem gemeinsam zu »lösen«. Anfangs braucht sie mehr Flexibilität in der Sitzungsstruktur, aber ich bringe sie so bald wie möglich zu einer Standardstruktur.

Patient:innen, die bei der Festlegung der Tagesordnung abschweifen oder ein Problem sehr detailliert schildern, anstatt es zu benennen, benötigen in der Regel nur eine weitere Sozialisierung.

Th: [*unterbricht sanft*] Darf ich Sie für einen Moment unterbrechen? Sollen wir dieses Ziel »wieder mit Ihrem Bruder in Kontakt kommen« nennen?

F: Ja.

Th: Gut. Können Sie mir den Namen eines anderen Themas oder Ziels nennen, an dem Sie gerne arbeiten würden?

Gelegentlich kommt es vor, dass Klient:innen in der nächsten Sitzung darauf bestehen, Themen zu beschreiben, anstatt sie bei der Aufstellung der Agenda zu nennen. Wenn das der Fall ist, können Sie sie bitten, die Themen ihrer Agenda als Teil ihres Aktivitätenplans aufzuschreiben.

Sich hoffnungslos und überfordert fühlen. Ein drittes Problem bei der Festlegung der Tagesordnung tritt auf, wenn sich die Patient:innen hoffnungslos und überfordert fühlen. Hier versuche ich, Maria in einen Problemlösungsmodus zu bringen.

Th: Maria, auf welche Ziele möchten Sie heute hinarbeiten?

M: [*seufzt*] Ich weiß es nicht ... Ich bin so überwältigt. Ich glaube nicht, dass irgendetwas von dem hier helfen wird.

Th: Sie glauben nicht, dass es hilft, wenn Sie hier über Ihre Probleme und Ziele sprechen?

M: Nein. Was soll das bringen? Ich meine, Sie können nichts daran ändern, dass ich zu viele Schulden habe und so müde bin, dass ich morgens kaum aus dem Bett komme – ganz zu schweigen von der Tatsache, dass meine Wohnung außer Kontrolle ist.

Th: Nun, es stimmt, dass wir nicht alles auf einmal in Ordnung bringen können. Und Sie haben echte Probleme, an denen wir gemeinsam arbeiten müssen. Wenn wir heute nur Zeit haben, an einer Sache zu arbeiten, was denken Sie, wird Ihnen mehr helfen als die anderen?

M: Ich weiß nicht ... die Müdigkeit vielleicht. Wenn ich besser schlafen könnte, würde ich vielleicht mehr schaffen.

In diesem Fall gebe ich Maria die Botschaft, dass ihre Probleme real sind, dass sie eines nach dem anderen angegangen werden können und dass sie nicht allein daran arbeiten muss. Wenn ich sie auffordere, eine Entscheidung zu treffen, hilft ihr das, ein Problem auszuwählen und sich auf die Problemlösung zu konzentrieren. Hätte Maria sich geweigert, eine Wahl zu treffen, hätte ich vielleicht eine andere Taktik versucht:

»Es klingt, als ob Sie sich ziemlich hoffnungslos fühlten. Ich bin mir nicht sicher, ob eine Zusammenarbeit etwas bewirken kann, aber ich würde es gerne versuchen. [*Pause*] Wären Sie bereit, es zu versuchen? Könnten wir ein paar Minuten über die Müdigkeit sprechen und sehen, was passiert?«

Das Eingeständnis ihrer Hoffnungslosigkeit und meiner Unfähigkeit, den Erfolg zu garantieren, erhöht Marias Bereitschaft, mit Problemlösungen zu experimentieren.

Schwierigkeiten, ein Update zu erhalten

Eine häufige Schwierigkeit entsteht, wenn Klient:innen zu detailliert über ihre Woche berichten oder zu lange und unkonzentriert sprechen. Nach ein paar solchen Sätzen sollten Sie sanft eingreifen:

»Darf ich Sie kurz unterbrechen? Im Moment möchte ich nur wissen, wie Sie sich insgesamt gefühlt haben. Könnten Sie mir einfach in zwei oder drei Sätzen von Ihrer Woche erzählen? War es im Allgemeinen eine gute Woche? Eine schlechte Woche? Oder hatte sie ihre Höhen und Tiefen?«

Wenn Ihnen weiterhin Details anstatt des Gesamtbildes genannt werden, könnten Sie das Gesagte zusammenfassen und damit verdeutlichen, wonach Sie suchen:

»Für mich klingt das so, als würden Sie sagen: ›Ich hatte eine ziemlich harte Woche. Ich hatte einen Streit mit einem Freund, ich war sehr ängstlich, was das Ausgehen angeht, und ich hatte Schwierigkeiten, mich auf meine Arbeit zu konzentrieren.‹ Ist das richtig?«

Manche Patient:innen verstehen das und sind auch in der Lage, einen kompakten Rückblick zu geben, wollen dies aber offensichtlich nicht tun. Wenn Sie mit Klient:innen bereits die Erfahrung gemacht haben, dass es der therapeutischen Beziehung schaden könnte, wenn Sie sie danach fragen, warum sie Ihrer Bitte nicht nachkommen möchten, überlassen Sie ihnen anfangs die Kontrolle über das Update. Solche Erfahrungen können u. a. verbale / nonverbale Reaktionen auf Ihre bisherigen Strukturierungsversuche sein, direkte Äußerungen zu starken Präferenzen im therapeutischen Prozess oder Berichte über eine frühere heftige Reaktion, wenn jemand als kontrollierend oder dominant wahrgenommen wurde. Extreme Reaktionen auf Strukturierung sind jedoch eher selten. In der Regel kann man die Gründe für eine solche Abneigung sachlich eruieren und dann das Problem lösen. Nachdem Sie einen Klienten gebeten haben, seine Woche genauer zu betrachten und eine negative Veränderung im Affekt festgestellt haben, könnten Sie ihn fragen: »Als ich Sie gerade gebeten habe, mir das Gesamtbild zu geben, was ging Ihnen da durch den Kopf?« Nachdem Sie die automatischen Gedanken der Patient:innen identifiziert haben, können Sie ihnen helfen,

- die Gültigkeit ihrer Gedanken zu bewerten,
- die Pfeil-abwärts-Technik (s. Abschn. 17.3) anwenden, um die Bedeutung ihrer Gedanken aufzudecken, und / oder
- eine einfühlsame Erklärung abgeben und direkt zur Problemlösung übergehen, wie im Folgenden beschrieben: »Es tut mir leid, dass Sie das Gefühl hatten, ich hätte Sie wieder unterbrochen. Ich kann sehen, dass Sie viel auf dem Herzen haben, und ich würde es gerne hören. [*Pause*] Wollen Sie jetzt mit dem Update fortfahren, oder sollen wir ›Update der Woche‹ auf die Tagesordnung setzen? Ich möchte nur sicherstellen, dass ich alle Themen kenne, über die Sie heute sprechen möchten.«

Letzteres ist in der Regel besser, als den Klient:innen zu helfen, ihre Gedanken zu bewerten, wenn sie gerade besonders verärgert sind. Indem Sie Ihre Besorgnis und Kompromissbereitschaft zum Ausdruck bringen, können Sie die patientenseitige Wahrnehmung, dass Sie sie zu sehr kontrollieren, oft ändern.

Schwierigkeiten bei der Überprüfung des Aktivitätenplans

Ein typisches Problem entsteht, wenn Sie in Ihrer Eile, sich mit den Themen der Klient:innen zu befassen, versäumen, diese nach ihrem Aktivitätenplan zu fragen. Es ist wahrscheinlicher, dass Sie sich daran erinnern, nach dem Aktivitätenplan zu fragen, wenn Sie ihn als Standardtagesordnungspunkt beibehalten und wenn Sie Ihre Therapienotizen der letzten Sitzung durchgehen, rechtzeitig bevor die neue Sitzung beginnt. Das gegenteilige Problem tritt manchmal auf, wenn Therapeut:innen die Aktivitätenpläne (die nichts mit dem Anliegen des Klienten an diesem Tag zu tun haben) zu ausführlich besprechen, bevor sie sich den Themen der Tagesordnung des Klienten zuwenden.

Schwierigkeiten bei der Besprechung von Tagesordnungspunkten

Typische Probleme hierbei sind

- unfokussierte oder nicht den Kern betreffende Diskussion,
- ineffizientes Tempo,
- das Versäumnis, eine therapeutische Intervention durchzuführen, und / oder
- mangelndes Wissen, wie ein Problem gelöst werden kann.

Unfokussierte Diskussion. Dieses Problem tritt in der Regel dann auf, wenn Sie es versäumen, das Gespräch durch sanfte Unterbrechungen zu strukturieren (und die

Klient:innen auf das eigentliche Thema zurückführen), wenn Sie es versäumen, die wichtigsten automatischen Gedanken, Gefühle, Überzeugungen und Verhaltensweisen hervorzuheben, und wenn Sie es versäumen, häufig zusammenzufassen. Im Folgenden fasse ich viele Dinge, die Finn mir erzählt hat, in wenigen Worten zusammen und fordere ihn auf, seine automatischen Gedanken zu benennen.

Th: Ich will nur sichergehen, dass ich das richtig verstehe. Ihre Mutter hat am Telefon einige unfreundliche Dinge zu Ihnen gesagt. Das hat Sie an andere Interaktionen mit ihr erinnert, und Sie haben sich immer mehr aufgeregt. Gestern Abend haben Sie sie wieder angerufen, und sie hat Ihnen vorgeworfen, dass Sie Ihrer Verantwortung nicht gerecht werden. Ist das richtig?

F: Ja.

Th: Was ging Ihnen durch den Kopf, als sie sagte: »Du wirst deiner Verantwortung nicht gerecht«?

Ineffizientes Pacing. Das Tempo ist oft ein Problem, wenn man sich zu viel oder zu wenig Zeit nimmt, um einen Tagesordnungspunkt zu besprechen. Manche Therapeut:innen überschätzen, wie viele Themen oder Ziele in einer Therapiesitzung besprochen werden können.

Es ist besser, Prioritäten zu setzen und dann zwei Punkte (oder möglicherweise einen dritten) festzulegen, die während einer Sitzung besprochen werden sollen, besonders wenn Sie noch nicht allzu erfahren in der KVT sind. Gemeinsam sollten Sie und die Klientin die Zeit im Auge behalten und gemeinsam entscheiden, was zu tun ist, wenn die Zeit knapp wird. In der Praxis ist es ratsam, zwei Uhren zu haben (eine für jeden von Ihnen gut sichtbar), damit Sie die Klient:innen ermutigen können, den Lauf der Zeit gemeinsam mit Ihnen zu verfolgen. Sie könnten sagen:

> »Wir haben nur noch 10 Minuten Zeit, bevor wir anfangen müssen, das Gespräch zu beenden. Möchten Sie weiter über dieses Thema mit Ihrem Nachbarn sprechen? Oder wir könnten in den nächsten ein oder zwei Minuten fertig werden, damit wir Zeit haben, darüber zu sprechen, wie Sie mehr in Ihrer Wohnung erledigen können.«

Alternativ können Sie auch einen Vorschlag machen, wie Sie die Zeit nutzen könnten, und sehen, ob Ihr Gegenüber damit einverstanden ist:

> »Wir haben nur noch 10 Minuten Zeit, bevor wir zum Ende kommen müssen. Ich glaube, dass das, worüber wir reden, wirklich wichtig ist. Ist es in Ordnung, wenn wir das Thema auf unsere nächste Sitzung verschieben?«

Versäumnis einer therapeutischen Intervention. Die bloße Beschreibung eines Problems oder Ziels oder die Identifizierung dysfunktionaler Gedanken oder Überzeugungen führt in den meisten Fällen nicht dazu, dass sich die Klient:innen besser fühlen. Sie sollten ihnen (während der Sitzung selbst) bewusst helfen, auf ihre dysfunktionalen Kognitionen zu reagieren, ein Problem zu lösen oder teilweise zu lösen oder ein Hindernis auf dem Weg zu einem Ziel anzugehen, und einen Aktivitätenplan aufstellen. Während der gesamten Sitzung sollten Sie sich fragen:

> »Wie kann ich dem Klienten helfen, sich am Ende der Sitzung besser zu fühlen?«, »Wie kann ich der Klientin helfen, eine bessere Woche zu haben?«

Schwierigkeiten beim Lösen von Problemen. Es gibt Situationen, in denen Sie nicht wissen, wie Sie Klient:innen helfen können, ein Problem zu lösen oder ein Hindernis zu überwinden. Sie können mehrere Dinge tun:

- Finden Sie heraus, was der Klient bereits versucht hat, und überlegen Sie sich, warum es nicht funktioniert hat. Vielleicht können Sie die Lösung oder die Gedanken, die ihm im Weg standen, ändern.
- Verwenden Sie sich selbst als Modell. Fragen Sie sich: »Wenn ich dieses Problem oder Ziel hätte, was würde ich tun?«
- Bitten Sie die Klientin, eine andere Person (in der Regel eine Freundin oder ein Familienmitglied) zu nennen, die möglicherweise das gleiche Problem oder Ziel hat. Welchen Rat würde sie dieser Person geben? Prüfen Sie, ob dieser Rat auf die Klientin zutreffen könnte.
- Fragen Sie den Klienten, ob er jemanden kennt, der ihm bei seinem Problem oder Ziel helfen könnte.

Wenn Sie nicht weiterkommen, vertagen Sie das Gespräch: »Ich möchte diese Woche mehr über dieses Thema nachdenken. Könnten wir es auf die Tagesordnung setzen, um nächste Woche weiter darüber zu sprechen?« 11

11.3 Abweichen von der Tagesordnung

Es gibt Zeiten, in denen Sie sich nicht an die Tagesordnung halten sollten, die Sie gemeinsam zu Beginn der Sitzung gemeinsam festgelegt haben:

- Wenn Sie herausfinden, dass Klient:innen in Gefahr sind oder andere gefährden, müssen Sie diese Probleme sofort angehen. Gefährliche Situationen können das Leben Ihrer Patient:innen (oder anderer), ihre Gesundheit, Lebensunterhalt, ihre Beschäftigung oder Wohnsituation usw. betreffen.
- Wenn Sie sehen, dass die Klient:innen durch ein Problem so verzweifelt sind, dass sie sich nicht auf das konzentrieren können, was Sie gerade besprechen, müssen Sie vielleicht über das belastende Problem sprechen.
- Wenn Sie feststellen, dass die Einhaltung der Tagesordnung die therapeutische Beziehung beeinträchtigt, müssen Sie gemeinsam wieder auf den richtigen Weg kommen.
- Wenn ein Problem auftaucht, das dringender ist als die Agenda (oder bestimmte ursprüngliche Tagesordnungspunkte erweisen sich als relativ unwichtig oder nicht zeitkritisch), sprechen Sie ein anderes Problem oder Ziel an.

Normalerweise wird Ihnen Einverständnis mit der von Ihnen vorgeschlagenen Struktur entgegengebracht. Aber hin und wieder gibt es Einspruch, vor allem wenn

- Sie keine ausreichend gute Begründung geliefert haben,
- Sie als zu kontrollierend und nicht-zusammenarbeitend erlebt werden,
- Patient:innen glauben, dass es wichtig ist, die Vergangenheit zu Beginn der Behandlung zu besprechen, und / oder
- sie es vorziehen, in der Sitzung frei über alles zu sprechen, was ihnen in den Sinn kommt.

Was können Sie tun? Vor allem müssen Sie die Klient:innen dazu bringen, dass sie zur nächsten Sitzung wiederkommen. Möglicherweise müssen Sie einige Zeit damit verbringen, darüber zu sprechen, was Ihrer Meinung nach am meisten helfen würde. Wenn Sie den Eindruck haben, dass der Versuch, die Klient:innen zu überreden, sich an Ihre Agenda zu halten, ihr Engagement in der Behandlung gefährdet, vor allem am Anfang, können Sie ihnen anbieten, die Therapiezeit aufzuteilen. Kommt patientenseitig Protest, können Sie die Sitzung damit verbringen, das zu tun, was diese möchten. In der nächsten Sitzung werden Sie herausfinden, ob dies dazu beigetragen hat, dass sie sich während der Woche deutlich besser fühlten. Wenn nicht, sind sie vielleicht motivierter, zumindest einen Teil der Sitzung damit zu verbringen, zu besprechen, was Ihrer Meinung nach wichtig ist, damit es ihnen besser geht.

11.4 Wenn Klienten am Ende einer Sitzung aufgewühlt oder verzweifelt sind

Wenn Klient:innen gegen Ende einer Sitzung verärgert sind, weil Sie nicht genug Zeit hatten, um ein Thema ausführlich zu besprechen, können Sie das Gespräch auf etwas Positives lenken.

Th: Maria, ich kann sehen, dass Sie immer noch verärgert sind. Könnten wir bei unserer nächsten Sitzung mehr darüber reden? Ich möchte nicht, dass Sie die Sitzung mit diesem Gefühl verlassen.

M: Okay.

Th: Wäre es in Ordnung, wenn wir über etwas Leichteres sprechen? Erzählen Sie mir von Ihrem Neffen. Was hat zurzeit für ein Hobby?

Achten Sie darauf, Ihre Klient:innen positiv zu bestärken, wenn sie Ihnen ein negatives Feedback geben; dann sollten Sie eine Strategie entwerfen und planen (wie in Abschn. 4.3 besprochen).

Th: Wie hat Ihnen die heutige Sitzung gefallen? Habe ich irgendetwas falsch gemacht? Oder habe ich etwas gesagt, das Sie gestört hat?

M: Ich glaube, Sie wissen nicht, wie schwer es für mich ist, Dinge zu erledigen. Ich habe so viele Verantwortlichkeiten und so viele Probleme. Es ist leicht für Sie zu sagen, dass ich mich einfach auf das konzentrieren sollte, was in meinem Leben gut läuft und alles vergessen sollte, was mit meiner Mutter passiert.

Th: Oh, es ist gut, dass Sie mir das gesagt haben – und es tut mir leid, dass Sie diesen Eindruck bekommen haben. Was ich damit sagen wollte, ist, dass ich verstehe, dass das Problem mit Ihrer Mutter Sie sehr belastet. Ich wünschte, wir hätten jetzt Zeit, darüber zu reden. [*Pause*] Aber habe ich in der Zwischenzeit etwas gesagt oder getan, das Sie glauben ließ, ich würde vorschlagen, dass Sie die Sache einfach vergessen?

Ich klärte das Missverständnis auf, und wir kamen überein, das Problem mit Marias Mutter bei unserer nächsten Sitzung auf die Tagesordnung zu setzen.

Zusammenfassung

Sowohl Therapeut:innen zu Beginn der Berufslaufbahn als auch erfahrene Kolleg:innen stoßen bei der Strukturierung von Sitzungen mit manchen Patient:innen auf Schwierigkeiten. Es ist wichtig, das Problem zu benennen und dann zu verstehen, warum das Problem auftritt. Eine sorgfältige Durchsicht Ihrer Sitzungsaufzeichnungen kann von unschätzbarem Wert sein, um diese Probleme zu erkennen und dann zu lösen.

Reflexionsfragen

Warum ist es wichtig, Klient:innen gelegentlich zu unterbrechen? Welche automatischen Gedanken könnten Sie haben, die Sie daran hindern, Ihr Gegenüber sanft zu unterbrechen? Wie können Sie auf diese Gedanken reagieren?

11

Übung

Führen Sie ein Rollenspiel durch (oder erstellen Sie ein Transkript), in dem eine Klientin irritiert ist, wenn Sie ihn unterbrechen.

12 Automatische Gedanken identifizieren

Das kognitive Modell geht davon aus, dass die Interpretation einer Situation (und nicht die Situation selbst), die sich in automatischen Gedanken oder Bildern ausdrückt, unsere Emotionen, unser Verhalten und unsere physiologischen Reaktionen beeinflusst. Es ist daher wichtig, den Klient:innen zu helfen, auf ihre nicht-hilfreichen oder ungenaue Gedanken zu reagieren.

Bestimmte Ereignisse sind fast immer beunruhigend, etwa ein persönlicher Angriff oder eine Zurückweisung. Menschen mit psychischen Störungen haben jedoch ein verzerrtes Denken. Sie sehen Situationen oft viel negativer, als sie in Wirklichkeit sind. Sie können neutrale oder sogar positive Situationen falsch deuten. Wenn sie ihre Gedanken kritisch hinterfragen und darauf reagieren, geht es ihnen daher oft besser. Wir wollen vor allem die automatischen Gedanken ansprechen, die das Erreichen von Zielen behindern.

Das Kapitel befasst sich mit negativen automatischen Gedanken und beantwortet folgende Fragen:

- Was sind die Merkmale von automatischen Gedanken?
- Wie können Sie Ihren Klienten automatische Gedanken erklären?
- Wie kann man automatische Gedanken hervorrufen und spezifizieren?
- Wie sieht ein erweitertes kognitives Modell aus?
- Was sind die verschiedenen Formen von automatischen Gedanken? Was können Sie tun, wenn Klient:innen Schwierigkeiten haben, ihre automatischen Gedanken zu erkennen?
- Wie bringen Sie Ihren Patient:innen bei, ihre automatischen Gedanken selbst zu erkennen?

12.1 Charakteristika automatischer Gedanken

Automatische Gedanken sind ein Strom von Gedanken, der mit einem offensichtlicheren Gedankenstrom koexistiert (Beck, 1964). Automatische Gedanken treten nicht nur bei Menschen mit psychischen Störungen auf – sie sind eine Erfahrung, die wir alle machen. Die meiste Zeit sind wir uns dieser Gedanken kaum bewusst, obwohl wir sie mit ein wenig Training leicht ins Bewusstsein bringen können. Wenn wir uns unserer Gedanken bewusst werden, können wir automatisch eine Realitätsprüfung durchführen, wenn wir nicht an einer psychischen Störung leiden. Diese Art der automatischen Realitätsprüfung und Reaktion auf negative Gedanken ist eine häufige Erfahrung. Menschen, die in Not sind, lassen sich jedoch oft nicht auf diese Art der kritischen Prüfung ein. Die KVT vermittelt ihren Klient:innen, ihre Gedanken auf bewusst und strukturiert zu bewerten, insbesondere wenn sie verärgert sind oder ein nicht-hilfreiches Verhalten zeigen.

Finn muss beispielsweise zu Hause bleiben, um ein Leck unter der Spüle zu reparieren, sodass er nicht zum Fußballspiel seines Enkels gehen kann. Er denkt: »Stefan wird so enttäuscht sein«. Sein Denken wird dann noch extremer: »Ich lasse ihn immer im Stich.« Er nimmt diese Gedanken als wahr an und fühlt sich sehr traurig. Nachdem er die KVT-Werkzeuge erlernt hat, ist er jedoch in der Lage, seine negative Emotion als Hinweis zu nutzen, um seine Gedanken zu erkennen, zu bewerten und angemessen darauf zu reagieren. In einer anderen Situation war Finn in der Lage, auf einen ähnlichen automatischen Gedanken folgendermaßen zu reagieren: »Moment mal, seine Eltern werden dort [bei seiner Tanzaufführung] sein. Er ist vielleicht ein bisschen enttäuscht, dass ich nicht da bin. Und es stimmt nicht, dass ich ihn immer im Stich lasse. Ich bin bei vielen seiner Aufführungen dabei gewesen.«

Als Therapeut:in versuchen Sie, automatische Gedanken zu identifizieren, die dysfunktional sind, d. h. solche, die

- die Realität verzerren,
- die mit einer nicht-hilfreichen emotionalen und / oder physiologischen Reaktion verbunden sind,
- zu nicht-hilfreichem Verhalten führen und / oder
- das Wohlbefinden der Patient:innen beeinträchtigen sowie ihre Fähigkeit, Schritte zur Erreichung ihrer Ziele zu unternehmen.

Wie wir bereits besprochen haben, ist es von entscheidender Bedeutung, sowohl auf verbale als auch auf nonverbale Hinweise von Klient:innen zu achten, damit Sie die wichtigsten (oder »heißen«) Kognitionen identifizieren können, d. h. wichtige automatische Gedanken und Bilder, die in der Therapiesitzung selbst entstehen. Diese Kognitionen können sich auf das behandelte Thema beziehen (»Es ist nicht fair, dass ich so viel zu tun habe«) – aber auch auf den Klienten (»Ich kann nichts richtig machen«), die Therapeutin (»Sie verstehen mich nicht«) oder den Therapieprozess (»Ich gebe nicht gerne Feedback«). Außerdem können sie die Motivation der Patient:innen, ihr Gefühl der Angemessenheit oder ihres Wertes oder ihre Konzentration beeinträchtigen.

Schließlich können automatische Gedanken die therapeutische Beziehung beeinträchtigen. Die Identifizierung automatischer Gedanken an Ort und Stelle gibt den Klient:innen die Möglichkeit, ihre Gedanken sofort zu überprüfen und darauf zu reagieren, was die Arbeit im weiteren Verlauf der Sitzung erleichtert.

Dysfunktionale automatische Gedanken sind fast immer negativ, es sei denn,

- der Klient ist manisch oder hypomanisch (»Es ist eine tolle Idee, zu sehen, wie schnell mein Auto fahren kann«),
- die Klientin hat narzisstische Züge (»Ich bin allen überlegen«), und/oder
- der Patient gibt sich selbst die Erlaubnis, sich maladaptiv zu verhalten (»Es ist in Ordnung, sich zu betrinken, weil alle meine Freunde das Gleiche tun«).

Automatische Gedanken sind in der Regel recht kurz, und die Klient:innen sind sich oft mehr der Gefühle bewusst, die sie als Folge ihrer Gedanken empfinden, als der Gedanken selbst. In einer Sitzung können sich Patient:innen etwa ihrer Angst, Traurigkeit, Irritation oder Verlegenheit bewusst sein, aber sie sind sich ihrer automatischen Gedanken nicht bewusst, bis Sie sie aussprechen. Die Emotionen, die sie empfinden, sind logisch mit dem Inhalt ihrer automatischen Gedanken verbunden. Finn denkt etwa: »Alles ist so ein Durcheinander. Ich bin so faul« – und fühlt sich traurig. Ein anderes Mal denkt er: »Ich sollte meine Mutter öfter besuchen« – und fühlt sich schuldig. Wenn er denkt: »Was, wenn mir das Geld ausgeht?«, fühlt er sich ängstlich.

Manchmal sind sich die Klient:innen ihres nicht-hilfreichen Verhaltens bewusster als der automatischen Gedanken, die ihrem Handeln vorausgehen. Finn erkennt zum Beispiel, dass er es vermieden hat, sich mit seinen Freunden zu treffen und Aufgaben im Haushalt zu erledigen. Dieses Verhalten ist logisch mit dem Inhalt seiner automatischen Gedanken verbunden. Als ich ihn frage, was ihm in der ersten Situation durch den Kopf ging, antwortet er: »Sie könnten mich kritisieren, weil ich nicht arbeite«. In der zweiten Situation dachte er: »Ich werde alles vermasseln, was ich zu tun versuche.«

Patient:innen können sich auch ihrer physiologischen Reaktionen stärker bewusst sein als ihrer Gedanken. Maria bemerkte beispielsweise eher ihre Spannungsgefühle als ihre automatischen Gedanken, wenn sie ängstlich war.

Die meisten automatischen Gedanken sind mit äußeren Situationen (z. B. einem Gespräch mit einem Freund) oder einem Gedankenstrom (z. B. Gedanken über ein bevorstehendes oder vergangenes Ereignis) verbunden. Es gibt jedoch ein breites Spektrum an äußeren Reizen und inneren Erfahrungen, die zu automatischen Gedanken führen können. Klient:innen können Gedanken zu jedem Teil des kognitiven Modells haben:

- Kognitionen (Gedanken, Bilder, Überzeugungen, Tagträume, Träume, Erinnerungen, Flashbacks)
- Emotionen
- Verhalten
- physiologische oder mentale Erfahrungen (z. B. seltsame Ideen oder das Gefühl, dass die Gedanken rasen)

Jeder dieser Reize kann zu einem automatischen Gedanken (oder einer Reihe von automatischen Gedanken) führen, gefolgt von einer emotionalen, verhaltensmäßigen und / oder physiologischen Reaktion. Hier sind einige Beispiele von Finn:

- Als er dachte: »Ich wünschte, ich müsste nie wieder mit meiner Ex-Frau sprechen«, hatte er einen automatischen Gedanken zu dieser Kognition: »Ich sollte so etwas nicht denken.«
- Als Finn dachte: »Ich bin so müde. Ich will nicht zu Stefans Fußballspiel gehen«, dachte er: »Ich bin ein schlechter Großvater, weil ich nicht hingehen will.«
- Als er automatische Gedanken in Form von Erinnerungen an seine Ehe hatte, dachte er: »Ich wünschte, ich würde mich nicht immer an die schlimmsten Momente unseres gemeinsamen Lebens erinnern.«
- Als Finn erkannte, wie hoffnungslos und traurig er sich fühlte, dachte er: »Ich werde mich immer so fühlen.«
- Als er es vermied, Besorgungen zu machen, dachte er: »Ich bin so faul.«
- Wenn Finn Angst hatte, zu spät zu kommen, begann sein Herz schnell zu schlagen und er dachte: »Was ist nur los mit mir?«

In der traditionellen KVT konzentrieren wir uns in der Regel auf problematische Situationen der vergangenen Woche und stellen fest, zu welchem Zeitpunkt die Klient:innen am stärksten beunruhigt waren und was ihre automatischen Gedanken waren. In der Genesungsorientierung konzentrieren wir uns eher auf die Gedanken, von denen sie annehmen, dass sie sie daran hindern werden, in der kommenden Woche Schritte zur Erreichung ihres Ziels zu unternehmen.

12

Patient:innen können belastende oder wenig hilfreiche automatische Gedanken haben

- *vor* einer Situation, in Erwartung dessen, was passieren könnte (»Was, wenn er sauer auf mich ist?«),
- *während* einer Situation (»Sie denkt, wie schlecht ich das mache«), und / oder
- *nach* einer Situation, wenn sie über das Geschehene nachdenken (»Ich hätte ihn nie anrufen sollen«).

12.2 Klienten automatische Gedanken erläutern

Es ist ideal, automatische Gedanken anhand der eigenen Beispiele der Klient:innen zu erklären. Wenn Sie mit einer Patientin ein bestimmtes Problem besprechen, identifizieren Sie die damit verbundenen automatischen Gedanken und führen dann eine Psychoedukation durch.

Th: [*geht zum ersten Thema der Tagesordnung über*] Maria, sollen wir über Ihr Ziel sprechen, eine bessere Beziehung zu Ihrer Schwester aufzubauen?

M: Ja.

Th: Was möchten Sie diese Woche tun?

M: [*seufzt*] Ich sollte sie fragen, ob sie mit mir zu Mittag essen möchte.

Th: Wie fühlen Sie sich denn?

M: Ich weiß es nicht. Traurig, niedergeschlagen.

Th: Was geht Ihnen durch den Kopf?

M: Sie hat so viel Glück. Ich werde nie ein Leben wie ihres haben können.

Th: Kein Wunder, dass Sie traurig sind. Sie haben gerade einen sogenannten »automatischen Gedanken« erkannt: Ich werde nie ein Leben wie ihres führen können. Jeder hat diese Art von Gedanken. Sie scheinen uns einfach in den Kopf zu kommen, selbst wenn wir versuchen, an etwas anderes zu denken. Deshalb nennen wir sie auch automatisch. Meistens sind sie sehr schnell und wir sind uns der Emotion – in diesem Fall, dass Sie traurig sind – viel mehr bewusst als unserer Gedanken. Wenn Menschen deprimiert sind, wie Sie es sind, stellt sich heraus, dass die Gedanken oft nicht oder nicht ganz wahr sind. Aber wir reagieren so, als ob sie wahr wären.

M: Oh.

Th: [*prüft ihr Verständnis*] Können Sie mir mit Ihren eigenen Worten etwas über automatische Gedanken erzählen?

M: Ich denke, was Sie sagen, ist, dass ich diese schnellen Gedanken habe, und weil ich deprimiert bin, sind sie vielleicht nicht wahr.

Th: Ganz genau.

Im nächsten Teil der Sitzung schreibe ich das kognitive Modell für diesen automatischen Gedanken auf.

Situation: Ich denke an meine Schwester

↓

Automatischer Gedanke: »Ich werde nie ein Leben wie ihres haben können.«

↓

Emotion: Traurig

Th: Lassen Sie uns das aufschreiben. Als Sie den Gedanken hatten: »Ich werde nie ein Leben wie ihres führen können«, waren Sie traurig. Verstehen Sie, wie Ihre Gedanken Ihre Gefühle beeinflusst haben?

M: Hm-hm.

Th: Ich werde Ihnen beibringen, Ihre automatischen Gedanken zu erkennen, wenn Sie merken, dass sich Ihre Stimmung ändert oder Sie etwas tun, was nicht hilfreich ist. Das ist der erste Schritt. Wir werden das so lange üben, bis es einfach ist. Und Sie werden auch lernen, wie Sie Ihre Gedanken bewerten und Ihr Denken ändern können, wenn es nicht ganz richtig ist.

12.3 Automatische Gedanken identifizieren

Die Fertigkeit, automatische Gedanken zu erkennen, ist mit dem Erlernen jeder anderen Fertigkeit vergleichbar. Manchen Menschen gelingt dies recht leicht und schnell. Andere brauchen viel mehr Anleitung und Übung. Die grundlegenden Fragen, die Sie Ihren Patient:innen stellen, lauten:

> »Was geht Ihnen durch den Kopf?« / »Was ging Ihnen durch den Kopf?« / »Was wird Ihnen durch den Kopf gehen?«
>
> »Was denken Sie?« / »Was haben Sie gedacht?« / »Was werden Sie denken?«

Sie werden eine dieser Fragen stellen,

- wenn Klient:innen eine problematische Situation, eine Emotion, ein Verhalten oder eine physiologische Reaktion beschreiben, die sie hatten (oft in der vergangenen Woche) oder die sie erwarten (oft in der kommenden Woche) und / oder
- wenn sie in der Therapiesitzung selbst eine negative Affektveränderung erleben oder ein nicht-hilfreiches Verhalten zeigen.

Weitere automatische Gedanken eruieren

Befragen Sie die Patient:innen auch dann weiter, wenn sie von einem ersten automatischen Gedanken berichten, um herauszufinden, ob sie weitere wichtige Gedanken hatten.

Th: [*zusammenfassend*] Als Sie gestern Morgen mit einem Kater aufgewacht sind, haben Sie gedacht: »Ich hätte gestern Abend nicht so viel trinken sollen.« Was ging Ihnen noch durch den Kopf?

M: Ich kann nicht glauben, dass ich das schon wieder getan habe.

Th: Und was dann?

M: Ich habe gedacht: »Was bringt es, es überhaupt zu versuchen. Nichts wird jemals besser werden.«

Wenn Patient:innen einen automatischen Gedanken und eine Emotion äußern, ist es auch wichtig zu sehen, ob sie zusätzliche Emotionen erlebt haben. Wenn ja, hatten sie zweifellos einen weiteren Gedanken oder einen Gedankenstrom.

Th: [*fasst zusammen*] Sie waren also traurig, als Sie dachten: »Ich habe das meiste meiner Ersparnisse aufgebraucht.« Hatten Sie noch andere Gefühle?

F: Ich glaube, ich war ängstlich.

Th: Was ging Ihnen dabei durch den Kopf, als Sie sich ängstlich fühlten?

F: Ich habe gedacht: »Was wird mit mir passieren? Was ist, wenn ich die Miete nicht zahlen kann? Werde ich auf der Straße landen?«

12.4 Ein erweitertes kognitives Modell

Klient:innen haben manchmal eine Reihe automatischer Gedanken und Reaktionen auf ein bestimmtes Thema, vor allem, wenn sie sich am Ende auf eine nicht-hilfreiche Art und Weise verhalten, z. B. mit einem impulsiven Verhalten. Es ist wichtig, die vielen Schritte aufzuzeichnen, vom ersten Auslöser bis zur letzten Reaktion (die Sekunden bis

Stunden dauern kann). Abbildung 12.1 zeigt, wie Maria eine erste beunruhigende Situation erlebte und dann schließlich zu viel trank.

Situation: Überlegen, was man tun kann könnte

↓

Automatischer Gedanke:
»Ich sollte wirklich die Rechnungen bezahlen. Aber was ist, wenn ich nicht genug Geld auf dem Konto habe?«

↓

Emotion: Angst

↓

Verhalten: Auf der Couch sitzen und über den Mangel an Geld nachgrübeln

↓

Physiologische Reaktion: erhöhte Körperspannung

↓

Situation: Wahrnehmung, wie sie sich fühlt

↓

Automatischer Gedanke: »Ich mag es nicht, mich so zu fühlen.«

↓

Emotion: erhöhte Angst

↓

Physiologische Reaktion: erhöhte Körperspannung

↓

Automatischer Gedanke:
»Ich möchte ein Glas Wein. Aber es ist zu früh, um schon Alkohol zu trinken.«

↓

Emotion: erhöhte Angst

↓

Physiologische Reaktion: erhöhte Körperspannung

↓

Automatischer Gedanke (Erlaubnis gewährender Gedanke):
»Es gibt nichts, was ich tun kann, um das Gefühl loszuwerden. Dann kann ich mir auch ein Glas Wein holen.«

↓

Emotion: teilweise Erleichterung

↓

Physiologische Reaktion: leichte Reduktion der Spannung

↓

Verhalten: holt sich ein Glas Wein und trinkt es schnell

↓

Automatischer Gedanke: »Das fühlt sich besser an.«

↓

Emotion: Erleichterung

↓

Physiologische Reaktion: Reduktion der Spannung

Abbildung 12.1 Beispiel für ein erweitertes kognitives Modell

Wenn Sie und Ihr Klient das gesamte Szenario durchgespielt haben, können Sie ihm all die Stellen zeigen, an denen er lernen kann, einzugreifen, bevor er sich auf das dysfunktionale Verhalten einlässt. Dies vermittelt in der Regel Hoffnung, das Problem zu lösen.

12.5 Formen von automatischen Gedanken

Automatische Gedanken treten meist in verbaler Form auf. Manchmal treten sie aber auch in Form von Bildern auf (Kap. 20). Und manchmal sprechen Patient:innen ihre automatischen Gedanken nicht offen aus. Sie können

- Ihnen die Interpretationen ihrer Erfahrungen mitteilen,
- ihre automatischen Gedanken in den Gesprächsverlauf einbetten,
- kurze Sätze äußern und / oder
- automatische Gedanken als Fragen formulieren.

Wenn dies der Fall ist, leiten Sie Ihre Klient:innen an, ihre Äußerungen so zu verändern, dass sie in einer Form vorliegen, die ausgewertet werden kann.

Automatische Gedanken von Interpretationen unterscheiden

Wenn Sie die Patient:innen nach ihren automatischen Gedanken fragen, suchen Sie nach den tatsächlichen Worten oder Bildern, die ihnen durch den Kopf gehen. Solange sie nicht gelernt haben, diese Gedanken zu erkennen, berichten sie manchmal *Interpretationen* (wie Maria im folgenden Beispiel), die ihre tatsächlichen Gedanken gewesen sein können oder auch nicht.

12

Th: Was ging Ihnen durch den Kopf, als Sie die Empfangsdame sahen?

M: Ich glaube, ich habe meine wahren Gefühle verleugnet.

Th: Was haben Sie wirklich gedacht?

M: Ich bin mir nicht sicher, was Sie meinen.

In diesem Gespräch gab Maria eine *Interpretation* dessen, was sie fühlte und dachte. Im Folgenden versuche ich es noch einmal, indem ich mich auf ihr Gefühl konzentriere und es verstärke.

Th: Welche Gefühle haben Sie verleugnet?

M: Ich bin mir nicht sicher.

Th: [*gibt eine Emotion vor, die der erwarteten entgegengesetzt ist, um ihre Erinnerung anzustoßen*] Als Sie sie gesehen haben, haben Sie sich da glücklich gefühlt? Aufgeregt?

M: Nein, ganz und gar nicht.

Th: Können Sie sich daran erinnern, wie Sie in das Büro gingen und sie sahen? Können Sie sich das in Ihrem Kopf vorstellen?

M: Hm-hm.

Th: [***spricht im Präsens***] Was fühlen Sie?

M: Ich weiß es nicht.

Th: Während Sie sie sehen, was geht Ihnen durch den Kopf?

M: [*berichtet über eine Emotion und eine physiologische Reaktion, anstelle eines automatischen Gedankens*] Ich fühle mich wirklich ängstlich, mein Herz schlägt schnell und ich bin ganz nervös.

Th: Woran denken Sie gerade?

M: Was, wenn sie mir wieder das Leben schwer macht, weil ich die Formulare nicht ausgefüllt habe? [*automatischer Gedanke*]

Th: Okay. Sonst noch was?

M: Ich glaube, ich habe gedacht: »Wenn sie mir das Leben schwer macht, muss ich gehen.«

Automatische Gedanken spezifizieren, die in den Gesprächsverlauf eingebettet sind
Klient:innen sollten lernen, die tatsächlichen Worte, die ihnen durch den Kopf gehen, zu benennen, um sie effektiv bewerten zu können. Im Folgenden finden Sie einige Beispiele für eingebettete Gedanken im Vergleich zu tatsächlichen Wörtern:

Eingebettete Aussagen	Tatsächliche automatische Gedanken
▶ »Ich glaube, ich habe mir Sorgen gemacht, was sie zu mir sagen würde.«	▶ »Sie wird mich kritisieren.«
▶ »Ich weiß nicht, ob es Zeitverschwendung wäre, zum Chef zu gehen.«	▶ »Es wird wahrscheinlich Zeitverschwendung sein, wenn ich hingehe.«
▶ »Ich habe es einfach nicht geschafft, mit dem Lesen anzufangen.«	▶ »Ich kriege das nicht hin.«

Auch hier führen Sie die Klient:innen behutsam dazu, die *tatsächlichen* Worte, die ihnen durch den Kopf gehen, zu identifizieren.

Th: Als Sie rot wurden, was ging Ihnen da durch den Kopf?

M: Ich schätze, ich habe mich gefragt, ob er denkt, dass ich ein wirklich seltsamer Mensch bin.

Th: Können Sie sich an die genauen Worte erinnern, die Sie gedacht haben?

M: [*verwirrt*] Ich bin mir nicht sicher, was Sie meinen.

Th: Haben Sie gedacht. »Ich schätze, ich habe mich gefragt, ob er denkt, dass ich ein wirklich seltsamer Mesnch bin«, oder haben Sie etwas gedacht wie: »Er denkt wahrscheinlich, dass ich wirklich seltsam bin.«

M: Oh, ich verstehe; das Zweite.

Ändern von telegrammartigen Gedanken oder von Gedanken in Frageform
Patient:innen können von Gedanken berichten, die nicht vollständig ausformuliert sind. Es ist schwierig, telegrammartige Gedanken zu bewerten, und Sie sollten dazu auffordern, den Gedanken vollständiger auszudrücken, indem Sie nach seiner *Bedeutung* fragen. Als Finn etwa den Gedanken »Oh, nein!« hatte, bedeutete das für ihn »Meine Ex-Frau wird darüber wirklich wütend sein.« »Verdammt!« war der Ausdruck für Marias

Gedanken »Mein Handy zu Hause zu lassen war dumm.« Diese Technik wird im Folgenden veranschaulicht.

Th: Was ging Ihnen durch den Kopf, als Sie von dem Familientreffen gehört haben?

F: »Oh-oh.« Ich dachte nur: »Oh-oh«.

Th: Können Sie den Gedanken ausformulieren? »Oh-oh« bedeutet ...?

F: Was ist, wenn meine Ex-Frau dort ist? Sie könnte ziemlich unfreundlich sein.

Wenn Klient:innen nicht in der Lage sind, ihren Gedanken zu formulieren, können Sie versuchen, einen gegenteiligen Gedanken zu formulieren: »Bedeutet ›Oh-oh‹ ›Das ist wirklich gut‹?« Es kann hilfreich sein, den gegenteiligen Gedanken anstelle Ihrer Vermutung des tatsächlichen Gedankens zu nennen, weil der Klient sonst vielleicht mit dem von Ihnen vermuteten Gedanken einverstanden ist, auch wenn es nicht genau das ist, was ihm durch den Kopf ging.

Automatische Gedanken werden manchmal in Form von Fragen geäußert, was ebenfalls nicht förderlich für die Bewertung ist. Wenn dies der Fall ist, sollten Sie Ihre Patient:innen dazu anleiten, ihre Gedanken in Form einer Aussage auszudrücken, bevor Sie ihnen bei der Bewertung helfen.

Th: Sie haben also gedacht: »Was, wenn ich die Stelle nicht bekomme?«

F: Ja.

Th: Was befürchten Sie, was passieren könnte, wenn Sie den Job nicht bekommen?

F: Wahrscheinlich wird mich niemand einstellen.

Th: Könnten wir uns diesen Gedanken einmal ansehen? Wenn Sie die Stelle nicht bekommen, wird Sie wahrscheinlich niemand einstellen?

Hier sind einige Beispiele für die Umformulierung automatischer Gedanken der Klient:innen, die zunächst in Form von Fragen auftraten (linke Spalte). Die umformulierten Aussagen wurden erarbeitet, indem die Patient:innen gefragt wurden, worüber sie sich Sorgen machten (oder wovor sie am meisten Angst hatten), wenn sie in eine schwierige Situation gerieten:

Frage	**Aussage**
»Werde ich das verkraften können?«	»Ich werde es nicht verkraften können.«
»Kann ich es aushalten, wenn sie mich verlässt?«	»Ich werde niemals damit fertig werden, wenn sie mich verlässt.«
»Was, wenn ich es nicht schaffe?«	»Ich verliere meinen Job, wenn ich es nicht schaffe.«
»Wie werde ich das durchstehen?«	»Ich werde das nicht durchstehen können.«
»Was, wenn ich mich nicht ändern kann?«	»Ich werde für immer unglücklich sein, wenn ich mich nicht ändern kann.«
»Warum ist mir das passiert?«	»Das hätte mir nicht passieren dürfen.«

12.6 Schwierigkeiten beim Erkennen automatischer Gedanken

Manchmal wissen Klient:innen einfach keine Antwort auf die Frage »Was geht Ihnen durch den Kopf?« Sie können verschiedene Techniken anwenden, um ihnen zu helfen, wenn sie Schwierigkeiten haben,

(1) ihre automatischen Gedanken aus einer vergangenen Situation zu identifizieren,
(2) ihre automatischen Gedanken in einer zukünftigen Situation vorherzusagen, oder
(3) Gedanken zu identifizieren, die in der Sitzung selbst auftauchen.

Bitten Sie sie zunächst, die Situation zu beschreiben. Versuchen Sie dann eine oder mehrere der folgenden Vorgehensweisen:

- Verstärken Sie die Reaktion des Klienten.
- Bitten Sie die Klientin, sich die belastende Situation zu bildlich vorzustellen.
- Wenn die Situation eine andere Person betrifft, schlagen Sie vor, dass der Klient sie in einem Rollenspiel mit Ihnen nachstellt.
- Erkundigen Sie sich nach Bildern.
- Bieten Sie Gedanken an, von denen Sie glauben, dass sie wahrscheinlich das Gegenteil zu den Gedanken der Klientin darstellen.
- Fragen Sie nach der Bedeutung der Situation.

Diese Techniken werden nun erläutert:

Emotionale und physiologische Reaktionen verstärken
Um den Klient:innen zu helfen, einen besseren Zugang zu ihren Gedanken zu bekommen, versuchen Sie, ihre emotionale und physiologische Erregung zu steigern.

Th: Finn, was denken Sie, was Ihnen durch den Kopf geht, wenn Sie am Sonntag mit Ihren Freunden zum Frühstück gehen?

F: Ich bin mir nicht sicher.

Th: Was denken Sie, wie Sie sich fühlen werden?

F: Wahrscheinlich ängstlich.

Th: Wo werden Sie die Angst spüren?

F: Hier [*legt seine Hand auf seinen Bauch*], in meinem Magen.

Th: Können Sie jetzt das gleiche Gefühl spüren?

F: [*nickt*]

Th: [*spricht im Präsens*] Sie sind also zu Hause und denken darüber nach, auszugehen … Sie fühlen sich ängstlich; Sie können es in Ihrem Magen spüren … Was geht Ihnen durch den Kopf?

F: Was ist, wenn sie nicht wirklich dort sein wollen? Was ist, wenn sie mich nicht wirklich sehen wollen?

Visualisieren der Situation
Manchmal hilft es, wenn Klienten die Situation detailliert beschreiben und sie sich dann vor ihrem geistigen Auge vorstellen.

Th: Okay, Sie waren Anfang der Woche bei Ihrem Sohn und haben sich sehr aufgeregt?

F: Ja.

Th: Was ging Ihnen dabei durch den Kopf?

F: Ich weiß es nicht. Ich habe mich einfach sehr schlecht gefühlt.

Th: Können Sie mir die Szene beschreiben? Um welche Zeit war das? Was haben Sie gemacht?

F: Es war ungefähr 6:00 Uhr abends. Mein Sohn war noch nicht von der Arbeit nach Hause gekommen. Meine Schwiegertochter war in der Küche, und ich saß allein im Wohnzimmer.

Th: Wo waren denn Ihre Enkel?

F: Sie waren oben in ihrem Zimmer.

Th: Können Sie sich die Szene so vorstellen, als würde sie jetzt gerade passieren? Sie befinden sich im Wohnzimmer. Sitzen Sie auf einem Stuhl oder auf der Couch? Wie ist Ihre Körperhaltung?

F: Ich sitze auf der Couch und bin irgendwie zusammengesackt.

Th: Ihr Sohn ist noch nicht zu Hause. Ihre Schwiegertochter ist in der Küche – können Sie hören, wie sie sich bewegt? Sie wissen, dass Ihre Enkel oben sind, aber Sie sitzen allein, ganz allein, und Sie denken …

F: [*drückt seine automatischen Gedanken aus*] Früher hatte ich ein so schönes Leben. Jetzt ist nichts mehr gut.

Wiederherstellen einer zwischenmenschlichen Situation durch Rollenspiele 12

Bei dieser Nachstellung einer bestimmten Situation beschreiben die Klient:innen zunächst verbal, wer was gesagt hat; dann spielen sie sich selbst, während Sie die andere Person in der Interaktion spielen.

Th: Sie haben sich also schlecht gefühlt, als Sie mit Ihrem Nachbarn gesprochen haben?

F: Ja.

Th: Was ging Ihnen durch den Kopf, als Sie mit ihm gesprochen haben?

F: [*hält inne*] … Ich weiß es nicht. Ich war einfach sehr niedergeschlagen.

Th: Können Sie mir sagen, was Sie zu ihm gesagt haben und was er zu Ihnen gesagt hat?

F: [*beschreibt den verbalen Austausch*]

Th: Können wir ein Rollenspiel versuchen? Ich werde Ihr Nachbar sein, und Sie sind Sie.

F: Okay.

Th: Während wir das Rollenspiel machen, schauen Sie mal, ob Sie herausfinden können, was Ihnen durch den Kopf geht.

F: [*nickt*]

Th: Okay, Sie beginnen. Was sagen Sie zuerst?

F: Äh, darf ich Ihnen eine Frage stellen?

Th: Klar doch.

F: Ich brauche wirklich einen Job. Meinen Sie, Sie könnten Ihren Chef fragen, ob er jemanden braucht?

Th: Ich bin mir nicht sicher … Haben Sie im Einkaufszentrum nachgesehen? Einer der Läden hat vielleicht eine freie Stelle.

F: Ich bin mir nicht sicher, ob ich im Einzelhandel arbeiten möchte.

Th: Ich wünschte, ich könnte Ihnen helfen, aber … Okay, raus aus dem Rollenspiel. War Ihnen bewusst, was Ihnen durch den Kopf ging?

F: Ja. Ich habe gedacht, dass er mir nicht helfen will. Er muss denken, ich würde einen schlechten Job machen.

Bilder erfragen

Wenn Sie sich eines Bildes in Ihrem eigenen Kopf bewusst werden, während der Klient eine Situation beschreibt, nehmen Sie es als Aufforderung, ihn nach dem Erleben eines Bildes zu fragen: »Manchmal ist es schwer, Ihre automatischen Gedanken zu erkennen. Lassen Sie mich Folgendes fragen: Als Sie daran dachten, dass Sie Ihre Ex-Frau auf der Geburtstagsparty Ihres Sohnes sehen könnten, hatten Sie da ein Bild im Kopf, wie sie aussehen könnte?«

Einen gegenteiligen Gedanken vorschlagen

Interessanterweise haben Patient:innen manchmal einen besseren Zugang zu ihren Gedanken, wenn Sie ihnen einen Gedanken vorschlagen, von dem Sie glauben, dass er im Gegensatz zu ihren tatsächlichen Gedanken steht.

F: Ich weiß nicht, was mir wahrscheinlich durch den Kopf gehen wird, wenn ich mich auf das Vorstellungsgespräch vorbereite. Ich weiß nur, dass ich sehr ängstlich sein werde.

Th: [*fasst zusammen*] Ich kann mir nicht vorstellen, dass Sie daran denken, wie toll es wahrscheinlich laufen wird?

F: Nein, ganz und gar nicht! Ich werde wahrscheinlich daran denken, dass ich es vermasseln werde.

Die Bedeutung der Situation eruieren

Wenn Patient:innen Schwierigkeiten haben, ihre Gedanken abzurufen, können Sie sie fragen, was die Situation für sie bedeutet.

Th: Was hat es für Sie bedeutet, dass Sie die Stelle nicht bekommen haben?

F: Dass ich einfach nicht gut genug bin. Ich werde wahrscheinlich nie einen Job bekommen.

Seien Sie vorsichtig damit, zu viele Techniken anzuwenden, wenn es für Klient:innen schwierig ist, ihre Gedanken zu ordnen. Andernfalls könnten sie sich verhört fühlen oder meinen, sie hätten versagt. Spielen Sie die Bedeutung der Identifizierung dieser spezifischen Gedanken herunter: »Nun, manchmal sind diese Gedanken schwer zu fassen. Das ist eben so. Wie wäre es, wenn wir weitermachen mit …?«

12.7 Den Klienten beibringen, automatische Gedanken zu erkennen

Wie in Kapitel 6 beschrieben, können Sie bereits in der ersten Sitzung damit beginnen, Ihren Klient:innen die Fähigkeit zu vermitteln, automatische Gedanken zu erkennen. Hier habe ich gerade das kognitive Modell anhand von Marias Beispielen demonstriert.

Th: Maria, wenn Sie merken, dass sich Ihre Stimmung verschlechtert oder Sie in der nächsten Woche etwas tun, was nicht hilfreich ist, könnten Sie dann innehalten und sich fragen: »Was geht mir gerade durch den Kopf?«

M: Ja.

Th: Vielleicht könnten Sie ein paar dieser Gedanken auf Papier oder in Ihrem Handy notieren?

M: Okay.

Th: Machen Sie sich keine Sorgen, wenn es Ihnen schwerfällt herauszufinden, was Sie denken. Das ist eine Fertigkeit, und Sie werden das mit der Zeit immer besser können.

In späteren Sitzungen können Sie den Patient:innen auch ausdrücklich andere Techniken beibringen, wenn die Grundfrage (»Was geht Ihnen gerade durch den Kopf?«) nicht effektiv ist. **Arbeitsblatt 5** »Fragen zum Identifizieren automatischer Gedanken« (s. Abb. 12.2) kann dabei hilfreich sein.

▶ »Wenn es Ihnen immer noch schwerfällt herauszufinden, was Ihnen durch den Kopf geht, könnte dieses Arbeitsblatt helfen. (*Geht AB 5 mit dem Klienten durch.*) Wie wäre es, wenn Sie diese Woche einige dieser Fragen ausprobieren, wenn Sie nicht herausfinden können, was Sie denken?«

AB 5 • T

Fragen zum Identifizieren automatischer Gedanken

Erinnerung: Nur weil ich etwas denke, heißt das nicht unbedingt, dass es wahr ist. Wenn ich meine nicht-hilfreichen oder ungenauen Gedanken ändere, werde ich mich wahrscheinlich besser fühlen.

(1) Was geht mir durch den Kopf? *oder* Was denke ich gerade?

(2) Was denke ich definitiv **nicht**? (Die Identifizierung eines entgegengesetzten Gedankens kann Ihnen helfen, den eigentlichen Gedanken zu identifizieren).

(3) Was bedeutet die Situation für mich?

(4) Mache ich eine Vorhersage? Oder erinnere ich mich an etwas?

Abbildung 12.2 Fragen zum Identifizieren automatischer Gedanken (**AB 5**).

Zusammenfassung

Automatische Gedanken koexistieren mit einem manifesten Gedankenstrom, entstehen spontan und beruhen nicht auf Reflexion oder Überlegung. Die Menschen sind sich in der Regel der damit verbundenen Emotionen oder Verhaltensweisen stärker bewusst als der automatischen Gedanken. Mit ein wenig Training können sie sich jedoch bewusst werden, was ihnen durch den Kopf geht. Automatische Gedanken sind je nach ihrem Inhalt und ihrer Bedeutung mit bestimmten Gefühlen verbunden. Sie sind oft kurz und flüchtig und können in verbaler und/oder bildhafter Form auftreten.

Normalerweise akzeptieren Menschen ihre automatischen Gedanken als wahr, ohne darüber nachzudenken oder sie zu bewerten. Das Erkennen, Überprüfen und Reagieren auf automatische Gedanken (auf eine adaptivere Art und Weise) führt in der Regel zu einer adaptiven Veränderung im Affekt und/oder im Verhalten. In Kapitel 13 wird der Unterschied zwischen automatischen Gedanken und Emotionen erläutert.

Reflexionsfragen

Wie können Sie Ihren Klient:innen helfen, ihre automatischen Gedanken zu erkennen? Wie können Sie verhindern, dass sich Patient:innen selbst kritisieren, wenn sie zunächst Schwierigkeiten dabei haben?

Übung

Führen Sie ein Rollenspiel durch, in dem eine Klientin oder ein Klient darum kämpft, ihre oder seine automatischen Gedanken zu erkennen.

13 Emotionen

Emotionen sind in der KVT von größter Bedeutung. Schließlich besteht ein Hauptziel der Behandlung darin, den Klient:innen zu helfen, sich besser zu fühlen, indem negative Emotionen abgebaut und positive Emotionen verstärkt werden. Intensive negative Emotionen sind schmerzhaft und können dysfunktional sein, wenn sie die Fähigkeit der Patient:innen beeinträchtigen, klar zu denken, Probleme zu lösen, effektiv zu handeln oder Befriedigung zu erlangen – alles Dinge, die das Erreichen ihrer Ziele behindern können. Menschen mit einer psychischen Störung erleben oft eine Intensität von Emotionen, die übertrieben oder der Situation unangemessen erscheinen kann. Finn fühlte sich beispielsweise enorm schuldig und war dann traurig, als er vergaß, dass er zum Abendessen zu seiner Tochter gehen sollte. Er war auch sehr besorgt darüber, die Bank anzurufen, um einen Fehler zu berichtigen. Doch die Intensität und Qualität von Finns Emotionen ergaben Sinn, als ich erkannte, wie sehr er an seine automatischen Gedanken und Annahmen glaubte und wie sehr er an bestimmten Werten festhielt.

Darüber hinaus ist es wichtig, die positiven Funktionen negativer Emotionen zu erkennen. Traurigkeit kann ein Signal sein, das zu füllen, was man im Leben vermisst. Schuldgefühle können uns dazu motivieren, das zu tun, was uns wirklich wichtig ist. Angst kann uns Energie geben, um eine Herausforderung zu bewältigen. Wut kann uns Energie geben, um entsprechend unserer Werte das Richtige auf die richtige Weise zu tun.

Dieses Kapitel beantwortet die folgenden Fragen:

- Wie können Sie positive Emotionen hervorrufen und verstärken? Wie helfen Sie Klient:innen, ihre negativen Emotionen zu benennen?
- Wie leiten Sie sie dazu an, die Intensität ihrer Emotionen einzuschätzen?
- Wie unterscheiden sich automatische Gedanken von Emotionen?
- Wie stimmt der Inhalt automatischer Gedanken mit Emotionen überein?

- Wann ist es ratsam, negative Emotionen zu verstärken?
- Wie können Sie Ihre Patient:innen dabei unterstützen, ihre Annahmen über negative Emotionen zu überprüfen?
- Welche Techniken sind nützlich, um Emotionen zu regulieren?

13.1 Positive Emotionen hervorrufen und stärken

Positive Emotionen fördern ein Gefühl des Wohlbefindens (sowohl psychisch als auch physisch) und der Widerstandsfähigkeit, was sowohl während als auch nach Abschluss der Behandlung wichtig ist. Wenn Klient:innen eine negative Emotion empfinden, schränken sie oft ihre Aufmerksamkeit ein und sind autonom erregt. Positive Emotionen erweitern dagegen ihre Aufmerksamkeit, Kognitionen und Verhaltenstendenzen und verringern die Erregung (Fredrickson, 2001). Das Erinnern an positive Erfahrungen, wie sie in der Vergangenheit mit Schwierigkeiten umgegangen sind, ermöglicht es den Klient:innen, in der Gegenwart besser zurechtzukommen (Tugade et al., 2004).

Arbeiten Sie aktiv daran, die positiven Emotionen der Patient:innen in der Sitzung und im Laufe der Woche zu wecken und zu verstärken, indem Sie

- ihre Interessen, positive Ereignisse, die während der Woche stattgefunden haben, und positive Erfahrungen besprechen,
- Aktivitätenpläne erstellen, die darauf abzielen, die positiven Emotionen zu verstärken, indem sie sich z. B. in sozialen, angenehmen, sinnvollen und produktiven Aktivitäten engagieren und sich selbst Anerkennung zollen,
- den Klient:innen helfen, adaptive Schlussfolgerungen aus ihren Erfahrungen zu ziehen, z. B. durch die Fragen:
  - »Was zeigt Ihnen diese Erfahrung?«
  - »Was sagt es über Sie aus, dass Sie .... getan haben?«
  - »Was meinen Sie, denkt .... über Sie [als Ergebnis dieser positiven Erfahrung]?«
  - »Ich denke, dass diese [Erfahrung] .... über Sie aussagt. Glauben Sie, dass ich Recht habe?«

Es ist auch hilfreich, darum zu bitten, die positiven Gefühle zu spezifizieren, indem man z. B. fragt:

- »Wie haben Sie sich gefühlt, als Sie .... getan haben [oder .... stattfand]?«
- »Wie haben Sie sich danach gefühlt?«

Viele Klient:innen haben einen verarmten Wortschatz für positive Gefühle. Wenn man sie bittet, alle positiven Emotionen zu benennen, die sie in einer Situation erlebt haben, kann das ihre Fähigkeit verbessern, diese Emotionen zu benennen, und auch ihre Stimmung heben, vor allem, wenn Sie ihnen die »Liste positiver Emotionen« in **INFO 6** (Abb. 13.1) geben. Wenn Sie den Eindruck haben, dass die Liste in manchen Fällen überwältigend sein könnte, kürzen Sie sie ab oder bieten Sie eine Mehrfachauswahl an: »Als Ihre Freundin endlich anrief, haben Sie sich gefreut? Waren Sie erleichtert? Dankbar?«; »Als Sie gesehen haben, wie Ihr Enkel ein Tor geschossen hat, haben Sie sich gefreut? Waren Sie stolz? Aufgeregt?« Um das Ausmaß ihrer positiven Emotionen in der Sitzung zu verstärken, bitten Sie die Klient:innen, sich die Situation so vorzustellen, als ob sie gerade stattfände, und zu sehen, ob sie diese Emotionen erneut erleben können.

INFO 6 • P

Liste positiver Emotionen

abenteuerlustig, akzeptiert, amüsiert, anerkennend, angenehm, angenehm überrascht, angeregt, aufgeregt, aufrichtig, begeistert, begeistert, bejahend, belastbar, beruhigt, dankbar, dankbar, dynamisch, ehrfürchtig, ehrfürchtig, eifrig, einfühlsam, enthusiastisch, erfreut, erfreut, erfüllt, erleichtert, ermutigt, erregt, erstaunt, fähig, frei, freudig, freundlich, freundlich, friedlich, fröhlich, gesegnet, glücklich, glücklich, großzügig, heiter, hilfsbereit, hoffnungsvoll, in Kontrolle, inspiriert, intelligent, interessiert, jugendlich, kreativ, lebendig, leicht, leidenschaftlich, liebevoll, liebevoll, motiviert, mutig, neugierig, offen, optimistisch, respektiert, ruhig, ruhig, sicher, sicher, spielerisch, stolz, tugendhaft, unterstützt, verrückt, verstanden, vital, weise, wertvoll, wohlwollend, würdig, zärtlich, zentriert, zufrieden, zufrieden, zuversichtlich

Abbildung 13.1 Liste positiver Emotionen (**INFO 6**)

13.2 Negative Emotionen benennen

Wenn Patient:innen Schwierigkeiten haben, ihre negativen Emotionen zu identifizieren, können Sie ihnen kurze Multiple-Choice-Frage stellen (»Waren Sie glücklich, traurig, ängstlich, wütend …?«). Sie können sich auch auf eine Liste negativer Emotionen beziehen (**INFO 7**; Abb. 13.2). Wenn dann immer noch Schwierigkeiten bestehen, die negativen Emotionen zu differenzieren, können Sie dabei helfen, eine Tabelle zu erstellen (Abb. 13.3). Bitten Sie darum, aktuelle oder frühere Situationen aufzulisten, in denen die Patientin eine bestimmte Emotion empfunden hat.

INFO 7 • P

(Unvollständige) Liste negativer Emotionen

- traurig, niedergeschlagen, einsam, unglücklich, deprimiert
- ängstlich, besorgt, furchtsam, verängstigt, angespannt, ängstlich, misstrauisch, angespannt, unsicher, panisch
- verärgert, wütend, irritiert, verärgert, frustriert, missverstanden, verärgert, ungerecht behandelt
- beschämt, verlegen, gedemütigt
- enttäuscht, entmutigt, verzweifelt
- eifersüchtig, neidisch
- schuldbewusst
- verletzt
- misstrauisch

Abbildung 13.2 (Unvollständige) Liste negativer Emotionen (**INFO 7**)

13

Wütend	Traurig	Ängstlich
Freund sagt Pläne mit mir ab	Pläne für den Abend fallen ins Wasser	Ich sehe, wie niedrig mein Kontostand ist
Der Nachbar gibt meinen Koffer nicht zurück	Nicht genug Geld, um in den Urlaub zu fahren	Zu hören, dass es eine Sturmflut geben könnte
Der Fahrer spielt zu laut Musik	Das ganze Wochenende nichts zu tun	Einen Knoten an meinem Hals finden

Abbildung 13.3 Beispiel einer Emotionstabelle für Maria. Die Anweisung lautet: Geben Sie für jedes der folgenden Gefühle drei Situationen an, in denen Sie dieses Gefühl erlebt haben

Th: Ich würde gerne ein paar Minuten über verschiedene Emotionen sprechen, damit wir beide besser verstehen können, wie Sie sich in verschiedenen Situationen fühlen. In Ordnung?

M: Ja.

Th: Können Sie sich an eine Zeit erinnern, in der Sie wütend waren?

M: Äh, ja … Als meine Freundin mir absagte, zusammen mit mir zu einem Konzert zu gehen. Ich weiß nicht mehr, welches, aber ich wollte unbedingt hingehen. Jedenfalls hat sie mir gesagt, dass sie stattdessen mit ein paar anderen Freunden ausgeht.

Th: Und was ging Ihnen dabei durch den Kopf?

M: Was glaubt sie denn, wer sie ist? Das würde ich ihr nicht antun. Sie sollte mich besser behandeln.

Th: Und Sie fühlten sich …

M: Total wütend.

Hier ließ ich Maria sich an ein *bestimmtes* Ereignis erinnern, bei dem sie eine bestimmte Emotion empfand. Nach ihrer Beschreibung klang es so, als hätte sie die Emotion richtig erkannt. Um sicher zu gehen, bat ich sie, ihre automatischen Gedanken zu benennen. Der Inhalt der automatischen Gedanken stimmte mit der von ihr angegebenen Emotion überein. Als Nächstes bat ich Maria, die Tabelle mit anderen Situationen auszufüllen, in denen sie sich wütend, traurig oder ängstlich gefühlt hatte. Ich bat sie, sich in der Sitzung und zu Hause auf die Tabelle zu beziehen, wenn sie Schwierigkeiten hatte, ihre Gefühle zu benennen.

13.3 Die Intensität von Emotionen einschätzen

Manchmal werden Sie Ihre Klient:innen bitten, nicht nur ihre Emotionen zu benennen, sondern auch den Grad der Emotionen zu quantifizieren, die sie erleben. Wenn Sie beispielsweise einschätzen, wie stark ein Klient eine bestimmte Emotion vor und nach einer therapeutischen Intervention empfindet, hilft Ihnen das bei der Entscheidung, ob Sie weitere Interventionen einsetzen sollten, damit Sie nicht vorschnell zu einer anderen Erkenntnis oder einem anderen Problem übergehen. Aber auch das Gegenteil kann passieren: Sie können eine Erkenntnis oder ein Problem weiter besprechen, ohne zu bemerken, dass die Klientin dadurch nicht mehr wesentlich beeinträchtigt wird. Schließlich hilft Ihnen beiden die Einschätzung der Intensität einer Emotion in einer bestimmten Situation, um festzustellen, ob sie überhaupt eine nähere Betrachtung rechtfertigt. Eine Situation, die relativ wenig emotional belastet ist, kann weniger wertvoll sein, besprochen zu werden, als eine Situation, die den Klienten stärker belastet und in der wichtige Überzeugungen aktiviert worden sein könnten. Die meisten Patient:innen lernen relativ leicht, die Intensität einer Emotion zu beurteilen.

Th: Wie haben Sie sich gefühlt, als Ihr Freund sagte: »Tut mir leid, ich habe jetzt keine Zeit«?

M: Ziemlich traurig, denke ich.

Th: Wenn 10 das Traurigste ist, was Sie je empfunden haben, und 0 überhaupt nicht traurig ist, wie traurig haben Sie sich dann gefühlt, als er sagte: »Tut mir leid, ich habe jetzt keine Zeit«?

M: Ungefähr 7 oder 8.

Manche Patient:innen haben Schwierigkeiten oder mögen es nicht, die Intensität eines Gefühls mit einer bestimmten Zahl zu belegen. Sie können sie bitten, zu bewerten, ob sie die Emotion »leicht«, »mäßig« oder »intensiv« erlebt haben. Wenn selbst das schwierig ist, kann das Zeichnen einer Skala helfen.

Ein wenig			Mittelmäßig			Sehr			Total
1	2	3	4	5	6	7	8	9	10

Th: Wie haben Sie sich gefühlt, als Ihre Schwester sagte, dass sie doch nicht zu Besuch kommt?

M: Traurig.

Th: Wie traurig haben Sie sich gefühlt, auf einer Skala von 0 bis 10?

M: Ich bin mir nicht sicher. Ich bin nicht so gut mit Zahlen.

Th: Glauben Sie, Sie waren ein bisschen traurig? Mäßig traurig? Sehr traurig?

M: Wie lauteten die Alternativen noch einmal?

Th: Hier, lassen Sie mich eine Skala zeichnen. Ihre Traurigkeit – würden Sie sagen [zeigt auf die Skala], dass Sie nur ein bisschen, mittelmäßig, sehr traurig oder total traurig sind?

M: Oh, sehr traurig; ich schätze eine 8.

Th: Okay, jetzt haben wir unsere Skala. Schauen wir mal, wie nützlich sie ist. Waren Sie diese Woche noch andere Male traurig?

M: Ja, letzte Nacht, als Carla mich nicht zurückgerufen hat.

Th: Können Sie diese Skala zur Orientierung benutzen? Wie traurig haben Sie sich ungefähr gefühlt?

M: Ein mittleres Maß – vielleicht 6.

Th: Gut. Meinen Sie, Sie könnten diese Skala benutzen, wenn Sie versuchen, herauszufinden, wie verzweifelt Sie sind?

M: Ja, das kann ich tun.

13.4 Automatische Gedanken und Emotionen unterscheiden

Für Klient:innen ist es wichtig, ihre negativen Emotionen zu erkennen (und zu benennen), vor allem wenn sie ein Hindernis bei der Umsetzung ihrer Ziele darstellen. Wir wollen negative Emotionen nicht eliminieren. Negative Emotionen gehören ebenso zum Reichtum des Lebens wie positive Emotionen und haben eine ebenso wichtige Funktion wie körperliche Schmerzen, da sie uns oft auf potenzielle Probleme aufmerksam machen, die wir angehen müssen.

Aber wir wollen übermäßige negative Emotionen abbauen. Wir bewerten, hinterfragen oder bestreiten die Emotionen unserer Patient:innen nicht. Vielmehr erkennen wir diese Emotionen an, fühlen mit ihnen mit und validieren sie, um dann gemeinsam zu entscheiden, ob wir die Kognitionen, die zu ihrem Leidensdruck geführt haben, bewerten – oder auf andere Weise intervenieren, z. B. durch Problemlösen, Verschiebung der Aufmerksamkeit, Akzeptanz der negativen Emotion oder andere Techniken zur Emotionsregulation.

Sie werden nicht alle Situationen besprechen, in denen sich Klient:innen niedergeschlagen fühlen – aber Sie werden Ihr Fallkonzept des Klienten nutzen, um gemeinsam zu entscheiden, welche Situationen am wichtigsten sind, um sie anzusprechen, auf welche Ziele man hinarbeiten sollte und welche Hindernisse sich in den Weg stellen könnten. Oft sind die größten Hindernisse mit einem hohen Maß an Stress oder Dysfunktionalität verbunden.

Zu Beginn der Behandlung ist vielen Patient:innen der Unterschied zwischen ihren Gedanken und ihren Gefühlen nicht klar. Sie helfen ihnen kontinuierlich und subtil, ihre Erfahrungen durch das kognitive Modell zu betrachten. Wird ein Problem oder ein Hindernis beschrieben, stellen Sie Fragen, um das Material in die Kategorien des kognitiven Modells einzuordnen: Situation, automatischer Gedanke und Reaktion (Emotion, Verhalten und physiologische Reaktion).

Ein Grund dafür, dass Klient:innen Gedanken und Gefühle verwechseln, ist, dass sie manchmal das Wort »fühlen« verwenden, um eine Emotion zu bezeichnen (»Ich fühle mich ängstlich«). Bei anderen Gelegenheiten verwenden sie das Wort »fühlen«, wenn sie von einer Erkenntnis berichten (»Ich habe das Gefühl, dass ich es nicht schaffe«; »Ich fühle mich wie ein Versager«; »Ich fühle mich wertlos«). Je nach Verlauf der Sitzung, den

Therapiezielen und der Stärke der Zusammenarbeit können Sie in diesen Fällen entscheiden, ob Sie

- die Verwirrung ignorieren,
- sie zu diesem Zeitpunkt ansprechen (entweder subtil oder explizit), oder
- es später ansprechen.

Meistens ist die falsche Bezeichnung eines Gedankens als Gefühl in einem bestimmten Kontext relativ unwichtig, und Sie können eine subtile Korrektur vornehmen.

Th: Sie haben bei der Festlegung der Tagesordnung erwähnt, dass Sie über das Telefongespräch mit Ihrem Bruder sprechen wollen?

F: Ja. Ich habe ihn vor ein paar Tagen angerufen und er klang irgendwie distanziert.

Th: Wie haben Sie sich gefühlt, als er so distanziert klang?

F: Ich hatte das Gefühl, dass er wirklich nicht reden wollte, dass es ihm egal war, ob ich anrufe oder nicht.

Th: Wenn Sie also den Gedanken hatten: »Er will nicht wirklich reden. Es ist ihm egal, dass ich anrufe«, wie haben Sie sich da gefühlsmäßig gefühlt? Traurig? Wütend? Ängstlich? Oder etwas anderes?

In einer anderen Sitzung betrachtete ich die Verwirrung als wichtig, weil ich Finn beibringen wollte, wie er seine Gedanken mithilfe eines Gedankenprotokolls (s. Abschn. 15.2) bewerten kann. Ich entschied mich bewusst dafür, Gedanken von Gefühlen zu unterscheiden. Ich wollte nicht, dass er denkt, ich würde in Frage stellen, was er als Gefühl betrachtet hatte. Außerdem war ich der Meinung, dass die Unterbrechung den Fluss der Sitzung nicht übermäßig beeinträchtigen würde und dass wir keine wichtigen Informationen vergessen würden.

Th: Gab es in dieser Woche Momente, in denen Sie daran dachten, ins Kino zu gehen?

F: Ja, ein paar Mal.

Th: Können Sie sich an ein bestimmtes Mal erinnern?

F: Gestern nach dem Mittagessen, als ich aufgeräumt habe … Ich weiß es nicht mehr.

Th: Wie haben Sie sich gefühlt?

F: [*äußert seine Gedanken*] Oh, ich hatte das Gefühl, dass es keinen Sinn hat, dass es wahrscheinlich nicht helfen würde, einen Film anzusehen.

Th: Das sind wichtige Gedanken. Wir werden gleich darauf zurückkommen, sie zu bewerten, aber zuerst möchte ich den Unterschied zwischen Gedanken und Gefühlen wiederholen. Ist das in Ordnung?

F: Ja, klar.

Th: Gefühle sind das, was man emotional empfindet – normalerweise kann man sie mit einem Wort beschreiben, wie Traurigkeit, Wut, Angst und so weiter. [*Pause*] Gedanken sind Ideen, die man hat; man denkt sie entweder in Worten oder in Bildern oder Vorstellungen, wie zum Beispiel: »Es hat keinen Zweck. Es wird wahrscheinlich nicht helfen.« [*Pause*] Verstehen Sie, was ich meine?

F: Ich glaube schon.

Th: Kommen wir zurück zu gestern, als Sie darüber nachdachten, einen Spaziergang zu machen. Welches Gefühl haben Sie dabei empfunden?

F: Traurig, glaube ich.

Th: Und Ihr Gedanke war: »Das hat keinen Sinn. Ich werde nie wieder gesund werden«?

F: Ja.

In dem obigen Beispiel hat Finn zunächst Gedanken als Gefühle bezeichnet. Manchmal machen Klient:innen das Gegenteil: Sie bezeichnen ein Gefühl als einen Gedanken.

Th: Maria, was ging Ihnen durch den Kopf, als Sie Ihre leere Wohnung betraten?

M: Ich war traurig, einsam, richtig niedergeschlagen.

Th: Sie fühlten sich also traurig, einsam und niedergeschlagen. Welcher Gedanke oder welches Bild hat dieses Gefühl bei Ihnen ausgelöst?

13.5 Den Inhalt automatischer Gedanken mit Emotionen abgleichen

Sie konzeptualisieren kontinuierlich die Probleme der Klient:innen und die Hindernisse, die der Zielerreichung entgegenstehen. Sie versuchen, ihre Erfahrungen und Sichtweisen zu verstehen und herauszufinden, wie ihre Grund- und bedingten Annahmen in einer bestimmten Situation zu bestimmten automatischen Gedanken führen, die ihre Gefühle und ihr Verhalten beeinflussen. Der Zusammenhang zwischen Gedanken, Emotionen und Verhalten der Patient:innen sollte einen Sinn ergeben. Forschen Sie weiter nach, wenn Ihnen von einer Emotion berichtet wird, die nicht mit dem Inhalt der identifizierten automatischen Gedanken übereinzustimmen scheint.

Th: Wie haben Sie sich gefühlt, als Sie merkten, dass Sie von Ihrem alten Chef nichts mehr gehört hatten?

F: Ich war traurig.

Th: Was ging Ihnen dabei durch den Kopf?

F: Ich habe gedacht: »Was ist, wenn er mir kein gutes Zeugnis geben will? Was ist, wenn ich die Stelle nicht bekomme?«

Th: Und Sie waren traurig?

F: Ja.

Th: Ich bin ein wenig verwirrt, denn das klingt eher nach ängstlichen Gedanken. Ging Ihnen noch etwas anderes durch den Kopf?

F: Ich bin mir nicht sicher.

Th: Wie wäre es, wenn Sie sich die Szene vorstellen? [*hilft Finn, sich die Szene in Form von Bildern lebhaft ins Gedächtnis zu rufen*] Sie sagten, Sie waren zu Hause und suchten online nach Arbeitsmöglichkeiten. Können Sie sich selbst sehen? Wo sind Sie?

F: An meinem Schreibtisch.

Th: Und Sie denken: »Was ist, wenn er mir kein gutes Zeugnis gibt? Was, wenn ich den Job nicht bekomme?« Und Sie fühlen sich ...?

F: Nervös, schätze ich.

Th: Was geht Ihnen noch durch den Kopf?

F: Ich glaube, ich habe mich daran erinnert, als mein Chef mir sagte, dass ich entlassen werde. Ich habe mich wie ein Versager gefühlt.

Th: Und wie haben Sie sich emotional gefühlt?

F: Traurig. Wirklich traurig.

Dieser Dialog begann mit einer Diskrepanz. Ich war aufmerksam und konnte daher eine Unstimmigkeit zwischen dem *Inhalt* von Finns automatischem Gedanken und dem damit verbundenen *Gefühl* feststellen. Ich konnte Finn dann helfen, ein wichtiges Bild (eine Erinnerung) und einen wichtigen automatischen Gedanken in seiner Vorstellung abzurufen. Hätte ich mich auf die ängstlichen Gedanken konzentriert, hätte ich möglicherweise eine wichtige Erkenntnis übersehen.

13.6 Negative Emotion verstärken

Einige Techniken sind so konzipiert, dass sie negative Gefühle verstärken. Dies ist wichtig, wenn Klient:innen einen besseren Zugang zu ihren Gedanken erhalten wollen,

- um ihre Kognitionen auf der emotionalen Ebene zu verändern,
- um zu lernen, dass Emotionen nicht gefährlich, unkontrollierbar oder unerträglich sind; und / oder
- um die Nachteile oder Konsequenzen einiger ihrer maladaptiven Verhaltensweisen zu untersuchen.

Sie können Bilder, Exposition oder die Konzentration auf somatische Empfindungen verwenden, um die Intensität der negativen Emotionen der Klient:innen zu erhöhen.

13.7 Annahmen über negative Emotionen überprüfen

Einige Patient:innen haben dysfunktionale Überzeugungen über das Erleben von Emotionen (Greenberg, 2002; Hofmann, 2016; Linehan, 2015), wie das folgende Beispiel von Maria zeigt.

M: Ich habe meine Mutter dieses Wochenende nicht angerufen.

Th: Welches [*Hindernis*] stand Ihnen im Weg?

M: Ich weiß es nicht. Ich glaube, ich war nervös.

Th: Haben Sie sich vorher ausgemalt, was passieren würde, wenn Sie anrufen?

M: Ich dachte nur, ich würde mich sehr aufregen.

Th: Und was könnte dann passieren?

M: Ich hatte Angst, dass ich es einfach nicht aushalten würde. Wenn sie mich aufregt, könnte ich anfangen zu weinen und nicht mehr aufhören.

Wie Maria glauben auch einige Klient:innen, dass negative Emotionen unsicher sind, z. B. »Wenn ich mich aufrege, wird es immer schlimmer, bis ich es nicht mehr aushalte, die Kontrolle verliere, es nicht mehr weggeht oder ich im Krankenhaus lande«. Diese Art von Überzeugungen kann die Arbeit an der Erreichung der Ziele behindern. Die Betroffenen vermeiden möglicherweise Situationen, in denen sie befürchten, dass sie sich aufregen werden. Sie vermeiden es vielleicht, über belastende Probleme zu sprechen oder auch nur darüber nachzudenken. Wenn Klient:innen dysfunktionale Kognitionen über das Erleben negativer Emotionen haben, machen sie möglicherweise keine großen Fortschritte in der Behandlung. Wenden Sie Standardtechniken der kognitiven Umstrukturierung an, um ihnen bei der Bewertung ihrer Überzeugungen zu helfen. Ein Verhaltensexperiment mit Achtsamkeit (s. Abschn. 16.5) ist besonders wirksam. Wenn Klient:innen sich erfolgreich von einem Gedankenprozess, wie z. B. Sich-Sorgen, lösen, können Sie sie dabei anleiten, ihre Kognitionen zu ändern von »Die Sorge ist unkontrollierbar« zu »Ich kann mich entscheiden, mich von der Sorge zu lösen, wenn ich merke, dass sie begonnen hat«.

13.8 Emotionsregulationstechniken

In diesem Buch lernen Sie Techniken kennen, die Ihren Patient:innen helfen, ihre Emotionen zu regulieren, Beispiele sind im Kasten aufgeführt.

Techniken zur Emotionsregulation

- Problemlösung
- Analyse und Bewertung negativer Gedanken
- Akzeptieren negativer Gefühle
- Bewegung
- Achtsamkeit ausüben (um sich von belastenden Gedanken zu lösen)
- soziale, freudebringende Aktivitäten ausüben
- selbstfürsorgliche Aktivitäten ausüben (ein Bad nehmen, eine andere Person oder ein Haustier umarmen, beruhigende Musik hören)
- Entspannungsübungen, geführte Selbstberuhigungsübungen oder Atemübungen
- Konzentration auf die eigenen Stärken und sich dafür Anerkennung zollen
- nicht-wertende und positive Eigenschaften

Linehan (2015) beschreibt Techniken zur Emotionsregulierung und Belastungstoleranz ausführlich. Für weitere Techniken und hilfreiche Metaphern, die Klient:innen helfen, negative Emotionen zu akzeptieren, siehe Hayes et al. (1999) bzw. im deutschsprachigen Raum Lotz (2016).

Zusammenfassung

Emotionale Reaktionen ergeben immer Sinn, wenn man weiß, was eine Person denkt. Versuchen Sie, positive Emotionen innerhalb und außerhalb der Sitzungen zu fördern. Wenn Klient:innen signifikante negative Emotionen äußern, konzeptualisieren Sie diese nach dem kognitiven Modell und sprechen häufig die damit verbundenen Kognitionen an. Manche Patient:innen müssen dysfunktionale Überzeugungen über das Erleben negativer Emotionen selbst ändern. Für die Klient:innen ist es wichtig, zwischen ihren Gedanken und ihren Emotionen sowie zwischen verschiedenen Emotionen zu unterscheiden. Wir fühlen uns in die Emotionen unserer Klient:innen ein und bewerten sie nicht. Bei Bedarf helfen wir ihnen, ihre negativen Emotionen vorurteilsfrei zu akzeptieren. Eine Reihe von Techniken hilft dabei, negative Emotionen zu regulieren und, wenn nötig, eine größere Toleranz ihnen gegenüber zu entwickeln.

Reflexionsfragen

Welche Rolle spielen Emotionen in der KVT-Behandlung?

Übung

Führen Sie ein Rollenspiel durch, in dem Sie die dysfunktionale Überzeugung einer Klientin über das Erleben negativer Emotionen herausarbeiten. Helfen Sie derselben Klientin in der Sitzung auch, positive Emotionen zu erleben.

14 Automatische Gedanken überprüfen

Klient:innen haben Hunderte oder Tausende von Gedanken am Tag, manche dysfunktional, manche nicht, manche relevant für die Behandlung, andere nicht. Ein Teil der erfolgreichen Therapie besteht darin, ein Konzept zu entwickeln, welche Gedanken am wichtigsten sind und wie man sie ansprechen kann. In diesem Kapitel finden Sie die Antworten auf folgende Fragen:

- Welche Arten von Gedanken sprechen Sie in der Behandlung an?
- Wie wählen Sie die wichtigsten Gedanken aus, an denen Sie arbeiten wollen?
- Wie verwenden Sie den sokratischen Dialog, um Gedanken zu überprüfen?
- Wie beurteilen Sie das Ergebnis der Prüfung?
- Wie erklären Sie innerhalb des Fallkonzepts, warum die Überprüfung unwirksam sein könnte?
- Welche alternativen Methoden gibt es, um Gedanken zu adressieren?
- Was tun Sie, wenn Gedanken wahr sind?

14.1 Arten von automatischen Gedanken

Drei Arten von Gedanken sind für die Therapie relevant:

(1) *Nicht-zutreffende Gedanken, die zu Stress und/oder maladaptivem Verhalten führen* (insbesondere solche, die das Erreichen von Zielen behindern). Sie werden oft verbal oder durch Verhaltensexperimente überprüft.

(2) *Zutreffende, aber nicht-hilfreiche Gedanken.* Sie können das vorliegende Problem lösen, eine ungenaue Schlussfolgerung überprüfen, die sich aus dem Gedanken ergibt, und/oder darauf hinarbeiten, ein unlösbares Problem zu akzeptieren und den Fokus der Aufmerksamkeit zu verlagern.

(3) *Gedanken, die Teil eines dysfunktionalen Denkprozesses sind, wie Grübeln, zwanghaftes Denken oder Selbstkritik.* Sie werden häufig Überzeugungen über den Ge-

dankenprozess überprüfen, Achtsamkeitstechniken anwenden und werteorientiertes Handeln fokussieren.

In diesem Kapitel lernen Sie eine Reihe von Techniken kennen, um diese drei Arten von Gedanken zu adressieren.

14.2 Auswahl der zentralen automatischen Gedanken

Sie haben einen automatischen Gedanken identifiziert. Eine Klientin hat vielleicht

- eine spontane Äußerung während einer Sitzung gemacht (z. B. »Ich glaube einfach nicht, dass mir etwas helfen kann«);
- einen automatischen Gedanken, oft aus der vergangenen Woche, erwähnt;
- eine Vorhersage über einen nicht-hilfreichen Gedanken getroffen, den sie in der Zukunft haben könnte.

Als Nächstes müssen Sie sich überlegen, ob es sich um einen wichtigen Gedanken handelt, auf den Sie sich konzentrieren sollten, d. h. ist er derzeit sehr belastend oder nicht-hilfreich und wird er wahrscheinlich wiederkehren? Stellt er ein Hindernis für ein Ziel dar? Wenn es sich um einen automatischen Gedanken aus der vergangenen Woche handelt, könnten Sie fragen:

- »In welcher Situation hatten Sie diesen Gedanken [*wenn der Klient einen Gedanken und nicht die Situation angibt*]?«
- »Wie sehr haben Sie damals daran geglaubt? Wie sehr glauben Sie es jetzt?« [*Klient:innen können eine Skala von 0 bis 10 oder 0 bis 100 oder Worte wie »ein wenig«, »mittelmäßig«, »sehr« und »vollständig« verwenden.*]
- »Wie haben Sie sich bei diesem Gedanken gefühlt? Wie intensiv war das Gefühl damals? Wie intensiv ist das Gefühl jetzt?«
- »Was haben Sie getan?«

14

Sie werden sich auch fragen, ob es wahrscheinlich ist, dass der Klient diese Art von Gedanken noch einmal haben wird und dadurch beunruhigt wird. Wenn nicht, ist ein Gedanke vielleicht nicht wichtig genug, um Zeit darauf zu verwenden.

Warum bringen Patient:innen Probleme und automatische Gedanken zur Sprache, die nicht wichtig sind? Meistens liegt es daran, dass sie nicht gut genug mit dem therapeutischen Vorgehen in der KVT vertraut sind. Manchmal bringen sie auch Probleme zur Sprache, die kurz vor der Therapiesitzung aufgetreten sind.

Sie werden Ihre Fragen leicht variieren, wenn die Klient:innen den Gedanken spontan äußern und / oder wenn sie einen Gedanken vorhersagen, den sie wahrscheinlich später haben werden. Sie sollten auch herausfinden, ob weitere Gedanken zentraler oder belastender waren:

- »Was ging Ihnen [*in dieser Situation*] noch durch den Kopf?«
- »Hatten Sie andere Gedanken oder Bilder?«, »Hatten Sie andere Gefühle?« [*Wenn ja,*] »Welche Gedanken / Bilder gingen damit einher?«
- »Welcher Gedanke bzw. welches Bild hat Sie am meisten beunruhigt?«

Selbst wenn Patient:innen von einem wichtigen automatischen Gedanken berichten, können Sie gemeinsam beschließen, sich nicht darauf zu konzentrieren, insbesondere wenn

- es die therapeutische Beziehung beeinträchtigen könnte (z. B., wenn Sie den Eindruck haben, dass der Klient sich entwertet fühlt),
- der Leidensdruck der Klientin zu groß ist, um ihre Gedanken zu überprüfen,
- in der Sitzung nicht genügend Zeit zur Verfügung steht, um dem Klienten zu helfen, effektiv auf den Gedanken zu reagieren,
- es wichtiger erscheint, an einem anderen Element des kognitiven Modells zu arbeiten (z. B. könnten Sie sich stattdessen darauf konzentrieren, das Problem zu lösen, Techniken zur Emotionsregulation zu vermitteln, adaptivere Verhaltensweisen zu besprechen oder sich mit der physiologischen Reaktion zu befassen),
- Sie entscheiden, dass Sie an einer dysfunktionalen Überzeugung arbeiten sollten, die dem automatischen Gedanken zugrunde liegt, oder
- Sie der Meinung sind, dass es wichtiger ist, etwas ganz anderes zu besprechen.

14.3 Fragen zur Überprüfung automatischer Gedanken

Nachdem Sie einen automatischen Gedanken identifiziert und herausgearbeitet haben, dass er wichtig und belastend ist, und die ihn begleitenden Reaktionen (emotional, physiologisch und behavioral) verstanden haben, können Sie gemeinsam mit dem Klienten entscheiden, ihn zu überprüfen. Sie werden den automatischen Gedanken jedoch aus mehreren Gründen nicht direkt in Frage stellen:

- In der Regel wissen Sie nicht im Voraus, inwieweit ein bestimmter automatischer Gedanke verzerrt ist (z. B. könnte Finns Gedanke, dass ihm das Geld ausgehen würde, berechtigt sein).
- Eine direkte Infragestellung kann dazu führen, dass sich Klient:innen entwertet fühlen (z. B. könnte Maria denken: »[*Meine Therapeutin*] sagt mir, dass ich falsch liege«).
- Die Infragestellung einer Erkenntnis verstößt gegen ein grundlegendes Prinzip der KVT, nämlich das der gemeinschaftlichen Prüfung von Erfahrungen: Sie und der Klient untersuchen gemeinsam den automatischen Gedanken, prüfen seine Gültigkeit und / oder Nützlichkeit und entwickeln eine adaptivere Reaktion.

Es ist auch wichtig, sich vor Augen zu halten, dass automatische Gedanken selten völlig falsch sind. In der Regel enthalten sie zumindest ein Körnchen Wahrheit (was anzuerkennen wichtig ist).

Anstatt automatische Gedanken in Frage zu stellen oder anzufechten, wenden wir oft einen sanften Prozess der sokratischen Befragung an. Zu Beginn sollten Sie einen zusammenfassenden Fragenkatalog vor sich haben (**AB 12**; **AB 14**, s. auch Abschn. 15.2), von dem Sie der Klientin eine Kopie geben können. Mit der Zeit werden Sie die Fragen so gut kennen, dass Sie die Formulare nicht mehr brauchen. Wenn Sie es gut gemacht haben, klingt diese Art der Befragung fast wie ein Gespräch. Die Forschung zeigt, dass die sokratische Methode im Allgemeinen anderen didaktischen Methoden überlegen ist. (Eigentlich ist »sokratisch« eine falsche Bezeichnung; die sokratische Fragemethode, die auf den Philosophen Sokrates zurückgeht, beinhaltet eine dialektische Diskussion.) Richtig durchgeführt, führt der sokratische Dialog zu einer Veränderung der Symptome (Braun et al., 2015). Patient:innen bevorzugen diese Methode: Sie empfinden sie als hilfreicher und respektvoller und sind eher bereit, sich auf eine kognitive Umstrukturierung einzulassen (Heiniger et al., 2018). Siehe Overholser (2018) für eine ausführliche Diskussion der sokratischen Methode in der Psychotherapie.

Fragen, die beim Verfassen einer alternativen Antwort helfen

(1) Was ist der Beweis dafür, dass der automatische Gedanke wahr ist? ... nicht wahr ist?
(2) Gibt es eine alternative Erklärung?
(3) Wenn das Schlimmste passieren würde, wie könnte ich damit umgehen? Was ist das Beste, was passieren könnte? Was ist das realistischste Ergebnis?
(4) Welche Auswirkungen hätte es, wenn ich den automatischen Gedanken glauben würde? Welche Auswirkungen könnte es haben, wenn ich mein Denken ändere?
(5) Wenn [*Name der Person*] in dieser Situation wäre und diesen Gedanken hätte, was würde ich ihr sagen?
(6) Was wäre gut zu tun?

[Auszug aus **AB 12** »Gedankenprotokoll«]

In manchen Fällen können verhaltenstherapeutische Methoden (wenn Sie den Klient:innen helfen, adaptive Schlussfolgerungen aus ihren Erfahrungen zu ziehen) wirkungsvoller sein als sokratisches Fragen. Verhaltensexperimente sind für fast alle Patient:innen geeignet (und für einige sogar notwendig, z. B. für kleine Kinder und Menschen mit schweren psychischen Erkrankungen, Hirnverletzungen, Intelligenzminderung oder Autismus).

Sie können die Befragung bereits in der ersten Sitzung einsetzen, um einen bestimmten automatischen Gedanken zu überprüfen. In einer späteren Sitzung werden Sie beginnen, den Prozess expliziter zu erklären, und hiermit dazu verhelfen, das Denken zwischen den Sitzungen überprüfen zu können:

AB 14 • P 1/2

Automatische Gedanken überprüfen

(1) Wie ist die Situation? Vielleicht denken Sie über etwas nach, das gerade in Ihrer Umgebung passiert ist oder etwas, das in Ihrem Inneren passiert ist (z. B. ein intensives Gefühl, eine schmerzhafte Empfindung, ein Bild, ein Tagtraum, eine Rückblende oder ein Gedankenstrom, wie »Ich denke über meine Zukunft nach«).

(2) Was denke ich oder stelle ich mir vor?

(3) Worin besteht die kognitive Verzerrung? (optional)

(4) Was lässt mich glauben, dass der Gedanke wahr ist?

(5) Was lässt mich glauben, dass der Gedanke nicht oder nicht ganz wahr ist?

(6) Wie könnte man die Sache anders betrachten?

(7) Wenn das Schlimmste passiert, was könnte ich dann tun?

(8) Was ist das Beste, was passieren könnte?

(9) Was wird wahrscheinlich passieren?

(10) Was wird passieren, wenn ich mir immer wieder den gleichen Gedanken sage?

(11) Was könnte passieren, wenn ich mein Denken ändere?

(12) Was würde ich meinem Freund oder Familienmitglied [*denken Sie an eine bestimmte Person*] sagen, wenn dies ihm oder ihr das passiert?

(13) Was wäre jetzt gut zu tun?

Abbildung 14.1 Weitere Fragen zur Überprüfung automatischer Gedanken (**AB 14**)

14

Th: [*fasst den vergangenen Teil der Sitzung zusammen; schreibt automatische Gedanken auf, damit beide sie sehen können*] Als Sie sich überlegt haben, Matteo anzurufen, haben Sie gedacht: »Er wird wahrscheinlich nichts von mir hören wollen«, und dieser Gedanke hat Sie traurig gemacht?

F: Ja.

Th: Und wie sehr haben Sie damals an diesen Gedanken geglaubt?

F: Oh, ziemlich stark. Ungefähr 90 %.

Th: Und wie traurig haben Sie sich gefühlt?

F: Vielleicht 80 %.

Th: Erinnern Sie sich an das, worüber wir gerade gesprochen haben? Manchmal sind automatische Gedanken wie diese wahr, manchmal stellt sich heraus, dass sie nicht wahr sind, und manchmal enthalten sie ein Körnchen Wahrheit. Können wir uns diesen Gedanken über Matteo genauer anschauen, um herauszufinden, wie zutreffend er ist?

F: Okay.

Th: Ich möchte Ihnen eine Liste von Fragen zeigen, die hilfreich sein könnten.

Es ist hilfreich, wenn die Klient:innen eine der Listen auf **AB 12** oder **AB 14** verwenden, um ihre Gedanken in der Sitzung mit Ihnen verbal zu überprüfen. Wenn sie damit Erfolg haben, schlagen Sie ihnen vor, die Liste zwischen den Sitzungen als Teil ihres Aktivitätenplans zu verwenden, wenn sie einen automatischen Gedanken erkennen. Sie können dann über ihre Antworten nachdenken oder sie aufschreiben. Achten Sie aber darauf, ob sie mit der Liste zurechtkommen, denn manchmal kann die Anzahl der Fragen überwältigend wirken. Wenn Sie dies voraussehen, nennen Sie ihnen nur eine oder zwei Fragen, die Sie oder der Klient aufschreiben. Oder kreuzen Sie ein paar Fragen auf einer der Listen an. Bevor Sie jedoch vorschlagen, die Fragen zu Hause zu verwenden, sollten Sie sicherstellen, dass die Patient:innen

- verstehen, dass die Überprüfung ihrer Gedanken ihnen helfen kann, sich besser zu fühlen,
- glauben, dass sie in der Lage sein werden, die Fragen effektiv zu nutzen, und
- verstehen, dass nicht alle Fragen auf alle automatischen Gedanken zutreffen.

Sie sollten sie auch dazu anleiten, damit sie wissen, wann und wie sie die Fragen einsetzen können.

Th: Finn, es wäre zu anstrengend für Sie, diese Fragen für jeden automatischen Gedanken zu verwenden, den Sie diese Woche haben? Wenn Sie also merken, dass sich Ihre Stimmung verschlechtert oder wenn Sie etwas tun, was nicht hilfreich ist, dann versuchen Sie, Ihre automatischen Gedanken zu identifizieren, und denken Sie sich dann: »Habe ich Therapiehinweise, die das abdecken?« Okay?

F: Ja.

Th: Wenn das ein *neuer* Gedanke ist, werden Sie auf jeden Fall die Liste herausholen wollen, zumindest manchmal. Idealerweise stellen Sie sich nicht nur die Fragen, sondern schreiben auch Ihre Antworten auf, wenn Sie können. Wie klingt das?

F: Sehr gut.

Tipp

Die Überprüfung der Gedanken der Klient:innen sollte neutral erfolgen. Wir wollen nicht, dass sie Beweise ignorieren, die einen automatischen Gedanken unterstützen, eine unwahrscheinliche alternative Erklärung entwickeln oder eine unrealistisch positive Sichtweise dessen, was passieren könnte, annehmen. Machen Sie deutlich, dass nicht alle Fragen in den Listen für jeden automatischen Gedanken relevant sind. Und die Verwendung aller Fragen, selbst wenn sie logischerweise zutreffen, kann zu mühsam und zeitaufwendig sein. Es kann sein, dass Klient:innen ihre Gedanken gar nicht überprüfen, wenn sie den Prozess als zu mühsam empfinden.

Sie können jede beliebige Reihe von Fragen verwenden, um Klient:innen bei der Überprüfung ihrer Gedanken zu helfen. Die Listen können jedoch hilfreich sein, da sie Sie beide dazu anleiten,

- die Gültigkeit des automatischen Gedankens zu prüfen,
- die Möglichkeit anderer Interpretationen oder Standpunkte zu erkunden,
- die Problemsituation zu entkatastrophisieren,
- die Auswirkungen des Glaubens an den automatischen Gedanken zu erkennen,
- Abstand von dem Gedanken zu gewinnen und
- Schritte zur Lösung des Problems unternehmen.

Jede Frage wird im Folgenden beschrieben.

Fragen zur »Evidenz«

Da automatische Gedanken in der Regel ein Körnchen Wahrheit enthalten, verfügen die Klient:innen in der Regel über einige Beweise, die ihre Richtigkeit bestätigen (die sie Ihnen als Erstes nennen). Allerdings erkennen sie oft keine Beweise für das Gegenteil (die Sie ihnen als Nächstes nennen): 14

Th: Wie kommen Sie darauf, dass Matteo nicht von Ihnen hören will? [*oder* »Was ist der Beweis dafür?«]

F: Nun, es ist mindestens ein Monat her, dass ich mit ihm gesprochen habe.

Th: Gibt es sonst noch etwas?

F: Naja, das letzte Mal, als wir uns getroffen haben, war ich nicht sehr lustig.

Th: Sonst noch was?

F: [*denkt nach*) Nein, ich glaube nicht.

Th: Okay, was lässt Sie jetzt denken, dass es vielleicht nicht wahr oder nicht ganz wahr ist [*oder* »Was ist der Beweis auf der anderen Seite?«], dass er vielleicht von Ihnen hören möchte?

F: Ich weiß es nicht. Wir waren mal gute Freunde. Aber ich habe ihn in den letzten Monaten nicht mehr so oft gesehen.

Th: Gibt es sonst noch etwas?

F: Als ich letzten Monat Pläne mit ihm abgesagt habe, klang er enttäuscht.

Th: Was hat er gesagt?

F: Dass es ihm leidtut, dass es mir nicht gut geht. Dass er hofft, dass es mir bald besser geht.

Th: Okay, okay. [*fasst zusammen*] Einerseits haben Sie also seit über einem Monat nichts mehr von Matteo gehört und ihn in letzter Zeit nicht mehr so oft gesehen. Sie denken auch, dass Sie beim letzten Mal, als Sie sich getroffen haben, nicht viel Spaß hatten. Andererseits sind Sie schon lange befreundet, und er schien enttäuscht zu sein, dass er sich nicht mit Ihnen treffen konnte, und er wirkte mitfühlend. Ist das so?

F: Ja, das stimmt.

Fragen zur »alternativen Erklärung«

Als Nächstes helfe ich Finn, eine vernünftige alternative Erklärung für das Geschehene zu finden.

Th: Sehr gut. Schauen wir uns die Situation jetzt noch einmal an. Gibt es eine andere Möglichkeit, die Sache zu betrachten? [*oder* »Könnte es eine andere Erklärung dafür geben, warum Sie seit einem Monat nichts mehr von ihm gehört haben – außer dass er nichts von Ihnen hören will?«]

F: Ich weiß es nicht.

Th: Warum könnte er sich sonst nicht mehr gemeldet haben?

F: Ich bin mir nicht sicher. Manchmal hat er an der Arbeit wirklich sehr viel zu tun. Manchmal will seine Frau, dass er das Wochenende zu Hause bleibt. Ich denke, es ist möglich, dass er zu viel zu tun hatte.

Fragen zur »Entkatastrophisierung«

Viele Patient:innen sagen ein Worst-Case-Szenario voraus. Fragen Sie sie, wie sie das Schlimmste bewältigen könnten, wenn es tatsächlich eintritt.

Th: Okay. Wenn nun das Schlimmste eintritt und sich herausstellt, dass er nichts von Ihnen hören will, was könnten Sie dann tun? [*oder* »Wie könnten Sie damit umgehen?«]

F: Nun, ich wäre nicht glücklich darüber.

Th: [*stellt Suggestivfragen, um ihm zu helfen, eine robuste Antwort zu entwickeln*] Haben Sie andere Freunde, mit denen Sie Kontakt aufnehmen könnten?

F: Es ist schon eine Weile her. Aber ich nehme an, das könnte ich.

Th: Und Sie haben noch Ihre Kinder und Enkelkinder?

F: Ja.

Th: Wäre das für Sie in Ordnung?

F: Ja, ich denke schon.

Die schlimmsten Befürchtungen der Klient:innen sind oft unrealistisch. Ihr Ziel ist es, ihnen dabei zu helfen, sich realistischere Ergebnisse vorzustellen, aber das fällt ihnen oft schwer. Sie helfen ihnen, ihr Denken zu erweitern, indem Sie als Nächstes nach dem besten Ergebnis fragen.

Th: Es ist unwahrscheinlich, dass das Schlimmste eintritt. Was ist das Beste, was passieren könnte?

F: Dass ich ihn anrufe und er sich mit mir treffen will.

Th: Ich frage mich, ob das Beste wäre, dass er Sie heute anruft und sich dafür entschuldigt, dass er sich lange nicht gemeldet hat, und sich sofort mit Ihnen treffen will.

F: Ich denke, das wäre das Beste.

Th: Und was denken Sie, wird wahrscheinlich passieren? [*oder* »Was ist das realistischste Ergebnis?«]

F: Es ist möglich, dass er nur ein bisschen sauer auf mich ist oder dass er viel zu tun hatte, und vielleicht will er sich mit mir treffen.

Tipp

Wenn die schlimmsten Befürchtungen der Patient:innen darin bestehen, dass sie sterben werden, werden Sie natürlich nicht die Frage stellen: »Wie würden Sie damit umgehen?«. Stattdessen können Sie nach den besten und realistischsten Ergebnissen fragen. Sie könnten auch fragen, was das Schlimmste am Sterben wäre: Ängste vor dem Sterbeprozess, Ängste vor dem Leben nach dem Tod oder Ängste vor dem, was mit den Angehörigen nach dem Tod des Klienten geschehen würde.

Fragen zur »Auswirkung des automatischen Gedankens«

Im Folgenden helfe ich Finn, die Konsequenzen des Reagierens oder Nichtreagierens auf sein verzerrtes Denken zu verstehen.

Th: Und was passiert, wenn Sie sich immer wieder einreden, dass Matteo nichts von Ihnen hören will? [*oder* »Was ist die Auswirkung Ihres Denkens, dass er nicht von Ihnen hören will?«]

F: Es macht mich traurig. Und dann rufe ich ihn nicht mehr an.

Th: Und was könnte passieren, wenn Sie Ihr Denken ändern? [*oder* »Was könnte die Auswirkung sein, wenn Sie Ihr Denken ändern?«]

F: Ich würde mich besser fühlen. Ich würde eher anrufen.

»Distanzierende« Fragen

Für die Klient:innen ist es oft vorteilhaft, etwas Abstand zu ihren Gedanken zu gewinnen, indem sie sich vorstellen, was sie einem engen Freund oder Familienmitglied in einer ähnlichen Situation sagen würden.

Th: Finn, nehmen wir an, Ihr Sohn hat einen Freund, zu dem er einen Monat lang keinen Kontakt hatte. Wenn er denken würde: »Mein Freund will nichts von mir wissen«, was würden Sie ihm dann sagen?

F: Ich würde ihm sagen, dass ein Monat keine allzu lange Zeit ist. Dass es einen guten Grund dafür geben kann, dass er sich nicht gemeldet hat. Dass es sich lohnt, seinen Freund zu kontaktieren.

Th: Gilt das auch für Sie?

F: Ja, ich denke schon.

»Problemlösende« Fragen

Die Antwort auf die Frage »Was wäre jetzt gut zu tun?« kann kognitiver und / oder verhaltensbezogener Natur sein. Manchmal sollten sich die Klient:innen an etwas erinnern, das Sie gerade besprochen haben – etwa: »Ich denke, wenn ich .... denke, muss ich mich erinnern.« Finn sagte: »Wenn ich denke, dass er nicht von mir hören will, muss ich mich daran erinnern, dass ich wahrscheinlich falsch liege. Er ist wahrscheinlich nur beschäftigt.« Finn und ich haben uns auch einen Verhaltensplan ausgedacht.

Th: Und was würden Sie in dieser Situation gerne tun?

F: Äh … Ich denke, ich sollte ihm einfach eine SMS schicken.

Ich würde dann fragen, wie wahrscheinlich es ist, dass Finn ihm eine SMS schreibt, und auf Hindernisse reagieren, die sich ihm in den Weg stellen könnten. Wäre ich mir über Finns soziale Kompetenz unsicher, hätte ich ihn vielleicht gefragt: »Was denken Sie, was Sie in der SMS schreiben sollten?« Wenn Finn es für hilfreich hielte, könnten wir ein Rollenspiel machen, was er seinem Freund sagen sollte, wenn sie sich treffen. Wir könnten das Für und Wider abwägen, wenn er seine Depression offenlegt. Wir könnten uns überlegen, worüber sie reden könnten, um die Stimmung aufzulockern. Ich könnte Finn fragen, ob er Matteo gleich in meinem Büro eine SMS schicken möchte.

14.4 Das Ergebnis der Überprüfung bewerten

Im letzten Teil dieses Gesprächs beurteile ich, inwieweit Finn jetzt an den ursprünglichen automatischen Gedanken glaubt und wie es ihm emotional geht, damit ich entscheiden kann, wie es in der Sitzung weitergehen soll.

Th: Sehr gut. Wie sehr glauben Sie jetzt an diesen Gedanken? »Matteo will nichts von mir hören«?

F: Nicht so sehr. Vielleicht 30 %.

Th: Okay … Und wie traurig fühlen Sie sich?

F: Auch nicht sehr.

Th: Gut. Es klingt, als wäre diese Übung nützlich gewesen. Lassen Sie uns zurückgehen und sehen, was wir getan haben, das geholfen hat.

Sicherlich werden nicht alle Fragen in den Listen für jeden automatischen Gedanken verwendet, der überprüft werden soll. Manchmal erscheint keine der Fragen sinnvoll, und Sie gehen vielleicht in eine ganz andere Richtung. Erwarten Sie auch nicht, dass der Glaube der Patient:innen an den automatischen Gedanken auf 0 % sinkt oder dass ihre negative Stimmung völlig verschwindet.

14.5 Verstehen, warum eine kognitive Umstrukturierung nicht erfolgreich ist

Wenn sich die Stimmung und / oder das Verhalten nicht bessern, müssen Sie überlegen, warum dieser erste Versuch der kognitiven Umstrukturierung nicht ausreichend wirksam war. Zu den üblichen Gründen gehören die folgenden:

(1) Es gibt weitere zentrale automatische Gedanken und / oder Bilder, die Sie noch nicht identifiziert oder überprüft haben.
(2) Die Überprüfung der automatischen Gedanken ist unplausibel, oberflächlich oder unzureichend.
(3) Der Klient hat die Beweise, die den automatischen Gedanken zu unterstützen scheinen, nicht ausreichend ausgedrückt.
(4) Der automatische Gedanke selbst ist ebenfalls eine weit verbreitete, übergeneralisierte Erkenntnis: eine Grundannahme (z. B. »Ich bin hilflos / nicht liebenswert / wertlos«).
(5) Die Klientin versteht intellektuell, dass der automatische Gedanke verzerrt ist, aber nicht auf einer emotionalen Ebene.
(6) Der automatische Gedanke ist Teil eines dysfunktionalen Denkmusters.

Als mein Supervisor, Andrew, ein noch unerfahrener Therapeut war, beging er einige Fehler, als er Margret, eine Frau mit sozialen Ängsten, behandelte. In der ersten Situation verbalisierte die Patientin nicht den zentralsten automatischen Gedanken oder das zentralste automatische Bild. Margret hatte mehrere automatische Gedanken, verbalisierte aber nur einen. Als Andrew ihr half, diesen automatischen Gedanken zu überprüfen, nahm die Intensität ihrer Angst nur geringfügig ab. Er hätte sie sorgfältiger befragen sollen, bevor er den ersten von ihr geäußerten Gedanken überprüfte.

In einer zweiten Situation reagierte die Klientin auf einen automatischen Gedanken nur oberflächlich. Margret dachte: »Mein Kollege könnte mich kritisieren.« Anstatt den Gedanken sorgfältig zu überprüfen, antwortete er lediglich: »Das wird er wahrscheinlich nicht.« Diese Antwort war unzureichend, und ihre Angst nahm nicht ab.

In einer dritten Situation fragte der Therapeut nicht gründlich nach und die Klientin drückte daher nicht vollständig aus, dass der automatische Gedanke wahr war, was zu einer nicht-wirksamen adaptiven Reaktion führte, wie hier zu sehen ist (M = Margret):

14

Th: Okay, Margret, welche Beweise haben Sie, dass Ihre Freundin sich nicht mit Ihnen abgeben will?

M: Naja, sie ruft mich fast nie an. Ich rufe sie immer an.

Th: Okay, irgendetwas auf der anderen Seite? Dass ihr etwas an Ihnen liegt, dass sie eine gute Beziehung zu Ihnen haben möchte?

Hätte Andrew ihr zusätzliche Fragen gestellt, hätte er weitere Anhaltspunkte gefunden, die Margret in ihrem automatischen Denken bestärken: dass ihre Freundin mehrere Einladungen, Zeit mit ihr zu verbringen, abgelehnt hat, dass sie bei den letzten Anrufen am Telefon ungeduldig klang und dass sie Margret keine Geburtstagskarte geschickt hatte. Mit diesen zusätzlichen Informationen hätte Andrew Margret helfen können, die Beweise besser abzuwägen.

In einer vierten Situation identifizierte Margret einen automatischen Gedanken, der auch eine Grundannahme war. Sie denkt oft: »Mit mir stimmt etwas nicht.« Sie glaubt so fest an diesen Gedanken, dass eine einzige Überprüfung nichts an ihrer Wahrnehmung oder dem damit verbundenen Affekt ändert. In einer ersten Sitzung listet sie viele Situationen auf, in denen sie sich ängstlich fühlt, und berichtet Andrew dann von diesem Gedanken. Andrew beginnt, ihr bei der Überprüfung zu helfen. Er hätte sich jedoch auf eine bestimmte Situation konzentrieren sollen, in der sie diesen Gedanken hatte – etwa: »Können wir über die Party sprechen, auf der Sie am Wochenende waren, als niemand auf Sie zukam und Sie dachten: ›Mit mir stimmt etwas nicht‹? Könnte es einen anderen Grund dafür gegeben haben, dass niemand auf Sie zugekommen ist?« Andrew wird im Laufe der Zeit viele Techniken anwenden müssen, um die übergeneralisierte Grundannahme der Klientin zu verändern (s. Kap. 18).

In einer fünften Situation gab die Klientin an, dass sie eine adaptive Reaktion »rational«, also mit ihrem Verstand, glaubt, aber nicht »emotional«, also in ihrem Herzen, ihrer Seele oder ihrem Bauch. Sie lehnt die adaptive Reaktion ab. In diesem Fall hätten Andrew und Margret eine unausgesprochene Überzeugung erforschen sollen, die hinter dem automatischen Gedanken steckt:

Th: Wie sehr glauben Sie, dass Christina wahrscheinlich andere Gründe dafür hat, Sie nicht in ihr Arbeitsteam aufzunehmen?

M: Ich kann das rational verstehen.

Th: Aber?

M: Ich denke immer noch, wenn sie mich wirklich mögen würde, hätte sie mich aufgenommen.

Th: Was bedeutet es also, dass sie Sie nicht einbezogen hat?

Zusammenfassend kann man sagen, dass man die Patient:innen nach der Überprüfung eines automatischen Gedankens bittet, zu überprüfen, wie sehr sie an die adaptive Reaktion glauben und wie sie sich emotional fühlen. Wenn ihre Überzeugung gering ist und sie immer noch verzweifelt sind, sollten Sie überlegen, warum die Untersuchung des Gedankens ihre Verzweiflung nicht gelindert hat, und eine Strategie für Ihr weiteres Vorgehen planen.

14.6 Alternative Methoden, automatische Gedanken zu adressieren

Es gibt viele andere Techniken, die Klient:innen helfen, ihr Denken zu überprüfen (Dobson & Dobson, 2018; Leahy, 2018; Tolin, 2016). Um nur ein paar zu nennen, können Sie

- Ihre Fragen variieren,
- die kognitive Verzerrung identifizieren,
- ein Verhaltensexperiment vorschlagen,
- Selbstoffenbarung einsetzen und / oder
- die Patient:innen bitten, eine hilfreiche Antwort zu verfassen.

Diese Strategien werden im Folgenden beschrieben.

Alternative Fragen verwenden

Wenn Sie absehen, dass Standardfragen nicht effektiv genug sind, variieren Sie Ihre Fragestellung.

Th: [*zusammenfassend*] Sie haben also Ihre Ex-Frau angerufen, um sie zur Unterschrift zu bewegen. Was ging Ihnen durch den Kopf, als sie wütend wurde?

F: Ich hätte wissen müssen, dass sie wütend werden würde. Ich hätte damit warten sollen sie anzurufen.

Th: Wie kommen Sie darauf, dass Sie nicht hätten anrufen sollen?

F: Na ja, sonntagabends hat sie normalerweise schlechte Laune.

Th: Ist Ihnen das schon mal in den Sinn gekommen?

F: Ja, aber ich wollte meiner Tochter sofort sagen, dass sie sich darauf verlassen kann, dass wir ihr mit ihrem Autokredit aushelfen. Das musste sie wirklich wissen.

Th: Sie hatten also einen Grund für Ihren Anruf, und es hört sich so an, als ob Sie wussten, dass es riskant sein könnte, aber Sie wollten Kaitlyn wirklich so schnell wie möglich Bescheid geben?

F: Ja.

Th: Ist es vernünftig, so hart mit sich selbst ins Gericht zu gehen, weil Sie das Risiko eingegangen sind?

F: Nein …

Th: Sie klingen nicht überzeugt. Wie schlimm ist es eigentlich, dass Ihre Ex-Frau wütend auf Sie ist?

Ich verfolgte diese Fragen mit weiteren: »Wie vernünftig war es für Sie, Ihre Ex-Frau darauf anzusprechen? Wie vernünftig war es für sie, wütend zu werden? Wie fühlt sie sich jetzt wahrscheinlich? Ist es möglich, dass Sie es immer vermeiden können, sie wütend zu machen? Können Sie möglicherweise das tun, was gut für Sie und Ihre Kinder und Enkelkinder ist, ohne sie zu verärgern?«

Diese nicht-standardisierten Fragen halfen Finn, eine funktionalere Perspektive einzunehmen. Obwohl ich zunächst die Stichhaltigkeit des Gedankens in Frage stellte, verlagerte ich den Schwerpunkt auf die implizite zugrunde liegende Überzeugung (die wir zuvor schon in anderen Zusammenhängen diskutiert hatten): »Ich sollte in der Lage sein, es zu vermeiden, dass sich andere über mich aufregen.« Am Ende stellte ich Finn eine offene Frage (»Wie sehen Sie die Situation jetzt?«), um zu sehen, ob er weitere Hilfe bei der Reaktion auf seine Gedanken benötigte. Beachten Sie, dass viele meiner Fragen eine Abwandlung der sokratischen Frage waren: »Gibt es eine alternative Erklärung [dafür, warum Sie angerufen haben und warum Ihre Ex-Frau wütend war, außer dass Sie schuld waren]?«.

Erkennen kognitiver Verzerrungen

Klient:innen neigen dazu, immer wieder Fehler in ihrem Denken zu machen. Oft gibt es eine systematische negative Verzerrung in der kognitiven Verarbeitung von Klient:innen, die an einer psychischen Störung leiden (Beck, 1976). Die häufigsten Fehler sind in Tabelle 14.1 dargestellt (s. auch Burns, 1980; auch **AB 12** »Gedankenprotokoll«).

Tabelle 14.1 Denkfehler (Mit freundlicher Genehmigung von Aaron T. Beck).

Denkfehler	Beschreibung	Beispiel
Alles-oder-Nichts-Denken	Auch Schwarz-Weiß-Denken, polarisiertes oder dichotomes Denken genannt. Sie betrachten eine Situation in nur zwei Kategorien, anstatt sie auf einem Kontinuum zu betrachten.	»Wenn ich nicht total erfolgreich bin, bin ich ein Versager.«
Katastrophisieren (auch Wahrsagen genannt)	Sie sagen die Zukunft negativ voraus, ohne andere, wahrscheinlichere Ergebnisse in Betracht zu ziehen.	»Vor lauter Aufregung werde ich gar nichts machen können.«
Positives ausschließen oder abwerten	Sie reden sich unvernünftigerweise ein, dass positive Erfahrungen, Taten oder Eigenschaften nicht zählen.	»Dieses Projekt ist mir gut gelungen, aber das bedeutet nicht, dass ich kompetent bin; ich hatte einfach Glück.«
Emotionales Schlussfolgern	Sie denken, dass etwas wahr sein muss, weil Sie es so stark »fühlen« (in Wirklichkeit glauben), wobei Sie Beweise für das Gegenteil ignorieren oder abwerten.	»Ich weiß, dass ich viele Dinge bei der Arbeit gut mache, aber ich fühle mich trotzdem wie ein Versager.«
Etikettierung	Sie geben sich selbst oder anderen ein unveränderliches, globales Etikett, ohne auf Anhaltspunkte zu achten, die vernünftigerweise zu einer weniger extremen Schlussfolgerung führen würden.	»Ich bin ein Versager«; »Er taugt nichts.«

Tabelle 14.1 (Fortsetzung)

Denkfehler	Beschreibung	Beispiel
Vergrößerung / Verkleinerung	Wenn Sie sich selbst, eine andere Person oder eine Situation beurteilen, vergrößern Sie in unangemessener Weise das Negative und / oder verkleinern das Positive.	»Eine mittelmäßige Note beweist, wie unzulänglich ich bin. Eine gute Note bedeutet nicht, dass ich schlau bin.«
Mentaler Filter	Auch selektive Verallgemeinerung genannt. Anstatt das vollständige Bild zu sehen, legen Sie übermäßig viel Aufmerksamkeit auf ein negatives Detail.	»In meiner Beurteilung ist eine negative Bewertung enthalten (aber auch einige positive). Das bedeutet, dass ich schlechte Arbeit mache.«
Gedankenlesen	Sie glauben zu wissen, was andere denken, und ziehen dabei andere, wahrscheinlichere Möglichkeiten nicht in Betracht.	»Er denkt, dass ich absolut keine Ahnung von diesem Projekt habe.«
Übergeneralisierung	Sie ziehen eine radikale negative Schlussfolgerung, die weit über die aktuelle Situation hinausgeht.	»Weil ich mich bei dem Treffen unwohl gefühlt habe, habe ich einfach nicht das Zeug dazu, Freunde zu finden.«
Personalisierung	Sie glauben, dass es an Ihnen liegt, wenn andere sich negativ verhalten, ohne plausiblere Erklärungen für das Verhalten in Betracht zu ziehen.	»Der Techniker war schroff zu mir, weil ich etwas falsch gemacht habe.«
Sollte- und Müsste-Aussagen	Auch Imperative genannt. Sie haben eine genaue, feste Vorstellung davon, wie Sie oder andere sich verhalten sollten, und Sie überschätzen, wie schlimm es ist, wenn diese Erwartungen nicht erfüllt werden.	»Es ist schrecklich, dass ich einen Fehler gemacht habe. Ich sollte immer mein Bestes geben.«
Tunnelblick	Sie sehen nur die negativen Aspekte einer Situation.	»Der Lehrer meines Sohnes kann nichts richtig machen. Er ist zu kritisch und unsensibel und ein schlechter Pädagoge.«

Manchmal ist es hilfreich, Verzerrungen zu benennen und den Klient:innen beizubringen, dies ebenfalls zu tun. Achten Sie darauf, ihnen zu sagen, dass sich die Kategorien überschneiden und sie möglicherweise feststellen, dass einige automatische Gedanken mehr als eine Verzerrung enthalten. Bevor Sie dem Patienten eine Liste vorlegen, können Sie sich zunächst gedankliche Notizen zu seinen häufigsten Verzerrungen machen und dann auf eine bestimmte Verzerrung hinweisen, wenn Sie ein Muster erkennen:

> »Finn, diese Vorstellung, dass man entweder ein totaler Erfolg oder ein Versager ist – das nennen wir das Alles-oder-Nichts-Denken. Kommt Ihnen das bekannt vor? Ich erinnere mich, dass Sie auch die Vorstellung hatten, dass Sie völlig versagt hätten, weil Sie nicht in der Lage waren, alle Ihre neuen Aufgaben bei der Arbeit zu erfüllen. Und dass Sie als Großvater versagt haben, wenn Sie nicht alles für Ihre Enkelkinder tun, was Sie können. Glauben Sie, dass es hilfreich sein könnte, auf diese Art des Denkens zu achten?«

Das Erkennen von Verzerrungen kann dabei helfen, Abstand zu ihren Gedanken zu gewinnen. Aber wie bei allen Techniken sollte man darauf achten, dass sie für die Patient:innen hilfreich sind, dass sie das Grundprinzip verstehen und dass sie sich von der Liste nicht erdrückt fühlen. Ich halte sie für eine hilfreiche Strategie für viele Klient:innen, aber sie ist nicht unbedingt notwendig. Es ist besonders wichtig, die Liste in der Sitzung durchzugehen, damit man sicher sein kann, dass die Klient:innen verstehen, wie man sie benutzt, bevor man sie auffordert, ihre Verzerrungen als Teil ihres Aktivitätenplans zu benennen.

In unserer nächsten Sitzung gab ich Finn die Liste, und wir identifizierten gemeinsam seine typischen automatischen Gedanken und die Verzerrungen, die sie darstellten:

- *Katastrophisieren*: »Ich werde nie wieder einen Job bekommen.«
- *Alles-oder-Nichts-Denken*: »Da meine Wohnung unordentlich ist, bedeutet das, dass sie völlig außer Kontrolle geraten ist.«
- *Gedankenlesen*: »Mein Freund will nicht mit mir zusammen sein.«
- *Emotionale Argumentation*: »Ich fühle mich wie ein Versager; ich muss ein Versager sein.«

Ich kreuzte diese vier Verzerrungen auf der Liste an und schlug Finn vor, darauf zu achten, ob einer seiner automatischen Gedanken in der kommenden Woche einen oder mehrere dieser Fehler enthielt. Finn behielt diese Liste griffbereit und bezog sich auf sie, wenn er seine automatischen Gedanken auswertete. Das half ihm, stärker zu glauben, dass ein automatischer Gedanke vielleicht nicht oder nicht ganz wahr war.

Entwerfen von Verhaltensexperimenten

Den Patient:innen kann es helfen, ihr Denken zu ändern, wenn man mit ihnen über die Gültigkeit der Ideen, die in Form von Vorhersagen auftreten, diskutiert. Allerdings kann die Änderung wesentlich effektiver sein, wenn sie eine Erfahrung machen, die die Gültigkeit widerlegt (Bennett-Levy et al., 2004). Die sokratische Befragung mag unzureichend sein, aber sie kann Ihnen helfen zu entscheiden, ob ein Verhaltensexperiment wünschenswert ist. Finn hatte den automatischen Gedanken »Ich habe nicht genug

Energie, um zum Obdachlosenheim zu gehen [um ehrenamtlich zu arbeiten]«. Zunächst untersuchten wir diesen Gedanken und stellten fest, dass er wahrscheinlich unzutreffend war. Dann wandten wir Problemlösetechniken an und beschlossen, dass Finn nur für 30 Minuten hingehen und dann wieder gehen könnte, wenn er keine Energie mehr hat. Als Nächstes führten wir ein Verhaltensexperiment durch, um zu sehen, ob er in der Lage sein würde, diesen Plan einzuhalten.

Sie entwickeln Verhaltensexperimente gemeinsam mit den Klient:innen. Wenn möglich, schlagen Sie vor, das Experiment gleich in der Sitzung durchzuführen, um Erkenntnisse wie die folgenden zu testen:

- »Wenn ich Ihnen erzähle, wie ich missbraucht wurde, werde ich mich so aufregen, dass ich verrückt werde.«
- »Wenn mein Herz anfängt zu klopfen und ich kurzatmig bin, bekomme ich einen Herzinfarkt.«
- »Wenn ich versuche zu lesen, kann ich mich nicht konzentrieren.«

Andere Experimente müssen außerhalb der Sitzung durchgeführt werden:

- »Wenn ich meine Schwester um Hilfe bitte, wird sie mich ablehnen.«
- »Wenn ich den ganzen Tag im Bett bleibe, werde ich mich besser fühlen.«
- »Wenn ich versuche, meine Rechnungen zu bezahlen, werde ich zu viele Fehler machen.«
- »Wenn ich meinem Chef eine Frage stelle, wird er verärgert sein und mich feuern.«

Achten Sie darauf, dass Sie Ihren Patient:innen helfen, nach einem erfolgreichen Verhaltensexperiment adaptive Schlussfolgerungen zu ziehen. Hier sind einige Fragen, die Sie stellen können:

- »Was haben Sie aus dieser Erfahrung gemacht?« oder »Was haben Sie gelernt?« oder »Was schließen Sie daraus?«
- »Was bedeutet diese Erfahrung für Sie [oder für andere Menschen oder dafür, wie andere Menschen Sie sehen]?«
- »Was bedeutet diese Erfahrung wahrscheinlich für die Zukunft?«

Selbstoffenbarung nutzen

Manchmal können Sie anstelle von oder zusätzlich zu sokratischen Fragen oder anderen Methoden eine gezielte Selbstauskunft geben, um zu zeigen, wie Sie in der Lage waren, ähnliche automatische Gedanken zu ändern:

> »Wissen Sie, Finn, manchmal habe ich Gedanken wie Ihre: ›Ich muss mich verantwortungsbewusst verhalten.‹ Aber dann erinnere ich mich daran, dass ich die Verantwortung habe, für mich selbst zu sorgen, und dass die Welt wahrscheinlich nicht untergeht, wenn ich nicht alles tun kann, was jemand anderes von mir will. [*Pause*] Denken Sie, dass das auch auf Sie zutrifft?«

Klienten um eine hilfreiche Antwort bitten

Schließlich können Sie Ihre Klient:innen manchmal einfach fragen, wie sie auf einen automatischen Gedanken reagieren *möchten*. Manchmal können sie schon zu Beginn der Behandlung eine wirksame bzw. hilfreiche Antwort geben. Manchmal muss man aber auch warten, bis sie mehr Fortschritte gemacht haben.

F: Wenn es an der Zeit ist, zum Klassentreffen zu gehen, werde ich wahrscheinlich nicht hingehen wollen.

Th: Fällt Ihnen eine hilfreichere Möglichkeit ein, das zu sehen?

F: Ja. Dass es besser für mich ist, dorthin zu gehen, auch wenn ich mich dazu zwingen muss. Ich könnte mich wieder mit Menschen treffen, die mir wichtig waren.

Th: Das ist gut. Was glauben Sie, wird passieren, wenn Sie sich das sagen?

F: Ich werde eher hingehen.

Hier ist ein anderes Beispiel:

Th: Fällt Ihnen irgendetwas ein, was Sie daran hindern könnte, Ihrer Ex-Frau zu sagen, dass Sie Ihre Urlaubspläne nicht ändern wollen?

F: Ich möchte nicht, dass sie wütend wird.

Th: Okay, wenn Sie den Gedanken haben »Ich will sie nicht wütend machen«, was wollen Sie sich dann sagen können?

F: Dass, wenn das sie nicht wütend macht, etwas anderes es tun wird. Und ich sollte tun, was gut für mich ist – und ihr nicht immer entgegenkommen.

Th: Gut! Meinen Sie, das reicht, um ihr zu sagen, dass Sie den Plan nicht ändern werden?

14.7 Wenn automatische Gedanken wahr sind

Manchmal erweisen sich automatische Gedanken als wahr, und Sie können eine oder mehrere der folgenden Maßnahmen ergreifen:

- Konzentrieren Sie sich auf das Lösen des Problems.
- Untersuchen Sie, ob der Klient eine ungültige oder dysfunktionale Schlussfolgerung gezogen hat.
- Arbeiten Sie an der Akzeptanz und konzentrieren Sie sich wieder auf wertorientiertes Handeln.

Diese Strategien werden im Folgenden beschrieben.

Die Problemlösung fokussieren

Wenn die Wahrnehmung einer Situation durch einen Klienten stichhaltig zu sein scheint, können Sie untersuchen, ob das damit verbundene Problem gelöst werden kann, zumindest bis zu einem gewissen Grad. In einer Sitzung überprüften Finn und ich seinen automatischen Gedanken »Wenn ich nicht bald einen Job finde, werde ich nicht genug Geld haben, um meine Miete zu bezahlen«, und die Anzeichen deuteten darauf hin, dass dies eine reale Möglichkeit ist.

Th: Selbst wenn Sie vorsichtig sind, sieht es also so aus, als ob Sie gegen Ende des Jahres nicht in der Lage sein werden, die Miete zu bezahlen. Ist es möglich, dass Sie bis dahin einen Job haben werden?

F: Das ist möglich, aber was ist, wenn ich keinen habe?

Th: Haben Sie darüber nachgedacht, was Sie tun könnten, wenn das passiert?

F: Nun, ich möchte nicht mit einem meiner Kinder zusammenziehen müssen.

T: Aber Sie könnten es vielleicht tun, als letzten Ausweg?

F: Ich denke schon …

Th: Haben Sie an etwas anderes gedacht?

F: Nein, ich glaube nicht, dass ich noch etwas tun kann.

Th: Haben Sie darüber nachgedacht, sich jetzt irgendeinen Job zu suchen? Es könnte ein Teilzeit- oder Vollzeitjob sein. Nur so lange, bis Sie einen finden, den Sie wirklich wollen?

F: Nein, ich habe mich ziemlich darauf konzentriert, die Art von Job zu bekommen, die ich früher hatte.

Th: Was halten Sie von der Idee?

F: Ich weiß es nicht. Ich bin in letzter Zeit so müde.

Th: Glauben Sie, dass Sie so viel Energie brauchen würden, wenn Sie den Job nur in Teilzeit machen würden? Was ist das Schlimmste, was passieren könnte, wenn Sie zu müde wären?

F: Ich denke, das wäre keine große Sache. Ich könnte einfach kündigen.

Th: Wollen Sie das diese Woche in Ihren Aktivitätenplan aufnehmen? Wenn sich herausstellt, dass Sie überhaupt nicht arbeiten können, können wir uns andere Ideen überlegen: Vielleicht könnten Sie sich eine Mitbewohnerin oder eine billigere Wohnung suchen oder vorübergehend bei jemand anderem einziehen; vielleicht könnten Sie sich von Ihrem Bruder Geld leihen, auch wenn ich weiß, dass Sie das nicht wollen. [*Pause*] Und es gibt vielleicht noch andere Dinge, an die Sie nicht gedacht haben, weil Sie so deprimiert waren.

Ungültige Schlussfolgerungen untersuchen

Auch wenn ein automatischer Gedanke wahr sein mag, kann die Bedeutung des Gedankens für die Klientin ungültig oder zumindest nicht vollständig gültig sein, und Sie können die zugrunde liegende Überzeugung oder Schlussfolgerung untersuchen:

Th: Es sieht also so aus, als könnten Sie sich wirklich nicht gut genug konzentrieren, um Ihre Steuern zu machen.

F: Ja, ich fühle mich so schlecht dabei.

Th: Was sagt es über Sie aus, dass Sie es nicht können? Oder was befürchten Sie, was passieren könnte?

F: Es zeigt, dass mit meinem Gehirn etwas nicht stimmt. Ich könnte meine Konzentration nie wieder zurückbekommen.

Th: Okay, können wir uns das zuerst ansehen? Gibt es eine andere Erklärung für Ihre Konzentrationsschwierigkeiten?

Auf Akzeptanz und werteorientiertes Handeln hinarbeiten
Manche Probleme können nicht gelöst werden und werden vielleicht nie gelöst werden, und die Klient:innen brauchen möglicherweise Hilfe, um dieses Ergebnis zu akzeptieren. Sie fühlen sich wahrscheinlich unglücklich, wenn sie unrealistische Erwartungen haben, dass sich ein unlösbares Problem irgendwie, fast magisch, verbessern wird. In der Zwischenzeit brauchen sie meist Unterstützung, um zu lernen, sich auf ihre Grundwerte zu konzentrieren, werteorientiertes Handeln zu verfolgen, die lohnenderen Teile ihres Lebens zu betonen und ihre Erfahrungen auf neue Weise zu bereichern. Hayes et al. (2004) zeigen mehrere Strategien zur Verbesserung der Akzeptanz auf.

Zusammenfassung
Es ist wichtig, sich mit den zentralen automatischen Gedanken auseinanderzusetzen, die zu erheblichen negativen Emotionen oder dysfunktionalem Verhalten führen. Diese Gedanken sind entweder unzutreffend oder nicht-hilfreich oder beides. Die Überprüfung automatischer Gedanken ist eine Fähigkeit, die sowohl wir selbst als auch Patient:innen durch wiederholtes Üben verbessern können. Verzichten Sie darauf, die automatischen Gedanken Ihrer Patient:innen in Frage zu stellen, und wenden Sie verschiedene Techniken an, um ihnen zu helfen, die Richtigkeit und den Nutzen ihrer Gedanken zu beurteilen. Wenn automatische Gedanken wahr sind, können Sie die Schlussfolgerungen der Klient:innen zu einem Problem überprüfen, eine Problemlösungstechnik durchführen oder Akzeptanzstrategien mit dem Fokus, werteorientierte Verhaltensweisen anzuwenden, um ihren Leidensdruck zu verringern.

Reflexionsfragen

Was würden Sie sich sagen, wenn Sie beim Erlernen der Fähigkeit, automatische Gedanken zu überprüfen, frustriert werden? Was möchten Sie, dass der Klient glaubt?

Übung

Schreiben Sie die Antworten auf die Fragen in **AB 12** »Gedankenprotokoll« auf, um einen Ihrer eigenen automatischen Gedanken zu überprüfen. Notieren Sie dann Ihre Antworten auf die Fragen aus **AB 14** »Automatische Gedanken überprüfen«, um einen anderen Gedanken zu bearbeiten.

15 Auf automatische Gedanken reagieren

In Kapitel 14 wurde gezeigt, wie man Klient:innen helfen kann, wichtige negative automatische Gedanken zu überprüfen und die Wirksamkeit ihrer Überprüfung in der Sitzung zu bestimmen. Wenn jedoch dieselben Gedanken im Laufe der Woche wieder auftreten, erinnern sie sich möglicherweise nicht mehr an ihre Antworten. Außerdem werden sie zwischen den Sitzungen weitere wichtige automatische Gedanken haben, die Sie nicht identifiziert haben. Sie finden in diesem Kapitel die Antworten auf folgende Fragen:

- Wie helfen Sie Ihren Patient:innen, Therapienotizen zu verfassen, die sie zwischen den Sitzungen lesen können?
- Wie bringen Sie ihnen bei, ein Arbeitsblatt zu verwenden, um andere automatische Gedanken zwischen den Sitzungen zu bearbeiten?
- Was sollten Sie tun, wenn ein Arbeitsblatt nicht hilfreich genug ist?

Stellen Sie sicher, dass Klient:innen die erarbeiteten robusten Antworten auf automatische Gedanken, die Sie in der Sitzung angesprochen haben, schriftlich (auf Papier oder einer Karteikarte, in einem Therapie-Notizbuch oder auf einem Smartphone) oder im Audioformat (mit einem Aufnahmegerät oder einer App) festgehalten haben. Um zwischen den Sitzungen auf andere automatische Gedanken zu reagieren, können Sie ihnen beibringen, wie man die Fragen und Arbeitsblätter aus Kapitel 14 verwendet. Alternativ können Sie eine andere, in Abschnitt 15.2 beschriebene Technik verwenden.

15.1 Therapienotizen verfassen

Nachdem Sie gemeinsam einen automatischen Gedanken überprüft haben, bitten Sie um eine Zusammenfassung. Stellen Sie eine der folgenden Fragen:

- »Können Sie zusammenfassen, worüber wir gerade gesprochen haben?«
- »Was wäre Ihrer Meinung nach wichtig für Sie, damit Sie sich diese Woche daran erinnern?«
- »Was wollen Sie sich sagen, wenn die Situation wieder auftritt?«

Wenn der Patient eine aussagekräftige Zusammenfassung formuliert, können Sie sagen: »Das ist gut. Möchten Sie es aufschreiben oder möchten Sie, dass ich es aufschreibe? Ich möchte sicherstellen, dass Sie sich diese Woche daran erinnern.« Höchstwahrscheinlich werden Sie den Klienten in den Sitzungen 1 und 2 nach seinen Präferenzen fragen und dann davon ausgehen, dass sich seine Präferenzen nicht geändert haben, es sei denn, er gibt an, dass sie sich geändert haben. Finn und ich haben seinen Gedanken »Ich kann das nicht« mithilfe sokratischer Fragen überprüft. Dann bitte ich ihn, eine Zusammenfassung zu geben.

Th: Okay, Finn, wenn Sie diese Woche daran denken, die Versicherungsformulare auszufüllen, und Sie wieder den Gedanken haben »Ich kann das nicht« – woran möchten Sie sich dann erinnern?

F: Dass es wahrscheinlich nicht wahr ist. Meine Konzentration war gut genug, um ein paar Bewerbungen auszufüllen, also kann ich wahrscheinlich zumindest mit den Formularen anfangen.

Th: Das ist gut. [*schreibt es auf*] Sonst noch etwas?

F: Ich könnte meinen Sohn um Hilfe bitten.

Th: [*schreibt*] Das ist auch wichtig. Und wie wäre es damit, dass es am schwierigsten sein könnte, einfach anzufangen?

F: Ja, das ist gut zu bedenken.

Um sicherzustellen, dass das, was Finn aufschreibt, möglichst hilfreich ist, bitte ich ihn zunächst, seine Zusammenfassung mündlich zu formulieren. Das gibt mir die Möglichkeit, zu ergänzen oder Änderungen vorzuschlagen.

Tipp

Wenn die Antworten der Klient:innen oberflächlich, unklar, zu kurz oder zu wortreich sind, können Sie sagen:

- »Nun, ich denke, das ist knapp, aber ich frage mich, ob es nicht hilfreicher wäre, es sich so zu merken: ....«

Wenn die Antworten der Patient:innen vernünftig, aber unvollständig sind, könnten Sie wie oben fragen:

- »Wollen Sie sich auch daran erinnern: .... ?«

Wenn der Klient zustimmt, können Sie oder er den Zusatz aufschreiben.

Wünschenswert ist es, dass die Patient:innen ihre Therapienotizen jeden Morgen lesen und dies im Laufe des Tages bei Bedarf erneut tun. Die Wahrscheinlichkeit, Reaktionen auf die automatischen Gedanken in das eigene Denken zu integrieren, steigt, wenn sie wiederholt geübt werden. Notizen nur dann zu lesen, wenn man mit schwierigen Situationen konfrontiert wird, ist in der Regel weniger effektiv als sie regelmäßig zur Vorbereitung auf schwierige Situationen zu lesen. Nachfolgend sind einige von Finns Therapienotizen aufgeführt. Sie enthalten Antworten auf dysfunktionale Denk- und Verhaltensweisen, die in den Aktivitätenplänen aufgeführt sind.

Wenn ich denke: »Ich werde nie alles schaffen«, erinnere ich mich daran:

- Ich sollte mich auf das konzentrieren, was ich im Moment tun muss.
- Ich muss nicht alles perfekt machen.
- Ich kann um Hilfe bitten. Das ist kein Zeichen von Schwäche.

Dann sollte ich mir überlegen, was am einfachsten zu tun ist, und mir einen Timer stellen für 10 Minuten. Nach den 10 Minuten kann ich entscheiden, ob ich weitermache oder nicht.

Wenn ich denke: »Ich bleibe lieber drinnen«, sage ich mir, dass ich das Experiment, drinnen zu bleiben, schon sehr oft gemacht habe und meine Stimmung nicht besser wurde. Die Chancen stehen gut, dass ich mich besser fühle, wenn ich rausgehe, um Sonne zu tanken, Sport zu treiben oder eine Besorgung zu machen.

Es mag sich so anfühlen, als würde ich meine Kinder im Stich lassen, aber das ist ein Alles-oder-Nichts-Denken. Ich tue körperlich nicht mehr so viel für sie, helfe ihnen zum Beispiel nicht mehr bei der Gartenarbeit, wie ich es vor meiner Depression getan habe. Aber ich gehe immer noch zu Fußballspielen meiner Enkelkinder und fahre sie, wenn ihre Eltern keine Zeit haben. Ich sollte sie jetzt anrufen und Pläne für ein Treffen mit ihnen machen.

Wenn ich Jens um Hilfe bei der Online-Suche nach einem neuen Job bitten will:

(1) Ich erinnere mich daran, dass es keine große Sache ist. Das Schlimmste, was passieren kann, ist, dass er sagt, er sei zu beschäftigt, und dann kann ich stattdessen Katharina fragen.
(2) Ihn um Hilfe zu bitten, ist ein Experiment. Selbst wenn es diesmal nicht klappt, ist es eine gute Übung für mich.
(3) Wenn er sagt, er sei zu beschäftigt, ist er es wahrscheinlich wirklich.
(4) Ich sollte ihn jetzt anrufen und fragen, ob ich heute oder zu ihm kommen kann.

Strategien, wenn ich ängstlich bin

(1) Meine Therapienotizen lesen und/oder das Arbeitsblatt »Automatische Gedanken überprüfen« ausfüllen.
(2) Paula anrufen und über Sport reden
(3) Die Ängste akzeptieren. Ich mag das Gefühl nicht, aber es ist eine normale menschliche Emotion. Ich kann mit der Angst alles tun, was ich auch ohne Angst mache. Sie wird wahrscheinlich abnehmen, sobald ich meine Aufmerksamkeit auf etwas anderes richte.
(4) Die Achtsamkeitsübung üben
(5) Spazierengehen

Abbildung 15.1 Therapienotizen Fallbeispiel Finn

Tipp

Praktischerweise sollten Sie Kopien der Therapieaufzeichnungen Ihrer Klient:innen aufbewahren. Sie können sie fotokopieren oder abfotografieren und ausdrucken. Beziehen Sie sich auf diese Therapienotizen, wenn Sie die nächste Sitzung planen (in der Regel unmittelbar vor der Sitzung), wenn Sie die Aktivitätenpläne überprüfen und wenn Sie Ideen, die Sie gemeinsam in früheren Sitzungen besprochen haben, wieder aufgreifen wollen. Außerdem können Sie Ihren Patient:innten eine Fotokopie Ihrer Notizen zur Verfügung stellen, falls diese ihre Notizen verlieren.

Audio-aufgezeichnete Therapienotizen

Es ist ideal, wenn die Patient:innen über schriftliche Therapieaufzeichnungen verfügen. Sie können ein Notizbuch oder Karteikarten bei sich tragen und bei Bedarf nachlesen, oder sie können ihre Therapieaufzeichnungen auf ihrem Smartphone lesen. Aber manche Klient:innen können oder wollen nicht lesen. Oder sie finden es effektiver, sich ihre Notizen anzuhören. In diesen Fällen können Sie einen Audiorekorder einschalten oder die Klient:innen eine App auf ihrem Smartphone verwenden lassen, wenn sie Antworten auf automatische Gedanken entwickeln. Sie können auch notieren, wie die Antworten lauten, und den Rekorder für die letzten Minuten einer Sitzung einschalten und alle Antworten auf einmal aufnehmen.

Es ist dagegen oft weniger nützlich, eine gesamte Therapiesitzung aufzuzeichnen, damit sie die Patient:innen anschließend anhören. Sie werden sich die Aufzeichnung wahrscheinlich nur einmal in der Woche anhören, anstatt sich die wichtigsten Punkte der Sitzung wiederholt vorzunehmen. Außerdem können sie beim Zuhören selbstkritische Gedanken haben.

Wenn Klient:innen nicht lesen und schreiben können, können Sie sie fragen, wie sie sich an das Gesagte erinnern können. Könnten sie zum Beispiel ein Bild malen? Könnten sie jemanden bitten, ihnen die Notizen vorzulesen? Könnten sie sich eine Audioaufnahme anhören?

Tipp

Um Patient:innen zu motivieren, ihre Therapienotizen zu lesen, wenden Sie dieselben Techniken an, die Sie auch für jeden anderen Punkt des Aktivitätenplans (Kap. 8) verwenden würden, und stellen Sie insbesondere einen Bezug zu ihren Wünschen, Werten und Zielen her. Fragen Sie unbedingt nach Hindernissen, die ihnen im Weg stehen könnten. Wenn sie sich nicht sicher sind, ob sie genug Zeit haben, fragen Sie sie, wie lange sie voraussichtlich brauchen werden, um ihre Notizen zu lesen. Wenn sie sich verschätzen, können Sie sie bitten, die Notizen in der Sitzung laut vorzulesen, während Sie die Zeit messen, damit sie sehen können, dass es tatsächlich viel weniger Zeit braucht (normalerweise 20–60 Sekunden).

AB 12 • P 1/4

Gedankenprotokoll

Denken Sie daran, dass Gedanken zu 100 % wahr, zu 0 % wahr oder irgendwo in der Mitte sein können.

Wichtig

Nur weil Sie etwas denken, heißt das nicht unbedingt, dass es wahr ist.

Nehmen Sie sich 5–10 Minuten Zeit, um das Gedankenprotokoll auszufüllen. Beachten Sie, dass nicht alle Fragen auf jeden automatischen Gedanken zutreffen werden. Gehen Sie folgendermaßen vor:

(1) Wenn Sie bemerken, dass sich Ihre Stimmung verschlechtert oder Sie sich bei einem nicht-hilfreichen Verhalten ertappen, fragen Sie sich: „Was geht mir gerade durch den Kopf?" und notieren Sie den Gedanken oder das mentale Bild sobald wie möglich in der Spalte „Automatische Gedanken".
(2) Es kann sich um eine äußere Situation handeln (etwas, das gerade passiert ist, oder etwas, das Sie gerade getan haben) oder um eine innere Situation (ein intensives Gefühl, eine schmerzhafte Empfindung, ein Bild, ein Tagtraum, eine Rückblende oder ein Gedankenstrom – z. B. der Gedanke an Ihre Zukunft).
(3) Füllen Sie dann die restlichen Spalten aus. Sie können versuchen, kognitive Verzerrungen aus der folgenden Liste zu identifizieren. Es kann mehr als eine Verzerrung zutreffen. Achten Sie darauf, dass Sie die Fragen am Ende des Arbeitsblatts verwenden, um die adaptive Antwort zu verfassen.
(4) Rechtschreibung, Handschrift und Grammatik müssen Sie nicht beachten, sie sind hier nicht relevant.
(5) Es hat sich gelohnt, dieses Arbeitsblatt zu bearbeiten, wenn sich Ihre Stimmung um 10 % oder mehr verbessert.

AB 12 • P 4/4

Gedankenprotokoll

Datum/Uhrzeit	Situation	Automatische(r) Gedanke(n)	Emotion(en)	Adaptive Reaktion	Ergebnis
	1. Welches Ereignis (extern oder intern) ist mit dem unangenehmen Gefühl verbunden? Oder welches nicht-hilfreiche Verhalten haben Sie an den Tag gelegt?	1. Welche(r) Gedanke(n) und/oder Bild(er) gingen Ihnen durch den Kopf (vor, während oder nach dem Ereignis oder dem nicht hilfreichen Verhalten)? 2. Wie sehr haben Sie diesen Gedanken geglaubt?	1. Welche Emotion(en) (traurig/ängstlich/wütend/usw.) haben Sie empfunden (vor, während oder nach dem Ereignis oder Nicht-hilfreichen Verhalten)? 2. Wie stark (0-100%) war das Gefühl?	1. (optional) Welche kognitive Verzerrung haben Sie gemacht? 2. Verwenden Sie die folgenden Fragen, um eine Antwort auf den/die automatischen Gedanken zu verfassen. Geben Sie an, wie sehr Sie jeder Antwort glauben.	1. Wie sehr glauben Sie jetzt an jeden automatischen Gedanken? 2. Welche Emotion(en) empfinden Sie jetzt? Wie intensiv (0–100%) ist das Gefühl? 3. Was wäre gut zu tun?
	1. Über das Vorstellungsgespräch nachdenken	1. Ich werde so nervös sein, dass ich nicht weiß, was ich sagen soll, und dann werde ich den Job nicht bekommen. 2. 80%	1. Ängstlich 2. 75%	1. Wahrsagen 2. Ich bin jetzt nervös, aber ich kann mit [meinem Therapeuten] mehr üben. Wenn ich früher nervös war, z. B. wenn ich einen neuen Chef bekommen habe, hatte ich keine Probleme beim Reden. (80%) Wenn ich die Stelle nicht bekomme, kann ich mich auf andere Stellen bewerben. Das beste Ergebnis wäre, dass der Gesprächspartner mir die Stelle auf der Stelle anbietet. Das realistischste Ergebnis ist, dass ich mich auf mehrere Stellen bewerben muss, bevor ich eine bekomme. (90%) Der Gedanke, dass ich die Stelle nicht bekommen werde, macht mich nur nervös. Wenn ich weiß, dass es nicht das Ende der Welt ist, wenn ich die Stelle nicht bekomme, fühle ich mich besser. (100%) Ich würde Gabe sagen, dass es nicht das Ende der Welt ist, wenn er nervös ist und die Stelle nicht bekommt. Aber je mehr er übt, desto weniger nervös wird er wahrscheinlich sein. (100%) Ich sollte üben, was ich sagen will, und dann so tun, als ob ich nicht nervös wäre. (100%)	1. 50% 2. Ängstlich (50%) 3. Praxis

Fragen, die beim Verfassen einer alternativen Antwort helfen: (1) Was ist der Beweis dafür, dass der automatische Gedanke wahr ist? Nicht wahr? (2) Gibt es eine alternative Erklärung? (3) Wenn das Schlimmste passieren würde, wie könnte ich damit umgehen? Was ist das Beste, was passieren könnte? Was ist das realistischste Ergebnis? (4) Welche Auswirkungen hätte es, wenn ich den automatischen Gedanken glauben würde? Welche Auswirkungen könnte es haben, wenn ich mein Denken ändere? (5) Wenn [Name der Person] in dieser Situation wäre und diesen Gedanken hätte, was würde ich ihr sagen? (6) Was wäre gut zu tun?

Abbildung 15.2 Arbeitsblatt 12 »Gedankenprotokoll«. Copyright © 2018 KVT-Arbeitsblatt-Paket. Beck-Institut für kognitive Verhaltenstherapie, Philadelphia, Pennsylvania.

15.2 Arbeitsblätter einsetzen

15

Arbeitsblatt 12 »Gedankenprotokoll« (Abb. 15.2), das früher auch als »Tagesprotokoll dysfunktionaler Gedanken« (Beck et al., 1979) bekannt war, und **AB 14** »Automatische Gedanken überprüfen« (Abb. 15.3) fordern die Klient:innen auf, ihre automatischen Gedanken zu bewerten, wenn sie sich bedrückt fühlen oder ein nicht-hilfreiches Verhalten zeigen. Die Arbeitsblätter liefern mehr Informationen als nur die Beantwortung der sokratischen Fragen aus Kapitel 14. Es ist nicht notwendig, dass die Patient:innen diese Arbeitsblätter verwenden, wenn das Nachdenken über diese Fragen schon hilfreich genug ist, aber viele von ihnen finden, dass ein Arbeitsblatt ihre Gedanken und Antworten besser organisiert. Die Arbeitsblätter sind nicht besonders nützlich für Patient:innen auf relativ schlechtem Funktionsniveau, die nicht gerne schreiben, unmotiviert sind oder nur über geringe Lese- und Schreibkenntnisse verfügen.

Tipp

Beide Arbeitsblätter enthalten ähnliche Fragen, aber **AB 14** »Automatische Gedanken überprüfen« ist leichter zu lesen, und sein strukturierteres Format ist einfacher und leichter auszufüllen. Wie Sie in Kapitel 14 gelesen haben, identifizieren Sie zunächst einen wichtigen automatischen Gedanken und verwenden eine der Fragelisten mit dem Klienten. Wenn die Intensität der automatischen Gedanken und Emotionen des Klienten nachlässt, können Sie ihm zeigen, wie er die Antworten und andere Informationen auf eines der beiden Arbeitsblätter schreibt. Beachten Sie, dass Sie das Arbeitsblatt sofort nach der Identifizierung eines wichtigen automatischen Gedankens einsetzen können. Wenn die Bewertung des Gedankens jedoch unwirksam ist, könnten die Klient:innen glauben, dass das Arbeitsblatt nicht hilfreich für sie ist.

AB 14 • P 2/2

Automatische Gedanken überprüfen

Beispiel

(1) Wie ist die Situation? Vielleicht denken Sie über etwas nach, das gerade in Ihrer Umgebung passiert ist oder etwas, das in Ihrem Inneren passiert ist (z. B. ein intensives Gefühl, eine schmerzhafte Empfindung, ein Bild, ein Tagtraum, eine Rückblende oder ein Gedankenstrom, wie »Ich denke über meine Zukunft nach«).
Ich habe ein Knöllchen bekommen.

(2) Was denke ich oder stelle ich mir vor?
Ich bin so dumm.

(3) Worin besteht die kognitive Verzerrung? (optional)
Etikettierung, Übergeneralisierung

(4) Was lässt mich glauben, dass der Gedanke wahr ist?
Ich hätte die Zeit nicht aus den Augen verlieren dürfen.

(5) Was lässt mich glauben, dass der Gedanke nicht oder nicht ganz wahr ist?
Andere Leute bekommen Strafzettel. Das bedeutet nicht unbedingt, dass sie dumm sind.

(6) Wie könnte man die Sache anders betrachten?
Ich habe einfach einen Fehler gemacht.

(7) Wenn das Schlimmste passiert, was könnte ich dann tun?
Einfach weiter Strafzettel bezahlen, aber es wäre besser, einen Alarm auf meinem Handy einzustellen, damit es damit es nicht wieder passiert.

(8) Was ist das Beste, was passieren könnte?
Ich werde nie wieder ein Knöllchen bekommen.

(9) Was wird wahrscheinlich passieren?
Ich könnte noch einen Strafzettel bekommen, aber ich werde mich wahrscheinlich daran erinnern, was dieses Mal passiert ist, und dafür sorgen, dass ich das nicht tue.

(10) Was wird passieren, wenn ich mir immer wieder den gleichen Gedanken sage?
Ich werde mich weiter über mich selbst ärgern.

(11) Was könnte passieren, wenn ich mein Denken ändere?
Ich würde mich besser fühlen.

(12) Was würde ich meinem Freund oder Familienmitglied [*denken Sie an eine bestimmte Person*] sagen, wenn dies ihm oder ihr das passiert?
Gabe sagen, wenn ihm oder ihr das passieren würde? Es ist keine große Sache.
Du hast es also vergessen und einen Fehler gemacht. Du weißt, wie du so etwas in Zukunft vermeiden kannst

(13) Was wäre jetzt gut zu tun?
Mich von der Sache ablenken. Einen Spaziergang machen.

Abbildung 15.3 Arbeitsblatt 14 »Automatische Gedanken überprüfen«. Copyright © 2018 KVT-Arbeitsblatt-Paket. Beck-Institut für kognitive Verhaltenstherapie, Philadelphia, Pennsylvania.

Im folgenden Abschnitt haben Finn und ich die Liste der sokratischen Fragen aus dem **Arbeitsblatt 14** »Automatische Gedanken überprüfen« verwendet, um seinen Gedanken »Holger wird mich nicht begleiten wollen« zu bewerten, und er fühlt sich besser. Als Nächstes stelle ich das Arbeitsblatt vor.

Th: Gut! Jetzt möchte ich Ihnen ein Arbeitsblatt zeigen [*Abb. 15.2 und 15.3*], das Ihnen zu Hause helfen wird. Es heißt »Automatische Gedanken überprüfen«. Es ist einfach eine organisierte Art, das aufzuschreiben, was wir gerade gemacht haben. Ist das in Ordnung?

F: Ja, klar.

Th: [*zeigt es Finn*] Es braucht vielleicht etwas Übung, bis Sie wirklich gut darin werden. Rechnen Sie also damit, dass Sie auf dem Weg dorthin einige Fehler machen werden. Diese Fehler werden sogar nützlich sein – wir werden sehen, was verwirrend war, damit ich Sie beim nächsten Mal besser vorbereiten kann. Ist das okay?

F: Ja.

Th: [*zeigt Finn Seite 1*] Hier oben wird man daran erinnert, dass die Gedanken, die man hat, wahr oder unwahr sein können. Dann steht da, wann man es benutzen soll. [*liest laut vor*] »Wenn Sie merken, dass sich Ihre Stimmung verschlechtert oder Sie sich bei einem nicht-hilfreichen Verhalten ertappen, stellen Sie sich die Fragen auf der Rückseite dieses Arbeitsblatts und schreiben Sie die Antworten auf.« Ich denke, Sie werden etwa fünf Minuten dafür brauchen, vielleicht auch etwas mehr. Außerdem wird darauf hingewiesen, dass nicht alle Fragen zutreffen, dass Rechtschreibung, Handschrift und Grammatik nicht zählen, dass es sich gelohnt hat, wenn Sie sich 10 Prozent besser fühlen, und es werden auch kognitive Verzerrungen aufgeführt.

F: Okay.

Th: [*wendet sich Seite 2 zu*] Diese Seite ist selbsterklärend. Man liest einfach eine Frage, und wenn sie zuzutreffen scheint, schreibt man die Antwort daneben. Haben Sie noch irgendwelche Fragen?

F: Nein, ich glaube, ich habe verstanden.

Th: Was meinen Sie: Ist es okay, wenn wir einen weiteren automatischen Gedanken nehmen und schauen, ob Sie das Arbeitsblatt benutzen können?

F: Ja.

Vergewissern Sie sich, dass die Klient:innen eines der Arbeitsblätter in der Sitzung erfolgreich ausfüllen können, bevor Sie es als Aufgabe für einen Aktivitätenplan vorschlagen. Für manche von ihnen ist es besser, die Gedankenprotokollierung in zwei Schritten einzuführen. In einer Sitzung können Sie ihnen beibringen, die ersten vier Spalten auszufüllen, und sie bitten, dies auch zu Hause zu tun, wenn sie sich aufgeregt fühlen. Wenn das gut klappt, können Sie ihnen dann in der nächsten Sitzung beibringen, die letzten beiden Spalten zu verwenden.

Wenn ein Arbeitsblatt nicht hilfreich ist

Wie bei jeder Technik in der KVT ist es wichtig, die Bedeutung von Arbeitsblättern nicht überzubewerten. Die meisten Klient:innen stellen irgendwann fest, dass das Ausfüllen eines bestimmten Arbeitsblattes keine große Erleichterung gebracht hat. Wenn Sie die allgemeine Nützlichkeit und die »festgefahrenen Punkte« als Gelegenheit zum Lernen hervorheben, helfen Sie den Klient:innen, automatische Gedanken zu vermeiden, die sie selbst, die Therapie, das Arbeitsblatt oder Sie kritisieren.

Wie in Abschnitt 14.5 beschrieben, kann die Bewertung eines automatischen Gedankens (mit oder ohne Arbeitsblatt) suboptimal ausfallen, wenn Patient:innen nicht auf ihre beunruhigendsten Gedanken oder Bilder reagieren, wenn ihr automatischer Gedanke eine Grundannahme ist, wenn ihre Bewertung und Reaktion oberflächlich sind, wenn sie ihre Reaktion abwerten oder wenn der automatische Gedanke Teil eines dysfunktionalen Denkprozesses ist.

Tipp

Wenn Sie nicht sehr zuversichtlich sind, dass die Klient:innen in der Lage sein werden, eine Liste von Fragen oder ein Arbeitsblatt zu Hause effektiv anzuwenden, bitten Sie sie, vorherzusagen, was passieren könnte.

Th: Wenn Sie diese Woche Schwierigkeiten haben, Ihre Gedanken zu bewerten, wie fühlen Sie sich dann wahrscheinlich?

M: Frustriert, denke ich.

Th: Was wird Ihnen wahrscheinlich durch den Kopf gehen?

M: Ich weiß es nicht. Wahrscheinlich werde ich einfach kündigen.

Th: Können Sie sich vorstellen, auf das Blatt Papier zu schauen und nicht zu wissen, was Sie tun sollen?

M: Ja.

Th: Was geht Ihnen durch den Kopf, wenn Sie auf das Papier schauen?

M: »Ich sollte das können. Ich bin so dumm.«

Th: Es ist gut, dass Sie mir das sagen. Glauben Sie, es würde Ihnen helfen, wenn Sie sich daran erinnern, dass es nur eine Fertigkeit ist, die Sie besser beherrschen werden können? Und dass ich Ihnen bei der nächsten Sitzung helfen kann?

M: Ja. [*schreibt es in die Therapienotizen*]

Th: Glauben Sie, dass diese Antwort ausreichend ist? Oder denken Sie, wir sollten diesen Punkt des Aktivitätenplans verschieben, bis wir mehr Zeit haben, um gemeinsam zu üben?

M: Nein, ich denke, ich kann es versuchen.

Th: Okay, wenn Sie frustriert sind und automatische Gedanken haben, notieren Sie sich diese unbedingt. Okay?

Hier mache ich den Aktivitätenplan zu einem Angebot, bei dem keiner verlieren kann: Entweder Maria macht es erfolgreich, oder wir arbeiten in der nächsten Sitzung gemeinsam daran. Wenn sie frustriert ist, liest sie entweder ihre Therapienotizen (und fühlt sich wahrscheinlich besser) oder schreibt ihre Gedanken auf, damit wir sie gemeinsam angehen können.

Wie in Abschnitt 14.6 beschrieben, können Klient:innen auch ohne die Struktur einer Liste sokratischer Fragen oder eines Arbeitsblatts eine Abkürzung nehmen – achten Sie aber darauf, dass ihre Antworten nicht oberflächlich sind. Sie können zwei Formate verwenden. Das eine, das in Abschnitt 14.6 beschrieben wird, hat die folgende Form:

»Wenn ich denke ....,

sollte ich mich daran erinnern: ....«

Eine andere Form ist die Zwei-Spalten-Technik (automatische Gedanken und Reaktion), die im Folgenden dargestellt ist.

Automatischer Gedanke	Reaktion
»Ich würde am liebsten nicht zum Klassentreffen gehen.«	»Es ist besser für mich, zu gehen. Ich könnte wieder mit Leuten in Kontakt kommen. Und vielleicht hat jemand einen Tipp für einen Job.«
»Wenn ich Rita sage, dass ich den Urlaubsplan nicht ändern will, wird sie wütend werden.«	»Wenn sie das nicht wütend macht, wird es etwas anderes tun. Ich sollte tun, was gut für mich ist – und ihr nicht immer entgegenkommen.«

Zusammenfassung

Es gibt zwei wichtige Möglichkeiten, wie Klient:innen zwischen den Sitzungen auf ihre nicht-hilfreichen Gedanken reagieren. Sie können ihre Therapienotizen lesen, wenn Sie den Gedanken zuvor mit ihnen in der Sitzung bewertet haben. Oder sie können eine Liste mit sokratischen Fragen oder ein Arbeitsblatt verwenden, um neue automatische Gedanken zu bewerten. Es ist besser, die Fragen auf einem Arbeitsblatt mündlich in der Sitzung zu verwenden. Wenn Sie Ihren Patient:innen erfolgreich dabei helfen, einen automatischen Gedanken zu bewerten, können Sie ihnen zeigen, wie sie ein Arbeitsblatt mit denselben Fragen verwenden können. Wenn ein Arbeitsblatt nicht ausreichend hilfreich ist, machen Sie sich ein Bild von den Schwierigkeiten, damit Sie wissen, was zu tun ist.

Reflexionsfragen

Welche Probleme könnten bei der Einführung eines Arbeitsblatts bei einem Klienten auftreten? Was können Sie tun, wenn ein Arbeitsblatt nicht hilfreich genug ist? Wie können Sie die Wahrscheinlichkeit verringern, dass Patient:innen selbstkritisch werden, wenn sie ein Arbeitsblatt nicht erfolgreich ausfüllen können?

15

Übung

Identifizieren Sie einen automatischen Gedanken, der Sie daran hindern könnte, selbst ein Gedankenprotokoll durchzuführen. Bewerten Sie dann diesen Gedanken und reagieren Sie darauf mit einem Gedankenprotokoll. Als Nächstes identifizieren Sie einen Ihrer dysfunktionalen Gedanken in Bezug auf eine beliebige Situation und verwenden Sie das **Arbeitsblatt 14** »Automatische Gedanken überprüfen«. Führen Sie auch ein Rollenspiel durch, in dem Sie einen Klienten mit einem der Arbeitsblätter bekannt machen. Denken Sie daran, dass Sie dem Klienten zunächst helfen, einen automatischen Gedanken erfolgreich verbal zu bewerten, indem Sie die Fragen auf dem Arbeitsblatt verwenden. Ziehen Sie dann das Arbeitsblatt hinzu und zeigen Sie dem Klienten, wie er es ausfüllen kann.

16 Achtsamkeit in die KVT integrieren

Achtsamkeit ist intensiv erforscht worden, manchmal als eigenständige Intervention und manchmal als Teil einer psychotherapeutischen Methode. Tatsächlich wird Achtsamkeit schon seit Tausenden von Jahren praktiziert. Studien untersuchten die Wirksamkeit von Achtsamkeit bei einer Vielzahl von Problemen, darunter psychische Störungen, medizinische Erkrankungen und Stress (z. B. Abbott et al., 2014; Chiesa & Serretti, 2011; Hofmann et al., 2010; Kallapiran et al., 2015) sowie als Rückfallprävention bei Depressionen (Segal et al., 2018).

In diesem Kapitel finden Sie die Antworten auf die folgenden Fragen:

- Was ist Achtsamkeit? Warum sollte man sie mit Klient:innen anwenden?
- Was ist formelle versus informelle Achtsamkeitspraxis? Warum sollten Sie selbst Achtsamkeit üben?
- Welche Techniken wenden Sie an, bevor Sie Achtsamkeit einführen?
- Wie führen Sie Achtsamkeit ein?
- Wie üben Sie Achtsamkeit mit dem Atem, und was tun Sie danach?
- Was ist die AWARE-Technik gegen Sorgen?

16.1 Was ist Achtsamkeit?

Eine Definition von Achtsamkeit, über die große Einigkeit besteht, lautet: die Aufmerksamkeit auf die unmittelbare Erfahrung richten und dabei eine Haltung der Offenheit, Akzeptanz und Neugier einnehmen (Bishop et al., 2004). Man lernt, sich auf das zu konzentrieren, was gerade geschieht, entweder im Außen (z. B. ein Gespräch mit jemandem) oder im Innen (z. B. die Gedanken, Gefühle oder körperlichen oder geistigen Empfindungen), und man übt sich darin, alles, was geschieht, vorurteilsfrei zu erleben. Achtsamkeit ist besonders nützlich, wenn Patient:innen in einen maladaptiven Denkprozess verwickelt sind, wie z. B. zwanghaftes Denken, Grübeln, Sorgen oder Selbstkritik. Sie ist auch sehr nützlich, wenn sie Angst davor haben, bestimmte innere Reize wie negative Gefühle, Gedanken, Bilder, Craving oder Schmerzen zu erleben.

Achtsamkeit hilft, eine andere Beziehung zu den eigenen Gedanken zu entwickeln. Anstatt sich mit ihnen auseinanderzusetzen, indem man beispielsweise ihre Berechtigung in Frage stellt, nimmt man ihre Anwesenheit zur Kenntnis (ohne sie zu bewerten) und erlaubt ihnen, von selbst zu kommen und zu gehen. Das Ziel besteht nicht darin, den nicht-hilfreichen Gedanken oder die belastenden inneren Reize zu beseitigen – das ist in der Regel unmöglich und maladaptiv. Stattdessen hilft Achtsamkeit, die inneren Erfahrungen vorurteilsfrei zu beobachten und zu akzeptieren, ohne sie zu bewerten oder zu versuchen, sie zu ändern. Mit anderen Worten: Man lernt, sich auf den gegenwärtigen Moment zu konzentrieren und dabei offen, akzeptierend und neugierig zu sein.
Man unterscheidet drei verschiedene Arten von Achtsamkeit:

(1) **Achtsamkeit gegenüber Gedanken**: für Patient:innen, die exzessiv grübeln, sich Sorgen machen oder versuchen, aufdringliche Gedanken oder Bilder zu unterdrücken
(2) **Achtsamkeit gegenüber inneren Reizen**: für intensive Emotionen und andere belastende innere Erfahrungen
(3) **Achtsamkeit für Selbstmitgefühl**: für Klient:innen, die sehr viel Selbstkritik üben

In diesem Kapitel geht es um die Achtsamkeit gegenüber Gedanken, wobei der Fokus auf dem Atem liegt, speziell für Klient:innen, die depressiv grübeln.

Finns Grübeln

Hier ist ein typisches Szenario, in dem Finn grübelt. Er sitzt auf der Couch in seinem Wohnzimmer und sieht fern. Dabei geht ihm eine Reihe von depressiven Gedanken durch den Kopf und stört seine Konzentration. »Warum schaue ich fern? Ich sollte mich nach einem Job umsehen. Ich vergeude mein Leben. Was für ein Versager ich bin. Früher hatte ich ein gutes Leben, aber jetzt ist alles schlecht geworden. Es gibt keine Hoffnung. Es wird mir nie besser gehen.« Diese Gedanken wiederholen sich immer und immer wieder. Sie führen zu Traurigkeit und Hoffnungslosigkeit und einem schweren Gefühl in Finns Körper, sie untergraben sein Selbstvertrauen und seine Motivation, und er sitzt weiter auf der Couch statt sich an wertvollen Aktivitäten zu beteiligen.

Anfänglich bewerteten wir diese Gedanken, und Finn spürte in der Sitzung eine gewisse Erleichterung. Aber obwohl er zu Hause starke Reaktionen auf diese Gedanken geübt hatte, kamen sie immer wieder zurück. Wie ein gewisser Prozentsatz der depressiven Klient:innen war auch Finn in den wenig hilfreichen Gedankenprozess des Grübelns verstrickt und hatte Schwierigkeiten, sich davon zu lösen. Er glaubte Folgendes:

- »Wenn ich gründlich genug darüber nachdenke, warum ich meinen Job und meine Frau verloren habe, kann ich herausfinden, wie ich solche schlimmen Dinge in Zukunft vermeiden kann.«
- »Wenn ich herausfinde, wie ich überhaupt depressiv geworden bin, werde ich mich besser fühlen.«

Er machte sich auch in gewissem Maße Sorgen und vertrat die folgende Ansicht:

- »Wenn ich Probleme vorhersehen kann, kann ich vielleicht verhindern, dass sie auftreten.«

16

Diese Überzeugungen können in bestimmten Situationen funktional sein, werden aber höchst dysfunktional, wenn sie dazu führen, dass dieselben negativen Gedanken immer wieder auftauchen. Nach einer gewissen Zeit entwickelte Finn eine weitere dysfunktionale Idee:

- »Wenn ich einmal anfange, so zu denken, kann ich nicht mehr aufhören.«

Achtsamkeit half ihm, diese Überzeugung zu ändern. Es war zwar wichtig, auf seine Gedanken zu reagieren, aber es war nicht effektiv genug. Nachdem er Achtsamkeit erlernt hatte, konnte Finn erkennen, wann er grübelte, diese Erfahrung und seine negativen Gefühle akzeptieren und dann beschließen, sich nicht mit seinen Gedanken zu beschäftigen. Zunächst lernte er, sich auf seinen Atem zu konzentrieren, später konnte er sich auf seine äußere Erfahrung konzentrieren.

16.2 Formelle und informelle Achtsamkeitspraxis

Es gibt zwei Arten von Achtsamkeitsübungen: formelle und informelle. Bei einer formellen Achtsamkeitsmeditation setzen Sie sich eine bestimmte Zeit (z. B. 5 bis 60 Minuten), gehen an einen ruhigen Ort und richten Ihre Aufmerksamkeit auf eine bestimmte Erfahrung (z. B. den Atem, verschiedene Körperteile, Bewegungen, Gedanken, Emotionen, äußere Objekte oder Geräusche). Sie bemerken, wenn Ihre Aufmerksamkeit von der bestimmten Erfahrung abgewichen ist, und bringen sie unvoreingenommen zu dieser Erfahrung zurück. Wir empfehlen, anfangs etwa 5 Minuten lang formell zu meditieren. Es ist viel wahrscheinlicher, dass eine formelle Achtsamkeitspraxis beibehalten wird, wenn sie kurz ist.

Wir empfehlen auch eine informelle Praxis, bei der die Prinzipien der Achtsamkeit auf alltägliche Erfahrungen angewendet werden, indem man sich auf das konzentriert, was man gerade tut, oder was in diesem Moment geschieht, und zwar auf eine akzeptierende, offene und nicht wertende Weise. Wenn der Geist in die Zukunft oder Vergangenheit abschweift und es nicht hilfreich ist, weiter darüber nachzudenken, lenkt man ihn zurück zur aktuellen Erfahrung. Wenn man bemerkt, dass man unerwünschte Gedanken, Emotionen und / oder Empfindungen nicht wahrnehmen will, werden diese Erfahrung(en) zur Kenntnis genommen und zugelassen, ohne zu versuchen, sie zu kontrollieren, die Aufmerksamkeit wird wieder auf die anstehende Aufgabe gelenkt.

16.3 Eigene Achtsamkeitspraxis

Ich möchte Sie ermutigen, es mir und den Klient:innen gleichzutun, d. h. selbst Achtsamkeit zu praktizieren. Meistens mache ich morgens eine formelle, fünfminütige Achtsamkeitsübung – ich konzentriere mich auf meine Atmung. Ich mache informelle Achtsamkeitsübungen zu verschiedenen Zeiten während des Tages, z. B. beim Essen, beim Zähneputzen oder in einer Arbeitspause. Wenn ich die Natur betrachte und sie mit meinen Sinnen wahrnehme, hilft mir das, alles loszulassen, was mir durch den Kopf geht, z. B. die Arbeit oder aktuelle Stressfaktoren in meinem Leben, und meine Umgebung zu schätzen. Wenn meine Gedanken abschweifen, lenke ich sie auf meine unmittelbare Erfahrung zurück. Achtsamkeit kann man bei fast jeder Erfahrung walten lassen, z. B. beim Spazierengehen, Autofahren, bei der Erledigung von Aufgaben oder Hausarbeiten oder bei der Selbstfürsorge. Ich praktiziere auch formelle (wenn es möglich ist, 5 Minuten am Stück zu meditieren) oder informelle Achtsamkeit, wenn ich merke, dass ich in einem Kreislauf von nicht-hilfreichen Gedanken gefangen bin. Drei Gründe sprechen dafür, selbst mit der Praxis der Achtsamkeit zu beginnen:

(1) Es kann helfen, Stress abzubauen und das Wohlbefinden zu steigern.
(2) Es kann Ihnen helfen, die Technik zu verstehen und in der Therapie weiterzuvermitteln.
(3) Es kann helfen, Patient:innen zu motivieren, die Technik zu praktizieren, wenn Sie selbst über die Vorteile berichten, die Sie erfahren haben.

16.4 Techniken vor der Einführung von Achtsamkeit

Einige KVT-Therapeut:innen lehren Achtsamkeit als eigenständige Fertigkeit. Wir haben jedoch festgestellt, dass es für die Klient:innen viel effektiver ist, sie in die KVT-Behandlung zu integrieren. Hier finden Sie wichtige Strategien, die Sie in den Sitzungen anwenden können, *bevor* Sie Achtsamkeit am Beispiel von depressivem Grübeln einführen:

(1) Klären Sie die Patient:innen über das kognitive Modell auf.
(2) Untersuchen Sie gemeinsam die Vor- und Nachteile des Grübelns im Vergleich zu den Vor- und Nachteilen der Konzentration auf den gegenwärtigen Moment (und die Nutzung alternativer Fähigkeiten wie Problemlösung und Achtsamkeit, wenn nötig)
(3) Prüfen Sie mithilfe von sokratischen Fragen, ob die Klient:innen die Vorteile des Grübelns richtig einschätzen.
(4) Diskutieren sie, inwiefern das Grübeln die Fähigkeit beeinträchtigt, das Leben nach den eigenen Werten zu gestalten
(5) Informieren Sie die Patient:innen darüber, wie Achtsamkeit für ihren Denkprozess hilfreich sein kann.
(6) Regen Sie an, den Denkprozess gleich in der Sitzung beginnen lassen.
(7) Lassen Sie die Intensität der negativen Emotion bewerten.

Führen Sie die Klienten dann etwa fünf Minuten lang durch die Achtsamkeitsübung, während Sie eine Audioaufnahme davon machen (damit sie zu Hause üben können). Verwenden Sie nach der Achtsamkeitsübung die folgenden Strategien:

(1) Bitten Sie die Klient:innen, die Intensität ihrer negativen Emotion neu zu bewerten.
(2) Leiten Sie sie an, Schlussfolgerungen über die Erfahrung zu ziehen (um ihre dysfunktionalen Überzeugungen über den Gedankenprozess weiter zu verändern).

(3) Legen Sie gemeinsam einen Aktivitätenplan fest,
   - wobei die formelle Achtsamkeit in der Regel jeden Morgen etwa 5 Minuten lang praktiziert wird und
   - dann kurz informelle Achtsamkeit eingesetzt wird, um sich während des Tages vom Grübeln zu lösen.

Es gibt zwei Gründe, warum wir wollen, dass die Klient:innen sich auf den nicht-hilfreichen Gedankenprozess einlassen, bevor sie eine Übung wie die Atem-Achtsamkeit beginnen:

(1) Die Übung kann als Verhaltensexperiment dienen, um dysfunktionale Überzeugungen zu testen – z. B. »Grübeln ist unkontrollierbar.« Die Patient:innen lernen, dass die Achtsamkeitsübung ihnen ein gewisses Maß an Kontrolle über ihr Grübeln gibt – was sie motiviert, zwischen den Sitzungen zu üben.
(2) Es ist wichtig, die Bedingungen nachzubilden, die die Klient:innen bei der Anwendung dieser Strategie außerhalb der Sitzung erleben werden. Hätte ich Finn in einer Therapiesitzung Achtsamkeit beigebracht, als er einigermaßen entspannt war, wäre er in der folgenden Woche vielleicht wiedergekommen und hätte berichtet, dass Achtsamkeit in der Woche, in der er verzweifelt war und grübelte, nicht geholfen hätte.

16.5 Einführung der Achtsamkeit

Als Nächstes beginne ich mit Finn eine Achtsamkeitspraxis für den Atem.

Th: Es klingt, als ob Grübeln nicht wirklich hilfreich ist. Stimmt das?

F: Ja.

Th: Ich würde Ihnen gerne etwas über Achtsamkeit erzählen. Es ist eine Technik, die Ihnen hilft, das Grübeln zu reduzieren, indem Sie Ihre Gedanken unvoreingenommen wahrnehmen und sich vom Gedankenprozess lösen, indem Sie die Gedanken kommen und gehen lassen und Ihre Aufmerksamkeit auf andere Dinge im gegenwärtigen Moment richten.

F: Okay.

Th: Zuerst müssen wir das Grübeln in Gang bringen, damit Sie die gleichen Gedanken erleben können, die Sie auch zu Hause haben. Können Sie sich zurücklehnen und Ihre Augen schließen? Wenn Sie möchten, können Sie sie aber auch offen lassen.

F: [*lehnt sich zurück und schließt die Augen*]

Th: [*5 Sek. Pause*] Ich möchte, dass Sie wieder beginnen, über Ihr Leben und Ihre Zukunft nachzudenken, entweder innerlich oder laut, so wie Sie es getan haben, als Sie am Wochenende auf der Couch gesessen haben. Die Gedanken waren, dass Sie sich einen Job suchen sollten, Ihr Leben vergeuden, ein Versager sind, früher ein gutes Leben hatten, aber dass sich alles zum Schlechten gewendet hat, und dass es keine Hoffnung gibt und es Ihnen nie besser gehen wird. [*3 Sek. Pause*] Wie fühlen Sie sich?

F: Ziemlich traurig.

Th: Auf einer Skala von 1 bis 10?

F: Ungefähr eine 8.

Th: [*Als Nächstes schalte ich die Audioaufnahme-App auf seinem Handy ein.*] Halten Sie jetzt Ihre Augen geschlossen. Ich möchte, dass Sie sich auf Ihre Atmung konzentrieren, auf die Empfindungen, die Sie beim Atmen spüren. [*10 Sek. Pause*] Nehmen Sie wahr, wie die Luft durch Ihre Nasenlöcher ein- und ausströmt, wie sich Ihre Lungen, Ihr Brustkorb und Ihr Bauch anfühlen, wenn sie sich ausdehnen und zusammenziehen. [*15 Sek. Pause*] Sie können die Empfindungen als Ganzes wahrnehmen [*Pause*] oder sich auf eine bestimmte Empfindung konzentrieren, z. B. auf die Luft, die durch die Nasenlöcher ein- und ausströmt, je nachdem, was Ihnen am angenehmsten ist. [*30 Sek. Pause*] Während Sie das tun, werden Sie bemerken, dass Ihr Geist abschweift, verschiedene Gedanken auftauchen oder Sie sich im Grübeln von vor einer Minute verfangen haben. Wenn Sie sich dessen bewusst werden, lenken Sie Ihre Aufmerksamkeit sanft zurück auf den Atem. [*45 Sek. Pause*] Egal, wie oft Ihre Gedanken abschweifen, werden Sie sich jedes Mal bewusst, dass es passiert ist, und bringen Sie den Fokus sanft zum Atem zurück. [*30 Sek. Pause*] Es gibt keinen Grund, sich selbst zu kritisieren oder frustriert zu sein, wenn der Verstand abschweift, denn das ist es, was unser Verstand tut; alles, was Sie tun müssen, ist zu bemerken, dass es passiert ist, und den Fokus sanft auf den Atem zurückzubringen. [*40 Sek. Pause*] Es ist in Ordnung, wenn Sie Gedanken in Ihrem Hinterkopf bemerken. Sie brauchen sie nicht zu verdrängen oder sie zu verändern. Nehmen Sie sie einfach wahr und lassen Sie sie von selbst verblassen, während Sie sich hauptsächlich auf die Atemempfindungen konzentrieren [*60 Sek. Pause*].

16.6 Techniken nach einer Achtsamkeitsübung

Als Nächstes halte ich die Aufnahme an, sage Finn, dass er die Augen öffnen kann, und stelle ihm dann eine Reihe von Fragen.

- »Wie stark ist die Traurigkeit jetzt, auf einer Skala von 0 bis10?«
- »Wie war das für Sie?«
- »Was haben Sie bemerkt?«
- »Schien Ihr Geist zu wandern?«
- »Konnten Sie Ihre Aufmerksamkeit wieder auf den Atem lenken?«; wenn ja: »Was sagt Ihnen das über Ihre Fähigkeit, Grübeln loszulassen?«
- »Was ist mit Ihren Gefühlen passiert, als Sie Achtsamkeit geübt haben?«
- »Was halten Sie davon?«
- »War das hilfreich?«
- »Glauben Sie, dass es gut wäre, dies für Ihren Aktivitätenplan zu üben?«

16.7 Die AWARE-Technik

Diese achtsame Technik wurde entwickelt, um bei Klient:innen eingesetzt zu werden, die sich übermäßig Sorgen machen (Beck & Emery, 1985) und / oder übermäßige Ängste erleben. Sie können sie für wütendes oder depressives Grübeln anpassen. [Das Akronym

AWARE bedeutet auf Englisch »bewusst« oder »aufmerksam«, es setzt sich aus den Anfangsbuchstaben der fünf Schritte im Englischen zusammen.] Hier sind die Schritte:

(1) A (*accept the emotion*): Akzeptieren Sie die Angst (oder ein anderes Gefühl).
(2) W (*watch it*): Beobachten Sie sie.
(3) A (*act constructively with*): Gehen Sie konstruktiv mit ihr um.
(4) R (*repeat the steps*): Wiederholen Sie die Schritte.
(5) E (*expect the best*): Erwarten Sie das Beste.

Diese Schritte sind auf **INFO 8** »Die Schritte der AWARE-Technik« beschrieben. Um den Patient:innen die Anwendung dieser Technik beizubringen, bitten Sie sie, kurz eine bevorstehende Situation zu beschreiben, in der sie sich voraussichtlich ängstlich fühlen werden. Bitten Sie sie dann, sich die Situation so vorzustellen, als ob sie jetzt stattfände, und sich selbst zu visualisieren, indem sie die fünf Schritte anwenden.

Ermutigen Sie Ihre Klient:innen, entweder formelle (wenn dies im Moment möglich ist) oder informelle Achtsamkeitsübungen einzusetzen, wenn sie in einem nicht-hilfreichen Gedankenprozess feststecken oder in einer unangenehmen inneren Erfahrung gefangen sind. Es ist sinnvoll, eine Reihe von formellen Achtsamkeitsübungen zu erlernen, damit Sie diejenige auswählen können, die für einen einzelnen Klienten am effektivsten zu sein scheint (z. B. Hayes et al., 2004; Kabat-Zinn, 1990; Linehan, 2018; McCown et al., 2010; Segal et al., 2018).

Zusammenfassung

Achtsamkeit bedeutet, die Aufmerksamkeit auf die unmittelbare Erfahrung zu richten und dabei offen, akzeptierend und neugierig zu sein. Studien zeigen, dass Achtsamkeit die Behandlung effektiver machen kann, insbesondere dann, wenn Klient:innen mit Grübeln, Sorgen, zwanghaftem Denken, ständiger Selbstkritik oder dem Vermeiden innerer Erfahrungen beschäftigt sind. Die Integration von Achtsamkeit in die Therapie ist wahrscheinlich wirksamer als die Vermittlung von Achtsamkeit als eigenständige Technik. Ermutigen Sie Ihre Patient:innen, Achtsamkeit täglich zu praktizieren und dabei formelle und informelle Strategien anzuwenden.

Reflexionsfragen

Auf welche Art und Weise könnte es für Sie hilfreich sein, regelmäßig Achtsamkeit zu praktizieren?

Übung für die Praxis

Führen Sie selbst eine formelle Achtsamkeitsübung durch. Machen Sie eine Audioaufnahme von dem Achtsamkeitsskript in Abschnitt 16.5, z. B. mit Ihrem Handy. Suchen Sie sich dann einen ruhigen Ort und machen Sie es sich bequem. Setzen Sie sich auf den Boden setzen oder auf einen Stuhl, legen Sie sich hin oder bleiben an einer Stelle stehen. Schließen Sie Ihre Augen (es sei denn, Sie möchten sie lieber offen lassen). Wenn Sie sich Sorgen machen oder zu viel grübeln, wenn Sie sich selbst kritisieren, wenn Sie versuchen, innere Erfahrungen wie negative Gefühle oder negative Gedanken zu vermeiden, oder wenn Sie Schmerzen oder Craving verspüren, dann versuchen Sie, den Gedankenprozess oder die unangenehme innere Erfahrung zu reproduzieren. (Wenn Sie keines dieser Probleme haben, dann können Sie einfach mit der Achtsamkeitsübung beginnen.) Während Sie sich die Aufnahme anhören, denken Sie daran, dass es normal ist, dass Ihre Aufmerksamkeit abschweift. Kritisieren oder verurteilen Sie sich nicht. Richten Sie Ihre Aufmerksamkeit einfach wieder auf Ihren Atem, wenn Sie merken, dass Ihre Gedanken abschweifen. Achten Sie darauf, wie Sie sich nach der Meditation im Vergleich zu vorher fühlen.

Nehmen Sie sich jetzt auch fünf Minuten Zeit für eine informelle Übung. Schauen Sie aus dem Fenster oder betrachten Sie ein Gemälde oder gehen Sie spazieren (oder gehen Sie einer anderen Tätigkeit nach). Nutzen Sie Ihre Sinne, um sich ganz bewusst, akzeptierend, offen und neugierig auf die Erfahrung einzulassen. Jedes Mal, wenn Ihre Gedanken abschweifen, vermeiden Sie es, sich selbst zu kritisieren, und lenken Sie Ihren Fokus sanft zurück auf die Erfahrung.

17 Grundannahmen und bedingte Annahmen

In den vorangegangenen Kapiteln haben wir gesehen, wie man automatische Gedanken identifiziert und modifiziert, d. h. die Worte oder Bilder, die einem in einer bestimmten Situation durch den Kopf gehen und zu Stress oder nicht-hilfreichem Verhalten führen. In Kapitel 17 und 18 geht es um die tieferen, oft unausgesprochenen Ideen oder Vorstellungen, die depressive Patient:innen über sich selbst, andere, ihre Welt und ihre Zukunft haben und die zu bestimmten automatischen Gedanken führen. Diese Überzeugungen werden vor der Therapie oft nicht geäußert, aber in den meisten Fällen kann man sie leicht herausfinden oder ableiten und dann überprüfen. Bei der traditionellen KVT liegt der Schwerpunkt auf den maladaptiven (negativen, nicht-hilfreichen, dysfunktionalen) Überzeugungen, die der Patient hat, wenn er sich in einer depressiven Phase befindet. In der genesungsorientierten KVT werden die adaptiven (positiven, hilfreichen, funktionalen) Überzeugungen betont, um die Patient:innen in den adaptiven Modus zu bringen (Beck et al., 2020).

Wie in Kapitel 3 beschrieben, können Annahmen in folgende zwei Kategorien eingeteilt werden:

- bedingte Annahmen (bestehend aus Regeln, Einstellungen und Glaubenssätzen)
- Grundannahmen (globale Vorstellungen über sich selbst, andere und / oder die Welt)

Dysfunktionale bedingte Annahmen lassen sich zwar nicht so leicht ändern wie automatische Gedanken, sind aber immer noch besser formbar als Grundannahmen. Wie Sie in Kapitel 18 erfahren, wenden Sie ähnliche Techniken an, um Überzeugungen auf beiden Ebenen zu verändern.

Dieses Kapitel beantwortet die folgenden Fragen:

- Was sind adaptive (positive) und maladaptive (negative) Grundannahmen, Schemata und Modi?
- Wie identifiziert man adaptive und maladaptive Grundannahmen und bedingte Annahmen?
- Wie entscheiden Sie, ob und wann Sie eine maladaptive Überzeugung modifizieren?
- Wie klären Sie Klient:innen über maladaptive Überzeugungen auf?
- Wie motivieren Sie sie, ihre Annahmen zu ändern?

17.1 Grundannahmen, Schemata und Modi

Grundannahmen und Schemata

Grundannahmen sind die zentralen Vorstellungen einer Person über sich selbst, andere und die Welt.

- Adaptive Grundannahmen sind realistisch und funktional und nicht extrem.
- Dysfunktionale Grundannahmen sind starr und absolut und werden durch eine unangepasste Informationsverarbeitung aufrechterhalten.

Einige Autor:innen bezeichnen diese Annahmen als »Schemata«. Beck (1964) unterscheidet diese beiden Begriffe, indem er postuliert, dass Schemata kognitive Strukturen im Gehirn sind. Schemata im Sinne Piagets haben verschiedene Eigenschaften: Durchlässigkeit (Empfänglichkeit für Veränderungen), Ausmaß (Größe im Vergleich zum allgemeinen Selbstkonzept des Individuums), Ladung (niedrig bis hoch, was die Stärke anzeigt) und Inhalt (Beck, 2019). Der Inhalt von Schemata kann kognitiv (ausgedrückt in Annahmen und Überzeugungen), motivational, verhaltensbezogen, emotional oder physiologisch sein.

Menschen beginnen schon sehr früh, Grundannahmen zu entwickeln, die von ihrer genetischen Veranlagung, ihrer Interaktion mit wichtigen Bezugspersonen und von der Bedeutung, die sie ihren Erfahrungen und Umständen zuschreiben, beeinflusst werden. Wenn dann eine thematisch verwandte Situation eintritt, wird das Schema, das eine dieser Grundannahmen enthält, aktiviert (Abb. 17.1 und 17.2). In einem depressiven Zustand können die negativen Schemata der Klient:innen ständig aktiviert sein. Vor dem Ausbruch seiner akuten Episode hatte sich Finn beispielsweise als einigermaßen kompetente Person gesehen. Als er jedoch depressiv wurde, begann er, sich als inkompetent zu betrachten.

Sobald ein Schema aktiviert ist, geschehen im Allgemeinen drei Dinge:

(1) Der Klient interpretiert diese neue Erfahrung in Übereinstimmung mit der Grundannahme.
(2) Durch die Aktivierung des Schemas wird die Grundannahme gestärkt.
(3) Andere Arten von Schemata werden ebenfalls aktiviert.

Ein Grund, warum wir in der traditionellen KVT die Modifizierung dysfunktionaler kognitiver (und auch verhaltensbezogener) Schemata betonen, ist ihre Auswirkung auf andere Schemata.

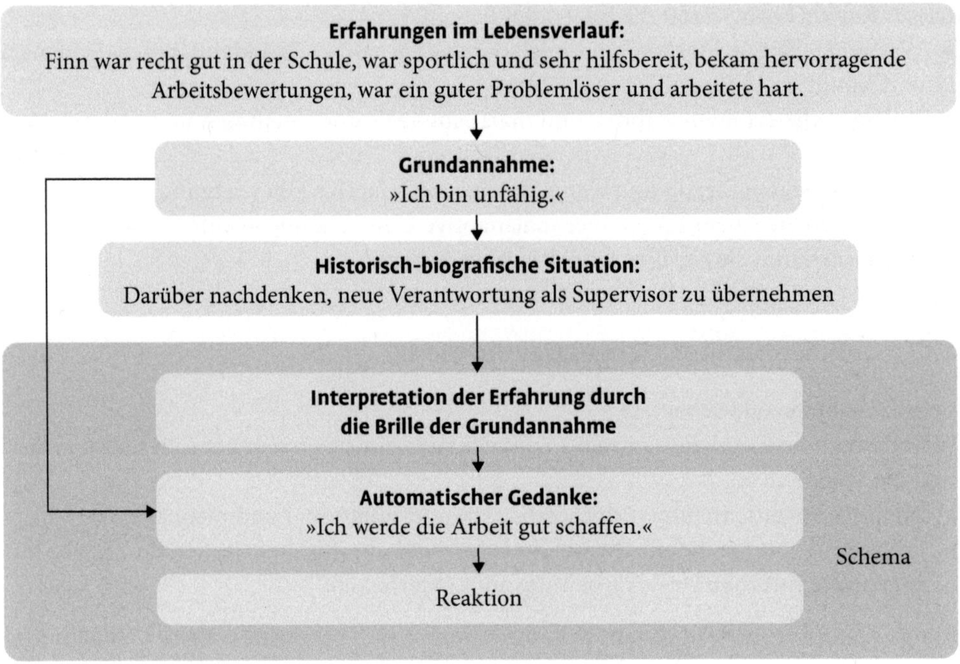

Abbildung 17.1 Auswirkung der Aktivierung adaptiver Schemata

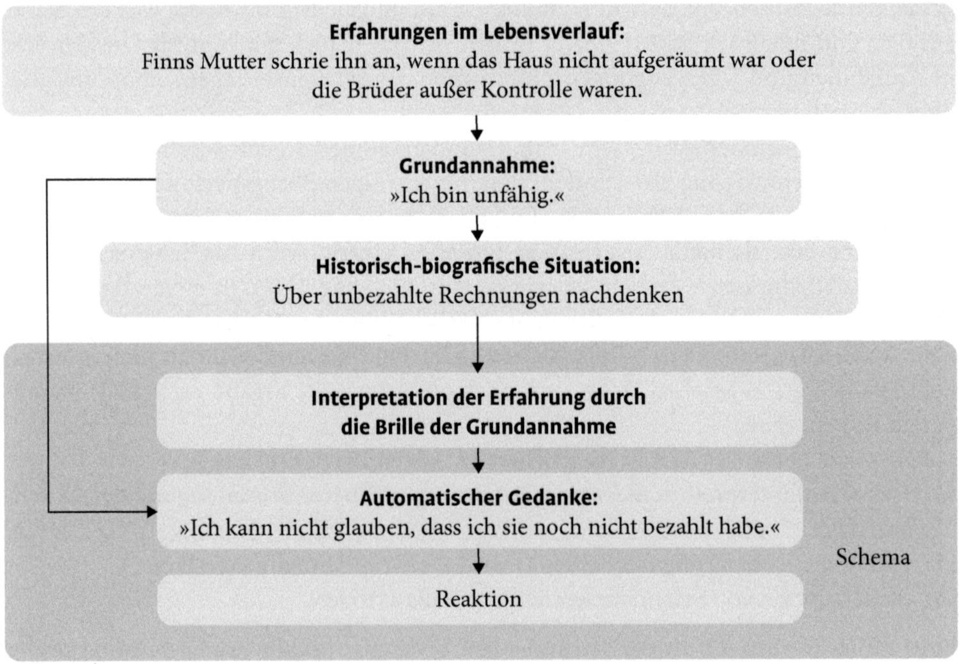

Abbildung 17.2 Auswirkungen einer Aktivierung maladaptiver Schemata

Modi

Cluster von zusammenhängenden und gemeinsam auftretenden Schemata werden als »Modi« bezeichnet. In jeder Sitzung versuchen wir, den depressiven Modus (oder »Klient/Patient-Modus«) zu deaktivieren und den adaptiven Modus zu aktivieren (Beck et al., 2020).

Der adaptive Modus. Die meisten Menschen pflegen während eines Großteils ihres Lebens hauptsächlich realistische und ausgewogene Grundannahmen, die zumindest einigermaßen positiv sind (z. B. »Ich habe mich im Wesentlichen unter Kontrolle«; »Ich kann die meisten Dinge kompetent erledigen«; »Ich bin ein funktionierendes menschliches Wesen«; »Ich kann mich selbst schützen, wenn es nötig ist«; »Ich bin im Allgemeinen sympathisch«; »Ich bin wertvoll«). Wenn sich Patient:innen in einem adaptiven Modus befinden, sind ihre Schemata funktionaler und ihre Überzeugungen realistischer (s. Abb. 3.1 in Abschn. 3.2) und flexibler. Ihre negativen Grundannahmen sind in der Regel relativ latent.

Der adaptive Modus umfasst

- kognitive Schemata wie Wirksamkeit, Liebenswürdigkeit und Wert
- Motivationsschemata zur Förderung der Aktivität
- affektive Schemata wie Hoffnung, Optimismus, Wohlbefinden, Zielstrebigkeit und Zufriedenheit
- Verhaltensschemata der Annäherung (und manchmal der gesunden Vermeidung)
- physiologische Schemata für ein normales Maß an Energie, Appetit, Libido usw.

Wenn Klient:innen in diesem Modus sind, neigen sie dazu, ihre Erfahrungen klar und ohne große Verzerrungen zu interpretieren. Ihre Stimmung kann auf und ab gehen, aber sie funktionieren besser als in einem depressiven Modus.

Der depressive Modus. Wenn Patient:innen sich im depressiven Modus befinden, sind ihre Schemata dysfunktional, ihre Annahmen stärker verzerrt und extrem (Abb. 3.2 in Abschn. 3.2). Ihre positiven Überzeugungen sind eher latent vorhanden.

Der depressive Modus umfasst

- kognitive Schemata wie Hilflosigkeit, Unliebenswürdigkeit und Wertlosigkeit
- motivationale Schemata, um Energie zu sparen
- affektive Schemata wie Traurigkeit, Hoffnungslosigkeit und manchmal Reizbarkeit, Schuldgefühle, Wut und / oder Angst
- Verhaltensschemata der Vermeidung und des Rückzugs
- physiologische Schemata wie z. B. Müdigkeit, verminderter (oder gesteigerter) Appetit und verminderte Libido (Clark et al., 1999)

Beck (1999) stellte die Theorie auf, dass negative Grundannahmen über das Selbst in zwei große Kategorien fallen:

- solche, die mit *Hilflosigkeit* und
- solche, die mit dem *Gefühl, nicht liebenswürdig zu sein*, verbunden sind.
- Eine dritte Kategorie, die mit *Wertlosigkeit* verbunden ist (Abb. 3.2), wurde ebenfalls beschrieben (J. S. Beck, 2005).

Wenn Klient:innen depressiv sind, können ihre negativen Grundannahmen hauptsächlich in eine dieser Kategorien fallen, oder sie können Grundannahmen in zwei oder allen drei Kategorien haben. Manche haben nur eine Überzeugung innerhalb einer Kategorie, andere haben mehrere Überzeugungen innerhalb einer Kategorie.

Manchmal ist es klar, in welche Kategorie eine bestimmte negative Grundannahme fällt, vor allem, wenn patientenseitig Worte wie »Ich bin hilflos« oder »Ich bin nicht liebenswert« verwendet werden. Manchmal ist es nicht so klar. Depressive Patient:innen sagen etwa: »Ich bin nicht gut genug«. Es ist wichtig, dass Sie die Bedeutung solcher Kognitionen herausfinden, um festzustellen,

- ob die Klient:innen glauben, dass sie nicht gut genug sind, weil sie nicht genug erreicht haben (Kategorie »hilflos«), oder
- ob sie glauben, dass sie nicht gut genug sind, um von anderen geliebt zu werden (Kategorie »nicht liebenswert«).

Wenn sie sagen: »Ich bin wertlos«, meinen sie damit möglicherweise,

- dass sie nicht genug erreichen (Kategorie »hilflos«) oder
- dass sie nicht in der Lage sind, Liebe und Intimität mit anderen zu erlangen oder aufrechtzuerhalten, weil es an ihnen selbst liegt (Kategorie »nicht liebenswert«).

Die Erkenntnis »Ich bin wertlos« fällt in die Kategorie der Wertlosigkeit, wenn die Klient:innen mit ihrer Unmoral oder Toxizität beschäftigt sind, nicht mit ihrer Effektivität oder Liebenswürdigkeit.

Grundannahmen über andere, die Welt und die Zukunft

Menschen ohne psychische Probleme haben in der Regel eine ausgewogene Sicht auf andere Menschen und die Welt (z. B. »Ich kann vielen Menschen vertrauen, aber nicht allen«; »Die meisten Menschen verhalten sich mir gegenüber neutral oder wohlwollend, aber einige vielleicht nicht«; »Viele Teile meiner Welt sind einigermaßen sicher, aber andere Teile können gefährlich sein«; »Die Welt ist komplex, mit guten, neutralen und schlechten Teilen«). Menschen mit psychischen Schwierigkeiten haben jedoch möglicherweise negative und relativ absolutistische Grundannahmen über andere und ihre Welt: »Andere Menschen sind nicht vertrauenswürdig / mir überlegen / kritisch«; »Andere Menschen werden mich verletzen«; »Die Welt ist ein verkommener Ort«; »Die Welt ist gefährlich«.

Menschen, die nicht depressiv sind, haben im Allgemeinen eine ausgeglichene Sicht auf die Zukunft und wissen, dass sie viele positive, neutrale und negative Erfahrungen machen werden. Wenn Patient:innen jedoch depressiv sind, sehen sie ihre Zukunft in der Regel als düster, als unablässig unglücklich, als wenig oder gar nicht befriedigend oder freudebringend und als außerhalb ihrer Kontrolle liegend.

Festgefahrene, übergeneralisierte negative Überzeugungen müssen oft bewertet und verändert werden, zusätzlich zu den negativen Grundannahmen über das Selbst. Realitätsnähere Überzeugungen müssen oft gestärkt werden, indem man die Klient:innen etwa bittet, Schlussfolgerungen über ihre neutralen und positiven Erfahrungen zu ziehen (»Was zeigt diese Erfahrung über Sie? Über andere? Über die Welt? Was sagt sie darüber aus, wie Ihre Zukunft aussehen könnte?«).

Finns Grundannahmen

Bevor Finn depressiv wurde, erkannte er, wann er kompetent und effektiv handelte. Er erlebte zwar einige Situationen, die denen ähnlich waren, die er während seiner Depression erlebte. Aber die Schemata, die seine adaptiven Überzeugungen enthielten, waren aktiviert, und so interpretierte er diese Situationen anders. Er betrachtete Anzeichen möglicher Inkompetenz als situationsspezifisch; wenn er beispielsweise einen kleinen Fehler machte, dachte er: »Oh, diesen Fehler hätte ich nicht machen sollen. Oh, na ja«, und seine Laune sank nicht. Als er den Hochzeitstag seiner Tochter vergaß, dachte er: »Kein Wunder, dass ich das vergessen habe. In letzter Zeit war so viel los.«

Als Finn depressiv wurde, wurden seine positiven Schemata deaktiviert und seine negativen Schemata mit den Kognitionen »Ich bin inkompetent / ein Versager« und »Ich bin hilflos / ohne Kontrolle« wurden fast vollständig aktiviert. Wenn er sich fest im depressiven Modus befand, interpretierte er Situationen sehr negativ und global und bestätigte so die negativen Überzeugungen. Sich selbst als inkompetent oder ineffektiv zu sehen, war für ihn sehr belastend; es verletzte seine zentralen Werte. Er war immer stolz darauf gewesen, verantwortlich und produktiv zu sein und gute Arbeit zu leisten. Er spürte, dass er diese wichtigen Werte nicht mehr erfüllen konnte. Wie das Informationsverarbeitungsmodell in Abschnitt 3.2 zeigt, begann Finn, negative Daten (Rechtecke in Abb. 3.3) überzubetonen und zu verallgemeinern, was seine Überzeugung, dass er inkompetent und ein Versager sei, immer weiter verstärkte. Beispielsweise bekam er eine Mahnung für eine überfällige Rechnung mit der Post. Er verstand diese Information sofort als Bestätigung für seine Inkompetenz.

Gleichzeitig versäumte es Finn, viele positive Daten zu erkennen, die mit seinem Schema der relativen Effektivität zusammenhingen – etwa die Fortsetzung einiger seiner üblichen Aktivitäten, obwohl die Depression ihm dies sehr erschwerte (z. B. die Suche nach einem Gerät, das seine Tochter für ihre Küche kaufen wollte). Wäre er von der Recherche überwältigt worden, hätte er diese Erfahrung negativ interpretiert, als Bestätigung seiner maladaptiven Grundannahme. Diese positiven Daten (Dreiecke in Abb. 3.3) »prallten« an dem Schema ab und wurden nicht aufgenommen. Finn schloss auch viele positive Informationen durch seine »Ja, aber«-Interpretationen seiner Erfahrungen aus (»Ja, ich bin endlich die ganzen Papiere losgeworden, die sich im Wohnzimmer gestapelt hatten, aber ich hätte es nicht so schlimm werden lassen dürfen«). Als er am nächsten Tag erfolgreich eine Senkung seiner Kabelrechnung aushandelte, verdrängte sein Verstand automatisch auch diesen positiven Beweis (»Ich hätte das schon vor Monaten tun sollen«). Diese beiden Erfahrungen standen im Widerspruch zu seinen negativen Grundannahmen. Ihre positiven Dreiecke wurden im Grunde genommen in negative Rechtecke umgewandelt.

Finn verarbeitete Informationen nicht bewusst auf diese dysfunktionale Weise. Diese Art der Informationsverarbeitung ist ein Symptom der Depression und tritt automatisch auf. Ich erkannte, dass es wichtig sein würde, direkt an der Veränderung von Finns negativen Grundannahmen zu arbeiten, nicht nur um seine derzeitige Depression zu lindern, sondern auch um zukünftige Episoden zu verhindern oder deren Schwere zu verringern.

Tipp

Normalerweise arbeiten wir zu Beginn der Behandlung sowohl indirekt als auch direkt an der Stärkung positiver Grundannahmen. Die meisten Klient:innen sind jedoch erst etwas später in der Behandlung bereit, ihre negativen Grundannahmen direkt zu überprüfen. Wenn Sie versuchen, eine negative Überzeugung zu früh zu bewerten, könnte der Klient denken: »[Meine Therapeutin] versteht mich nicht. Wenn sie es täte, wüsste sie [dass meine Grundannahme wahr ist]«. In der Therapie starke, negative Überzeugungen hervorzurufen kann intensive negative Emotionen auslösen, die zu einem frühzeitigen Abbruch der Behandlung führen können.

17.2 Adaptive Grundannahmen identifizieren

Beginnen Sie so früh wie möglich in der Behandlung damit, realistischere und adaptivere Grundannahmen zu ermitteln. Während der Diagnostik oder in der ersten Sitzung können Sie die Klienten bitten, die beste Zeit in ihrem Leben zu beschreiben. Fragen Sie sie dann, wie sie sich selbst in dieser Zeit gesehen haben und, falls relevant, wie sie andere und die Welt gesehen haben. Fragen Sie auch, wie andere Menschen sie gesehen haben.

Th: Finn, wenn Sie auf Ihre Geschichte zurückblicken, wann ging es Ihnen am besten?

F: Ich schätze, das war nach dem Schulabschluss.

Th: Warum war das Ihre beste Zeit?

F: Ich war von zu Hause ausgezogen. Ich mochte es, unabhängig zu leben. Mein bester Freund war mein WG-Mitbewohner. Ich habe auf dem Bau gearbeitet, und der Vorarbeiter war mit meiner Arbeit sehr zufrieden.

Th: Was noch?

F: [*denkt nach*] Nun, ich war körperlich wirklich gut in Form, ich hatte eine Menge Freundinnen – bis ich meine Frau kennenlernte, meine ich. Ich war gern mit meinen Kumpels unterwegs …

Th: Wie haben Sie sich selbst gesehen?

F: Als einen guten Typ.

Th: Als sympathisch, hilfreich, wertvoll?

F: Ja.

Th: Als kompetent? Sie hatten alles unter Kontrolle?

F: Ja, mehr oder weniger.

Th: Haben andere Leute Sie auch so gesehen?

F: [*denkt nach*] Ja, das haben sie wahrscheinlich.

Th: Sie hatten also ein ziemlich gesundes Bild von Ihnen selbst und die anderen auch; das klingt, als ob es auch ziemlich zutreffend war.

F: Ich denke schon.

Th: Sehen Sie sich jetzt auch so?

F: Ganz und gar nicht. Ich habe das Gefühl, dass ich nichts richtig machen kann. Ich bin ein Versager.

Th: In der Therapie werden wir unter anderem herausfinden, ob diese Vorstellung, dass Sie ein Versager sind, richtig ist oder ob es sich tatsächlich um eine depressive Vorstellung handelt. Vielleicht sind Sie eine kompetente Person, die derzeit deprimiert ist.

In einer zukünftigen Sitzung können Sie die Klient:innen fragen, wie sie sich selbst sahen, bevor sie depressiv wurden. (Die Liste der positiven Eigenschaften auf **INFO 5** bzw. Abb. 3.6 in Abschn. 3.3 kann Ihnen dabei helfen.) Es ist nützlich, die Verschlechterung ihrer Funktionsfähigkeit auf ihre Erkrankung zurückzuführen und nicht auf angeborene Eigenschaften.

Th: Können wir über die Zeit vor der Einstellung von Joe sprechen, als es Ihnen in Ihrem Job gut ging? Wie haben Sie sich selbst gesehen? Hielten Sie sich für inkompetent, für einen Versager?

F: Nein. Ich meine, ich war nicht perfekt, aber ich habe gute Arbeit geleistet

Th: Haben Sie also geglaubt: »Ich bin im Grunde kompetent«?

F: Ja.

Th: Gut. Jetzt beeinträchtigt die Depression Ihre Fähigkeit, so kompetent zu handeln, wie Sie es gerne hätten. Und dabei werde ich Ihnen helfen. Aber ich möchte, dass Sie wissen, dass Sie Ihre Kompetenz nicht verloren haben. Sie sind nicht zu einem inkompetenten Menschen *geworden*. Es ist Ihre Depression. Es ist Ihre Erkrankung, okay?

F: [*nickt*]

Th: Liege ich damit richtig? Obwohl Ihre Depression sehr stark ist, stehen Sie immer noch jeden Tag auf? Sie ziehen sich an und kümmern sich um Ihre Grundbedürfnisse? Sie gehen zu den Spielen Ihre Enkel und helfen Ihrer Cousine? [*Pause*] Zeigen diese Dinge, dass Sie zumindest auf diese Weise kompetent sind?

F: Ja, ich denke schon.

Th: Und wenn Sie sich erholen, werden Sie in der Lage sein, immer kompetenter und produktiver zu handeln.

Tipp

Wenn Patient:innen ihre früheren adaptiven Annahmen nicht zum Ausdruck bringen können, entwickeln Sie mental eine neue, realistischere und adaptive Annahme und leiten Klienten zu dieser Annahme. Diese Annahme sollte ausgewogen sein. Zum Beispiel:

Alte Grundannahme	Neue Grundannahme
»Ich bin (völlig) unsympathisch.«	»Ich bin im Allgemeinen ein liebenswerter Mensch.«
»Ich bin schlecht.«	»Ich bin in Ordnung.«
»Ich bin machtlos.«	»Ich habe die Kontrolle über eine Menge Dinge.«
»Ich bin mangelhaft.«	»Ich bin normal, mit sowohl Stärken und Schwächen.«

17.3 Dysfunktionale Grundannahmen identifizieren

Mehrere Strategien sind nützlich, um die negativen Grundannahmen der Klient:innen zu identifizieren, darunter

- Suche nach zentralen Themen in ihren automatischen Gedanken,
- die Anwendung der »Pfeil-abwärts«-Technik und
- die Beobachtung von Grundannahmen, die als automatische Gedanken ausgedrückt werden.

Suche nach zentralen Themen in automatischen Gedanken

Wann immer Patient:innen Daten (Probleme, automatische Gedanken, Emotionen, Verhalten, Geschichte) präsentieren, »hören« Sie auf die Kategorie der Grundannahme, deren Schema aktiviert zu sein scheint. Wenn Finn etwa negative Gedanken darüber äußert, dass er sich nicht um einen Job bewerben kann, dass er seine Zeit mit Fernsehen vergeudet und dass er Fehler beim Bezahlen von Rechnungen macht, gehe ich davon aus, dass eine Grundannahme aus der Kategorie »hilflos« aktiv ist. Wenn Maria Angst davor hat, einen Freund anzurufen, wenn sie ständig Gedanken äußert, dass andere sich nicht um sie kümmern, und wenn sie befürchtet, dass etwas mit ihr nicht stimmt und sie deshalb nicht in der Lage sein wird, eine Beziehung aufrechtzuerhalten, stelle ich die Hypothese auf, dass eine Grundannahme der Kategorie »nicht liebenswert« aktiviert wurde. (Eigentlich ist es korrekter zu sagen, dass das Schema, das diese Grundannahme enthält, aktiviert wurde.) Zu Beginn der Behandlung können Sie die Hypothese nur für sich selbst aufstellen. Wenn Sie Ihre Hypothesen über die Grundannahmen Ihrer Klient:innen mitteilen, kann das starke Emotionen auslösen und klientenseitig für Verunsicherung sorgen. Später in der Behandlung können Sie mit den Patient:innen zusammenhängende automatische Gedanken durchgehen, die sie in einer Vielzahl von Situationen hatten, und sie dann bitten, eine Schlussfolgerung hinsichtlich eines zugrunde liegenden Musters zu ziehen (»Sehen Sie ein gemeinsames Thema in diesen automatischen Gedanken?«). Bei der Bestätigung einer Hypothese, die Sie gemeinsam aufgestellt haben, ist es wichtig, herauszufinden, in welche Kategorie eine Grundannahme fällt und welches Wort oder welche Wörter die Klient:innen selbst verwenden. Es ist auch wichtig, herauszufinden, ob sie verschiedene Wörter verwenden, um dieselbe Überzeugung auszudrücken.

Th: Finn, wenn Sie sagen, Sie seien ein Versager, ist das dasselbe, wie wenn Sie sagen, Sie seien inkompetent? Oder ist das etwas anderes?

F: Es ist wirklich dasselbe. Ich bin ein Versager, weil ich so inkompetent bin.

Die Pfeil-abwärts-Technik

Die Pfeil-abwärts-Technik hilft Ihnen, die negativen Grundannahmen Ihrer Patient:innen zu erkennen. Dabei werden sie gebeten, anzunehmen, dass ihre automatischen Gedanken (solche mit wiederkehrenden Themen) wahr sind, und Sie befragen sie dann nach der Bedeutung ihrer automatischen Gedanken. Dies kann jedoch verstärkt negative Emotionen hervorrufen, weshalb Sie diese Technik in der Regel nicht in den ersten Therapiesitzungen anwenden sollten.

Identifizieren Sie zunächst einen zentralen automatischen Gedanken, dessen Thema immer wieder auftaucht, und finden Sie dann heraus, was dieser Gedanke nach Ansicht des Klienten über ihn aussagt.

Th: Okay, um es zusammenzufassen: Sie haben sich in Ihrer Wohnung umgesehen und gedacht: »Es ist so unordentlich. Ich hätte nie zulassen dürfen, dass es so weit kommt?«

F: Ja.

Th: Wir haben uns die Beweise noch nicht angesehen, um zu sehen, ob diese Gedanken wahr sind. Aber ich würde gerne sehen, ob wir herausfinden können, warum Sie diese Gedanken hatten. Nehmen wir für einen Moment an, dass Ihre Wohnung zu unordentlich ist und dass Sie es nicht so weit kommen lassen sollten. Was würde das über Sie aussagen?

F: Ich weiß es nicht. Ich fühle mich einfach so inkompetent.

Sie können die Frage nach dem Abwärtspfeil auf verschiedene Weise formulieren:

- »Wenn das wahr ist, was macht das schon?«
- »Was ist so schlimm daran ...?«
- »Was ist das Schlimmste an ...?«

Auf diese Weise formuliert, antworten die Patient:innen vielleicht mit einem anderen automatischen Gedanken oder einer bedingten Annahme. Wenn dies der Fall ist, fragen Sie, was diese neue Erkenntnis über sie bedeutet, um zu der negativen Grundannahme über das Selbst zu gelangen.

Grundannahmen, die als automatische Gedanken ausgedrückt werden

Es kann vorkommen, dass ein Klient eine Überzeugung als automatischen Gedanken artikuliert, insbesondere wenn er deprimiert ist.

Th: Was ging Ihnen durch den Kopf, als Sie eine Säumnisgebühr zahlen sollten, weil Sie vergessen hatten, die Rechnung zu bezahlen?

F: Ich kann nichts richtig machen. [*automatischer Gedanke*] Ich bin so inkompetent. [*automatischer Gedanke und Grundannahme*]

Tipp

Wenn Patient:innen Schwierigkeiten haben, ihre negativen Grundannahmen zu identifizieren, können diese Techniken helfen. Sie können eine Hypothese über eine Überzeugung aufstellen und Ihr Gegenüber auffordern, über ihre Gültigkeit nachzudenken:

Th: Maria, in einer Reihe von Situationen scheinen Sie zu denken: »Die Leute werden nicht mit mir zusammen sein wollen« oder »Was, wenn ich das Falsche sage?« Ich frage mich, ob Sie glauben, dass Sie irgendwie nicht liebenswert oder unsympathisch sind?

Sie können ihnen auch die Liste der adaptiven Grundannahmen auf **INFO 1** bzw. der negativen Grundannahmen in **INFO 2** (Abschn. 3.2) vorlegen.

Th: Maria, was hat es für Sie bedeutet, als Sie gemerkt haben, dass der ganze Tag vergangen ist und Sie nicht viel geschafft haben? Was hat das über Sie ausgesagt?

M: Ich bin mir nicht sicher. Ich war einfach so wütend.

Th: Könnten Sie sich diese Liste der Grundannahmen ansehen und mir sagen, ob irgendeines der Wörter Ihr Gefühl über sich wiedergibt?

Tipp

Die problematische Situation selbst ist nicht immer ein guter Anhaltspunkt dafür, die Grundannahmen zu identifizieren. Eine Klientin ist z. B. frustriert, weil sie es nicht schafft, dass andere ihr zuhören. Obwohl ihr Leidensdruck nur in zwischenmenschlichen Situationen auftritt, glaubt sie nicht, dass sie nicht liebenswert ist; sie glaubt, dass sie nicht in der Lage ist, von anderen zu bekommen, was sie will.

Ein anderer Klient fühlt sich als wertloses menschliches Wesen, nicht, weil er nichts erreichen oder sich nicht nützlich machen kann (hilflose Überzeugungen), und auch nicht in Bezug auf seine Beziehungen (was sonst auf eine Überzeugung, nicht liebenswert zu sein, hätte hindeuten können). Er glaubt, er sei ein schlechter, unmoralischer Mensch, ein Sünder (was in die Kategorie »wertlos« fällt), und zwar aufgrund seiner äußerst negativen Charaktereigenschaften.

17.4 Dysfunktionale bedingter Annahmen identifizieren

In Kapitel 3 haben wir drei Kategorien von bedingten Annahmen besprochen: Annahmen, Einstellungen und Glaubenssätze. Es gibt mehrere Techniken, mit denen Sie diese identifizieren können.

- Erkennen, wenn bedingte Annahmen als automatische Gedanken ausgedrückt werden
- direktes Hervorrufen einer bedingten Annahme
- Einsatz eines Fragebogens hinsichtlich der Annahmen

Erkennen, wann sich bedingte Annahmen als automatische Gedanken äußern

Die meisten automatischen Gedanken sind situationsspezifisch – z. B. »Ich hätte meinen Freund nicht im Stich lassen dürfen, als er mich bat, ihm mit seiner Mutter zu helfen.«; »Es ist wirklich schlimm, dass ich den Geburtstag meiner Nichte vergessen habe«; »Wenn ich versuche, meiner Tochter bei ihrem Klassenprojekt zu helfen, werde ich schlechte Arbeit leisten«. Einige automatische Gedanken drücken aber auch allgemeinere Ideen aus – etwa »Es ist schrecklich, andere zu enttäuschen«; »Ich sollte immer mein Bestes geben«; »Wenn ich versuche, etwas Schwieriges zu tun, werde ich versagen«. Die letztgenannten Kognitionen sind für mehrere Situationen relevant und stellen somit sowohl automatische Gedanken als auch bedingte Annahmen dar.

Direktes Hervorrufen einer bedingten Annahme

Viele bedingte Annahmen enthalten eine dysfunktionale Bewältigungsstrategie. Sie können diese Annahmen identifizieren, indem Sie Ihre Klient:innen direkt nach diesen Verhaltensmustern fragen. Die allgemeine Frage konzentriert sich auf die Bedeutung oder das Ergebnis der Anwendung oder Nichtanwendung des Verhaltens. Sie können auch mit einer Regel oder Einstellung beginnen und Fragen stellen, um sie in eine Annahme zu verwandeln. Wir tun dies oft, um herauszufinden, warum der Klient diese Regel oder Einstellung hat; Annahmen verbinden das Verhalten mit der Grundannahme. Hier sind ein paar Beispiele für Fragen, die Sie stellen können:

Th: Was ist Ihre Überzeugung in Bezug auf das Bitten um Hilfe? [*Vermeiden, um Hilfe zu bitten, ist eine Bewältigungsstrategie*]

P: Oh, um Hilfe zu bitten ist ein Zeichen von Schwäche, Inkompetenz.

Th: Was ist das Schlimmste, was passieren könnte, wenn Sie nicht versuchen, Ihr Bestes zu geben? [*»Ich sollte immer so gut wie möglich aussehen« ist die Regel des Patienten*]

P: Die Leute werden mich für unattraktiv halten und mich nicht mehr haben wollen.

Th: Was würde es für Sie bedeuten, wenn Sie keine hohen Leistungen erbringen würden? [*»Ich muss viel erreichen« ist die Regel; »Es ist schrecklich, mittelmäßig zu sein« ist die Einstellung des Patienten*].

P: Es zeigt, dass ich anderen Menschen unterlegen bin.

Th: Was ist schlecht daran, negative Gefühle zu erleben? [*»Ich sollte mich nicht aufregen« ist die Regel; »Es ist schlecht, negative Gefühle zu haben« ist die Einstellung*].

17

P: Wenn ich das tue, verliere ich die Kontrolle.

Th: Was sind die Vorteile, wenn man in einer Menschenmenge nicht auffällt? [*Das Vermeiden des Auffallens in einer Menschenmenge ist eine Bewältigungsstrategie*]

P: Die Leute werden mich nicht bemerken. Sie werden nicht sehen, dass ich nicht dazugehöre.

Th: Wie würden Sie diese Lücke ausfüllen? Wenn ich überhaupt versuche, Pläne mit anderen Menschen zu machen, dann …? [*Das Vermeiden von Plänen ist eine Bewältigungsstrategie*]

P: Sie werden mich abweisen, weil ich ihnen nichts zu bieten habe.

Die Bewertung von bedingten Annahmen durch Befragung oder andere Methoden führt oft zu einer größeren kognitiven Dissonanz als die Bewertung der Regel oder Einstellung. Für Finn ist es einfacher, die Verzerrung und/oder Dysfunktionalität in der Annahme »Wenn ich anderen Leuten gefalle, werden sie mir nicht wehtun« zu erkennen als die damit verbundene Regel (»Ich sollte anderen immer gefallen«) oder Einstellung (»Es ist schlecht, andere zu verärgern«).

Einsatz eines Fragebogens hinsichtlich Annahmen

Fragebögen können ebenfalls dabei helfen, die Annahmen der Klient:innen zu ermitteln (z. B. die Dysfunctional Attitude Scale von Weissman & Beck, 1978, oder den Personality Belief Questionnaire, Beck & Beck, 1991). Viele von ihnen haben insbesondere wichtige Überzeugungen über das Erleben negativer Emotionen (s. Leahy, 2002). Eine sorgfältige Überprüfung von Items, die stark befürwortet werden, kann problematische Überzeugungen hervorheben.

17.5 Entscheiden, ob man eine dysfunktionale Annahme verändert

Nachdem Sie eine bedingte oder Grundannahme identifiziert haben, müssen Sie herausfinden, ob es sich lohnt, sich mit ihr zu beschäftigen. Normalerweise arbeiten Sie an Glaubenssätzen, die mit einem Thema, das ein Klient auf die Tagesordnung gesetzt hat, oder mit einem Hindernis auf dem Weg zu einem Ziel zusammenhängen. Hier sind einige Fragen, die Sie sich stellen sollten:

- Was ist die Annahme?
- Führt sie zu signifikantem emotionalen Stress oder zu signifikantem maladaptivem Verhalten?
- Glaubt der Klient fest und umfassend an sie?
- Beeinträchtigt sie in erheblichem Maße das Erreichen seiner Ziele und Bestrebungen oder das Ausführen von werteorientierten Handlungen?

Wenn Klient:innen mehr als eine negative Überzeugung zu einem Thema oder Hindernis haben, konzentrieren Sie sich in der Regel auf diejenige, die mit dem größten Ausmaß an negativen Emotionen oder dysfunktionalem Verhalten verbunden ist.

17.6 Entscheiden, wann man eine dysfunktionale Annahme verändert

Zu Beginn der Behandlung arbeiten Sie an automatischen Gedanken, deren Thema auf eine dysfunktionale Grundannahme hindeutet. Sie beginnen so früh wie möglich in der Behandlung damit, direkt an der Veränderung der negativen Grundannahme zu arbeiten. Sobald Patient:innen diese Überzeugungen ändern (oder deren Intensität verringern), sind sie in der Lage, ihre Erfahrungen auf objektivere, funktionale Weise zu interpretieren. Sie beginnen, Situationen realistischer zu sehen, fühlen sich besser und handeln anpassungsfähiger. In manchen Fällen müssen Sie damit jedoch bis zur Mitte der Behandlung warten, vor allem wenn langjährige, starre und übergeneralisierte Überzeugungen existieren.

In diesem Fall bringen Sie den Patient:innen die Techniken bei, mit denen sie automatische Gedanken erkennen, bewerten und adaptiv darauf reagieren können, bevor Sie die gleichen Werkzeuge für dysfunktionale Überzeugungen einsetzen. Beachten Sie, dass Sie vielleicht unwissentlich versuchen, eine Grundannahme zu Beginn der Behandlung zu überprüfen und zu bewerten, weil sie als automatischer Gedanke zum Ausdruck gekommen ist. Eine solche Überprüfung hat möglicherweise wenig Wirkung haben.

Wenn Sie eine wichtige dysfunktionale Überzeugung identifiziert haben, können Sie sich folgende Fragen stellen, um herauszufinden, ob Sie zu diesem Zeitpunkt an dieser Überzeugung arbeiten sollten:

- Glaubt der Klient, dass Kognitionen Ideen und nicht unbedingt Wahrheiten sind und dass die Bewertung und Reaktion auf diese Art von Ideen ihm hilft, sich besser zu fühlen und / oder funktionaler zu handeln?
- Wird die Klientin in der Lage sein, mit dem Leid umzugehen, das sie wahrscheinlich empfindet, wenn die Grundannahme aufgedeckt wird?
- Wird die Klientin in der Lage sein, die Überzeugung zumindest mit einer gewissen Objektivität zu bewerten?
- Ist die therapeutische Beziehung stark genug? Vertraut der Klient mir und hat er den Eindruck, dass ich ihn verstehe? Empfindet er mich als glaubwürdig?
- Werden wir in der heutigen Sitzung genug Zeit haben, um zumindest ein wenig Fortschritt bei der Bewertung der Annahme zu machen?

17.7 Psychoedukation zu dysfunktionalen Annahmen

Sie haben eine negative bedingte oder Grundannahme identifiziert, festgestellt, dass sie den Klienten erheblich belastet und mit einer erheblichen Beeinträchtigung verbunden ist, und gemeinsam beschlossen, dass die Zeit reif ist, daran zu arbeiten. Als Nächstes können Sie beschließen, den Klienten über die Natur von Annahmen im Allgemeinen aufzuklären und dabei eine bestimmte Überzeugung als Beispiel zu verwenden.

Wichtige Konzepte zu Annahmen

Für Patient:innen ist es wichtig, Folgendes zu verstehen:

- Annahmen sind wie automatische Gedanken Ideen, nicht unbedingt Wahrheiten, und können getestet und geändert werden.
- Annahmen sind erlernt, nicht angeboren, und können revidiert werden. Es gibt eine Reihe von Glaubenssätzen, angenommen werden können.
- Annahmen können ziemlich starr sein und sich so anfühlen, als ob sie wahr wären, aber größtenteils oder ganz unwahr sein.
- Annahmen sind durch die Bedeutung entstanden, die Klient:innen ihren Erfahrungen in der Jugend und / oder im späteren Leben beigemessen haben. Diese Bedeutungen können zum damaligen Zeitpunkt zutreffend gewesen sein, müssen es aber nicht.
- Wenn relevante Schemata aktiviert sind, erkennen Patient:innen bereitwillig Daten, die ihre Grundannahmen zu unterstützen scheinen, während sie gegenteilige Daten ignorieren oder die Daten gar nicht erst als relevant für ihre Überzeugung betrachten.

Aufstellen einer Hypothese über das Problem

Als ich Finn über seine Grundannahme aufklärte, schlug ich zwei Möglichkeiten für das Problem vor. (Zuvor hatte er die von mir vorgestellte Konzeptualisierung bestätigt.)

Th: [*zusammenfassend*] Es hört sich so an, als ob diese Vorstellung, dass Sie inkompetent sind, Sie daran hindern könnte, sich auf Stellen zu bewerben. Ist das richtig?

F: Ja.

Th: Können wir einen Moment über diesen Gedanken sprechen? Ich würde gerne herausfinden, was hier los ist. Entweder ist das Problem, dass Sie wirklich inkompetent sind, und wenn das der Fall ist, dann arbeiten wir gemeinsam daran, Sie kompetenter zu machen … oder vielleicht ist das gar nicht das Problem. Vielleicht liegt das Problem darin, dass Sie glauben, inkompetent zu sein, obwohl Sie es in Wirklichkeit nicht sind. Und manchmal ist dieser Glaube so stark, dass er einen daran hindert, herauszufinden, ob man etwas gut machen kann.

F: Ich weiß es nicht.

Th: Ich glaube, es gibt zwei Dinge, die wir tun müssen. Zum einen müssen wir dafür sorgen, dass Sie erkennen, wann Sie kompetent sind, und mehr Erfahrungen machen, bei denen Sie Ihre Kompetenz einsetzen können. Zweitens müssen wir herausfinden, ob Sie wirklich inkompetent sind, wenn Sie sich inkompetent fühlen.

Eine Metapher zur Erklärung der Informationsverarbeitung verwenden

Später erkläre ich Finn die Grundannahmen in kleinen Abschnitten, wobei ich darauf achte, dass er sie versteht, bevor ich fortfahre. Ich verwende die Metapher eines Bildschirms.

Th: Diese Vorstellung, »Ich bin inkompetent«, nennen wir eine negative Grundannahme. Wenn es Ihnen recht ist, würde ich Ihnen gerne etwas über Grundannahmen erzählen. Sie sind schwieriger zu ändern als automatische Gedanken.

F: Okay.

Th: Zunächst einmal ist eine negative Grundannahme eine Idee, an die Sie vielleicht nicht sehr stark glauben, wenn Sie nicht deprimiert sind. Andererseits würden wir erwarten, dass Sie fast vollständig daran glauben, wenn Sie depressiv sind, selbst wenn es Beweise dafür gibt, dass sie nicht wahr ist. [*Pause*] Können Sie mir so weit folgen?

F: Ja.

Th: Wenn man deprimiert ist, wird diese Vorstellung ziemlich stark. [*gestikuliert*] Es ist, als ob man eine Leinwand um den Kopf hat. Der Gedanke, dass man inkompetent ist, steht eine Milliarde Mal darauf geschrieben. Alles, was zu der Vorstellung passt, dass Sie inkompetent sind, dringt direkt durch den Bildschirm in Ihren Kopf ein. Aber jede Information, die dem widerspricht, kommt nicht durch. Sie nehmen also die positiven Informationen gar nicht wahr, oder Sie verdrängen sie auf irgendeine Weise. [*Pause*] Glauben Sie, dass Sie Informationen auf diese Weise ausblenden?

Als Nächstes befrage ich Finn, um zu sehen, ob die Metapher zu seinen Erfahrungen zu passen scheint.

Th: Nun, schauen wir mal. Wenn Sie auf die letzten Wochen zurückblicken, welche Anzeichen gibt es dafür, dass Sie kompetent sein könnten? Oder wann würde ich denken, dass Sie kompetent waren?

F: Ähm … Ich habe herausgefunden, wie ich den Roboter meines Enkels reparieren kann.

Th: Gut! Und ist dieser Beweis direkt durch den Bildschirm gegangen? Haben Sie sich gesagt: »Ich habe herausgefunden, wie man den Roboter repariert. Das bedeutet, dass ich kompetent bin«? Oder etwas in der Art?

F: Nein. Ich schätze, ich dachte: »Es hat lange gedauert, bis ich es herausgefunden habe.«

Th: Oh, es sieht also so aus, als ob der Bildschirm funktioniert hat. Verstehen Sie, wie Sie die Beweise, die Ihrer Grundannahme »Ich bin inkompetent« widersprechen, ignoriert haben?

F: Hmm.

Th: Fallen Ihnen noch andere Beispiele aus dieser Woche ein? Situationen, in denen eine vernünftige Person denken könnte, dass etwas, was Sie getan haben, zeigt, dass Sie kompetent sind, auch wenn Sie es nicht sind?

F: [*denkt einen Moment nach*] Nun, ich habe in der Kirche ausgeholfen. Sie renovieren den Keller. Aber das zählt nicht; das hätte jeder machen können.

Th: Gutes Beispiel. Wieder klingt es so, als ob Sie Beweise nicht erkannt haben, die nicht zu Ihrer Vorstellung »Ich bin inkompetent« passen. Ich überlasse es Ihnen, darüber nachzudenken, wie wahr die Vorstellung ist, dass jeder das hätte tun können, was Sie getan haben. Vielleicht ist dies ein weiteres Beispiel dafür, dass Sie sich selbst keine Anerkennung schenken, während eine andere Person dies als Beweis für Ihre Kompetenz ansehen könnte.

F: Nun, der Pastor hat mir sehr gedankt.

Th: Und wie oft haben Sie sich in dieser Woche um Ihre Grundbedürfnisse gekümmert: Duschen, Zähneputzen, Mahlzeiten einnehmen, zu einer vernünftigen Zeit ins Bett gehen?

F: Jeden Tag.

Th: Und wie oft haben Sie in dieser Woche etwas gesagt wie »Zähneputzen zeigt, dass ich kompetent bin«, »Meine Mahlzeiten einzunehmen zeigt, dass ich kompetent bin« und so weiter?

F: Kein Mal.

Th: Was hätten Sie zu sich selbst gesagt, wenn Sie diese Dinge nicht getan hätten?

F: Wahrscheinlich, dass ich inkompetent war.

Th: Sehen Sie, dass der Bildschirm funktioniert hat, indem er das, was Sie getan haben, nicht beachtet hat oder gar nicht registriert hat, was Sie getan haben?

Als Nächstes frage ich Finn nach früheren Erlebnissen, bei denen er sich an diese Überzeugung erinnerte.

Th: Erinnern Sie sich daran, dass Sie sich auch zu anderen Zeiten in Ihrem Leben so inkompetent gefühlt haben? Als Kind?

F: Ja, manchmal. Ich erinnere mich, dass meine Mutter mich angeschrien hat, weil das Haus unordentlich war oder meine Brüder sich nicht unter Kontrolle hatten.

Th: Gab es noch andere Momente?

F: [*denkt nach*] Ja, als ich meinen ersten Job nach der Schule bekam. Und, ich glaube, als ich den nächsten Job antrat. Aber das war nur in den ersten paar Wochen.

Th: Okay, nur um es zusammenzufassen: »Ich bin inkompetent« scheint eine Grundüberzeugung zu sein, die schon in Ihrer Kindheit entstanden ist. Aber Sie haben nicht die ganze Zeit daran geglaubt. Ich schätze, dass Sie die meiste Zeit Ihres Lebens, bis zum Einsetzen der Depression, geglaubt haben, dass Sie einigermaßen kompetent sind. Aber jetzt ist der Bildschirm in Betrieb.

Annahmen anhand eines Diagramms erläutern

Als Nächstes habe ich das Diagramm in Abbildung 17.2 gezeichnet, um zusammenzufassen, was wir in dieser Sitzung besprochen hatten.

Th: Finn, kann ich Ihnen zeigen, wie das alles in einem Diagramm aussieht?

F: Ich glaube, das würde helfen.

Th: Okay, wir beginnen mit den Kindheitserfahrungen. Es klingt so, als ob Sie sich manchmal inkompetent gefühlt haben, wenn Ihre Mutter Sie angeschrien hat. [*zeichnet ein Teildiagramm*] Ist das richtig?

F: Ja.

Th: Und jetzt, wenn Sie deprimiert sind, verstehen Sie so, was los ist? Wenn Sie etwas nicht so gut machen, wie Sie denken, dass Sie es hätten machen sollen, bedeutet das für Sie, dass Sie inkompetent sind? Zum Beispiel haben Sie diese Woche die Rechnungen auf dem Tisch gesehen und dachten: »Ich kann nicht glauben, dass ich sie noch nicht bezahlt habe.« Ist das richtig?

F: Ja.

Th: Nur zur Bestätigung, was bedeutete es für Sie, dass Sie sie noch nicht bezahlt haben?

F: Dass ich inkompetent war.

Th: Also, ich denke, die Erfahrung sieht so aus. [*Fügt den letzten Teil des Diagramms hinzu und zeigt es Finn*] Können Sie nun erkennen, warum Sie diesen automatischen Gedanken hatten?

17.8 Klienten motivieren, dysfunktionale Annahmen zu verändern

Selbst der Hinweis, dass eine dysfunktionale Überzeugung möglicherweise nicht oder nicht vollständig wahr ist, kann bei manchen Klient:innen Ängste auslösen. Wenn dies der Fall ist, können Sie eine Tabelle zeichnen (s. **AB 16** oder Abb. 19.1 in Abschn. 19.4) und darum bitten, dass sie die Vor- und Nachteile der Beibehaltung ihrer dysfunktionalen Grundannahme zu benennen sowie Vor- und Nachteile des Glaubens an die adaptivere Annahme. Fragen Sie sie, was sie aus dieser Analyse schließen.

Wenn Patient:innen zusätzliche Motivation brauchen, können Sie sie bitten, sich einen Tag in ihrem Leben in einigen Jahren vorzustellen, an dem sie zuerst ihre negative Grundannahme beibehalten haben und dann für eine lange Zeit an ihre neue Grundannahme glauben. Sie können etwas in dieser Art sagen:

»Ich möchte, dass Sie sich einen Tag in Ihrem Leben in einigen Jahren vorstellen; es ist also das Jahr .... Sie haben Ihre Grundannahme, dass Sie .... sind, nicht geändert. Sie glauben also schon seit vielen Jahren tagtäglich daran. Die Annahme ist mit jedem Tag, jeder Woche, jedem Monat und jedem Jahr stärker und stärker geworden. Jetzt würde ich Ihnen gerne ein paar Fragen stellen. Schauen Sie, wie gut Sie sich selbst und Ihre Erfahrungen vor Ihrem geistigen Auge darstellen können.

Wie fühlen Sie sich selbst?

Wie weit sind Sie mit der Verwirklichung [jeder Ihrer Wünsche und Ziele]?

Inwieweit leben Sie in Übereinstimmung mit Ihren Werten?«

Als Nächstes sagen Sie den Klient:innen:

»Ich möchte, dass Sie sich vorstellen, wie sich Ihre Überzeugung auf verschiedene Bereiche Ihres Lebens ausgewirkt hat. Denken Sie daran, dass Ihre Grundannahme so viel stärker ist als heute. Versuchen Sie wirklich, sich jeden Teil Ihres Lebens vorzustellen, während ich Sie danach frage. Und denken Sie daran, wie viel Freude oder Befriedigung Sie wahrscheinlich erleben werden ... Wo sehen Sie sich beim Aufwachen? An demselben Ort wie heute? Oder an einem anderen Ort? ... Wie sieht das aus? ... Wie viel Freude oder Zufriedenheit haben Sie an Ihrem Wohnort?«

Dann können Sie nach anderen relevanten Bereichen fragen, z. B. nach bestimmten Beziehungen, der Arbeit, der Freizeitgestaltung, dem Sinn für Spiritualität, der Kreativität, der körperlichen Gesundheit und der Haushaltsführung. Stellen Sie sicher, dass Sie herausfinden, wie viel oder wie wenig Freude oder Befriedigung der Klient in jedem dieser Bereiche empfindet. Fragen Sie schließlich:

»Wie ist Ihre allgemeine Stimmung? Was schließen Sie daraus, dass Sie so lange geglaubt haben, dass Sie ... sind?«

Wiederholen Sie nun die gleichen Fragen für ein zweites Szenario, aber beginnen Sie mit den Worten:

> »Stellen Sie sich nun vor, dass Sie Ihre neue Grundannahme, dass Sie … sind, geglaubt haben. Sie haben es Tag für Tag, Woche für Woche, Monat für Monat und Jahr für Jahr immer stärker geglaubt. Schauen Sie, wie gut Sie sich selbst und Ihre Erfahrungen vor Ihrem geistigen Auge darstellen können. Erzählen Sie mir von denselben Bereichen und wie viel Freude und Befriedigung Sie jeweils dabei empfinden.«

Dann fragen Sie:

> »Wie ist Ihre allgemeine Stimmung? Was schließen Sie daraus, dass Sie so viele Jahre lang geglaubt haben, dass Sie …………. sind?«

Zusammenfassung

Sie beginnen, eine Hypothese über die Grundannahmen Ihrer Patient:innen zu formulieren, wenn diese Daten in Form ihrer automatischen Gedanken (und der damit verbundenen Bedeutungen) und Reaktionen (Emotionen und Verhaltensweisen) liefern. Sie stellen Hypothesen darüber auf, ob die Kognitionen in die Kategorien »hilflos«, »nicht liebenswert« oder »wertlos« zu fallen scheinen. Sie können sowohl bedingte als auch Grundannahmen auf vielfältige Weise identifizieren. Sie können nach dem Ausdruck einer Annahme in einem automatischen Gedanken suchen, die Annahme als Konditionalsatz (»Wenn …«) formulieren und die Klient:innen bitten, ihn zu vervollständigen, direkt eine Regel erfragen, die Pfeil-abwärts-Technik anwenden, ein gemeinsames Thema unter den automatischen Gedanken erkennen, die Klient:innen fragen, was sie für eine Überzeugung halten, oder einen Fragebogen einsetzen.

Reflexionsfragen

Wie können Sie positive Grundannahmen identifizieren? Negative Grundannahmen? Wie können Sie Klient:innen eine maladaptive Grundannahme erklären? Wie können Sie sie dazu motivieren, ihre Überzeugung zu ändern?

Übung

Stellen Sie sich vor, Sie hätten eine Grundannahme, dass Sie (emotional) verletzlich sind. Stellen Sie sich mindestens eine Lebenserfahrung vor, die zur Entwicklung oder Stärkung dieser Überzeugung geführt haben könnte, und wie diese Überzeugung Ihre Wahrnehmung einer bestimmten Situation beeinflusst. Schreiben Sie diese Vorstellung auf und verwenden Sie dabei Abbildung 17.2 als Leitfaden.

18 Annahmen modifizieren

In Kapitel 17 wurde dargestellt, wie man wichtige positive und negative Annahmen identifiziert, wie man Klient:innen Annahmen erklärt und wie man sie motiviert, ihre Annahmen zu ändern. Wenn sich Patient:innen in einem maladaptiven Zustand wie einer Depression befinden, ist es wichtig,

- ihre realistisch-positiven Annahmen zu entwickeln und zu stärken, um den adaptiven Modus zu aktivieren (was in einer Genesungsorientierung stärker betont wird), und
- ihre unrealistischen, negativen Annahmen zu modifizieren, um den depressiven Modus zu deaktivieren (der in der traditionellen KVT stärker betont wird).

In diesem Kapitel werden Sie zuerst über das Stärken positiver Annahmen und dann über die Schwächung negativer Annahmen lesen. In der Praxis werden Sie in den meisten Sitzungen an beiden Arten von Überzeugungen arbeiten, entweder direkt oder indirekt. Die Techniken gelten sowohl für bedingte Annahmen als auch für Grundannahmen. Auf die folgenden Fragen finden Sie in diesem Kapitel Antworten:

- Wie kann man adaptive Annahmen stärken?
- Wie modifizieren Sie bedingte Annahmen und Grundannahmen?

18.1 Adaptive Annahmen stärken

Die meisten Menschen haben, sofern sie nicht ausgeprägte Züge einer Persönlichkeitsstörung aufweisen, einigermaßen ausgewogene, adaptive, realistische Annahmen. Die Schemata, die einige dieser positiven Überzeugungen enthalten, werden jedoch deaktiviert, wenn sich die Klient:innen im depressiven Modus befinden. Es ist wichtig, diese positiveren Überzeugungen (Ingram & Hollon, 1986; Padesky, 1994; Pugh, 2019) während der gesamten Behandlung zu stärken, indem man den Patient:innen zu Aktivitäten verhilft, die ein Gefühl der Kontrolle, der Freude, der Verbundenheit und der Ermächtigung vermitteln können. Weitere wichtige Strategien sind

- das Herausarbeiten positiver Erfahrungen und das Ziehen hilfreicher Schlussfolgerungen daraus,
- das Herausstellen der Vorteile des Glaubens an adaptive Annahmen,
- das Hervorheben der Bedeutung positiver Informationen,
- die Bezugnahme auf andere Personen,
- die Verwendung einer Tabelle zum Sammeln von Beweisen,
- das Hervorrufen von Bildern aktueller und vergangener Erfahrungen,
- das »als ob«-Handeln.

Positive Daten bewusst machen und Schlussfolgerungen ziehen

Ich habe schon zu Beginn der Behandlung an auf vielfältige Weise damit begonnen, Finns positive, adaptive Überzeugungen zu identifizieren und zu stärken. In den folgenden Beispielen gehe ich in erster Linie auf Finns Grundannahme von Inkompetenz / Versagen ein. Das habe ich zu Beginn der Therapie und während der gesamten Behandlung getan:

- Zu Beginn jeder Sitzung fragte ich Finn: »Welche positiven Dinge sind passiert, seit ich Sie das letzte Mal gesehen habe? Welche positiven Dinge haben Sie getan?« [oder »Wann haben Sie sich in dieser Woche auch nur ein bisschen besser gefühlt? Was sagen diese Erfahrungen über Sie aus?«]
- Ich bat Finn, eine Liste mit all den Dingen zu führen, die er jeden Tag tat, die auch nur ein bisschen schwierig waren, die er aber trotzdem ausführte.
- Nachdem wir eine wichtige adaptive Überzeugung identifiziert hatten (»Ich bin kompetent, mit Stärken und Schwächen wie jeder andere«), fügte ich zu Beginn jeder Sitzung eine Frage hinzu: »Wie stark glauben Sie heute, dass Sie kompetent sind? Wann haben Sie das diese Woche am stärksten geglaubt? Was war da los?«

Prüfung der Vorteile der adaptiven Annahme

Ich half Finn auch dabei, die Vorteile zu untersuchen, die sich daraus ergeben, dass er sich als kompetent sieht. Wir identifizierten mehrere Vorteile: Es wäre realitätsbezogener, würde sein Selbstvertrauen stärken, seine Stimmung verbessern, ihn motivieren, Dinge auszuprobieren, die ihm schwierig erschienen, und ihm helfen, Aufgaben zu bewältigen.

Auf die Bedeutung positiver Daten hinweisen

Zu Beginn der Behandlung, wenn wir eine von Finns adaptiven Verhaltensweisen feststellten, lobte ich ihn und bezeichnete diese Handlungen oft als Beweis für Kompetenz und andere damit verbundene Qualitäten:

- »Es ist so gut, dass Sie Ihrem Nachbarn geholfen haben. Ich denke, das zeigt, dass Sie eine Menge Fähigkeiten haben – und ich denke, das ist ein weiteres Beispiel dafür, wie kompetent Sie sind, was meinen Sie?«
- »Es klingt, als hätte der Fußballtrainer Ihres Enkels in Ihnen eine echte Bereicherung gesehen. Halten Sie das für richtig?«
- »Dass Sie so lange durchgehalten haben, bis Sie die Formulare fertig hatten, zeigt doch, wie fleißig Sie sind, oder?«
- »Dass Sie Ihre Wohnung in Ordnung bringen, zeigt, dass Sie die Kontrolle übernehmen; finden Sie das auch?«

Im weiteren Verlauf der Therapie erkundigte ich mich bei Finn nach den Bedeutungen. »Was sagt es über Sie aus, dass Sie im Obdachlosenheim so hilfreich waren?«, »Was sagt es über Sie aus, dass Charlie möchte, dass Sie weiter für ihn arbeiten?«

Bezugnahme auf andere Menschen

Eine Möglichkeit, Klient:innen dabei zu helfen, sich von ihren Überzeugungen zu distanzieren, besteht darin, sie aufzufordern, darüber nachzudenken, wie die adaptive Annahme auf andere Menschen zutreffen könnte oder wie die Sichtweise anderer über sie sein könnte. Hier sind mehrere Möglichkeiten, dies zu tun:

- Fragen Sie die Patient:innen nach Menschen, die sie in der Vergangenheit in einem positiven Licht gesehen haben: »Wer hat in Ihrem Leben am stärksten geglaubt, dass Sie kompetent sind? Und warum? Könnte diese Person Recht gehabt haben?«
- Bitten Sie sie, an eine bestimmte Person zu denken und wie sie diese Person in Bezug auf die adaptive Überzeugung bewerten würden: »Finn, wer ist jemand, den Sie in den meisten Belangen als kompetent ansehen? Was haben Sie diese Woche getan, von dem Sie sagen würden, dass es zeigt, dass [diese Person] kompetent ist, wenn sie es getan hätte?«
- Bitten Sie die Klient:innen, darüber nachzudenken, ob sie positive Beweise außer Acht lassen würden, wenn sie das, was sie getan haben, mit einem hypothetischen negativen Modell vergleichen würden: »Finn, Sie glauben nicht, dass es ein Zeichen von Kompetenz ist, wenn man alle Rechnungen bezahlt. Aber wäre eine wirklich inkompetente Person in der Lage gewesen, das zu tun?«
- Bitten Sie sie, eine andere Person zu nennen, die sie positiv sieht: »Finn, wer ist jemand, der Sie ziemlich gut kennt und dessen Urteil Sie vertrauen? Was würde [diese Person] sagen, was Sie diese Woche getan haben, das beweist, dass Sie kompetent sind?« oder »Finn, was haben Sie diese Woche getan, das ich als ein Zeichen von Kompetenz ansehen würde?«

Verwendung einer Tabelle zum Sammeln von Beweisen

Ein wichtiger Punkt des Aktivitätenplans war, dass Finn sich selbst daran erinnern sollte, nach Daten zu suchen, die seine positiven Überzeugungen untermauern. Nachdem wir uns darauf geeinigt hatten, an seiner Annahme zu arbeiten, dass er kompetent sei, wandelten wir seine »Lobliste« in eine »Kompetenznachweiskarte« um (Abb. 18.1). Ich habe diese Tabelle in der Sitzung für ihn erstellt. Wir begannen sie gemeinsam, damit ich sicher sein konnte, dass er verstand, was zu tun war. Ich bat ihn, Belege für Dinge einzutragen, die nicht nur ein wenig schwierig, sondern auch leicht waren, aber dennoch auf Kompetenz hindeuteten. In der Tabelle wurden auch seine Schlussfolgerungen über diese Erfahrungen und vor allem darüber, was diese Erfahrungen über ihn aussagen, abgefragt. Er füllte die Tabelle zu Hause aus und brachte sie zur Therapie mit, damit er zusätzliche Beispiele hinzufügen konnte, die wir während unserer Sitzungen entdeckten. Etwas später in der Behandlung verwendeten wir dieselbe Tabelle in **AB 15**, um Belege aus der Vergangenheit für seine Kompetenz zu sammeln.

Ereignis/Erfahrung	Fazit oder was das über mich aussagt
Ich bin alle Rechnungen durchgegangen und habe sie bezahlt.	Ich kann mich besser konzentrieren, als ich dachte.
Der Fußballtrainer hat sich nach dem Spiel noch mehrmals bei mir bedankt.	Ich kann Leute ziemlich gut organisieren.
Ich habe Colin geholfen, ein Leck zu reparieren.	Ich kann mich in Dinge einfuchsen.

Abbildung 18.1 Finns Kompetenznachweis-Tabelle. Er machte auch Fotos von dem Stapel Rechnungen, den er gerade bezahlt hatte, vom Fußballtrainer und der Mannschaft sowie von Colins undichter Wand.

Ich bat Finn, so viele dieser positiven Erfahrungen wie möglich zu fotografieren (oder im Internet nach einem Bild zu suchen, das die Erfahrung darstellt), um sie mir in den folgenden Sitzungen zu zeigen. Die Durchsicht der Fotos ermöglichte mir, auf seine abwertenden und relativierenden Kognitionen einzugehen; dies war ein starker Verstärker dafür, dass seine neue Grundannahme richtig war.

Bilder von aktuellen und vergangenen Erfahrungen induzieren

Bilder verstärken adaptive Annahmen sowohl auf der intellektuellen als auch auf der emotionalen Ebene, insbesondere dann, wenn Klient:innen bei der Visualisierung einer Szene eine positive Emotion erleben. Ich bat Finn, mir von aktuellen und vergangenen Erfahrungen und Erinnerungen zu erzählen und diese dann zu visualisieren. Hier ist ein Beispiel:

Th: Können Sie an Ihre Vergangenheit denken? Was war eine Situation, in der Sie sich wirklich kompetent gefühlt haben … Können Sie sich dieses Szenario so vorstellen, als würde es gerade jetzt passieren? … Sagen Sie mir, was Sie sehen, was Sie denken, wie Sie sich fühlen …

F: [*visualisiert und beschreibt die Erfahrung, als er erfuhr, dass er auf der Arbeit befördert wurde*]

Th: Wissen Sie, Sie sind immer noch derselbe Mensch, mit demselben Maß an Kompetenz. Sie wird nur teilweise von der Depression überdeckt, die sich auf das auswirkt, was Sie tun, was Sie denken und wie Sie sich fühlen.

Handeln »als ob«

Patient:innen sind oft bereit, so zu tun, als ob sie an ihre adaptiven Annahmen glauben – und das stärkt diese Annahme. Finn und ich sprachen über ein bevorstehendes Vorstellungsgespräch. Ich bat ihn, sich die Situation zu vergegenwärtigen, so als würde sie jetzt stattfinden, und sich vorzustellen, so zu handeln, als würde er an seine positive Annahme glauben. Sein Aktivitätenplan bestand dann darin, in der tatsächlichen Situation so zu handeln.

Th: Finn, können Sie sich vorstellen, wie es wäre, wenn Sie bei Ihrem Vorstellungsgespräch fest daran glauben würden, dass Sie kompetent sind? Können Sie es sich vorstellen? ... Wie fühlen Sie sich, wenn Sie den Empfangsbereich betreten? ... Was denken Sie? ... Denken Sie daran, dass Sie sich selbst für kompetent halten. Wenn Sie auf die Empfangsdame zugehen, wie sieht Ihre Körperhaltung aus? ... Wie sieht Ihr Gesicht aus? ... Was sagen Sie zur Empfangsdame? ... Wie fühlen Sie sich? ... Wie verhalten Sie sich, wenn Sie den Gesprächspartner treffen? ... Wie sehen Sie aus, wenn Sie auf dem Stuhl sitzen? ... Was sagen Sie, wenn er Sie nach Ihrer bisherigen Tätigkeit fragt?

Tipp

Wenn Klient:innen Schwierigkeiten haben, positive Daten bzw. Erfahrungen zu erkennen, können Sie die Metapher des Bildschirms aus Kapitel 17 verwenden, um sie daran zu erinnern, dass sie möglicherweise positive Beweise übersehen oder außer Acht lassen. Besprechen Sie dann, was sie in der kommenden Woche tun könnten, um diese Fertigkeit besser zu beherrschen.

18.2 Maladaptive Annahmen verändern

Der Grad der Schwierigkeit, negative Annahmen zu verändern, ist individuell sehr unterschiedlich. Im Allgemeinen ist es viel einfacher, die negativen Überzeugungen von Patient:innen mit akuten Störungen zu verändern, deren ausgleichende adaptive Überzeugungen während eines Großteils ihres Lebens aktiviert waren – im Vergleich zu solchen mit Persönlichkeitsstörungen (J. S. Beck, 2005; Beck et al., 2015; Young et al., 2003). Die Annahmen einiger Klient:innen ändern sich leicht, zumindest auf intellektueller Ebene, während die Annahmen anderer im Laufe der Zeit erhebliche Anstrengungen erfordern, um sie sowohl auf intellektueller als auch auf emotionaler Ebene zu ändern.

Das Ausmaß, in dem Patient:innen in der Lage sind, ihre Grundannahmen zu ändern, ist sehr unterschiedlich. Für manche ist es nicht möglich oder realistisch, die Stärke dieser Überzeugungen auf 0 % zu reduzieren. Im Allgemeinen sind die Annahmen ausreichend geschwächt, wenn sie ihr dysfunktionales Verhalten wahrscheinlich weiter ändern werden, obwohl sie noch an einem Rest der Annahmen festhalten. 18

Annahmen ändern sich in der Regel zuerst auf der intellektuellen, rationalen Ebene, insbesondere wenn Sie nur Techniken auf der intellektuellen Ebene eingesetzt haben. Um ihre Überzeugungen auch auf der emotionalen Ebene zu verändern, benötigen die Klient:innen unter Umständen erfahrungsorientierte Techniken (z. B. Bilder, Rollenspiele, Erzählungen, Metaphern, Verhaltensexperimente). Kognitionen verändern sich in Gegenwart von Emotionen, daher ist der beste Zeitpunkt für die Arbeit an negativen Annahmen, wenn die Schemata der Patient:innen in der Sitzung aktiviert werden. Sie erleben dann Veränderungen auf beiden Ebenen, da sie korrigierende Informationen erhalten.

Techniken aus der Gestalttherapie wie die Arbeit mit dem leeren Stuhl (Pugh, 2019) können sehr nützlich sein, wenn es darum geht, Patient:innen schmerzhaften Annahmen und Gefühlen oder belastenden zwischenmenschlichen Situationen auszusetzen. Sie lernen, dass sie sich nicht vor beunruhigenden Situationen schützen müssen; sie müssen keine Bewältigungsstrategien wie Flucht, Vermeidung oder Ablenkung anwenden. Techniken, die die Metapher eines Prozesses verwenden, sind ebenfalls hilfreich, um ihnen dabei zu helfen, festgefahrene Grundannahmen zu identifizieren und zu verändern (De Oliveira, 2018).

Techniken zur Modifizierung negativer Annahmen

Um eine negative Annahme zu verändern, klären Sie die Patient:innen über Grundannahmen auf, beobachten die Aktivierung ihrer Schemata, erklären ihren Beitrag zu den aktuellen Schwierigkeiten der Klient:innen und motivieren sie, sie zu verändern (Kap. 17). Nutzen Sie sowohl Techniken auf intellektueller als auch auf emotionaler Ebene, wie unten beschrieben. Viele der Techniken werden auch eingesetzt, um automatische Gedanken zu verändern.

- Sokratische Befragung
- Reframing
- Verhaltensexperimente
- Geschichten, Filme und Metaphern
- Kognitives Kontinuum
- andere als Bezugspunkt nutzen
- Selbstoffenbarung
- intellektuell-emotionale Rollenspiele
- Prüfung der Vergangenheit
- Umstrukturierung der Bedeutung von frühen Erinnerungen

Sokratische Befragung

Bei der Arbeit an Finns Annahmen verwende ich dieselben Fragen, die ich bei der Arbeit an seinen automatischen Gedanken verwendet habe. Selbst wenn ich eine Grundannahme identifiziere, helfe ich Finn, sie im Kontext spezifischer Situationen zu bewerten. Diese Spezifität trägt dazu bei, dass die Bewertung konkreter und aussagekräftiger und weniger abstrakt und intellektuell wird.

Th: [*fasst zusammen, was Finn aus der gerade beendeten Abwärtspfeiltechnik gelernt hat*] Okay, Sie glauben also zu 90 %, dass Sie inkompetent sind, wenn Sie um Hilfe bitten. Ist das richtig?

F: Ja.

Th: Könnte man das Bitten um Hilfe auch anders sehen?

F: Ich bin mir nicht sicher.

Th: Nehmen Sie zum Beispiel eine Therapie. Sind Sie inkompetent, weil Sie hier um Hilfe gebeten haben?

F: Ein bisschen, vielleicht.

Th: Hm. Das ist ja interessant. Normalerweise sehe ich das genau andersherum. Ist es vielleicht sogar ein Zeichen von Stärke und Kompetenz, dass Sie zur Therapie gegangen sind? Denn was wäre passiert, wenn Sie es nicht getan hätten?

F: Mir würde es wahrscheinlich viel schlechter gehen.

Th: Möchten Sie damit sagen, dass es kompetenter ist, bei einer Krankheit wie Depression um angemessene Hilfe zu bitten, als depressiv zu bleiben?

F: Ja ... Ich denke schon.

Th: Okay, Sie entscheiden: Sagen wir, wir haben zwei depressive Menschen. Einer lässt sich behandeln, arbeitet hart und überwindet seine Depression. Die andere Person verweigert die Therapie und hat weiterhin depressive Symptome. Wen halten Sie für kompetenter?

F: Nun, denjenigen, der sich Hilfe holt.

T: Wie sieht es nun mit einer anderen Situation aus, die Sie erwähnt haben, nämlich der ehrenamtlichen Arbeit im Obdachlosenheim? Auch hier haben wir zwei Personen. Sie sind sich nicht sicher, wie sie mit einer aggressiven Person umgehen sollen, weil sie es noch nie tun mussten. Der eine fragt das Personal, was zu tun ist. Der andere weiß es nicht und kämpft weiter. Wer ist der Kompetentere?

F: [*zögernd*] Derjenige, der sich Hilfe holt?

Th: Sind Sie sich da sicher?

F: [*denkt einen Moment nach*] Ja. Es ist kein Zeichen von Kompetenz, wenn man sich nur abmüht, wenn man Hilfe bekommen und es besser machen könnte.

Th: Wie sehr glauben Sie das?

F: Ziemlich viel.

Th: Und treffen diese beiden Situationen – Therapie und Hilfe im Tierheim – auf Sie zu?

F: Ja, ich glaube, das tun sie.

Hier habe ich sokratische Fragen im Zusammenhang mit zwei spezifischen Situationen verwendet, um Finn dabei zu helfen, seinen dysfunktionalen Glauben zu bewerten. Ich war der Meinung, dass die Standardfragen zur Untersuchung der Beweise und zur Bewertung der Ergebnisse weniger effektiv sein würden als Leitfragen. Beachten Sie, dass Sie bei der Bewertung von Annahmen möglicherweise Fragen stellen müssen, die überzeugender und parteiischer sind als bei der Bewertung von leichter formbaren Kognitionen auf der Ebene des automatischen Denkens.

Reframing

Sie können von Hand eine Tabelle zeichnen, um Patient:innen zu helfen, Beweise, die ihre dysfunktionalen Überzeugungen zu unterstützen scheinen, zu verfolgen und neu zu formulieren (Abb. 18.2).

Th: [*fasst zusammen*] Es war also schwierig für Sie, zur Therapie zu gehen und mit einem Betreuer im Obdachlosenheim zu sprechen, weil Sie glaubten: »Wenn ich um Hilfe bitte, zeigt das, dass ich inkompetent oder ein Versager bin.« Ist das richtig?

F: Ja.

Th: Jetzt, wo wir es besprochen haben, wie sehen Sie es?

F: Wenn ich um Hilfe bitte, bin ich nicht inkompetent?

Th: Sie klingen nicht überzeugt. Lassen Sie uns mal sehen. Wollen Sie es so formulieren: »Um Hilfe zu bitten, wenn ich sie brauche, ist ein Zeichen von Kompetenz«?

F: Ja.

Th: Wie sehr glauben Sie jetzt an diese neue Idee?

F: Sehr stark … [*liest und denkt über den neuen Glaubenssatz nach*]

Th: Wären Sie bereit, eine Tabelle zu führen, in der Sie die Beweise notieren, die Ihrer Meinung nach für die Annahme sprechen, dass Sie inkompetent sind?

F: Ja.

Th: Dann können Sie ihr eine realistischere Perspektive entgegensetzen, die wir »alternative Sichtweise« oder »Bezugsrahmen« oder so nennen können. Wie wollen Sie es nennen?

F: »Bezugsrahmen« finde ich gut.

Ich zeichne dann die Tabelle in Abbildung 18.2.

Ereignis/Erfahrung	Umdeutung/Reframing
Ich bitte in der Obdachlosenunterkunft um Hilfe.	Kompetente Menschen bitten um Hilfe, wenn sie sie brauchen.
Ich gehe zur Therapie.	Es ist ein Zeichen von Stärke und Kompetenz, sich behandeln zu lassen.
Ich habe meinen Job verloren.	Mein Chef hat meinen Job verändert und mir keine Fortbildung angeboten.

Abbildung 18.2 Finns Tabelle zum Reframing der Kompetenzüberzeugung

Ich bitte Finn, sich einen weiteren Punkt auszudenken, der in die Tabelle gehört, und er schreibt ihn auf. Er erklärt sich mit einem Aktivitätenplan einverstanden, um die Tabelle zu Hause weiter auszufüllen. Ich weise ihn darauf hin, dass es anfangs schwierig sein könnte, sich einen neuen Bezugsrahmen auszudenken, aber dass wir die rechte Seite des Diagramms in späteren Sitzungen gemeinsam ausfüllen können. Ich bitte ihn auch, diese Tabelle während unserer Sitzungen vor sich zu haben, damit er sie ergänzen kann, wenn das Thema, das wir besprechen, für seine negative Grundüberzeugung relevant ist. Als Nächstes schlage ich einen Aktivitätenplan vor, um die neue, anpassungsfähigere Überzeugung zu verstärken (s. »Als ob«-Technik in Abschn. 18.1).

Th: Könnten Sie diese Woche auch nach anderen Situationen Ausschau halten, in denen Sie vernünftigerweise um Hilfe bitten könnten? Das heißt, nehmen wir an, Sie glauben zu 100 % an die neue Überzeugung, dass es ein Zeichen von Kompetenz ist, um angemessene Hilfe zu bitten. Wann könnten Sie in der kommenden Woche um Hilfe bitten? Fällt Ihnen jetzt etwas ein?

F: Nun, gestern habe ich versucht, eine Lampe neu zu verkabeln, aber ich konnte es nicht. Ich wollte es weiter versuchen ... aber ich denke, ich könnte meinen Nachbarn um Hilfe bitten.

Th: Perfekt! Wenn Ihnen noch andere sinnvolle Möglichkeiten einfallen, um Hilfe zu bitten, könnten Sie das tun?

F: Okay.

Th: Und wenn Sie darum bitten, stellen Sie sicher, dass Sie sich selbst enorme Anerkennung zollen – denn Sie werden etwas Schwieriges tun, etwas, das Ihnen gegen den Strich geht, aber wirklich, wirklich wichtig ist.

Sobald Sie sowohl die Beweisführung über die Tabelle »Adaptive Annahmen« und die Tabelle »Bezugsrahmen für maladaptive Annahme« eingeführt haben, können Sie sie in **AB 15** »Annahmen verändern« zusammenfassen (Abb. 18.3).

Verhaltensexperimente

Wie bei automatischen Gedanken können Sie Ihren Klient:innen helfen, Verhaltensexperimente zu entwickeln, um die Gültigkeit einer Annahme zu bewerten. Verhaltensexperimente können, wenn sie richtig konzipiert und durchgeführt werden, die Überzeugungen eines Klienten sowohl auf der emotionalen als auch auf der intellektuellen Ebene stärker verändern als verbale Techniken.

AB 15 • P 2/2

Annahmen verändern

Beispiel:

Ereignis / Erfahrung, die meine neue Annahme »Ich bin kompetent« **unterstützt. Was sagt das über mich aus?**	**Ereignis / Erfahrung, das / die meine alte Annahme** »Ich bin unfähig« **widerlegt.**
▶ Ich habe herausgefunden, wie man die Drohne [meines Sohnes] fliegen lässt; das zeigt, dass ich kompetent bin. ▶ Ich habe das Bücherregal meiner Tochter repariert, was mein Schwiegersohn nicht geschafft hat – Beweis für Kompetenz. ▶ Ich habe meine Rechnungen bezahlt – das kann zwar fast jeder, dennoch ist es ein Beweis für Kompetenz. ▶ Ich habe Charlie geholfen, eine Trockenbauwand zu bauen – das habe ich gut gemacht.	▶ Ich habe einen Artikel über wirtschaftliche Trends gelesen, den ich schwer verständlich fand – aber das würde den meisten Menschen so gehen. ▶ Ich habe es nicht hinbekommen, die Bremsen meines Autos zu reparieren, aber ich bin auch kein ausgebildeter Automechaniker. ▶ Ich habe einen Strafzettel für Falschparken bekommen, aber das Straßenschild war missverständlich. ▶ Das Abendessen hat nicht gut geschmeckt. Das bedeutet nur, dass ich dieses Essen nicht gut kochen kann, aber nicht, dass ich ein unfähiger Mensch bin.

Abbildung 18.3 Finns Arbeitsblatt »Annahmen verändern« (**AB 15**)

Th: [*fasst zusammen*] Es klingt, als ob Ihnen dieser Glaube »Wenn ich andere um Hilfe bitte, werden sie mich kritisieren« diese Woche im Weg stand?

F: Ja, deshalb habe ich meinen Nachbarn auch nicht gefragt.

Th: Wie sehr glauben Sie das?

F: Ich weiß es nicht – sehr.

Th: Nun, Sie haben mich um Hilfe gebeten, und ich habe Sie nicht kritisiert, oder?

F: Nein, natürlich nicht. Aber es ist Ihr Job, den Leuten zu helfen.

Th: Stimmt, aber es wäre nützlich, herauszufinden, ob andere Menschen im Allgemeinen mehr wie ich sind oder nicht. Wie könnten Sie das herausfinden?

F: Ich müsste sie um Hilfe bitten.

Im nächsten Teil finde ich heraus, ob es ein gutes Verhaltensexperiment wäre, seinen Nachbarn um Hilfe zu bitten.

Th: Okay, können wir über Ihren Nachbarn sprechen? Welche Anhaltspunkte haben Sie dafür, dass er Ihnen gegenüber kritisch sein würde, wenn Sie ihn um Hilfe bitten, die Lampe zu verkabeln?

F: [*denkt nach*] Nun, er ist ein netter Kerl. Ich schätze, er würde mich nicht kritisieren.

Th: Hat er Ihnen schon mal geholfen?

F: Wissen Sie, ich habe das fast vergessen. Aber ja, einmal hat mein Enkel seinen Hund mitgebracht und der Hund ist weggelaufen. Mein Nachbar hat uns geholfen, ihn zu suchen, und er war derjenige, der ihn tatsächlich gefunden hat.

Th: Schien er kritisch zu sein?

F: Nein, er schien froh zu sein, helfen zu können.

Th: Dann wird er Sie jetzt vielleicht auch nicht kritisieren?

F: Nein, nein, das würde er wohl nicht. Ich weiß nicht, warum mir das nicht eingefallen ist.

Th: Nun, ich glaube, Ihre Depression wirkt sich immer noch auf Sie aus.

F: Ich denke, ich werde heute Abend nach dem Essen an seine Tür klopfen.

Th: Gut. Wir können das zu Ihrem Aktivitätenplan hinzufügen. [*Pause*]

Als nächstes besprechen wir, wie Finn damit umgehen könnte, wenn sich herausstellt, dass sein Nachbar kritisch ist. Dann frage ich: »Gibt es noch etwas, bei dem Sie es vermieden haben, um Hilfe zu bitten, weil Sie dachten, Sie könnten kritisiert werden?«

Es ist sehr wichtig, dass die Patient:innen ihr Verhalten ändern, indem sie ihr Vermeidungsverhalten abbauen und sich auf Situationen einlassen, die sie bisher vermieden haben. Andernfalls werden sie nicht die tatsächliche Erfahrung machen, dass ihre Annahmen widerlegt werden. Eine ausführliche Beschreibung und Diskussion von Verhaltensexperimenten bieten Bennett-Levy et al. (2004).

Geschichten, Filme und Metaphern verwenden

Sie können Ihren Klient:innen helfen, ein anderes Bild von sich selbst zu entwickeln, indem Sie sie ermutigen, über ihre Sicht von Figuren oder Menschen nachzudenken, die dieselbe negative Grundannahme haben wie sie selbst. Wenn Patient:innen anschauliche Beispiele dafür erleben, dass die sehr starken Überzeugungen anderer ungültig oder größtenteils ungültig sind, beginnen sie zu verstehen, dass auch sie eine starke Grundannahme haben könnten, die nicht korrekt ist.

Maria war sich sicher, dass sie schlecht war, weil ihre Mutter sie körperlich und seelisch missbrauchte und ihr oft sagte, wie schlecht sie war. Es war hilfreich für sie, über die Geschichte von Aschenputtel nachzudenken, in der eine böse Stiefmutter ein Mädchen ziemlich schlecht behandelt, ohne dass es daran schuld ist. Weitere gängige Metaphern, die in der KVT verwendet werden, analysieren Stott et al. (2010) und De Oliveira (2018) sowie Schmitt und Heidenreich (2019).

Kognitives Kontinuum

Diese Technik ist nützlich, um sowohl automatische Gedanken als auch Annahmen zu verändern, die ein polarisiertes Denken widerspiegeln, d. h. wenn der Patient etwas als Alles-oder-Nichts-Phänomen sieht. Ein kognitives Kontinuum half Finn zu erkennen, dass es einen Mittelweg zwischen Erfolg und Misserfolg gibt.

Th: [*fasst zusammen*] Als Sie herausfanden, dass Sie einen Scheck platzen ließen, dachten Sie: »Ich bin ein Versager.« Können wir sehen, wie das auf einer Skala aussieht? [*zeichnet eine Zahlenreihe*] Also 100 % – das würde jemanden darstellen, der ein voller Erfolg ist. Und 0 % – das ist jemand, der zu 0 % erfolgreich ist, mit anderen Worten, ein Versager. [*Pause*] Also, wo auf dieser Skala gehören Sie hin?

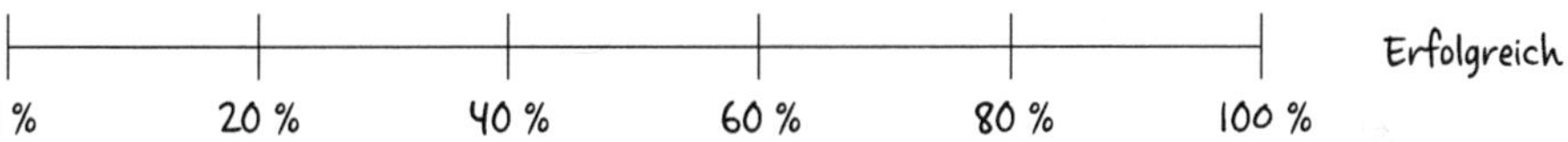

F: Naja, ich habe fast kein Geld mehr und ich habe keinen richtigen Job. Ich bin bei 0.

Th: Aber Sie engagieren sich freiwillig – obwohl Sie deprimiert sind. Und Sie sind auf der Suche nach Arbeit, richtig?

F: Ja, ich denke schon. Vielleicht bin ich bei 20 %.

Th: Gibt es noch jemanden, der zwischen Ihnen und jemandem steht, der überhaupt nicht arbeitet?

F: Ähm … Vielleicht dieser Typ, den ich kenne. Olaf. Er arbeitet so wenig, wie er nur kann. Er würde sich lieber zurücklehnen und Arbeitslosengeld kassieren.

Th: Na gut. Wo steht Olaf?

F: Ungefähr 20 %.

Th: Und Sie?

F: Ungefähr 30 %. Wenigstens versuche ich, einen Job zu bekommen.

Th: Und wenn Sie gearbeitet haben, wie war dann Ihre Arbeitsmoral?

F: Oh, ich habe immer hart gearbeitet.

Th: Schauen wir uns mal einen anderen Mann an, der nie arbeitet. Sagen wir, er leiht sich ständig Geld von Familienmitgliedern. Er könnte arbeiten, aber er will nicht, also tut er es nicht. Ist das die Art von Mann, die bei Null ist?

F: Wahrscheinlich.

Th: Und was ist mit einem Menschen, der nie arbeitet, vom Geld seiner Familie lebt und anderen schadet?

F: Diese Person wäre ein noch größerer Versager.

Th: Wenn er also 0 % ist, wo ist dann der Typ mit dem Familiengeld, der niemandem schadet?

F: [*denkt nach*] Oh, ich schätze 20 %. Er ist nicht in jeder Hinsicht ein Versager.

Th: Und Olaf und Sie?

F: Schauen wir mal. Er wäre 40 %, und ich wäre … Ich bin mir nicht sicher.

Th: Nun, wenn Sie jetzt arbeiten würden, wo würden Sie sein?

F: Hmm. Vielleicht 90 %? Denn ich glaube nicht, dass ich jemals zu 100 % erfolgreich sein könnte.

Th: Dann liegen Sie jetzt also zwischen 40 % und 90 %?

F: [*klingt unbeeindruckt*] Ich denke schon …

Th: Lassen Sie mich Folgendes fragen: Warum haben Sie keinen bezahlten Job? Ist es, weil Sie einfach faul sind oder weil Sie eine schlechte Arbeitsmoral haben? Oder liegt es daran, dass die Depression Sie beeinträchtigt hat?

F: Es ist die Depression.

Th: Sind Sie sich da sicher?

F: Nun, ich weiß, dass ich nicht faul bin, wenn ich nicht deprimiert bin, und ich habe eine gute Arbeitsmoral – und ich suche jetzt einen Job … Also schätze ich, dass ich bei 60 % liegen würde.

Th: Wie zutreffend ist es, jemanden als Versager zu bezeichnen – 0 % Erfolg – der bei 60 % liegt?

F: Nicht sehr gut zutreffend.

Th: Vielleicht ist das Schlimmste, was man sagen kann, dass er oder sie zu 60 % erfolgreich ist.

F: Ja. [*Stimmung hellt sich sichtlich auf*]

Th: Und wenn Sie erst einmal, sagen wir, 6 Monate in einem neuen bezahlten Job sind, was glauben Sie, wo Sie dann stehen werden?

F: Das hängt von der Arbeit ab, aber ich hoffe, dass ich zu 90 % erfolgreich sein werde.

Th: Lassen Sie mich Ihnen eine andere Frage stellen: Wie hat es sich ausgewirkt, wenn Sie sich selbst als Versager abgestempelt haben?

F: Ich fühle mich dadurch noch deprimierter.

Th: Ja. Und laut Ihrer eigenen Skala ist das nicht einmal wahr. Können Sie in Ihren eigenen Worten sagen, was Sie aus dieser Skala gelernt haben?

F: Dass ich kein Versager bin. Ich schätze, dass ich schlimmstenfalls zu 60 % erfolgreich bin und ich arbeite daran, wieder zu 90 % erfolgreich zu sein.

Th: Das ist ausgezeichnet. Lassen Sie uns das schriftlich festhalten. Und ich möchte, dass Sie jeden Morgen auf diese Skala schauen und auch immer dann, wenn Sie anfangen, sich wieder als Versager zu fühlen.

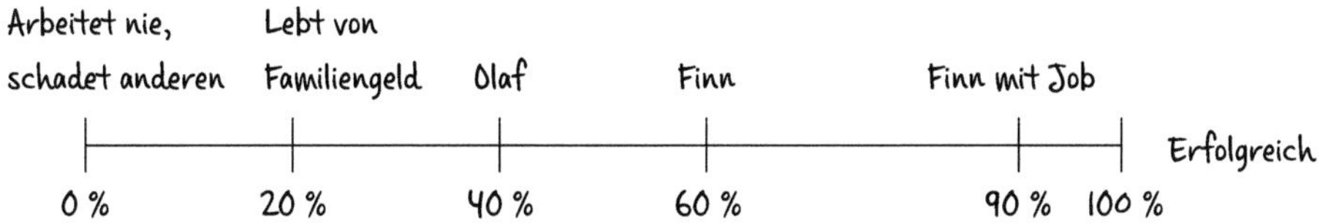

Wie bei vielen dieser Techniken zur Veränderung von Annahmen werden Sie wahrscheinlich feststellen, dass die Klient:innen ihr Denken sowohl auf der emotionalen als auch auf der intellektuellen Ebene ändern, wenn ihre negativen Gefühle in der Sitzung verstärkt werden. Wenn ihr Leidensdruck gering ist, werden Sie vielleicht eine gewisse Veränderung erreichen, aber wahrscheinlich nur auf der intellektuellen Ebene. Und Sie können den Patient:innen direkt beibringen, wie sie diese Art von Technik zwischen den Sitzungen selbst anwenden können.

T: Finn, lassen Sie uns noch einmal Revue passieren, was wir hier gemacht haben. Wir haben einen Alles-oder-Nichts-Fehler in Ihrem Denken festgestellt. Dann haben wir eine Zahlenreihe gezeichnet, um zu sehen, ob es wirklich nur zwei Kategorien gibt – Erfolg und Misserfolg – oder ob es genauer ist, den Grad des Erfolgs zu betrachten. Fällt Ihnen noch etwas ein, das Sie in nur zwei Kategorien sehen, etwas, das Sie beunruhigt?

Andere Menschen als Referenzpunkt verwenden

Wenn Patient:innen die Umstände und Überzeugungen anderer Menschen betrachten, gewinnen sie oft psychologischen Abstand zu ihren eigenen dysfunktionalen Annahmen. Sie beginnen, die Widersprüchlichkeit zu erkennen zwischen dem, was sie für sich selbst für wahr oder richtig halten, und dem, was sie objektiv über andere Menschen glauben.

In diesem ersten Beispiel ist Finn mit der Grundüberzeugung seiner Cousine nicht einverstanden, und ich helfe ihm, diese Perspektive auf sich selbst anzuwenden.

Th: Finn, Sie haben letzte Woche erwähnt, dass Sie glauben, dass eine Ihrer Cousinen auch depressiv ist?

F: Ja. Sie hat mich letzte Woche angerufen. Sie hatte eine Menge Probleme. Zuerst hat sie ihre Arbeit verloren. Dann hat ihr Freund mit ihr Schluss gemacht, und sie musste zu meiner Tante ziehen.

Th: Was denken Sie, wie sie sich selbst sieht?

F: Als sie neulich abends anrief, sagte sie, sie fühle sich wie eine Versagerin.

Th: Was haben Sie zu ihr gesagt?

F: Dass sie keine Versagerin ist. Dass sie im Moment nur eine schwere Zeit durchmacht.

Th: Könnte das auch auf Sie zutreffen?

F: [*denkt nach*] Ich bin mir nicht sicher.

Th: Ist irgendetwas an Ihrer Cousine anders, sodass es für sie in Ordnung ist, wenn sie depressiv ist und keine Arbeit hat, aber für Sie nicht?

F: [*denkt einen Moment nach*] Nein. Ich denke nicht. So hatte ich das noch gar nicht gesehen.

Th: Möchten Sie dazu etwas aufschreiben?

Schließlich können sich viele Klient:innen von einem Glaubenssatz distanzieren, indem sie ein Kind als Bezugspunkt nehmen, jemanden, für den sie Mitgefühl empfinden. Das kann ihr eigenes Kind oder Enkelkind sein oder ein anderes Kind, dem sie sich nahe fühlen. Oder sie können sich vorstellen, dass sie selbst ein Kind haben.

Th: Finn, Sie glauben also, dass Sie versagt haben, wenn Sie nicht so gut abschneiden wie alle anderen?

F: Ja.

Th: Ich frage mich, können Sie sich vorstellen, dass Ihre Enkelin jetzt erwachsen ist? Sie ist 50 Jahre alt und sie ist sehr traurig, weil sie gerade ihren Job verloren hat. Würden Sie wollen, dass sie glaubt, dass sie ein Versager ist?

F: Nein, natürlich nicht.

Th: Und warum nicht? … Was soll sie denn Ihrer Meinung nach glauben? [*Finn antwortet*] Wie trifft das, was Sie gerade gesagt haben, auf Sie zu?

Selbstoffenbarung nutzen

Eine angemessene und umsichtige Selbstoffenbarung kann manchen Patient:innen helfen, ihre Probleme oder Überzeugungen auf eine andere Art zu betrachten. Die Selbstauskunft muss natürlich echt und relevant sein:

Th: Wissen Sie, Finn, als ich anfing, Vollzeit zu arbeiten, war ich überlastet. Und mein Mann war es auch. Aber ich habe gezögert, jemanden um Hilfe zu Hause zu bitten. Ich dachte, ich müsste es allein schaffen. Letztendlich habe ich mir dann doch Hilfe geholt. Was denken Sie, was es über mich aussagt, dass ich Hilfe brauchte? Bedeutete es, dass ich inkompetent war?

F: Nein, ganz und gar nicht. Sie hatten wahrscheinlich einfach zu viel zu tun.

Th: Jemand kann also Hilfe brauchen, aber nicht inkompetent sein?

F: Ich verstehe, was Sie meinen.

Th: Können Sie es ausformulieren?

F: Vielleicht bedeutet die Tatsache, dass ich jetzt Hilfe brauche, nicht unbedingt, dass ich inkompetent bin.

Th: Was könnte es bedeuten?

F: Wie wir letzte Woche besprochen haben. Dass ich depressiv bin. Dass ich mich nicht so hart verurteilen würde, wenn ich auf Krücken gehen würde und Hilfe bräuchte.

Rational-emotionales Rollenspiel

Diese Technik, die auch als »Argument-Gegenargument« (Young, 1999) bezeichnet wird, wird in der Regel eingesetzt, nachdem Sie andere der in diesem Kapitel beschriebenen Techniken ausprobiert haben. Sie ist besonders dann nützlich, wenn Klient:innen sagen, dass sie *mit dem Verstand* erkennen können, dass eine Annahme dysfunktional ist, dass sie aber in ihrem Bauch immer noch das *Gefühl* haben, sie sei richtig. Zunächst erläutern Sie das Vorgehen und bitten den Klienten, den »emotionalen« Teil seines Verstandes zu spielen, der stark an die dysfunktionale Annahme glaubt, während Sie den »rationalen« Teil spielen. Dann tauschen Sie die Rollen. Beachten Sie, dass sowohl Sie als auch der Patient in beiden Abschnitten in der Ich-Form sprechen.

Th: Nach dem, was Sie sagen, klingt es so, als ob Sie immer noch in gewissem Maße glauben, dass Sie inkompetent sind.

F: Ja.

Th: Ich würde gerne ein besseres Gefühl dafür bekommen, welche Beweise Sie noch haben, die Ihren Glauben stützen, wenn das okay ist.

F: Sicher.

Th: Können wir ein Rollenspiel machen? Ich werde den »rationalen« Teil Ihres Verstandes spielen, der weiß, dass Sie nicht völlig unfähig sind. Ich möchte, dass Sie den emotionalen Teil Ihres Verstandes spielen, diese Stimme aus dem Bauch, die immer noch fest daran glaubt, *dass* Sie unfähig sind. Ich möchte, dass Sie gegen mich argumentieren, so gut Sie nur können, damit mir wirklich klar wird, was die Annahme aufrechterhält. Einverstanden?

F: Ja.

Th: Gut, fangen Sie an. Sagen Sie: »Ich bin unfähig, weil …«

F: Ich bin unfähig, weil ich meinen Job verloren habe.

Th: Nein, bin ich nicht. Ich *glaube* zwar, dass ich unfähig bin, aber die meiste Zeit über bin ich einigermaßen kompetent.

F: Nein, bin ich nicht. Wenn ich wirklich kompetent wäre, hätte ich meinen Job wirklich gut gemacht.

Th: Das ist nicht wahr. Ich habe den Job nicht gut gemacht, weil mein Chef meine Aufgaben geändert und mich nicht gut genug eingearbeitet hat.

F: Nun, Emilio hat die Inventur echt gut gemacht. Das zeigt, dass ich unfähig war.

Th: Das ist auch nicht richtig. Emilios hatte eben Stärken in den für die Inventur erforderlichen Fähigkeiten, und ich hatte andere Stärken. Das Schlimmste, was man sagen kann, ist, dass ich die Inventur schlecht gemacht habe. Aber viele andere Dinge mache ich sehr gut, da bin ich kompetent.

F: Aber ich habe mich in den letzten ein oder zwei Jahren nicht sehr kompetent verhalten.

Th: Das stimmt, aber da sich meine Depression gebessert hat, habe ich in letzter Zeit viel fähiger gehandelt.

F: Aber jemand, der wirklich fähig ist, würde doch gar nicht erst depressiv werden.

Th: Eigentlich werden sogar wirklich fähige Menschen depressiv. Zwischen diesen beiden Dingen besteht kein Zusammenhang. Und wenn wirklich fähige Menschen depressiv werden, leiden ihre Konzentration und Motivation auf jeden Fall, und sie erbringen nicht so gute Leistungen wie sonst. Das heißt aber nicht, dass sie durch und durch inkompetent sind.

F: Ich denke, das stimmt. Sie sind einfach nur depressiv.

Th: Sie haben recht, aber das gehört nicht zu Ihrer Rolle. Gibt es noch mehr Beweise dafür, dass Sie völlig unfähig sind?

F: [*denkt einen Moment nach*] Nein, ich denke nicht.

Th: Gut, wie wäre es dann, wenn wir jetzt die Rollen tauschen und Sie dieses Mal den »rationalen« Teil spielen, der meinem »emotionalen« Teil widerspricht? Und ich werde dieselben Argumente benutzen wie Sie.

F: Okay.

Th: Ich fange an. »Ich bin unfähig, weil ich meinen Job verloren habe.«

Der Rollentausch bietet den Patient:innen die Möglichkeit, mit der intellektuellen Stimme zu sprechen, die Sie gerade modelliert haben. Sie verwenden dieselben emotionalen Argumente und dieselben Worte, die der Patient verwendet hat. Die Verwendung ihrer eigenen Worte und die Tatsache, dass Sie kein neues Material einführen, helfen den Patient:innen, genauer auf ihre spezifischen Anliegen einzugehen.

Tipp

Wenn Klient:innen in der rationalen Rolle keine Antwort einfällt, können Sie entweder vorübergehend die Rollen tauschen oder kurz das Rollenspiel unterbrechen, um diese Barriere zu besprechen. Wie bei jeder Technik zur Modifikation von Annahmen überprüfen Sie die Wirksamkeit sowie den weiteren Veränderungsbedarf. Dazu bitten Sie die Klient:innen um eine Einschätzung, wie stark sie vor und dann nach der Intervention an die Annahme glauben.

Viele Patient:innen finden das rational-emotionale Rollenspiel nützlich. Einige wenige jedoch fühlen sich dabei unwohl. Wie bei jeder Intervention sollte die Entscheidung, es einzusetzen, gemeinsam getroffen werden. Da es sich um eine leicht konfrontative Technik handelt, sollten Sie während des Rollenspiels besonders auf die nonverbalen Reaktionen der Patient:innen achten. Achten Sie auch darauf, dass sie sich nicht kritisiert oder abgelehnt fühlen, weil der rationale Teil ihres Verstandes über den emotionalen Teil gestellt wird.

Prüfung der Vergangenheit

Für viele Klient:innen reicht es aus, dysfunktionale Überzeugungen zu ändern, indem sie relevante aktuelle Erfahrungen umformulieren oder aktuelles Material als Beispiele verwenden. Für andere ist es von Vorteil, wenn man bespricht, wie und wann eine negative Grundannahme entstanden ist und aufrechterhalten wurde und warum es für den Klienten damals sinnvoll war, sie zu glauben.

Marias Annahme, sie sei unsympathisch, stammte aus ihrer Kindheit. Ich fragte sie: »Welche Erinnerungen haben Sie, in denen Sie glaubten, unsympathisch zu sein? Fangen wir mit Ihrer Grundschulzeit an, also als Sie etwa 6 bis 11 Jahre alt waren.« Als Nächstes fragte ich sie nach relevanten Erinnerungen aus ihrer Jugendzeit. (Als sehr kleines Kind hatte sie keine relevanten Erinnerungen.) Dann nutzten wir die sokratische Befragung, um die Bedeutung, die sie jeder dieser Erfahrungen beimaß, neu zu formulieren. Schließlich bat ich Maria, eine Zusammenfassung ihres neuen Selbstverständnisses aus den wichtigsten Zeitabschnitten aufzuschreiben. Hier ist ihr Fazit über die Grundschule: »Ich war im Grunde genommen sympathisch. Ich hatte eine beste Freundin, und ich war mit einigen anderen Mädchen befreundet. Ich wurde von einer Gruppe von Kindern schikaniert, die auf anderen herumhackten, um sich überlegen zu fühlen. Das sagt etwas Negatives über sie aus, aber nicht über mich.« Ich bat Maria, diesen Therapiezettel jeden Tag zu lesen.

Umstrukturierung der Bedeutung früher Erinnerungen durch erlebnisorientierte Techniken

Um die Bedeutung von bedeutsamen negativen Ereignissen (aus der Kindheit oder später) auf der emotionalen Ebene zu verändern, benötigen manche Patient:innen möglicherweise auch erlebnisorientierte Techniken, bei denen sie die Erlebnisse in der Sitzung mit Ihnen »nacherleben« und bei Vorhandensein eines signifikanten Affekts Rollenspiele oder Bilder verwenden, um die Bedeutung auf der emotionalen Ebene neu zu gestalten. Die hier beschriebenen Techniken sind fortgeschrittener und eignen sich vielleicht nur für manche Ihrer Patient:innen.

Die Techniken aus der Gestalttherapie wurden an das kognitive Modell angepasst, insbesondere um dysfunktionale Überzeugungen zu verändern, und werden häufiger bei Patient:innen mit Persönlichkeitsstörungen als bei solchen mit akuten Störungen eingesetzt, allerdings nicht ausschließlich. Sie setzen diese Techniken gegen Mitte oder Ende der Behandlung ein, wenn die Klient:innen bereits begonnen haben, ihre dysfunktionalen Überzeugungen zu verändern. Beachten Sie, dass es für einige Klient:innen wichtig sein kann, sich stärker auf das Abrufen positiver Erinnerungen und die Ableitung positiver Bedeutungen zu konzentrieren, um ihre adaptiven Überzeugungen über sich selbst, ihre Welt und / oder andere Menschen zu stärken. Im Folgenden stelle ich zwei Möglichkeiten vor, die Bedeutung von Erinnerungen neu zu strukturieren.

Technik 1: Umstrukturierung der Bedeutung früherer Erfahrungen durch Reenactment und Rollenspiele zwischen Therapeut:in und Klient:in

Im Folgenden frage ich Finn zunächst nach einer belastenden Situation und schlage ihm vor, sich auf die körperlichen Empfindungen zu konzentrieren, die mit seiner negativen Emotion verbunden sind, um seine Grundannahmen und seinen Kummer intensiver zu aktivieren. Ich tue dies, damit er einen besseren Zugang zu einer früheren Erinnerung mit demselben Thema bekommt.

Th: Finn, Sie sehen heute ziemlich niedergeschlagen aus.

F: Ja. Meine Ex-Frau hat angerufen. Ich sollte heute Morgen auf meine Enkelkinder aufpassen. Aber ich musste in letzter Minute absagen, weil ich vergessen hatte, dass ich einen Arzttermin hatte.

Th: Was hat sie zu Ihnen gesagt?

F: Dass ich ein schrecklicher Großvater bin.

Th: Was ging Ihnen durch den Kopf, als sie das sagte?

F: Sie hat recht. Ich bin ein schrecklicher Großvater.

Th: Und wie fühlen Sie sich?

F: [*drückt seine Gefühle aus*] Traurig. Wirklich traurig. [*drückt seine Grundannahme aus*] Ich bin so ein Versager.

Th: Nur als Großvater oder insgesamt?

F: Es fühlt sich an wie insgesamt.

Th: [*steigert seinen Affekt, um das Abrufen von Erinnerungen zu erleichtern*] Fühlen Sie diese Traurigkeit und dieses Versagen irgendwo in Ihrem Körper?

F: [*zeigt auf die Brust*] Hier, in meiner Brust. Da ist diese Schwere.

Dann beschließen wir gemeinsam, uns im Moment nicht auf diese Situation zu konzentrieren. Stattdessen nutze ich Finns negative Stimmung, um eine wichtige frühere Erfahrung zu identifizieren, bei der dieselbe Grundannahme aktiviert worden war (Affektbrücke). Ich bitte ihn, sich die Szene vorzustellen. Dann besprechen wir die Erinnerung auf der intellektuellen Ebene, und ich helfe Finn, eine alternative Erklärung für den Ausbruch seiner Mutter zu finden, in dem sie ihn beschuldigte und kritisierte.

Th: Wann haben Sie sich zum ersten Mal so gefühlt, als Kind?

F: [*Pause*] Wahrscheinlich, als ich etwa 11 oder 12 war. Ich erinnere mich, dass meine Mutter sehr spät von der Arbeit nach Hause kam, weil sie ihren Bus verpasst hatte. Sie war sehr wütend auf mich, weil meine Brüder in der Küche mit farbiger Knete spielten, die überall auf dem Tisch und auf dem Boden lag.

Th: Können Sie sich die Szene vor Ihrem inneren Auge vorstellen? Waren Sie mit Ihren Brüdern und Ihrer Mutter in der Küche?

F: Ja.

Th: Wie sah ihr Gesicht aus? Was hat sie gesagt?

F: Naja, sie sah ziemlich wütend aus. Sie hat wirklich geschrien. Sie sagte so was wie: »Finn, was soll ich nur mit dir machen? Sieh dir doch an, wie es hier aussieht!«

Th: Was haben Sie gesagt?

F: Ich glaube, ich habe gar nichts gesagt. Meine Mutter schrie mich immer wieder an. Sie sagte so etwas wie: »Weißt du nicht, wie hart ich arbeite? Ich verlange nicht, dass du viel tust. Aber warum lässt du zu, dass deine Brüder überall Knete hinschmieren. Du hättest auf sie aufpassen müssen. Ist das wirklich so schwer zu machen?«

Th: [*mitfühlend*] Sie müssen sich ziemlich schlecht gefühlt haben.

F: Das habe ich.

Th: Denken Sie, dass es vernünftig war, so zu handeln?

F: [*denkt nach*] Ich weiß es nicht ... Sie war ziemlich müde und gestresst.

Th: Haben Sie das oft zu Ihren eigenen Kindern gesagt?

F: Nein, so etwas habe ich nie gesagt. Ich habe nicht erwartet, dass sie sich umeinander kümmern.

Th: Können Sie sich daran erinnern, als Ihr Sohn 11 Jahre alt war und Ihre Tochter 8?

F: Ja.

Th: Wenn Sie eines Tages nach der Arbeit nach Hause gekommen wären, Sie sehr spät dran gewesen und sehr müde und gestresst, und der Tisch und der Boden wären mit Knete bedeckt, was hätten Sie dann zu ihnen gesagt?

F: Ähm ... Ich schätze, ich hätte etwas gesagt wie: »Oh-oh. Schaut mal, auf dem Tisch und auf dem Boden ist überall Knete. Hört auf mit dem, was ihr tut, und räumt es auf. Und passt nächstes Mal auf, dass es nicht so schmutzig wird.«

Th: Das ist wirklich gut. Haben Sie eine Ahnung, warum Ihre Mutter Sie nicht einfach gebeten hat, aufzuräumen?

F: Ich bin mir nicht sicher.

Th: Nach dem, was Sie mir zuvor erzählt haben, frage ich mich, ob es daran liegen könnte, dass sie damit überfordert war, alleinerziehend zu sein. Ich frage mich, ob der Anblick der unordentlichen Küche ihr das Gefühl gab, die Kontrolle zu verlieren.

F: Das ist wahrscheinlich richtig. Es war schwer für sie.

Als Nächstes ändere ich den Fokus, damit Finn durch Rollenspiele Erfahrungen sammeln kann. Zunächst spielt er seine Mutter, dann tauschen wir die Rollen und er spielt sich selbst.

Th: Okay, wie wäre es, wenn wir ein Rollenspiel machen? Ich spiele Sie im Alter von elf Jahren, Sie spielen Ihre Mutter. Versuchen Sie, die Dinge so gut wie möglich aus ihrer Sicht zu sehen. Sie beginnen. Sie kommen gerade von der Arbeit nach Hause, sehen überall Knete auf dem Tisch und dem Boden und sagen ...

F: [*als Mama*] Finn, sieh dir diese Sauerei an. Du hättest deine Brüder aufhalten sollen.

Th: [*als Finn*] Mama, es tut mir leid. Das ist eine Sauerei. Ich fange an, es aufzuräumen.

F: Weißt du nicht, wie hart ich arbeite? Ist es wirklich zu viel verlangt, dass du auf deine Brüder aufpasst?

Th: Ich habe auf sie aufgepasst und ihnen gesagt, dass sie aufräumen sollen, Aber sie wollten nicht auf mich hören.

F: Du musst sie zwingen.

Th: Ich weiß nicht, wie man das macht. Ich bin erst elf. Du erwartest zu viel von mir. Ich räume das jetzt auf. Ich weiß nicht, warum du da so eine große Sache draus machst. Du gibst mir das Gefühl, ein Versager zu sein. Denkst du, dass ich das bin?

F: Nein, ich will nicht, dass du das denkst. Es ist nicht wahr. Ich möchte nur, dass du es besser machst.

Als Nächstes helfe ich Finn, eine andere Schlussfolgerung aus der Erfahrung zu ziehen:

Th: Okay, raus aus der Rolle. Was denken Sie?

F: Ich war nicht wirklich ein Versager. Ich habe die meisten Dinge gut gemacht. Mama war wahrscheinlich nur sehr gestresst.

Th: Wie sehr glauben Sie das?

F: Ich denke, ich glaube es.

Th: Wie wäre es, wenn wir das Rollenspiel noch einmal machen, Aber dieses Mal tauschen wir die Rollen. Sie sind Ihr elfjähriges Ich, und wir werden sehen, wie gut Sie Ihrer Mutter antworten können.

Nach diesem zweiten Rollenspiel bitte ich Finn, zusammenzufassen, was er gelernt hat. Dann besprechen wir, wie seine Schlussfolgerungen auf die aktuelle Situation zutreffen, in der seine Ex-Frau ihn als Versager bezeichnet hat.

Technik 2: Umstrukturierung der Bedeutung früherer Erfahrungen durch Reenactment und Rollenspiele zwischen älterem und jüngerem Klienten.

Diese Technik beginnt auf die gleiche Weise.

Hier sind die Schritte:

(1) Identifizieren Sie eine spezifische Situation, die für die Klientin derzeit sehr belastend ist und mit einem wichtigen dysfunktionalen Glaubenssatz verbunden ist. Verstärken Sie den Affekt der Klientin, indem Sie sich auf ihre automatischen Gedanken, Gefühle und somatischen Empfindungen konzentrieren.

(2) Helfen Sie der Klientin, eine relevante frühe Erfahrung zu identifizieren, indem Sie fragen: »Erinnern Sie sich daran, wann Sie sich als Kind oder Jugendliche so gefühlt haben?« oder »Wann haben Sie das zum ersten Mal von sich geglaubt? Wie weit reicht Ihre Erinnerung hierzu zurück? [oder »Wann wurde dieser Glaube sehr viel stärker?«] Erfragen Sie eine Beschreibung einer bestimmten Situation und die Bedeutung, die die Klientin ihr beimisst. Verwenden Sie sokratische Fragen, um ihr zu helfen, die dysfunktionale Überzeugung, die aktiviert worden war, neu zu formulieren.

(3) Bitten Sie die Klientin, sich die Situation so zu vergegenwärtigen, sie zu wieder zu erleben, als wäre sie das Kind (das »jüngere Ich«) und als würde die Situation gerade jetzt geschehen. Sprechen Sie die ganze Zeit über, bis zum Abschluss dieser Technik, mit dem jüngeren Selbst der Klientin, und verwenden Sie dabei Begriffe und Konzepte, die diesem Entwicklungsstand entsprechen. Während sie Ihnen von dem Erlebnis erzählt, fragen Sie nach automatischen Gedanken, Gefühlen und Überzeugungen des jüngeren Ichs. Bitten Sie sie zu bewerten, wie sehr sie an ihre Überzeugungen glaubt. (Häufig braucht das jüngere Ich eine Mehrfachauswahl: »Glaubst du es ein bisschen? Mittel? Sehr stark?« Wenn Sie das jüngere Selbst nach einem Prozentsatz fragen, wechselt es mental zu seinem älteren [aktuellen] Selbst.) Bitten Sie die Klientin, sich die Szene weiterhin vorzustellen und dabei immer in der Rolle des jüngeren Ichs zu sprechen und die Gegenwartsform zu verwenden, bis die belastende Situation vorüber ist und sie sich an einem sichereren Ort befindet.

(4) Fragen Sie das jüngere Ich, ob es möchte, dass sein älteres Ich in die Szene (den sichereren Ort) kommt und ihm hilft zu verstehen, was passiert ist. Erleichtern Sie einen Dialog zwischen dem jüngeren Selbst (emotionale Ebene) und dem älteren Selbst (rationale Ebene), um die dysfunktionale Überzeugung neu zu formulieren. Wenn das jüngere Selbst verwirrt ist oder dem älteren Selbst nicht glaubt, machen Sie dem älteren Selbst Vorschläge, was es sagen kann (unter Verwendung entwicklungsgerechter Sprache und Konzepte).

(5) Bitten Sie das jüngere Ich, erneut einzuschätzen, wie sehr es jetzt an die dysfunktionale Überzeugung glaubt. Wenn sich der Grad der Überzeugung verringert hat, fragen Sie das jüngere Ich, ob es das ältere Ich noch etwas fragen oder ihm etwas sagen möchte; begleiten und unterstützen Sie sie dann bei der Verabschiedung von jüngerem und älterem Ich.

(6) Fragen Sie die Klientin: »Was schließen Sie aus dem, was wir gerade getan haben?« Eine typische Schlussfolgerung ist, dass die dysfunktionale Überzeugung nicht oder zumindest nicht vollständig wahr war und dass das jüngere Ich verletzlich war und Schutz und gute Behandlung verdiente. Die Klientin kann auch damit einverstanden sein, im Rahmen ihres Aktivitätenplans damit zu beginnen, mitfühlender mit sich selbst zu sprechen (so wie ihr älteres Ich mit ihrem jüngeren Ich gesprochen hat).

Zusammenfassung

Die Stärkung adaptiver und die Umstrukturierung maladaptiver Annahmen erfordern eine konsequente, systematische Arbeit im Therapieverlauf. Techniken, die für die Umstrukturierung automatischer Gedanken und bedingter Überzeugungen anwendbar sind, können zusammen mit spezielleren Techniken eingesetzt werden, die speziell auf Grundannahmen ausgerichtet sind. Weitere Strategien zur Veränderung von Grundüberzeugungen finden sich u. a. bei J.S. Beck (2005), Beck et al. (2015), McEvoy et al. (2018), Pugh (2019) und Young (1999).

Reflexionsfragen

Wie kann man adaptive Annahmen stärken und maladaptive Annahmen verändern? Wie werden Annahmen im Laufe der Zeit gestärkt?

Übung

Stellen Sie sich vor, Sie haben eine Grundannahme, dass Sie minderwertig, nicht liebenswert oder wertlos sind. Überlegen Sie sich eine entsprechende adaptive Grundannahme und füllen Sie **Arbeitsblatt 15** zur Veränderung von Annahmen aus.

19 Zusätzliche Techniken

Viele grundlegende KVT-Techniken wurden in diesem Buch bereits behandelt, darunter Psychoedukation zu Zielen, Werten und Stärken, Stimmungs- und Verhaltensbeobachtung, kognitive Umstrukturierung, Arbeitsblätter, Verhaltensexperimente und Achtsamkeit. Diese Techniken können nicht nur die Stimmung, sondern auch das Denken, das Verhalten und/oder die physiologische Erregung der Klient:innen beeinflussen. Einige verstärken den positiven Affekt, andere verringern den negativen Affekt und wieder andere bewirken beides. Sie wählen Sie die Techniken gemeinsam mit den Klient:innen aus und lassen sich dabei vom jeweiligen Fallkonzept leiten (s. Kap. 9).

Wie in Kapitel 2 beschrieben, adaptiert die KVT Techniken aus vielen evidenzbasierten psychotherapeutischen Methoden – im Rahmen einer kognitiven Konzeptualisierung: Akzeptanz- und Commitmenttherapie, Mitgefühlstherapie, DBT, emotionsfokussierte Therapie, Gestalttherapie, interpersonelle Psychotherapie, metakognitive Therapie, MBCT, motivierende Gesprächsführung, psychodynamische Psychotherapie, Schematherapie, lösungsfokussierte Kurztherapie, Wohlbefindenstherapie u. a. Sie werden auch Ihre eigenen Techniken entwickeln, während Sie im Laufe Ihres Berufslebens immer mehr Kompetenz erlangen.

Dieses Kapitel beantwortet die folgenden Fragen:

- Wie helfen Sie Patient:innen, ihre Emotionen zu regulieren (z. B. durch Refokussierung, Ablenkung, Selbstberuhigung und Entspannungsübungen)?
- Woher wissen Sie, wann Sie ein Fertigkeitentraining durchführen?
- Wie helfen Sie Ihren Klient:innen, Probleme besser zu lösen?
- Wie helfen Sie ihnen, Entscheidungen zu treffen?
- Wie erstellen Sie abgestufte Aufgabenstellungen?

- Wann und wie führen Sie Expositionsübungen oder Rollenspiele durch?
- Wann sind Tortendiagramme nützlich?
- Wie können Sie ungünstige Selbstvergleiche ändern?

19.1 Emotionsregulationstechniken

Das Ziel der KVT ist nicht, negative Emotionen zu beseitigen. Alle Emotionen sind wichtig. Negative Emotionen weisen häufig auf ein Problem hin, das gelöst werden muss (was eine kognitive Umstrukturierung erfordern kann oder auch nicht) – oder, wenn es nicht gelöst werden kann, akzeptiert werden muss. Das Ziel der KVT ist es, Ausmaß und Dauer negativer Emotionen zu reduzieren, die in keinem Verhältnis zur Situation zu stehen scheinen (angesichts der Kultur und der Umstände des Klienten) und in der Regel mit verzerrten oder wenig hilfreichen Wahrnehmungen zusammenhängen. Die Akzeptanz negativer Emotionen (anstelle der Vermeidung) ist für einige Patient:innen der Schlüssel (Linehan, 2015; Segal et al., 2018). Die Akzeptanz- und Commitmenttherapie (ACT; Hayes et al., 1999) beschreibt nützliche Metaphern für das Akzeptieren negativer Emotionen und die Hinwendung zu wertvollen Handlungen.

Sie haben in diesem Buch bereits über Techniken zur Emotionsregulierung gelesen, insbesondere über die Änderung dysfunktionaler Kognitionen und maladaptiver Verhaltensweisen, über das achtsame Durchführen von sozialen, angenehmen, produktiven und selbstfürsorglichen Aktivitäten, über körperliche Betätigung, über die Konzentration auf die eigenen Stärken und positiven Eigenschaften und über die Kultivierung positiver Kognitionen und adaptiver Verhaltensweisen. Im Folgenden finden Sie einige zusätzliche Techniken.

Refokussierung, werteorientiertes Verhalten und Selbstberuhigung

Wenn ich mich bekümmert oder verzweifelt fühle, überprüfe ich meistens die Richtigkeit meiner Gedanken und versuche, die Probleme zu lösen. Aber gelegentlich bleibe ich in einer nicht-hilfreichen Denkweise stecken. Das passiert mir z. B. manchmal, wenn ich ein Problem habe, das ich nicht lösen kann, zumindest nicht im Moment, oder wenn ich mich über etwas ärgere, das ich nicht ändern kann. Wenn mich das Überprüfen meiner Gedanken nicht weiterbringt, ändere ich meinen Fokus. Ich sage mir: »Es ist nicht hilfreich, jetzt darüber nachzudenken. Es ist in Ordnung, dass ich mich … (nervös, gereizt usw.) fühle. Ich sollte mich einfach wieder auf das konzentrieren, was ich gerade tue (oder eine wertorientierte Aktivität ausführen).« Ich gehe davon aus, dass Sie das auch tun, und Sie können Ihren Klient:innen beibringen, dasselbe zu tun. Helfen Sie ihnen, ihre negativen affektiven Reaktionen zu beobachten und zu bemerken, wo ihre Aufmerksamkeit liegt, und sich dann auf etwas anderes zu konzentrieren.

Verschiedene Websites führen angenehme, selbstberuhigende Aktivitäten, Entspannungs- oder Achtsamkeitsübungen auf. Indem wir ihnen einige Quellen nennen, können sich die Klient:innen auf die anstehende Aufgabe, ihr unmittelbares Erleben (mit allen Sinnen, vor allem wenn sie über vergangene Ereignisse grübeln oder sich Gedanken über künftige Ereignisse machen), ihren Körper oder ihren Atem oder auf ihre Ziele und einen Plan zur Verwirklichung dieser Ziele konzentrieren. Sie können verschiedenen Aktivitäten nachgehen: Gespräche mit anderen Menschen, im Internet surfen, ein Videospiel spielen, Beiträge in den sozialen Medien posten oder ansehen, Hausarbeiten erledigen, Sport treiben, ein Bad oder eine Dusche nehmen, mit Kindern oder Haustieren interagieren oder Dankbarkeit üben (s. auch Gräßer & Hovermann, 2022; Hautzinger, 2021).

Finn grübelte oft über vermeintliche Fehler, die er in der Vergangenheit gemacht hatte, und machte sich Sorgen über seine Finanzen und seine Zukunft. Ich brachte ihm bei, achtsam mit dem Atem umzugehen, und half ihm, eine Liste mit Dingen zu erstellen, die er tun konnte, um seine Aufmerksamkeit auf andere Dinge zu lenken, da wir feststellten, dass Grübeln und Selbstkritik ihm mehr schaden als nützen.

Entspannung

Viele Klient:innen, vor allem solche, die unter körperlicher Anspannung leiden, profitieren vom Erlernen von Entspannungstechniken (s. dazu ausführlich: Benson, 1975; Davis et al., 2008; Jacobson, 1974; Petermann, 2020). Es gibt verschiedene Arten von Entspannungsübungen, darunter die Progressive Muskelentspannung (PMR), Imaginationen und langsames und / oder tiefes Atmen. Bei der PMR lernen die Klient:innen, Muskelgruppen systematisch abwechselnd anzuspannen und zu entspannen. Bei der Imagination werden die Patient:innen aufgefordert, sich vorzustellen, wie sie sich in einer bestimmten Umgebung entspannt, ruhig und sicher fühlen, z. B. an einem Strand. Es gibt auch verschiedene Atemübungen, die Sie Ihren Klient:innen beibringen können. Lassen Sie sie eine oder mehrere dieser Übungen in der Sitzung ausprobieren, während Sie eine Audioaufnahme auf dem Handy des Klienten machen, die er anschließend täglich zu Hause üben kann.

Tipp

Manche Patient:innen erleben bei Entspannungsübungen einen paradoxen Erregungseffekt; sie werden sogar noch angespannter und ängstlicher (Barlow, 2002; Clark, 1989). Sie können dies als Lernerfahrung nutzen. Fragen Sie die Patient:innen: »Was befürchten Sie am meisten, was passieren könnte, wenn Sie mit dieser Übung fortfahren?« Ermutigen Sie sie dann, die Entspannungsübungen fortzusetzen, um herauszufinden, inwieweit sich ihre Befürchtungen bewahrheiten, wenn dies überhaupt geschieht.

19.2 Fertigkeitentraining

Viele depressive Klient:innen weisen Defizite in bestimmten Fertigkeiten (oder *Skills*) auf, z. B. in den Bereichen Kommunikation, Erziehung der Kinder, Vorstellungsgespräche, Haushaltsführung, Zeitmanagement, Organisation und Beziehungen. Wenn Sie ein Fertigkeitendefizit entdecken, begründen Sie, warum Sie daran arbeiten möchten, und treffen Sie dann gemeinsam eine Entscheidung, dies zu tun. Beschreiben Sie die Fertigkeit und demonstrieren Sie sie während der Sitzung. KVT-Selbsthilfebücher und Arbeitsbücher können ebenfalls nützlich sein, um den Klient:innen einige Fertigkeiten beizubringen, beispielsweise Stavemann (2018) »Im Gefühlsdschungel«.

Wenn Sie ein Hindernis oder Problem entdecken, ermitteln Sie, ob die Patient:innen ein tatsächliches Fertigkeitsdefizit haben oder ob sie Kognitionen haben, die sie daran hindern, eine Fertigkeit, die sie bereits besitzen, anzuwenden. Sie können sie fragen: »Wenn Sie sicher wären, dass Sie ein gutes Ergebnis erzielen würden, was würden Sie dann tun oder sagen?« Wenn sie Ihnen eine sinnvolle Antwort geben, brauchen sie vielleicht kein Kompetenztraining, sondern nur eine kognitive Umstrukturierung. Der Gedanke »Was ist, wenn ich einen Fehler mache?« kann z. B. dazu führen, dass Patient:innen eine Aufgabe, die sie beherrschen, nicht ausführen. »Wenn ich meinem Kind Grenzen setze, wird es sowieso nicht auf mich hören« könnte zu einer übermäßig ungeregelten Erziehung führen. Dabei verfügen diese Klient:innen möglicherweise über ausreichende Fähigkeiten.

Tipp

Wenn Patient:innen unsicher sind, was sie zu einer anderen Person sagen sollen, lassen Sie ihnen die Wahl, ob sie sich selbst oder die andere Person in einem Rollenspiel spielen. Wenn sie sich selbst spielen und es gut machen, geben Sie ein positives Feedback und fragen Sie sie, ob sie aufschreiben wollen, was sie gesagt haben, damit sie sich besser erinnern können. Wenn sie es nicht gut machen, fragen Sie sie, ob sie möchten, dass Sie eine andere Vorgehensweise demonstrieren. Wenn ja, spielen Sie den Klienten, tauschen dann aber die Rollen, damit der Klient Gelegenheit zum Üben bekommt. Wenn nötig, unterbrechen Sie das Rollenspiel, um Feedback zu geben und das Verhalten erneut üben zu lassen. Legen Sie gemeinsam einen Aktivitätenplan fest, um die das Verhalten in bestimmten Situationen oder mit bestimmten Personen anzuwenden.

19.3 Problemlösetechniken

Neben oder zusätzlich zu ihren psychischen Störungen sehen sich die Klient:innen mit Hindernissen im realen Leben konfrontiert, die sie davon abhalten, Schritte in Richtung einer werteorientierten Handlung zu unternehmen oder ihre Wünsche zu erfüllen. Ermutigen Sie sie in jeder Sitzung, einen Blick auf die kommende Woche oder die kommenden Wochen zu werfen, darüber nachzudenken, was sie tun können, um ihre Erfahrungen zu verbessern, und mögliche Hindernisse oder Probleme zu identifizieren. Je nach Art der prognostizierten Schwierigkeiten können Sie verschiedene Ansätze wählen.

Schwierigkeiten beim Problemlösen

Konzentrieren Sie sich darauf, die Patient:innen zu ermutigen, Lösungen für das Problem zu finden, die mit ihren Werten und Zielen übereinstimmen. Wenn Defizite in der Problemlösungsfähigkeit vorliegen, ist eine direkte Anleitung zur Problemlösung sinnvoll, bei der vermittelt wird, ein Problem zu spezifizieren, Lösungen zu entwickeln, eine Lösung auszuwählen, sie umzusetzen und ihre Wirksamkeit zu bewerten (s. z. B. D'Zurilla & Nezu, 2006). Sie können Ihre Klient:innen auch fragen, wie sie in der Vergangenheit ähnliche Probleme gelöst haben oder was sie einem engen Freund oder Familienmitglied raten würden, um die gleiche Art von Problem zu lösen. Oder Sie können selbst mögliche Lösungen anbieten. Sie können auch eine adäquate Selbstoffenbarung geben, wenn dies relevant ist.

Manche Probleme werden durch eine Veränderung des Umfelds begünstigt. Maria erkannte, dass ihr übermäßiger Konsum von kalorienreichem Junkfood damit zusammenhing, dass sie nicht genügend gesunde Lebensmittel zur Verfügung hatte. Sie beschloss, zweimal pro Woche in den Supermarkt zu gehen. Diese Veränderung half ihr erheblich.

Manche Problemlösungen können erhebliche Veränderungen im Leben mit sich bringen. Nach einer sorgfältigen Bewertung der Situation können Sie Menschen, die Gewalt in der Partnerschaft erfahren, ermutigen, Zuflucht zu suchen oder rechtliche Schritte einzuleiten. Wenn Sie Patient:innen haben, die mit ihrem Arbeitsplatz chronisch unzufrieden sind, können Sie sie anleiten, die Vor- und Nachteile eines Verbleibs in ihrem derzeitigen Job gegenüber der Suche nach einem anderen Arbeitsplatz zu analysieren.

Wenn dysfunktionale Kognitionen die Problemlösung behindern, helfen Sie den Klient:innen, die störenden Kognitionen zu identifizieren und darauf zu reagieren, um dann zur Problemlösung zurückzukehren. Finn wollte z. B. Kleidung für ein besonderes Ereignis kaufen. Er wusste, wie er seinen Cousin bitten konnte, ihn zu begleiten, aber seine Grundannahme, dass er nicht um Hilfe bitten sollte, hemmte ihn. Nachdem er seine Kognitionen in Bezug auf diese spezielle Situation bewertet hatte, setzte Finn die Lösung um, die er sich ursprünglich selbst ausgedacht hatte.

Wenn Probleme nicht gelöst werden können

Natürlich können nicht alle Probleme gelöst werden. Wenn Probleme nicht zu großem Leid führen, können die Klient:innen sie vielleicht auch ohne Ihre Hilfe akzeptieren. Sie könnten ihnen die »Oh, gut«-Technik beibringen (J.S. Beck, 2007). »Oh, gut« ist eine Kurzform für »Ich mag diese Situation oder dieses Problem nicht. Aber ich kann nichts daran ändern, nicht wenn ich mein Ziel erreichen will. Also kann ich genauso gut aufhören, mich abzumühen, es akzeptieren und meine Aufmerksamkeit auf etwas anderes lenken.« Finn fand diese Technik nützlich, als er eine Stelle, für die er sich beworben hatte, nicht bekam.

Wenn Patient:innen nicht-hilfreiche Kognitionen haben, die mit einem unlösbaren Problem verbunden sind, ist oft eine kognitive Umstrukturierung erforderlich (s. Abschn. 14.7). Finn hatte ein Problem mit seiner Ex-Frau. Sie war ihm gegenüber sehr kritisch.

Er hatte mehrmals versucht, mit ihr produktivere Gespräche zu führen, aber sie kritisierte ihn nur noch mehr. Es schien unwahrscheinlich, dass sie sich ändern würde. Was das Problem noch verschlimmerte, waren Finns Wahrnehmungen, wenn er deprimiert war. Er dachte oft: »Sie hat recht. Ich bin zu nichts zu gebrauchen.« Durch die Bewertung dieses Gedankens und die Reaktion darauf fiel es Finn leichter, ihr Verhalten zu akzeptieren, seine Aufmerksamkeit auf andere Dinge zu richten und auf andere Weise für mehr Lebenszufriedenheit zu sorgen. Obwohl er das Problem selbst nicht beheben konnte, konnte er seine Reaktion darauf ändern.

Wenn die Wahrscheinlichkeit des Auftretens von Problemen gering ist

Wenn das Auftreten von Problemen unwahrscheinlich ist, können Sie Ihren Klient:innen helfen,

- die Wahrscheinlichkeit abzuschätzen, dass das Problem auftritt,
- nach den besten und realistischsten Ergebnissen zu suchen,
- besprechen, wie man mit dem Problem umgehen kann, falls es doch auftritt,
- zwischen vernünftigen und unvernünftigen Vorsichtsmaßnahmen zu unterscheiden,
- Ungewissheit zu akzeptieren,
- ein übersteigertes Verantwortungsgefühl abzubauen,
- ihre persönlichen und externen Ressourcen zu erkennen und zu erweitern
- und / oder ihr Gefühl der Selbstwirksamkeit zu steigern.

19.4 Entscheidungen treffen

Viele Klient:innen, insbesondere depressive Menschen, haben Schwierigkeiten, Entscheidungen zu treffen. Wenn Klient:innen Ihre Hilfe in diesem Bereich wünschen, bitten Sie sie (z. B. mit **AB 16** »Vorteile und Nachteile analysieren«), die Vor- und Nachteile jeder Option aufzulisten, und helfen Sie ihnen dann, ein System zu entwickeln, mit dem sie jeden Punkt abwägen und eine Schlussfolgerung ziehen können, welche Option am besten erscheint (s. Abb. 19.1).

AB 16 • P 2/2

Vorteile und Nachteile analysieren

Beispiel

Vorteile von Ehrenamtlicher Tätigkeit	**Nachteile von** Ehrenamtlicher Tätigkeit
▶ Ich komme öfter mal raus ▶ Ich fühle mich nützlich, produktiv, mache etwas Sinnvolles ▶ Anderen Menschen helfen ▶ Ein guter Schritt, bevor ich einen bezahlten Job bekomme. ▶ Neue Fertigkeiten lernen?	▶ Wahrscheinlich bin ich zu müde ▶ Vielleicht gefällt sie mir nicht ▶ Der Gedanke daran beunruhigt mich, macht mir Angst
Vorteile von Kein Ehrenamt annehmen	**Nachteile von** Kein Ehrenamt annehmen
▶ Ich muss keine Angst haben, die Aufregung geht weg ▶ Ich kann meine Energie für andere Dinge einsetzen ▶ Ich muss keine Angst davor haben, zu versagen	▶ Hilft nicht gegen meine Depression ▶ Es hilft mir nicht dabei, öfter aus dem Haus zu kommen ▶ Es gibt mir nicht die Möglichkeit, etwas Sinnvolles zu tun und mich nützlich/produktiv zu fühlen ▶ Es hilft mir nicht, für eine bezahlte Arbeit zu trainieren/mich darauf vorzubereiten ▶ Ich bekomme keine neuen Fertigkeiten

Abbildung 19.1 Finns Analyse der Vorteile und Nachteile eines ehrenamtlichen Engagements (**AB 16**)

19

Th: Sie haben erwähnt, dass Sie Hilfe bei der Entscheidung benötigen, ob Sie ehrenamtlich im Obdachlosenheim arbeiten wollen?

F: Ja.

Th: Okay. [*zieht ein Blatt Papier hervor*] Wenn es in Ordnung ist, würde ich Ihnen gerne zeigen, wie man Vor- und Nachteile abwägt. Haben Sie das schon mal gemacht?

F: Nein. Zumindest nicht schriftlich. Ich bin einige Vor- und Nachteile in meinem Kopf durchgegangen.

Th: Gut. Das wird uns helfen anzufangen. Ich denke, Sie werden feststellen, dass die Entscheidung klarer wird, wenn Sie sie aufschreiben. Womit möchten Sie anfangen, damit sich ehrenamtlich zu engagieren oder damit sich *nicht* ehrenamtlich zu engagieren?

F: Damit sich ehrenamtlich zu arbeiten, denke ich.

Th: Okay. Schreiben Sie »Vorteile von ehrenamtlichen Engagement« oben links auf den Zettel und »Nachteile von ehrenamtlichen Engagement« oben rechts und »Vorteile von Sich-nicht-ehrenamtlich-zu-engagieren« und »Nachteile von Sich-nicht-zu-engagieren« unten links und rechts.

F: [*macht das*] Okay.

Th: Was sind Ihre Gedanken dazu? Könnten Sie einige Vor- und Nachteile der Freiwilligenarbeit aufschreiben? [*Finn schreibt die Ideen auf, die er bis jetzt hatte. Ich stelle ihm einige Fragen, um ihn anzuleiten.*] Was ist mit der Tatsache, dass Sie aus Ihrer Wohnung rauskommen – ist das auch ein Vorteil?

F: Ja. [*schreibt es auf*]

Finn und ich setzen diesen Prozess fort, bis er das Gefühl hat, dass er beide Seiten fair und gründlich erfasst hat. Wir wiederholen den Vorgang mit der zweiten Option. Die Untersuchung der Vor- und Nachteile der einen Option erinnert Finn an zusätzliche Punkte, die er der anderen Option hinzufügen kann. Als nächstes helfe ich Finn bei der Bewertung der Punkte:

Th: Okay, das sieht ziemlich vollständig aus. Jetzt müssen Sie die Punkte in irgendeiner Weise gewichten. Wollen Sie die wichtigsten Punkte einkreisen oder die Wichtigkeit der einzelnen Punkte auf einer Skala von 1 bis 10 bewerten?

F: Ich kreise die Punkte ein, denke ich.

Th: Okay, lassen Sie uns jetzt jede Liste anschauen. Welche Punkte sind für Sie am wichtigsten? [*Finn kreist die Punkte in jeder Spalte in Abbildung 19.1 ein*] Schauen Sie sich einfach an, was Sie eingekreist haben; was denken Sie?

F: Ich würde mich gerne ehrenamtlich engagieren, weil ich Menschen helfen würde, und ich glaube, ich würde mich produktiv fühlen, und es wäre gut, mal rauszukommen. Aber ich glaube, ich wüsste nicht, was ich tun sollte.

Th: Glauben Sie, dass jeder, der sich dort freiwillig meldet, vorher weiß, was er zu tun hat? Können Sie herausfinden, ob es eine Einweisung gibt? Und an wen man sich wenden kann, wenn man Fragen hat? Vielleicht brauchen Sie ein paar mehr Informationen, bevor Sie eine Entscheidung treffen.

Am Ende der Diskussion erhöhe ich die Wahrscheinlichkeit, dass Finn diese Technik erneut anwenden wird:

Th: »Fanden Sie das [die Auflistung und Abwägung von Vor- und Nachteilen] nützlich? Fallen Ihnen andere Entscheidungen ein, bei denen es gut wäre, genauso vorzugehen? Wie können Sie sich daran erinnern, es auf diese Weise zu machen?

19.5 Schrittweise Aufgabenzuweisung und Treppenmetapher

Depressive Patient:innen lassen sich leicht von den Aufgaben, die sie erledigen müssen, überwältigen. Es ist wichtig, größere Aufgaben in überschaubare Teile zu zerlegen (Beck et al., 1979). Um ein Ziel zu erreichen, muss man in der Regel eine Reihe von Aufgaben bewältigen oder eine Reihe von Schritten auf dem Weg dorthin unternehmen. Patient:innen neigen dazu, sich zu überfordern, wenn sie sich darauf konzentrieren, wie weit sie noch von einem Ziel entfernt sind, anstatt sich auf ihren aktuellen Schritt zu konzentrieren. Eine grafische Darstellung der Schritte ist oft beruhigend (Abb. 19.2).

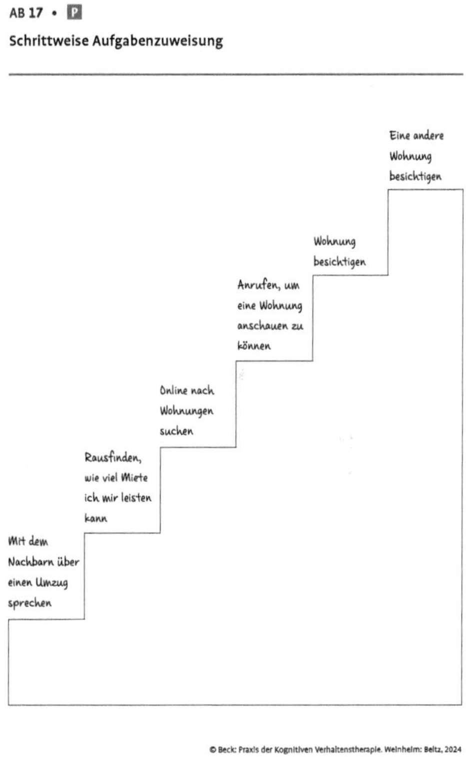
AB 17 • P
Schrittweise Aufgabenzuweisung
Mit dem Nachbarn über einen Umzug sprechen
Rausfinden, wie viel Miete ich mir leisten kann
Online nach Wohnungen suchen
Anrufen, um eine Wohnung anschauen zu können
Wohnung besichtigen
Eine andere Wohnung besichtigen
© Beck: Praxis der Kognitiven Verhaltenstherapie. Weinheim: Beltz, 2024

Abbildung 19.2 Verwendung einer Treppenmetapher (s. auch **AB 17** »Schrittweise Aufgabenzuweisung«)

19

Th: Maria, es hört sich so an, als ob Sie nervös werden, wenn Sie nur an den Umzug denken, obwohl Sie ihn wirklich wollen.

M: Ja.

Th: Ich frage mich, wie wir das in einzelne Schritte aufteilen können. Könnten Sie zum Beispiel damit beginnen, sich zu überlegen, in welche Nachbarschaft Sie umziehen möchten?

M: Ja. Ich habe daran gedacht, meine neue Nachbarin um Rat zu fragen. Sie hat viel recherchiert, bevor sie nach nebenan gezogen ist.

Th: Was könnte der nächste Schritt sein? [*hilft Maria bei der Identifizierung mehrerer weiterer Schritte*] Haben Sie immer noch Angst vor dem Umzug?

M: Ja, etwas.

Th: [*zeichnet eine Treppe*] Okay, ich möchte, dass Sie sich Folgendes merken. Sie werden Schritt für Schritt vorgehen, wie auf einer Treppe. Sie werden sich nicht sofort bewegen. Sie fangen hier an [*zeigt nach unten*] und reden mit deinem Nachbarn. Dann werden Sie herausfinden, wie viel Miete Sie sich leisten können. Dann beginnen Sie, online nach Wohnungen zu suchen. Dann können Sie einen Termin für die Besichtigung der ersten Wohnung vereinbaren. Dann besuchen Sie die erste potenzielle Wohnung. Und dann die zweite. Sie fangen hier an [*zeigt auf die unterste Stufe*] und gehen einfach eine Stufe nach der anderen hoch [*Pfeil von der untersten Stufe zur nächsten Stufe*). Sie werden sich auf jeder Stufe wohlfühlen, bevor Sie eine weitere Stufe nehmen. Sie springen nicht von hier [*zeigt auf die unterste Stufe*] bis hier hinauf [*zeigt auf die oberste Stufe*]. Okay?

M: Hm-hm.

Th: Wie wäre es also, wenn Sie sich jedes Mal, wenn Sie an das endgültige Ziel denken, an diese Treppe erinnern, insbesondere an die Stufe, auf der Sie sich gerade befinden, und daran, wie Sie eine Stufe nach der anderen nehmen werden. Glauben Sie, dass das hilft, die Angst zu verringern?

19.6 Exposition

Depressive und ängstliche Klient:innen wenden häufig eine Vermeidungsstrategie an, um ihre Probleme zu bewältigen. Sie können sich hoffnungslos fühlen, wenn es darum geht, sich auf bestimmte Aktivitäten einzulassen (»Es wird nichts bringen, meine Freunde anzurufen. Sie werden mich nicht sehen wollen«) oder sie haben Angst (»Wenn ich [diese Aktivität] mache, wird etwas Schlimmes passieren«). Die Vermeidung kann ganz offensichtlich sein (z. B. bei Klient:innen, die viel Zeit im Bett verbringen und sich selbst vernachlässigen sowie Haushaltsaufgaben, soziale Kontakte und Besorgungen meiden). Oder die Vermeidung kann subtiler sein (z. B. sozial ängstliche Patient:innen, die es vermeiden, Blickkontakt aufzunehmen, andere anzulächeln, Small Talk zu führen und ihre Meinung zu äußern). Die letztgenannten Vermeidungen sind *Sicherheitsverhaltensweisen* (Salkovskis, 1996). Die Patient:innen glauben, dass diese Verhaltensweisen Ängste oder befürchtete Folgen abwenden.

Obwohl Vermeidungsverhalten in der Regel sofortige Erleichterung verschafft (und somit durchaus verstärkend wirkt), wird das Problem dadurch aufrechterhalten. Die

Klient:innen haben nicht die Möglichkeit, ihre automatischen Gedanken zu überprüfen und widerlegende Beweise zu sammeln. Wenn ein Klient ängstlich und stark vermeidend ist, müssen Sie eine gute Begründung für die Exposition liefern. Das würden Sie bei einem traditionellen KVT-Ansatz sagen:

Th: Können wir darüber sprechen, wie Sie Ihre Vermeidung von … [*der gefürchteten Situation*] reduzieren können? Die Forschung hat uns gezeigt, dass man eine Angst vor … überwinden kann, indem man sich ihr aussetzt, entweder in kleinen Schritten oder auf einmal, je nachdem, was man tun möchte. Ich weiß zum Beispiel, dass Sie Katzen haben, also haben Sie sicherlich keine Angst vor ihnen haben. Aber wenn Sie Angst vor ihnen hätten, wie würden Sie sie überwinden? Wir könnten damit beginnen, dass Sie sich Bilder oder Videos von Katzen ansehen und das so lange machen, bis Sie merken, dass Ihre Vorhersagen nicht zutreffend sind, und sehr wahrscheinlich wird Ihre Angst nachlassen. [*Pause*] Können Sie mir soweit folgen?

K: Ja.

Th: Dann würden Sie vielleicht einen Bekannten besuchen, der eine Katze hat und bereit ist, sie erst mal in einen Transportkorb zu setzen. Als nächstes könnten Sie sich vielleicht einem kleinen Kätzchen nähern und es sogar streicheln, und so weiter. Die Idee ist, die Vermeidung zu reduzieren, damit Sie lernen können, ob Ihre Überzeugungen und Vorhersagen über Katzen zutreffen. Und Sie können auch lernen, ob Sie in der Lage sind, Ängste auszuhalten.

Wie bereits erwähnt, erstellen Sie mit Ihren Klient:innen eine Hierarchie der vermiedenen Situationen. Lassen Sie sie einschätzen, wie ängstlich sie sich in jeder Situation fühlen würden (0–100 oder 0–10), und schreiben Sie diese Hierarchie auf: die weniger angstauslösenden Aktivitäten an erster Stelle und die am meisten angstauslösenden an letzter Stelle. Finden Sie dann heraus, an welcher Aktivität die Klient:innen in der kommenden Woche arbeiten wollen. In der Regel möchten sie mit weniger angstauslösenden Belastungen beginnen. Normalerweise suchen wir nach Situationen, in denen sie voraussichtlich zu etwa 30 % ängstlich sein werden. Gelegentlich entscheidet sich ein Klient jedoch für die Aktivität, die am meisten Angst auslöst. Wenn sie sich dieser Situation erfolgreich aussetzen, beschleunigt dies in der Regel die Behandlung.

Im Rahmen einer Genesungsorientierung würden Sie die Exposition mit den Werten und Zielen des Klienten verknüpfen. So könnten Sie Folgendes sagen:

> »Ich weiß, dass es Ihnen wichtig ist, Ihre Großmutter besuchen zu können, aber es scheint, dass Ihre Vermeidungsstrategie Sie daran hindert. Möchten Sie diese Woche einen Schritt in Richtung langer Autofahrten machen? Sie könnten an einen Ort fahren, von dem Sie glauben, dass er Ihre Ängste nur ein wenig auslöst, oder Sie können versuchen, einen Ort zu wählen, der zu viel mehr Ängsten führen könnte.«

Unabhängig davon, ob Sie eine Exposition formell oder informell einbinden: Bitten Sie die Patient:innen, diese Aktivität jeden Tag durchzuführen (sofern dies möglich ist) und in der Situation zu bleiben, bis sie herausfinden, dass das befürchtete Ergebnis nicht eintritt (Craske et al., 2014). Wir wollen, dass die Patient:innen glauben: »Diese Aktivität ist nicht gefährlich. Ich brauche sie nicht zu meiden. Selbst wenn es ein schlechtes Ergebnis gibt, kann ich damit umgehen.« Wenn es möglich ist, lassen Sie Ihre Klient:innen direkt in Ihrem Therapieraum ein Risiko eingehen oder begleiten Sie sie an einem anderen Ort.

Es ist wichtig, dass Sie und Ihre Klient:innen auf das Sicherheitsverhalten achten. Sie sollen nicht denken: »Es ist gut, dass ich [Sicherheitsverhalten] angewendet habe, sonst wäre vielleicht wirklich etwas Schlimmes passiert.« Schlagen Sie vor, dass sie sich während der Exposition fragen:

> »Tue ich irgendetwas, um [*die gefürchtete Folge*] abzuwenden oder [*das gefürchtete Ergebnis*] weniger wahrscheinlich zu machen?«

Bitten Sie sie auch, ihre automatischen Gedanken nach jeder Exposition zu beobachten. Achten Sie auf nicht-hilfreiche Gedanken, wie z. B. »Dieses Mal konnte ich die Angst ertragen, aber das nächste Mal werde ich es nicht können.« Wenn sich die Patient:innen in der folgenden Sitzung erfolgreich der Aktivität ausgesetzt und hilfreiche Schlussfolgerungen gezogen haben, können sie eine neue Exposition für die kommende Woche wählen.

Exposition in sensu ist oft hilfreich. Sie können Klient:innen bitten, sich eine Situation oder eine Aktivität vorzustellen, insbesondere unter zwei Bedingungen:

(1) Wenn die Klient:innen zu ängstlich sind, um selbst leichte Expositionen durchzuführen.
(2) Wenn es unpraktisch ist, regelmäßige Expositionen durchzuführen.

Sie können Patient:innen auch Virtual-Reality-Expositionen durchführen lassen, bei denen sie ein »virtuelles« Szenario betreten, um ihre Ängste zu testen.

Es ist wahrscheinlicher, dass die Klient:innen täglich an einer abgestuften Expositionshierarchie arbeiten, wenn Sie sie bitten, ein tägliches Protokoll dazu auszufüllen (z. B. mit **AB 22** »Expositionsprotokoll«). Dieses kann einfach sein und nur das Datum, die Aktivität und den Grad der Angst auflisten. Sie können sie auch bitten, Vorhersagen, die sich nicht bewahrheitet haben, zu notieren und dann zu streichen, um ihnen die Ungenauigkeit vieler ihrer Gedanken vor Augen zu führen (s. Abb. 19.3).

Es kann auch sein, dass Klient:innen innere Reize fürchten und dann vermeiden:

- das Erleben starker Emotionen
- an beunruhigende oder gefürchtete Situationen zu denken
- schmerzhafte Erinnerungen haben

AB 22 • P

Expositionsprotokoll

Datum	Aktivität	Vorausgesagtes Ausmaß der Angst (1–100)	Tatsächliches Ausmaß der Angst (1–100)	Vorhersagen
25.4.	Zum Gottesdienst gehen	90 %	60 %	~~Ich werde die Angst nicht aushalten können. Ich werde den Gottesdienst früher verlassen müssen.~~

Abbildung 19.3 Protokoll der Exposition

- physiologisch erregt zu sein
- Konfrontation mit körperlichen Schmerzen

Diese Patient:innen profitieren in der Regel von Achtsamkeitsübungen (s. Kap. 16), bei denen sie Verhaltensexperimente durchführen, um sich diesen Reizen auszusetzen und ihre Ängste zu testen.

Tipp

Wenn Klient:innen große Angst vor Expositionen haben, müssen Sie ihnen vielleicht erlauben, zunächst Sicherheitsverhaltensweisen anzuwenden, z. B. jemanden im Auto mitfahren zu lassen, wenn sie über eine Brücke fahren. Der nächste Schritt sollte jedoch darin bestehen, die Situation zu erleben, ohne das Sicherheitsverhalten anzuwenden.

Dies ist nur ein grober Überblick über die Exposition, Sie werden zusätzliche Informationen benötigen. Detaillierte Beschreibungen des Prozesses zur Entwicklung agoraphobischer Hierarchien finden Sie in verschiedenen Quellen (z. B. Goldstein & Stainback, 1987). Dobson und Dobson (2018) beschreiben Pläne für effektive Expositionssitzungen, mögliche Ziele und Faktoren, die die Wirksamkeit der Exposition verringern.

19.7 Rollenspiele

Rollenspiele sind eine Technik, die für ganz unterschiedliche Zwecke eingesetzt werden kann. Es wurden schon mehrere Rollenspiele beschrieben, darunter solche zur Aufdeckung automatischer Gedanken, zur Entwicklung einer adaptiven Reaktion und zur Veränderung von bedingten Annahmen und Grundüberzeugungen. Rollenspiele sind auch nützlich, um soziale Fähigkeiten zu erlernen und zu üben.

Einige Patient:innen haben generell schwach ausgeprägte soziale Fähigkeiten. Andere verfügen über gute soziale Fähigkeiten für eine bestimmte Art der Kommunikation (z. B. am Arbeitsplatz, aber nicht zu Hause – oder umgekehrt), sind aber nicht in der Lage, ihren Stil bei Bedarf anzupassen. Finn ist z. B. recht gut in normalen sozialen Gesprächen und in Situationen, die eine fürsorgliche, einfühlsame Haltung erfordern. Ich fragte ihn: »Wenn Sie sich sicher wären, dass Ihre Cousine positiv reagieren würde, was würden Sie dann zu ihr sagen, wenn sie in letzter Minute ihre Pläne absagt?« Finn war sich nicht sicher. Er hatte ein Kompetenzdefizit. Also machten wir ein paar Rollenspiele. Zuerst spielte ich Finn. Dann spielte er sich selbst. Dann fragte ich ihn, ob es etwas gäbe, was ihn daran hindern könnte, ein ähnliches Gespräch mit seiner Cousine zu führen. Er antwortete: »Sie könnte denken, ich würde sie kritisieren.« In diesem Fall hatte Finn sowohl ein Fertigkeitsdefizit als auch eine störende Kognition, die wir angehen mussten.

19.8 Einsatz von Tortendiagrammen

Für Klient:innen ist es oft hilfreich, ihre Ideen in grafischer Form zu sehen. Ein Tortendiagramm kann in vielerlei Hinsicht verwendet werden, etwa um ihnen bei der Festlegung von Zielen zu helfen. Ein Tortendiagramm kann zeigen, wie viel Zeit sie derzeit für die Erfüllung ihrer Wünsche oder Werte aufwenden (Abb. 19.4). Eine weitere Anwendung des Tortendiagramms ist die Bestimmung der relativen Verantwortung für ein bestimmtes Ergebnis (Abb. 19.5).

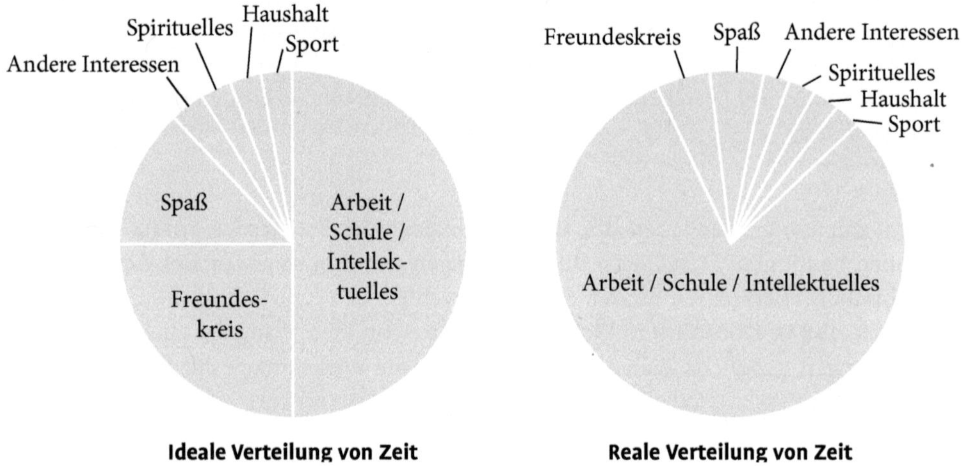

Abbildung 19.4 Tortendiagramm Zielsetzung

Th: Finn, wie sehr glauben Sie, dass es Ihre Schuld ist, dass Ihre Ex-Frau so wütend auf Sie ist?

F: 100%. Wenn ich meinen Job nicht verloren hätte, wären wir wahrscheinlich noch verheiratet.

Th: Ich frage mich, ob es vielleicht noch andere Erklärungen gibt?

F: [*denkt nach*] Manchmal frage ich mich, ob sie vielleicht eigentlich wütend auf sich selbst ist. Sie dachte, sie wäre glücklicher, wenn wir uns scheiden ließen, aber sie scheint es nicht zu sein.

Th: Gibt es sonst noch etwas?

F: Ich weiß es nicht.

Th: Wurde sie auch dann wütend, als Ihre Ehe noch besser lief?

F: Ja, ständig ging sie auf mich los, wegen jeder Kleinigkeit.

Th: War sie nur auf Sie wütend?

F: Nein, sie wurde auch auf die Kinder wütend. Manchmal wurde sie auch auf ihre Freunde wütend. Oh, und auf ihre Schwestern und ihre Eltern.

Th: Wütend werden scheint also Teil ihrer Persönlichkeit zu sein?

F: Ja. Ich denke schon.

Th: Würden Sie sagen, sie braucht nur den geringsten Anlass, um zu explodieren?

F: Ja, genau. Das beschreibt sie genau.

Th: Und Sie haben offensichtlich nicht Ihren Job verloren, um sie wütend zu machen.

F: Nein, natürlich nicht.

Th: Können wir ein Tortendiagramm zeichnen? [*zeichnet einen Kreis, Abb. 19.5*] Ich würde gerne sehen, wie viel davon wirklich Ihre Schuld ist, dass sie immer noch sauer auf Sie ist. Ist das okay?

F: Klar.

Th: Wie viel von ihrer Wut ist Ihrer Meinung nach auf ihre Persönlichkeit zurückzuführen?

F: [*denkt nach*) Mindestens 25 %.

Th: [*schneidet 25 % des Kreises ab und beschriftet ihn mit »ihre Persönlichkeit«*] Und auf ihre Wutauslöser?

F: Vielleicht weitere 25 %.

Th: [*schneidet weitere 25 % des Kreises ab und beschriftet sie*] Und wie sehr ist sie eigentlich wütend auf sich selbst, weil die Scheidung sie nicht glücklicher gemacht hat?

F: 30 %?

Th: [*schneidet 30 % ab und beschriftet sie*] Und wie viel davon ist darauf zurückzuführen, dass Sie Ihren Job verloren haben?

F: Nun, da bleibt nicht mehr viel übrig, oder? 20 %, schätze ich.

Th: [*beschriftet die restlichen 20 % des Kreises*] Und offensichtlich haben Sie Ihren Job nicht verloren, um sie absichtlich wütend zu machen. Wie sehr glauben Sie nun, dass es Ihre Schuld ist, dass Ihre Ex-Frau so wütend ist?

F: Nicht so sehr. Ich schätze, ich habe nicht an all diese anderen Gründe gedacht.

Gründe, warum meine Ex-Frau so wütend ist

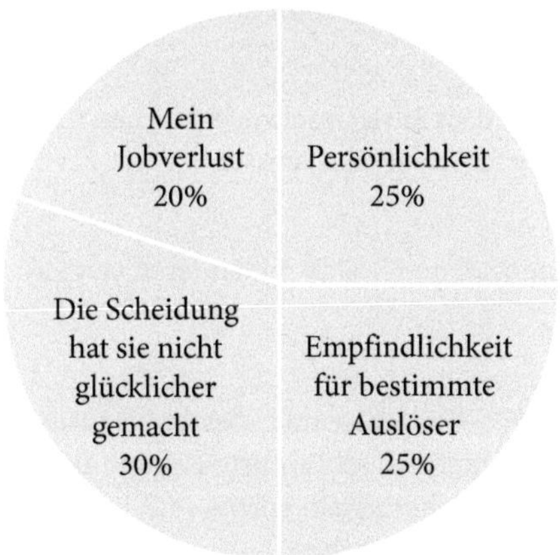
Mein Jobverlust 20%
Persönlichkeit 25%
Die Scheidung hat sie nicht glücklicher gemacht 30%
Empfindlichkeit für bestimmte Auslöser 25%

Abbildung 19.5 Tortendiagramm Kausalität

19

Tipp

Wenn Sie den Beitrag alternativer Erklärungen untersuchen, bitten Sie die Klient:innen, die dysfunktionale Attribution (in diesem Fall »Es ist meine Schuld«) zuletzt zu schätzen, damit sie alle anderen Erklärungen umfassender berücksichtigen.

19.9 Selbstvergleiche

Patient:innen haben oft automatische Gedanken in Form von wenig hilfreichen Vergleichen. Sie vergleichen sich mit dem, wie sie vor dem Auftreten ihrer Störung waren, oder damit, wie sie gerne wären, oder sie vergleichen sich mit anderen, die keine psychische Störung haben. Dies trägt dazu bei, ihre Dysphorie aufrechtzuerhalten oder zu verstärken, wie es bei Maria der Fall ist. Ich helfe ihr zu erkennen, dass ihre Vergleiche nicht hilfreich sind. Ich vermittle ihr dann funktionalere Vergleiche (mit sich selbst in ihrer schlimmsten Phase).

Th: Maria, es hört sich so an, als hätten Sie sich in dieser Woche sehr oft mit anderen verglichen.

M: Ja, das habe ich wohl.

Th: Und es hört sich so an, als ob das Ihre Stimmung weiter verschlechtert hat.

M: Ja. Ich meine, sehen Sie mich an. Es war so schwer, die einfachsten Dinge zu tun, wie das Wohnzimmer aufzuräumen, Rechnungen zu bezahlen …

Th: Wären Sie so hart zu sich selbst, wenn Sie sich zum Beispiel anstrengen müssten, weil Sie eine Lungenentzündung haben?

M: Nein, aber dann hätte ich einen berechtigten Grund, müde zu sein.

Th: Ist eine Depression nicht ein legitimer Grund, müde zu sein? Vielleicht ist es nicht fair, sich mit Leuten zu vergleichen, die nicht depressiv sind. Erinnern Sie sich an die erste Sitzung, in der wir über einige der Symptome von Depressionen sprachen: Müdigkeit, geringe Energie, Konzentrationsschwierigkeiten, geringe Motivation und so weiter?

M: Hm-hm.

Th: Also gibt es vielleicht einen legitimen Grund dafür, dass Sie sich selbst anspornen müssen, auch wenn andere Leute das nicht tun oder nicht so viel tun müssen?

M: [*seufzt*] Ich denke schon …

Th: Okay, können wir durchgehen, was Sie tun können, wenn Sie sich mit anderen vergleichen?

M: [*nickt*]

Th: Was würde passieren, wenn Sie zu sich selbst sagen: »Jetzt warte mal. Das ist kein vernünftiger Vergleich. Ich vergleiche mich mit mir zu meinem schlimmsten Zeitpunkt, bevor ich mit der Therapie begann, als meine ganze Wohnung ein einziges Chaos war und ich den ganzen Tag im Bett oder auf der Couch gelegen habe.«

M: Nun, ich würde feststellen, dass ich jetzt mehr tue.

Th: Und würde sich Ihre Stimmung verschlechtern?

M: Nein, wahrscheinlich verbessern.

Th: Möchten Sie diesen Vergleich als Teil Ihres Aktivitätenplans ausprobieren?

M: Mm-hm.

Th: Was möchten Sie aufschreiben?

M: Ich denke, dass es nicht hilfreich ist, mich mit anderen Menschen zu vergleichen.

Th: Besonders mit Leuten, die nicht depressiv sind. Und was können Sie stattdessen tun?

M: Ich könnte mir vorstellen, was ich jetzt tue, was ich nicht getan habe, bevor wir angefangen haben, zusammenzuarbeiten.

Th: Toll – wollen Sie diese beiden Dinge aufschreiben?

Klient:innen können auch automatische Gedanken haben, in denen sie sich selbst mit dem vergleichen, wo sie gerne sein würden. Sie könnten etwa sagen: »Ich sollte in der Lage sein, [Vollzeit zu arbeiten]«. Oder sie vergleichen sich mit dem Zustand, in dem sie sich befanden, bevor sie depressiv wurden (»Früher war das alles so einfach für mich«). Auch hier sollten sie sich darauf konzentrieren, wie weit sie sich entwickelt haben.

Tipp

Wenn es Klient:innen sehr schlecht mit diesem Vorgehen geht, modifizieren Sie den Ansatz:

> »Es klingt so, als ob Sie sich ziemlich schlecht fühlen, wenn Sie sich mit anderen Menschen vergleichen, oder damit, wie Sie gerne wären. Ich frage mich, ob es in solchen Momenten sinnvoll wäre, sich daran zu erinnern, dass Sie eine Zielliste haben und dass wir gemeinsam an einem Plan arbeiten, der Ihnen hilft Veränderungen vorzunehmen. Wenn Sie sich daran erinnern, dass Sie und ich ein Team sind, das daran arbeitet, Sie an Ihr Ziel zu bringen, was könnte mit Ihrer Stimmung passieren?«

Zusammenfassung

Es gibt eine Vielzahl von Techniken, die in der KVT eingesetzt werden. Einige gelten für alle Erkrankungen, andere sind spezifisch für eine bestimmte Störung. Viele sind von anderen Methoden übernommen worden. Diese Techniken können nicht nur die Stimmung, sondern auch das Denken, das Verhalten und / oder die physiologische Erregung der Klient:innen beeinflussen. Einige verstärken den positiven Affekt, andere verringern den negativen Affekt, und manche bewirken beides. Einige Techniken helfen den Klient:innen, ihre Emotionen zu regulieren, andere vermitteln ihnen Fertigkeiten. Sie als Therapeut:in wählen Techniken aus, begründen sie, holen das Einverständnis des Klienten ein und wenden sie dann an. Orientieren Sie sich dabei am Fallkonzept des Klienten.

Reflexionsfragen

Es gibt so viele Techniken, die Sie in der KVT anwenden können.

Welchen Rat würden Sie einem Freund oder einer Freundin geben, der/die sich überfordert fühlt, weil er/sie weiß, wie viel es zu lernen gibt?

Welche Techniken aus diesem Kapitel könnten helfen?

Übung

Was ist eine Entscheidung, die Sie treffen müssen oder von der Sie sich vorstellen können, sie treffen zu müssen? Vergleichen Sie schriftlich die Vor- und Nachteile der einen Option mit einer anderen Option.

Fertigen Sie außerdem ein Tortendiagramm an, das Ihre angestrebte Zeitnutzung im Vergleich zu Ihrem tatsächlichen Zeitaufwand darstellt.

20 Imaginative Techniken

Viele Klient:innen erleben automatische Gedanken nicht nur als unausgesprochene Worte in ihren Köpfen, sondern auch in Form von mentalen Bildern oder Vorstellungen (Beck & Emery, 1985). Während ich jetzt hier sitze, kann ich mich an mehrere Bilder erinnern, die ich heute hatte. Als ich eine E-Mail von einer Freundin las, stellte ich sie mir vor. Als ich ein Familienessen plante, hatte ich eine visuelle Erinnerung an das letzte Mal, als wir alle zusammen gegessen haben. Als meine Klientin von einem automatischen Gedanken berichtete (»Mein Mann wird mir die Schuld geben«), stellte ich mir vor, wie ihr Mann mit einem ärgerlichen Gesichtsausdruck zu ihr sprach. Während die meisten Bilder visuell sind, können Bilder auch sensorisch (z. B. ein Tonfall) oder somatisch (physiologische Empfindungen) sein. Bilder wirken sich stärker als verbale Prozesse auf unsere Gefühle aus und beeinflussen sowohl positive als auch negative Emotionen (Hackmann et al., 2011). Ich habe festgestellt, dass viele KVT-Therapeut:innen, selbst sehr erfahrene, keine Techniken anwenden, um positive Bilder bei ihren Klient:innen hervorzurufen, und / oder es versäumen, deren wichtige belastende Bilder zu identifizieren und anzusprechen.

Dieses Kapitel beantwortet die folgenden Fragen:

- Wie können Sie Patient:innen helfen, positive Bilder zu erzeugen?
- Wie erkennen Sie spontane negative Bilder bei Klient:innen und klären sie darüber auf?
- Wie intervenieren Sie therapeutisch bei belastenden spontanen Bildern?

20.1 Positive Bilder hervorrufen

In den vorangegangenen Kapiteln haben wir positive Bilder auf verschiedene Weise diskutiert. Wir bitten die Patient:innen etwa, sich vorzustellen, wie sie ihre Wünsche und Ziele erreichen und in Übereinstimmung mit ihren Werten leben – zusammen mit den positiven Gefühlen, die sie erleben würden, wenn sie sie erreich hätten. Wir können sie auch bitten, sich vorzustellen, wie sie ihre Aktivitätenpläne umsetzen, um ihre Motivation zu stärken, potenzielle Hindernisse zu erkennen und zu beseitigen und die Wahrscheinlichkeit zu erhöhen, dass sie die Pläne auch durchziehen werden. Im

Folgenden finden Sie fünf weitere Interventionen, die jeweils ein positives Bild hervorrufen:

- Konzentration auf positive Erinnerungen,
- Einüben von adaptiven Bewältigungstechniken,
- Distanzierung,
- Ersetzen positiver Bilder und
- Konzentration auf positive Aspekte einer bevorstehenden Situation.

Konzentration auf positive Erinnerungen

Die Schaffung lebendiger positiver Bilder kann positive Emotionen, Motivation und Selbstvertrauen der Klient:innen steigern. Sie können sie dazu bringen, sich Erinnerungen ins Gedächtnis zu rufen, die für eine aktuelle oder bevorstehende Situation relevant sind und in denen sie Probleme gelöst, schwierige Situationen gut gemeistert oder Erfolge erlebt haben (Hackmann et al., 2011).

Th: [*fasst zusammen*] Es hört sich für mich so an, als hätten Sie viel Vertrauen in sich selbst verloren. Glauben Sie, dass das stimmt?

F: [*denkt nach*] Ja. [*Pause*] Ich denke ständig daran, wie schwer alles ist.

Th: Wegen der Depression ist es jetzt wirklich schwieriger für Sie. Aber ich erinnere mich, dass Sie mir von einer wirklich harten Zeit in Ihrem Leben erzählt haben, als Sie während der Schulzeit einen Sommer lang für einen Bauunternehmer gearbeitet haben.

F: Ja, am Anfang wusste ich nicht wirklich, was ich da tat.

Th: Und was ist dann passiert?

F: Ich habe die anderen Jungs beobachtet und gesehen, was sie machen, und dann habe ich versucht, das Gleiche zu tun.

Th: War es den ganzen Sommer über schwer?

F: Nein, irgendwann habe ich es verstanden. Ich meine, die Arbeit war körperlich hart, aber ich habe gute Arbeit geleistet.

Th: Können Sie sich in diese Zeit zurückversetzen? Vielleicht an Ihrem letzten Arbeitstag? Können Sie sich selbst sehen?

F: Ja.

Th: Was machen Sie?

F: Ich helfe einem Kollegen, Balken einzubauen.

Th: War es heiß?

F: Ja, das war es.

Th: Können Sie es vor Ihrem geistigen Auge sehen? Es ist heiß, Sie machen diese harte Arbeit. [*Pause*] Wie fühlen Sie sich?

F: Ziemlich gut.

Th: Zuversichtlich?

F: Ja.

Th: Sie wussten, dass Sie etwas Schwieriges machen, aber dann haben Sie es gut gemacht?

F: Ja.

Th: Können Sie sehen, dass Sie immer noch die gleiche Person sind? Jemand, der schwierige Dinge tun kann? Sie haben Depressionen, das stimmt, aber Sie haben nicht aufgegeben. Sie machen jeden Tag schwere Dinge. Und einige Dinge, wie etwa das Haus aufräumen, Besorgungen machen, ehrenamtlich im Obdachlosenheim arbeiten – all diese Dinge sind leichter geworden, nicht wahr?

F: Ja, das ist wahr.

Th: Meinen Sie, es könnte Ihnen diese Woche helfen, wenn Sie versuchen, sich mehr an den Sommer in der Schulzeit zu erinnern, in dem Sie vor einer Herausforderung standen, einer schwierigen Herausforderung, und Sie es geschafft haben? Und dann erinnern Sie sich daran, dass Sie immer noch derselbe Mensch sind und dass manche Dinge schon leichter geworden sind.

F: Ja, das könnte ich.

Üben von adaptiven Bewältigungstechniken

Mit dieser Technik helfen Sie Ihren Patient:innen, das Anwenden von Bewältigungsstrategien in der Vorstellung zu üben. Das stärkt in der Regel ihr Selbstvertrauen und ihre Stimmung und motiviert sie dazu, diese adaptiven Verhaltensweisen auch zwischen den Sitzungen anzuwenden. So helfe ich Finn bei einer unserer Boostersitzungen:

Th: Okay, Sie befürchten also, dass Sie an Ihrem ersten Arbeitstag Schwierigkeiten haben werden?

F: Ja.

Th: Wann werden Sie zum ersten Mal merken, dass Ihre Ängste zunehmen?

F: Wenn ich aufwache.

Th: Und was geht Ihnen dann durch den Kopf?

F: Ich werde es vermasseln.

Th: Wie sieht das denn aus?

F: Ich werde in einem Büro sitzen und nur auf den Computerbildschirm starren.

Th: In Ordnung. Was könnten Sie tun, um sich zu beruhigen, bevor Sie zur Arbeit gehen?

F: Mich daran erinnern, dass es ganz natürlich ist, am ersten Tag im Job nervös zu sein.

Th: Können Sie sich vorstellen, wie Sie das machen?

F: Ja.

Th: Gut, was können Sie noch tun?

F: Ich könnte meine Achtsamkeitsübung machen.

Th: Können Sie sich vorstellen, das zu tun?

F: Ja.

Th: Und was dann?

F: Ich fühle mich ein bisschen besser, aber ich bin immer noch zu nervös um zu frühstücken. Ich dusche nur, ziehe mich an und mache mich fertig zum Gehen.

Th: Was geht Ihnen durch den Kopf?

F: Was ist, wenn ich immer nervöser werde?

Th: Wie wäre es, wenn Sie sich vorstellen, dass Sie die Therapienotizen lesen, die wir gerade verfasst haben, bevor Sie Ihre Wohnung verlassen? Können Sie sich vorstellen, sie herauszuholen und zu lesen?

F: Ja ... Ich glaube, das hilft ein bisschen.

Th: Wenn Sie sich dem Gebäude nähern, können Sie sich vorstellen, einen Zeitsprung zu machen. Es ist Mittagszeit, Sie haben die meisten Papiere ausgefüllt, einen Rundgang gemacht, vielleicht Ihre E-Mail mit den IT-Leuten eingerichtet ... Wie fühlen Sie sich jetzt?

F: Etwas erleichtert. Immer noch besorgt, aber nicht mehr so schlimm.

Th: Okay, jetzt sind Sie gerade vom Mittagessen zurückgekommen. Was passiert als Nächstes, und was machen Sie?

Finn fährt fort, sich detailliert vorzustellen, wie er die Situation realistisch bewältigen kann. Dann schreibt er die spezifischen Techniken auf, von denen er annimmt, dass sie helfen werden.

Distanzierung

Die Distanzierung ist eine weitere imaginative Technik, die Stress reduziert und hilft, Probleme aus einer größeren Perspektive zu betrachten. Im folgenden Beispiel helfe ich Finn zu erkennen, dass seine Schwierigkeiten wahrscheinlich zeitlich begrenzt sind.

Th: Finn, ich weiß, dass Sie sich jetzt ziemlich hoffnungslos fühlen, und Sie fürchten, dass diese Probleme immer weitergehen werden. Glauben Sie, es würde Ihnen helfen, wenn Sie sich vorstellen, wie Sie diese schwere Zeit überstehen könnten?

F: Ich denke schon. Aber es ist schwer, sich das vorzustellen.

Th: Nun, lassen Sie uns mal sehen. Wie wäre es, wenn Sie versuchen, sich in einem Jahr vorzustellen? Wenn Sie das durchgestanden haben und es Ihnen besser geht?

F: Okay.

Th: Können Sie sich vorstellen, wie das Leben dann aussieht?

F: Ich weiß es nicht. Es ist schwer für mich, so weit vorauszudenken.

Th: Nun, lassen Sie uns konkret werden. Wann wachen Sie auf? Und wo sind Sie?

F: Wahrscheinlich wache ich so gegen 7:00 Uhr oder 7:30 Uhr auf. Ich schätze, ich bin in meiner Wohnung.

Th: Okay. Können Sie sich vorstellen, wie Sie aufwachen? Was stellen Sie sich vor, was Sie als Nächstes machen?

Finn dabei zu helfen, sich einen Tag in der Zukunft vorzustellen, an dem sich seine Stimmung und sein Funktionsniveau verbessert haben, schafft Hoffnung und Motivation.

Ersetzen durch positive Bilder

Die Substitution eines Bildes durch ein angenehmeres Bild beschreiben u. a. Beck und Emery (1985) ausführlich. Auch diese Technik muss regelmäßig geübt werden, damit die Klient:innen Erleichterung von belastenden Spontanbildern erfahren. Es ist sinnvoll, diese Technik nur sporadisch anzuwenden, wenn Patient:innen negative Bilder erleben. Wenn negative Bilder Teil eines dysfunktionalen Denkprozesses sind, sind Techniken wie Achtsamkeit besser geeignet.

Th: Finn, eine andere Möglichkeit, mit einem solchen Bild umzugehen, besteht darin, es durch ein anderes Bild zu ersetzen. Manche Menschen stellen sich gerne vor, dass das belastende Bild ein Fernsehbild ist. Dann stellen sie sich vor, dass sie den Kanal auf eine andere Szene umschalten, und dann z. B. an einem Strand liegen, durch den Wald spazieren oder sich an ein schönes Erlebnis erinnern. Würden Sie diese Technik gerne ausprobieren?

F: Ja, gerne.

Th: Zuerst stellen Sie sich die angenehme Szene so detailliert wie möglich vor und nutzen dabei so viele Sinne wie möglich; dann lasse ich Sie üben, von einem belastenden Bild auf das angenehme umzuschalten. Welche angenehme Szene würden Sie sich jetzt gerne vorstellen?

Konzentration auf die positiven Aspekte einer Situation

Eine andere Art von induzierten Bildern soll es den Klient:innen ermöglichen, eine Situation positiver zu sehen. Eine Klientin, die sich vor einem Kaiserschnitt fürchtete, stellte sich das aufgeregte Gesicht ihres Partners vor, der ihre Hand hielt; die freundlichen und fürsorglichen Gesichter der Krankenschwestern und des Arztes; und dann das wunderbare Bild, ihr neugeborenes Kind im Arm zu halten.

20.2 Negative mentale Bilder erkennen

Obwohl viele Patient:innen automatische Gedanken in Form von negativen visuellen Bildern haben, sind sich nur wenige von ihnen anfangs dessen bewusst. Die spontanen Bilder können nur wenige Millisekunden andauern. Das bloße Nachfragen nach ihnen, auch wenn es wiederholt geschieht, reicht oft nicht aus. Wenn Patient:innen belastende Bilder haben, ist es sinnvoll, ihnen Imaginationstechniken beizubringen. Unbehandelte Bilder führen in der Regel zu anhaltendem Leid.

Im folgenden Therapiedialog identifiziere ich eines von Finns negativen Bildern, das seine Ex-Frau betrifft.

Th: [*fasst zusammen*] Habe ich das richtig verstanden? Sie haben über das bevorstehende Familienessen bei Ihrem Sohn nachgedacht und gedacht: »Was ist, wenn Rita mich vor der Familie kritisiert?«

F: Ja.

Th: Haben Sie sich vorgestellt, wie die Szene aussehen würde?

F: Ich weiß nicht so recht.

Th: [*hilft Finn, sehr konkret zu denken*] Können Sie es sich jetzt vorstellen? Wo würde das stattfinden? Im Wohnzimmer oder in der Küche? Oder wenn Sie alle am Esstisch sitzen?

F: Am Esstisch.

Th: Okay, können Sie es sich jetzt vorstellen? Es ist Samstagabend, Sie sitzen alle am Esstisch … Können Sie es sich vorstellen?

F: Ja.

Th: Was passiert da?

F: Wir reden über den bevorstehenden Feiertag und Rita sagt: »Finn, du weißt, dass du alle nur runterziehst.«

Th: Wenn sie das sagt, wie sieht ihr Gesicht aus?

F: Irgendwie gemein.

Th: Meinen Sie, dieses Bild ist Ihnen durch den Kopf gegangen, als Sie an das Familienessen gedacht haben?

F: Ja, ich glaube schon.

Th: Okay. [*bietet Psychoedukation an*] Diese Szene, die Sie sich vorgestellt haben, nennen wir inneres Bild. Es ist ein automatischer Gedanke in einer anderen Form.

20.3 Psychoedukation zu belastenden inneren Bildern

Es kann sein, dass Klient:innen das Konzept der Bilder nicht verstehen, wenn Sie nur diesen einen Begriff verwenden. Zu den Synonymen gehören inneres Bild, Tagtraum, Fantasie, Vorstellungskraft, Film im Kopf und Erinnerung. Hätte Finn nicht von einem Bild berichtet, hätte ich vielleicht versucht, einen dieser anderen Begriffe zu verwenden. Oder ich hätte ihn daran erinnern können, dass wir in unserer ersten Therapiesitzung ein Bild erstellt haben, als wir seine Wünsche und Ziele ermittelten. Man muss den Klient:innen oft über längere Zeit beibringen, Bilder zu erkennen, bis sie es verstehen. Anfangs können sie häufig einfach keine Bilder erkennen, und viele Therapeut:innen geben es nach ein paar Versuchen wieder auf. Wenn *bei Ihnen selbst* ein inneres Bild entsteht, während der Klient eine Situation beschreibt, können Sie es als Anhaltspunkt nutzen, um weiter nachzuforschen.

- »Finn, als Sie gerade beschrieben haben, wie Sie in das Obdachlosenheim gingen und sich überwältigt fühlten, hatte *ich* ein Bild davon im Kopf, obwohl ich natürlich nicht weiß, wie das Heim aussieht. [*Pause*] Haben Sie sich vorgestellt, was passiert, wenn Sie hineingehen?«

Tipp

Einige Klient:innen können Bilder identifizieren, berichten sie aber nicht, weil sie drastisch und erschütternd sind. Sie wollen die Belastung vielleicht nicht wieder erleben oder sie fürchten, dass Sie sie als gestört ansehen. Wenn Sie vermuten, dass eins der beiden der Fall ist, normalisieren Sie die Erfahrung.

> »Viele Menschen haben lebendige Bilder entweder anstelle von oder zusammen mit ihren anderen automatischen Gedanken. Aber normalerweise sind wir uns dessen nicht bewusst. Manchmal erscheinen Bilder ziemlich seltsam, aber eigentlich ist es normal, alle Arten von Bildern im Kopf zu haben – traurige, beängstigende oder sogar gewalttätige Bilder. Das ist nur problematisch, wenn man denkt, man *selbst* sei seltsam, weil man solch ein Bild erlebt.«

20.4 Spontan auftretende negative Bilder behandeln

Es gibt zwei Arten spontaner negativer Bilder, die Ihnen in der Behandlung begegnen werden. Die erste Art tritt wiederholt auf und wird als aufdringlich erlebt. Sie können sie als einen nicht-hilfreichen Gedankenprozess betrachten und Achtsamkeitstechniken anwenden (Kap. 16). Wenn Bilder nicht Teil eines Gedankenprozesses sind, gibt es mehrere Strategien, die Sie den Patient:innen beibringen können:

- den »Film« zu ändern,
- das Bild bis zum Ende zu verfolgen und
- das Bild auf seine Realität hin zu überprüfen.

Weisen Sie Ihre Klient:innen darauf hin, dass sie die Techniken in und außerhalb der Sitzungen üben müssen, um sie effektiv anzuwenden, wenn die belastenden Bilder spontan auftauchen.

Den »Film« verändern

Finn berichtete von einem spontanen Bild, das er kürzlich hatte. Er sah sich am kommenden Wochenende allein in seiner Wohnung sitzen und fühlte sich traurig und einsam. Ich kläre ihn über Bilder auf und helfe ihm, einen neuen »Film« zu erstellen.

Th: Finn, Sie sind Ihren Bildern nicht ausgeliefert. Sie können sie ändern, wenn Sie wollen. Es ist, als ob Sie ein Filmregisseur wären. Sie können entscheiden, wie Sie sie stattdessen haben wollen.

F: Ich bin mir nicht sicher, ob ich verstehe, wie man das macht.

Th: Nun, okay, Sie haben gesagt, dass Sie sich selbst auf der Couch sitzen sehen und wirklich traurig sind. Was wünschen Sie sich, was als Nächstes passieren würde?

F: Ähm, vielleicht, dass meine Tochter anruft und mich zum Essen einlädt.

Th: Können Sie sich vorstellen, dass Sie den Hörer abnehmen? Wie fühlen Sie sich, wenn sie Sie zu sich einlädt?

F: Besser.

Th: Gibt es ein anderes Szenario, das Sie sich vorstellen möchten?

F: Vielleicht, dass ich meine Cousine anrufe und sie etwas mit mir machen will.

Th: Das ist auch ein besserer Film als der ursprüngliche.

F: Aber woher soll ich wissen, dass sie wahr werden?

Th: Nun, zunächst einmal weiß keiner von uns beiden, ob Sie am Ende wirklich das ganze Wochenende auf der Couch sitzen werden. Wir wissen nur, dass die Vorstellung davon Sie jetzt sehr traurig macht. Zweitens könnten wir vielleicht darüber reden, wie wir die Wahrscheinlichkeit erhöhen können, dass es wirklich ein besseres Ende gibt. Was könnten Sie tun, um die Wahrscheinlichkeit zu erhöhen, dass Sie sich mit Ihrer Tochter oder Ihrer Cousine treffen?

Bilder zu einem Abschluss bringen

Drei Techniken helfen Ihnen und Ihren Patient:innen, ein Problem zu konzeptualisieren und eine kognitive Umstrukturierung vorzunehmen, um Erleichterung zu schaffen.

(1) Helfen Sie Ihren Klient:innen, sich vorzustellen, wie sie eine schwierige Situation meistern – *bis* sie die Krise überwunden oder das Problem gelöst haben.

(2) Schlagen Sie ihnen vor, sich die nahe Zukunft vorzustellen, wenn sie sich ein Problem nach dem anderen ausmalen.

(3) Bitten Sie sie, in die ferne Zukunft zu springen (ggf. diskutieren Sie die Bedeutung eines katastrophalen Ereignisses).

Das Vorgehen wird im Folgenden erläutert.

Bewältigung schwieriger Erfahrungen. Klient:innen fühlen sich in der Regel besser und selbstbewusster, wenn sie sich vorstellen, wie sie ein belastendes Ereignis bewältigen.

Th: Okay, Finn, können Sie sich das Bild von dem Vorstellungsgespräch für die Stelle noch einmal vor Augen führen? Erzählen Sie es mir laut, während Sie es sich so lebhaft wie möglich vorstellen.

F: Ich sitze in einem Büro. Der Personalverantwortliche, der das Vorstellungsgespräch leitet, fragt mich, was in meinem letzten Job passiert ist. Mein Gedächtnis wird leer. Ich bin wie gelähmt.

Th: Und Sie fühlen sich …?

F: Sehr, sehr ängstlich.

Th: Ist sonst noch etwas passiert?

F: Nein.

Th: Okay. [*bietet Psychoedukation an*] Das ist typisch. Ihr Verstand stoppt das Bild automatisch an der schlimmsten Stelle. Jetzt möchte ich, dass Sie sich vorstellen, was als Nächstes passiert.

F: Hmm. Ich weiß nicht genau.

Th: Bleiben Sie während des ganzen Gesprächs so?

F: Nein, ich glaube nicht.

Th: Können Sie sich vorstellen, was dann passiert? … Beginnen Sie zu reden?

F: Wahrscheinlich schon.

Th: Was denken Sie, was als Nächstes passiert?

F: Ich stottere ein wenig. Ich erzähle ihm, dass ich über 20 Jahre lang wirklich gute Arbeit geleistet habe, aber dann habe ich einen neuen Chef bekommen, der mein Jobprofil verändert hat und mich nicht unterstützt hat, als ich Hilfe brauchte.

Th: Das ist sehr gut! Was passiert dann? Können Sie es vor Ihrem geistigen Auge sehen?

F: Er stellt mir noch eine Frage, wie sich der Job verändert hat.

Th: Und was dann?

F: Ich beantworte sie einigermaßen gut.

Th: Und was dann?

F: Ich schätze, wir reden weiter, bis ihm die Fragen ausgehen.

Th: Und was dann?

F: Er bedankt sich, dass ich gekommen bin, schüttelt mir die Hand und ich gehe.

Th: Und wie fühlen Sie sich jetzt in diesem Bild?

F: Ein bisschen wackelig. Aber ganz gut.

Th: Besser als am Anfang, als Sie sich leer und wie gelähmt gefühlt haben?

F: Ja. Viel besser.

In die nahe Zukunft springen. Es kann wenig effektiv sein, einem Bild bis zum Abschluss zu folgen, wenn sich Patient:innen immer noch mehr Hindernisse oder belastende Ereignisse vorstellen, ohne dass ein Ende in Sicht ist. An dieser Stelle können Sie vorschlagen, dass sich die Patient:innen einen Zeitpunkt in der nahen Zukunft vorstellen, an dem es ihnen etwas besser geht.

Th: [*fasst zusammen*] Okay, Finn, wenn Sie sich vorstellen, Ihre Steuern zu machen, sehen Sie immer wieder, wie schwer es ist und wie viel Mühe es kostet und wie viele Probleme Sie dabei haben. Glauben Sie realistisch gesehen, dass Sie sie irgendwann erledigen werden?

F: Ja, wahrscheinlich. Ich werde aber vielleicht tagelang daran arbeiten müssen.

Th: Könnten Sie sich vorstellen, in der Zeit zu springen und sie fertigzustellen? Können Sie sich das vorstellen? Wie sähe das aus?

F: Nun, ich denke, ich sehe mich selbst, wie ich sie ein letztes Mal überprüfe. Dann drucke ich sie aus und verschicke sie.

Th: Könnten Sie es etwas langsamer machen und sich die Details wirklich vorstellen? Wann ist es? Wo sind Sie gerade?

F: Okay. Ich sitze am Tisch. Es ist Sonntag, später Nachmittag. Es ist schwer, und meine Aufmerksamkeit schweift ab, aber schließlich sehe ich das Formular auf Fehler durch.

Th: So, Sie sind fertig. Wie fühlen Sie sich?

F: [*seufzt*] Erleichtert … als wäre mir eine Last von der Brust genommen worden. Leichter.

Th: Also, lassen Sie uns noch einmal zusammenfassen, was wir gemacht haben. Sie hatten ein Bild von sich selbst, wie Sie mit der Arbeit an Ihren Steuern begannen, und je mehr Sie es sich vorstellten, desto mehr Probleme sahen Sie. Dann sind Sie in der Zeit vorwärts gesprungen und haben gesehen, wie Sie die Aufgabe erledigt haben, und das hat Ihnen ein besseres Gefühl gegeben. Können wir etwas über diese Technik des Zeitsprungs aufschreiben, damit Sie sie auch zu Hause anwenden können?

In die ferne Zukunft springen. Wenn man Klient:innen dazu anleitet, sich vorzustellen, was als Nächstes passiert, stellen sie sich manchmal vor, wie sich die Situation katastrophal verschlimmert. Wenn dies der Fall ist, finden Sie durch weitere Fragen heraus, was die Katastrophe tatsächlich *bedeutet* und intervenieren Sie entsprechend.

Th: Okay, Maria, Sie sehen also Ihre Freundin auf der Intensivstation. Was passiert mit ihr?

M: Sie versuchen, ihr zu helfen, aber sie ist durch den Krebs zu schwach. Sie atmet nicht mehr.

Th: [*sanft*] Und was dann?

M: [*weint*] Sie ist tot.

Th: Und was passiert dann?

M: Ich weiß es nicht. Ich kann nicht weiter darüber hinaus sehen. [*immer noch weinend*]

Th: Maria, ich glaube, es hilft, wenn wir versuchen, ein bisschen weiter zu gehen. Was ist das Schlimmste daran, dass Ihre Freundin gestorben ist? Was bedeutet das für Sie?

M: Ich kann ohne sie nicht überleben! Mein Leben ist ruiniert!

In diesem Beispiel führt die Vervollständigung des Bildes zu einer Katastrophe. Ich fühle mit Maria mit. Dann frage ich sie behutsam, ob sie bereit ist, sich vorzustellen, was sie tut und wie sie sich bei der Beerdigung ihrer Freundin fühlt, dann ein Jahr später, dann fünf Jahre später und schließlich zehn Jahre später. Sie ist in der Lage, sich in fünf Jahren mit einer anderen besten Freundin zu sehen, und es geht ihr etwas besser. Durch den Zeitsprung kann sie erkennen, dass sie zwar immer Trauer empfinden wird, aber dass sie ihr Leben weiterführen und wieder Frieden finden kann. Sie fühlt sich dann weniger verzweifelt über den Verlust dieser Beziehung.

Das Bild einer Realitätsprüfung unterziehen

Eine weitere Technik besteht darin, den Klient:innen beizubringen, Bilder als verbale automatische Gedanken zu behandeln, indem man die sokratische Befragung anwendet. Ich bringe Maria bei, ein spontanes Bild mit dem zu vergleichen, was wirklich passiert ist.

M: Ich war gestern Abend sehr spät unterwegs. Als ich auf dem Parkplatz ankam, kam in mir plötzlich das Bild auf, wie mir richtig schlecht wurde und ich ohnmächtig wurde und niemand da war, der mir helfen könnte.

Th: War das richtig? War der Parkplatz menschenleer?

M: [*denkt nach*] Nein. Es waren noch ein paar andere Leute da.

Th: Okay. Mit dieser Art von Bildern, wenn Sie sich spontan etwas vorstellen, was gerade passiert, können Sie einen Realitätscheck durchführen. Sie können sich fragen: »Ist der Parkplatz tatsächlich menschenleer? Fühle ich mich gerade wirklich krank?« Wenn Sie das gestern Abend gewusst hätten, was glauben Sie, was mit Ihrer Stimmung passiert wäre?

M: Ich glaube, ich wäre vielleicht etwas weniger nervös gewesen.

Im Allgemeinen ist es sinnvoller, imaginative Techniken oder imaginative und verbale Techniken kombiniert einzusetzen, wenn es um Bilder geht – und nicht *nur* verbale Techniken. Patient:innen, die viele lebhafte, belastende Bilder haben, profitieren jedoch von einer Vielzahl von Techniken, und manchmal ist die verbale Technik der Realitätsprüfung hilfreich.

Zusammenfassung

Bilder können auf verschiedene Weise eingesetzt werden, um positive Emotionen zu verstärken, das Selbstvertrauen zu steigern, das Anwenden von Bewältigungstechniken zu üben und Kognitionen zu verändern. Wenn Patient:innen negative Bilder erleben, müssen Sie möglicherweise beharrliche (wenn auch behutsame und unaufdringliche) Fragen stellen, um ihnen zu helfen, ihre Bilder zu erkennen. Klient:innen, die häufig belastende Bilder haben, profitieren entweder von der regelmäßigen Anwendung verschiedener Imaginationstechniken oder, wenn ihre Bilder intrusiv sind, von Achtsamkeitstechniken.

Imaginative Techniken und Bilder können eingesetzt werden, um negative Grundüberzeugungen zu verändern, indem wichtige negative Lebensereignisse umgedeutet werden (s. Abschn. 18.2). Sie können auch in größerem Umfang eingesetzt werden, um nachhaltige Veränderungen (der Lebensweise, persönlichen Haltung / Einstellung) zu schaffen und zu verstärken (Hackmann et al., 2011; Padesky & Mooney, 2005).

Reflexionsfragen

Wozu wäre es gut, bei Ihren Klient:innen ein positives mentales Bild zu erzeugen? Wie würden Sie das tun? Wie könnten Sie imaginative Techniken einsetzen, um einem Klienten zu helfen, der ein belastendes negatives Bild erlebt?

Übung für die Praxis

Versuchen Sie, sich an ein belastendes Bild zu erinnern, das Sie hatten. Waren Sie z. B. nervös, bevor Sie Ihren ersten Klienten sahen? Hatten Sie ein mentales Bild von ihm oder ihr? Oder hatten Sie vielleicht ein beunruhigendes Bild im Kopf, als Sie an eine bevorstehende zwischenmenschliche Interaktion dachten (eine Sitzung, eine Konfrontation, ein großes gesellschaftliches Treffen oder eine Präsentation), von der Sie dachten, dass sie stressig werden könnte? Haben Sie sich die Gesichter der anderen vorgestellt? Die Körpersprache? Welche Emotionen haben Sie sich vorgestellt, die Sie empfinden würden? Was haben Sie sich vorgestellt, was die anderen sagen würden? Vergegenwärtigen Sie sich das Bild so deutlich wie möglich. Verwenden Sie dann die in diesem Kapitel beschriebenen Techniken, um auf das Bild zu reagieren.

21 Beendigung der Therapie und Rückfallprävention

Studien zeigen, dass Therapiesitzungen, die sich auf die Rückfallprävention konzentrieren, dazu beitragen, das Auftreten von Rückfällen bei depressiven Patient:innen zu verzögern (de Jonge et al., 2019). Die traditionellen Ziele der KVT bestehen darin, Störungen der Patient:innen zu heilen und ihnen Fähigkeiten zu vermitteln, die sie ihr Leben lang anwenden können, um Rückfälle zu verringern oder zu verhindern. Diese Ziele sind zwar nach wie vor wichtig, aber wir legen nun zusätzlich Wert darauf, die positive Stimmung zu verbessern, wertschätzendes Handeln zu steigern, Resilienz, Zufriedenheit und das allgemeine Wohlbefinden zu stärken. In diesem Kapitel werden folgende Fragen beantwortet:

- Wie bereiten Sie Ihre Klient:innen auf das Therapieende vor?
- Was tun Sie von Beginn der Behandlung an?
- Was tun Sie während und am Ende der Behandlung?
- Wie schleichen Sie die Therapiesitzungen aus?
- Wie sieht eine Selbsttherapiesitzung aus?
- Wie bereiten Sie Ihre Klient:innen auf mögliche Rückschläge oder Rückfälle vor?
- Wie reagieren Patient:innen auf die Beendigung der Behandlung?
- Wie führen Sie Auffrischungs- bzw. Boostersitzungen durch?

21.1 Rückfallprävention in der Anfangsphase der Therapie

Sie beginnen bereits in der ersten Sitzung damit, die Patient:innen auf die Beendigung der Therapie und auf Rückfälle vorzubereiten: indem Sie ihnen sagen, dass es Ihr Ziel ist, ihnen Fähigkeiten zu vermitteln, damit sie ihre eigenen Therapeut:innen werden können – was auch dazu beiträgt, die Behandlung zu beschleunigen. Sobald die Klient:innen beginnen, sich besser zu fühlen (oft innerhalb der ersten Wochen), ist es wichtig, ihnen mitzuteilen, dass ihre Genesung wahrscheinlich nicht geradlinig verlaufen wird. Sie könnten ihnen ein Diagramm zeichnen (Abb. 21.1), das ihnen den üblichen Verlauf der Fortschritte zeigt, mit Phasen der Verbesserung, die typischerweise (vorübergehend) durch Plateaus, Schwankungen oder Rückschläge unterbrochen werden.

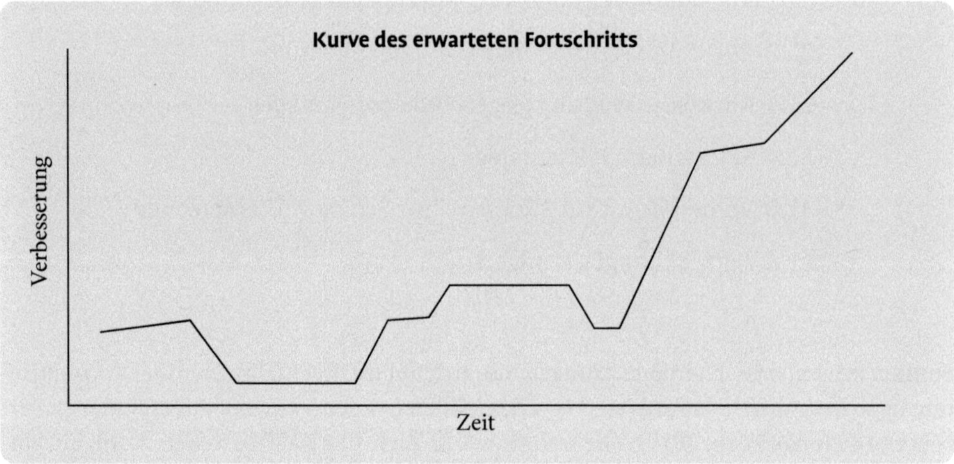

Abbildung 21.1 Verlauf des erwarteten Fortschritts. Dieses Diagramm kann, wenn es geschickt gezeichnet ist, der südlichen Grenze der Vereinigten Staaten ähneln, wobei Rückschläge durch »Texas« und »Florida« dargestellt werden. Manche Klient:innen und Therapeut:innen empfinden diese Darstellung zwar als humorvoll, dennoch kann sie als Erinnerungsstütze dafür dienen, dass Rückschläge normal sind.

Th: Finn, ich bin froh, dass es Ihnen etwas besser geht. Aber ich möchte Ihnen sagen, dass Sie immer noch Höhen und Tiefen haben können. Darf ich Ihnen ein Diagramm zeichnen, um es Ihnen zu zeigen?

F: Hm-hm.

Th: [*zeichnet*] Wenn es Ihnen wie den meisten Menschen geht, fühlen Sie sich ein bisschen besser und ein bisschen besser; dann erreichen Sie irgendwann ein vorübergehendes Plateau oder haben einen Rückschlag. Das kann eine Weile dauern, dann geht es Ihnen wieder etwas besser, und dann haben Sie vielleicht einen weiteren Rückschlag, der beim nächsten Mal vielleicht kürzer ausfällt. Wenn Sie aber weiterhin Ihre Fertigkeiten einsetzen, werden Sie wieder Fortschritte machen, bis Sie die Depression überwunden haben. [*zeigt auf das Diagramm]* Sehen Sie, dass dieses Diagramm ein wenig wie die südliche Grenze der Vereinigten Staaten aussieht? Wenn Sie also einen Rückschlag erleiden, bedeutet das nur, dass Sie in Texas sind. Schon bald geht es weiter nach Louisiana, Mississippi, Alabama. Dann kommen Sie nach Florida, vielleicht mit einem Abstecher nach Miami. Aber dann erholen Sie sich, werden wieder gesund und kommen nach Maine. [Pause] Aber wenn Sie nicht wüssten, dass es normal ist, Texas zu besuchen, was würden Sie dann denken?

F: Dass ich wieder am Anfang stehe. Dass es mir nicht besser gehen wird.

Th: Ganz genau. Erinnern Sie sich selbst daran, dass es normal ist, Höhen und Tiefen zu haben. Erinnern Sie sich an dieses Diagramm, in dem wir einige Tiefpunkte vorausgesagt haben.

F: [*nimmt das Diagramm*] Okay.

Th: Auch wenn wir mit der Therapie fertig sind, werden Sie zumindest leichte Höhen und Tiefen haben. Das hat jeder. Natürlich werden Sie bis dahin die Werkzeuge haben, die Sie brauchen, um sich selbst zu helfen. Oder Sie möchten vielleicht noch einmal für ein oder zwei Sitzungen kommen. Darüber werden wir gegen Ende der Behandlung sprechen.

Hinweis für den deutschsprachigen Raum: Eine Landesgrenze wie hier die Südgrenze der USA zur Illustration für »Höhen« und »Tiefen« zu verwenden ist ein Beispiel für eine kreative Idee. Diese Idee kann frei gestaltet werden, so kann ebenso ein kurviger Flussverlauf oder ein Gebirge mit Gipfeln und Tälern oder sonst eine (imaginäre oder reale) Landschaft in einer Zeichnung verwendet werden, um als eine solche Erinnerungsstütze, dass Rückschläge normal sind, zu fungieren.

21.2 Rückfallprävention im Verlauf der Therapie

Bestimmte Techniken, die während der gesamten Behandlung angewendet werden, erleichtern die Rückfallprävention.

Fortschritte den Klienten zuschreiben

Achten Sie bei jeder Sitzung auf Gelegenheiten, die Klient:innen für ihre Fortschritte zu verstärken. Wenn sich ihre Stimmung verbessert, finden Sie heraus, warum sie glauben, dass es ihnen besser geht. Betonen Sie, wann immer es möglich ist, dass der Patient selbst für die Veränderung seiner Stimmung gesorgt hat, indem er sein Denken und Verhalten geändert hat. Weisen Sie die Patient:innen darauf hin oder bitten Sie sie zu sagen, was diese positiven Veränderungen für sie bedeuten. Dies trägt dazu bei, ihr Gefühl der Selbstwirksamkeit zu stärken.

Th: Es hört sich so an, als ob Ihre Depression in dieser Woche geringer ist. Woran liegt das Ihrer Meinung nach?

F: Ich bin mir nicht sicher.

Th: Haben Sie diese Woche irgendetwas anders gemacht? Haben Sie die Aktivitäten gemacht, die wir geplant hatten? Oder haben Sie auf Ihre negativen Gedanken reagiert?

F: Ja. Ich habe die Wohnung etwas aufgeräumt und bin fast jeden Tag rausgegangen. Und ich habe die Therapienotizen gelesen.

Th: Ist es möglich, dass es Ihnen diese Woche besser geht, weil Sie diese Dinge getan haben?

F: Ja, ich glaube schon.

Th: Was können Sie über die Fortschritte sagen, die Sie gemacht haben?

F: Ich denke, wenn ich etwas tue, um mir selbst zu helfen, fühle ich mich besser.

Th: Das ist gut. Und ich denke, es zeigt auch, dass Sie, obwohl Sie immer noch deprimiert sind, jetzt in der Lage sind, mehr Kontrolle zu übernehmen.

F: Ich denke, das tue ich.

Th: [*fasst zusammen*] Sie fühlen sich also besser, zumindest zum Teil, weil Sie die Kontrolle übernommen haben. Das ist so wichtig! Wie wäre es, wenn wir das aufschreiben?

Manche Klient:innen attribuieren die gesamte Verbesserung auf veränderte Umstände (z. B. »Ich fühle mich besser, weil meine Tochter mich angerufen hat«) oder auf Medikamente. Erkennen Sie die äußeren Faktoren an, aber fragen Sie auch nach Veränderungen, die sie selbst vorgenommen haben und die zu ihrer Verbesserung beigetragen haben könnten (oder dazu, sie aufrechtzuerhalten). Wenn Patient:innen darauf beharren, dass sie keine Anerkennung verdienen, erfragen Sie die zugrunde liegende Überzeugung (»Was bedeutet es für Sie, dass ich versuche, Ihnen Anerkennung zu geben?«).

Fertigkeiten vermitteln

Wenn Sie Ihren Klient:innen Techniken und Fertigkeiten vermitteln, betonen Sie, dass es sich dabei um lebenslange Werkzeuge handelt, die sie in aktuellen und zukünftigen Situationen einsetzen können. Studien zeigen, dass die Anwendung von KVT-Fertigkeiten die Ergebnisse bei Klient:innen mit rezidivierenden Depressionen verbessert, selbst wenn sie mit belastenden Lebensereignissen konfrontiert sind (Vittengl et al., 2019). Ermutigen Sie Ihre Patient:innen, ihre Therapienotizen zu lesen und zu ordnen, damit sie in der Zukunft leicht darauf zurückgreifen können. Ein guter Punkt für den Aktivitätenplan ist das Verfassen einer Zusammenfassung der wichtigsten Punkte und Fähigkeiten, die in der Behandlung gelernt wurden. Zu den gängigen Techniken und Fertigkeiten, die während und nach der Therapie eingesetzt werden können, gehören folgende:

- Setzen von Zielen in Übereinstimmung mit den eigenen Wünschen und Werten
- Messen der Fortschritte beim Erreichen der Ziele
- Anwenden von KVT-Techniken zur Überwindung von Hindernissen
- Beobachten positiver Erfahrungen und Ziehen von Schlussfolgerungen darüber, was diese Erfahrungen über den Klienten aussagen
- Ausgewogenheit zwischen produktiven, angenehmen, selbstfürsorglichen und sozialen Aktivitäten
- Sich selbst Anerkennung schenken
- Positive Erinnerungen kultivieren
- Große Ziele, Probleme oder Aufgaben in überschaubare Teile zerlegen
- Brainstorming von Lösungen für Probleme
- Erkennen von Vor- und Nachteilen (von bestimmten Gedanken, Überzeugungen, Verhaltensweisen oder Entscheidungen)
- Verwenden von Arbeitsblättern oder einer Liste mit sokratischen Fragen zur Bewertung von Gedanken und Überzeugungen
- Arbeit an Hierarchien von vermiedenen Aufgaben oder Situationen

Helfen Sie den Klient:innen zu verstehen, wie sie diese Fertigkeiten in anderen Situationen während und nach der Therapie einsetzen können, wenn sie merken, dass sie eine Reaktion zeigen, die in keinem Verhältnis zur Situation zu stehen scheint. Sie können etwa erkennen, dass sie mehr Wut, Angst, Traurigkeit oder Verlegenheit empfinden, als es die Situation erfordert. Oder sie erkennen ein Muster von wenig hilfreichem Verhalten, das sie ändern möchten.

Stärkung der Resilienz und des Wohlbefindens
Es gibt eine Reihe von Möglichkeiten, Patient:innen dabei zu helfen, ihre Resilienz zu verbessern und ihr Wohlbefinden zu steigern. Es gibt zahlreiche praxisbezogene Ratgeber zu diesem Thema, die den Patient:nnen hier zur eigenständigen Lektüre und Umsetzung im Alltag empfohlen werden können.

Klient:innen verlieren oft das Vertrauen in sich selbst, wenn sie depressiv werden. Es ist wichtig, dass sie ihre Widerstandsfähigkeit aufbauen und ihr Selbstvertrauen stärken, damit sie in Zukunft schwierige Zeiten bewältigen können, ohne erneut depressiv zu werden. Viele Techniken aus der positiven Psychologie, wie sie von Martin Seligman in Ratgebern und von vielen anderen Autoren in Fachbüchern beschrieben werden (z. B. Bannink, 2012; Chaves et al., 2019; Engelmann, 2022; Jeste & Palmer, 2015), fördern ein besseres Wohlbefinden.

21.3 Rückfallprävention gegen Ende der Therapie

Schrittweises Ausschleichen der Behandlung
Wenn Sie nur eine begrenzte Anzahl von Sitzungen mit einem Klienten haben, besprechen Sie das Ausschleichen der Behandlung einige Wochen vor der Beendigung. Wenn es keine Begrenzung gibt, sollten Sie dieses Gespräch führen, wenn der Klient sich zumindest etwas besser fühlt und seine Fähigkeiten konsequent und effektiv einsetzt. Ihr Ziel ist es nicht, alle Probleme Ihrer Patient:innen zu lösen oder ihnen zu helfen, alle ihre Ziele zu erreichen. Wenn Sie sich für diese Aufgabe verantwortlich fühlen, besteht die Gefahr, dass Sie eine Abhängigkeit erzeugen oder verstärken – und dass Sie Ihren Patient:innen die Möglichkeit nehmen, ihre Fähigkeiten zu testen und zu stärken.

Treffen Sie gemeinsam die Entscheidung, das Ausschleichen der Sitzungen als Experiment anzulegen. Ziehen Sie zunächst in Betracht, sich jede zweite Woche statt jede Woche zu treffen. Wenn das zumindest für ein paar Sitzungen gut funktioniert, könnten Sie vorschlagen, den nächsten Termin für drei oder vier Wochen in der Zukunft zu vereinbaren. Sie könnten mehrere monatliche Sitzungen vor der Beendigung und danach mehrere weit auseinander liegende Auffrischungssitzungen durchführen.

Bedenken wegen der Verringerung der Sitzungsdauer
Obwohl einige Klient:innen bereitwillig zustimmen, die Sitzungen zu reduzieren, könnten andere ängstlich werden. Bitten Sie sie in diesem Fall, die Vor- und Nachteile des Versuchs, die Häufigkeit der Termine zu reduzieren, mündlich aufzulisten (und eventuell schriftlich festzuhalten; Abb. 21.2).

Vorteile	Nachteile
– Ich spare Geld. – Ich kann die Zeit für etwas anderes nutzen. – Ich werde stolz auf mich sein, weil ich meine eigenen Probleme gelöst habe. – Es wird mein Selbstvertrauen stärken. – Ich muss nicht in die Praxis fahren.	– Ich könnte einen Rückfall erleiden, aber wenn das passiert, ist es besser, wenn es während der Therapie geschieht, damit ich lernen kann, damit umzugehen. – Ich bin vielleicht nicht in der Lage, Probleme selbst zu lösen, aber die Beendigung der Therapie gibt mir die Möglichkeit, meine Idee zu testen, dass ich [meinen Therapeuten] brauche. Langfristig ist es besser für mich, wenn ich lerne, Probleme selbst zu lösen, denn ich werde nicht ewig in Therapie sein. Ich kann jederzeit eine frühere Sitzung ansetzen, wenn ich das möchte. – Ich werde [meinen Therapeuten] vermissen. Das ist wahrscheinlich wahr, aber ich werde es ertragen können und es wird mich ermutigen, ein Unterstützungsnetzwerk aufzubauen.

Abbildung 21.2 Beispiel einer Liste mit Vor- und Nachteilen des Ausschleichens der Therapiesitzungen

Wenn die Patient:innen die Vorteile nicht sehen, sollten Sie zunächst die Nachteile herausarbeiten, ihnen mithilfe des geleiteten Entdeckens helfen, die Vorteile zu erkennen, und ihnen dann helfen, die Nachteile neu zu formulieren. Einige Klient:innen, wie z. B. Maria, könnten eine starke Reaktion zeigen, auf die Sie eingehen müssen.

Th: In unserer letzten Sitzung haben wir darüber gesprochen, dass wir mit größeren Abständen zwischen unseren Therapiesitzungen experimentieren. Haben Sie darüber nachgedacht, alle zwei Wochen eine Sitzung zu machen?

M: Das habe ich. Das hat mich sehr verunsichert.

Th: Was ist Ihnen dabei durch den Kopf gegangen?

M: Oh, was ist, wenn etwas passiert, mit dem ich nicht umgehen kann? Was, wenn ich immer depressiver werde – das könnte ich nicht ertragen.

Th: Haben Sie auf diese Gedanken reagiert?

M: Ja. Ich habe meine Therapienotizen gelesen. Ich meine, es muss ja nicht das absolute Ende der Therapie sein. Und Sie haben gesagt, ich könnte Sie anrufen und früher kommen, wenn ich es bräuchte.

Th: Das ist richtig. Haben Sie sich eine bestimmte Situation vorgestellt, die schwierig sein könnte?

M: Nein, nicht wirklich.

Th: Vielleicht würde es helfen, wenn Sie sich jetzt ein bestimmtes Problem vorstellen würden.

M: Okay.

Maria stellt sich vor, dass sie wieder in einen Streit mit ihrer besten Freundin gerät. Sie identifiziert ihre automatischen Gedanken, reagiert darauf und macht einen konkreten Plan, was sie als Nächstes tun soll.

Th: Lassen Sie uns nun über den zweiten automatischen Gedanken sprechen, den Sie bezüglich der Abstände zwischen unseren Sitzungen hatten – dass Sie noch deprimierter werden und es nicht aushalten würden.

M: Ich denke, das ist nicht ganz richtig. Ich könnte es aushalten, mich wieder schlecht zu fühlen. Aber ich würde es nicht mögen.

Th: Okay. Nehmen wir an, Sie werden depressiver und es sind noch eineinhalb Wochen bis zu unserer nächsten Sitzung. Was können Sie dann tun?

M: Nun, ich kann das tun, was ich vor etwa einem Monat getan habe, als Sie im Urlaub waren. Meine Therapienotizen noch einmal lesen, aktiv bleiben … Irgendwo in meinen Notizen habe ich eine Liste mit Dingen, die ich tun muss.

Th: Wäre es hilfreich, diese Liste diese Woche zu finden?

M: Ja.

Th: Gut. Wie wäre es, wenn Sie für Ihren Aktivitätenplan die Liste finden und auch ein Gedankenprotokoll zu diesen beiden Gedanken machen: »Es könnte etwas passieren, mit dem ich nicht umgehen kann« und »Ich könnte es nicht ertragen, wenn ich noch deprimierter werde.«

M: Okay.

Th: Irgendwelche anderen Gedanken über die Abstände zwischen unseren Sitzungen?

M: Nur, dass ich es vermissen würde, nicht jede Woche mit Ihnen reden zu können.

Th: [*aufrichtig*] Ich werde das auch vermissen. [*Pause*] Gibt es noch jemanden, mit dem Sie reden könnten, wenn auch nur ein bisschen?

M: Nun, ich könnte Rebecca anrufen. Und ich schätze, ich könnte meinen Bruder anrufen.

Th: Das hört sich nach guten Ideen an. Wollen Sie sie auch aufschreiben?

M: Ja.

Th: Und schließlich, erinnern Sie sich daran, dass wir gesagt haben, wir könnten mit Sitzungen im Abstand von einer Woche experimentieren? Wenn es nicht gut funktioniert, möchte ich, dass Sie mich anrufen, damit wir gemeinsam entscheiden können, ob Sie früher kommen sollten.

21.4 Selbsttherapiesitzungen

Obwohl viele Patient:innen keine formellen Selbsttherapiesitzungen durchführen, ist es dennoch sinnvoll, einen Selbsttherapieplan zu besprechen (s. Abb. 21.3) und zu dessen Anwendung zu ermutigen. Wenn Patient:innen Selbsttherapiesitzungen ausprobieren, während die regulären Therapiesitzungen noch auslaufen, ist es viel wahrscheinlicher, dass sie nach dem Therapieende eine Selbsttherapiesitzung durchführen. Und sie können potenzielle Probleme aufdecken: zu wenig Zeit, Missverständnisse darüber, was zu tun ist, und störende Gedanken (z. B. »Das ist zu viel Arbeit«; »Das muss ich nicht wirklich tun«; »Ich schaffe das nicht allein«). Sie können Ihren Klient:innen nicht nur dabei helfen, auf diese Gedanken zu reagieren, sondern auch die Vorteile von Selbsttherapiesitzungen herausstellen:

- Sie setzen die Therapie fort, aber für sie selber bequemer und kostenlos; sie können ihre neu erworbenen Werkzeuge frisch und einsatzbereit halten.
- Sie können Schwierigkeiten beseitigen, bevor sie zu größeren Problemen werden.
- Sie verringern die Wahrscheinlichkeit eines Rückfalls.
- Sie können ihre Fertigkeiten nutzen, um ihr Leben in vielen Bereichen zu bereichern.

Sie können Abbildung 21.3 mit Ihren Klient:innen durchgehen und sie an ihre Bedürfnisse anpassen. Ermuntern Sie sie vor der letzten Sitzung dazu, weiterhin mindestens einmal im Monat, dann einmal pro Quartal und schließlich einmal im Jahr eine Selbsttherapiesitzung abzuhalten. Helfen Sie ihnen, ein System zu entwickeln, damit sie sich daran erinnern können.

AB 18 • P

Leitfaden für eine Selbsttherapiesitzung

Denken Sie an die vergangene(n) Woche(n):
Welche positiven Dinge sind passiert? Was haben diese Erlebnisse für mich bedeutet? Was sagen sie über mich aus? Wofür verdiene ich Anerkennung?

....

Welche Probleme sind aufgetreten? Wenn sie noch nicht gelöst sind, was muss ich tun?

....

Habe ich den Aktivitätenplan abgeschlossen? Was könnte mich daran hindern, ihn in der kommenden Woche abzuschließen?

....

Blicken Sie nach vorn:
Wie möchte ich mich in der nächsten Woche um diese Zeit fühlen? Was muss ich tun, um das zu erreichen?

....

Welche Ziele habe ich für diese Woche? Welche Schritte sollte ich unternehmen?

....

Welche Hindernisse könnten sich mir in den Weg stellen? Sollte ich in Betracht ziehen …

- Arbeitsblätter ausfüllen?
- Vergnügen, Bewältigung, Selbstfürsorge oder soziale Aktivitäten einplanen?
- Therapienotizen lesen?
- Fähigkeiten wie Achtsamkeit üben?
- eine Liste mit Punkten oder positiven Erfahrungen führen?

Was sollte ich tun?

....

Abbildung 21.3 Leitfaden für Selbsttherapiesitzungen (**AB 18**)

21.5 Vorbereitung auf Rückschläge nach dem Therapieende

Wenn Sie sich dem Ende der regulären Termine nähern, fragen Sie die Klient:innen, welche automatischen Gedanken sie haben könnten, wenn sie einen Rückschlag erleben. Manchmal sagen Klient:innen voraus, dass sie denken werden:

- »Ich sollte mich nicht so [niedergeschlagen] fühlen«
- »Das bedeutet, dass es mir nicht besser geht«

- »Ich bin ein hoffnungsloser Fall«
- »Ich werde niemals gesund werden und gesund bleiben können«
- »Mein Therapeut wird enttäuscht sein«

oder

- »Meine Therapeutin hat keine gute Arbeit geleistet«
- »KVT hat bei mir nicht funktioniert«
- »Ich bin dazu verdammt, für immer depressiv zu sein«
- »Es war nur ein Zufall, dass es mir vorher besser ging«

Oder die Patient:innen berichten von einem Bild von sich selbst in der Zukunft, z. B. wie sie sich ängstlich, allein, traurig und im Bett zusammengerollt fühlen. Sokratische Befragung und imaginative Techniken können ihnen helfen, auf diese belastenden Erkenntnisse zu reagieren.

Erkennen der Anzeichen für einen Rückschlag oder Rückfall

Gegen Ende der Behandlung ist es hilfreich, mit den Patient:innen die Frühwarnzeichen zu besprechen, die darauf hinweisen, dass sie wieder depressiv werden, und diese in ihren Therapieunterlagen festzuhalten. Die Notizen sollten auch wichtige Punkte enthalten, an die man sich erinnern sollte, sowie Anweisungen, was bei einem Wiederauftreten der Symptome zu tun ist (s. Abb. 21.4).

Reaktionen der Klient:innen auf die Beendigung der Therapie

Je näher die Beendigung der Therapie rückt, desto wichtiger ist es, die automatischen Gedanken der Klient:innen über die Beendigung der Behandlung zu erfragen. Einige sind aufgeregt und hoffnungsvoll. Andere wiederum sind ängstlich oder sogar wütend. Die meisten haben gemischte Gefühle. Sie sind mit ihren Fortschritten zufrieden, machen sich aber Sorgen über einen Rückfall. Oft bedauern sie es, ihre Beziehung zu Ihnen zu beenden. Achten Sie darauf, dass Sie die Gefühle Ihrer Klient:innen anerkennen und ihnen helfen, auf Verzerrungen oder wenig hilfreiche Erkenntnisse zu reagieren.

Oft ist es wünschenswert, dass Sie Ihre eigenen aufrichtigen Gefühle zum Ausdruck bringen, wenn Sie ehrlich sagen können, dass Sie die Beendigung der Bezie-

AB 19 • P

Therapienotizen für Rückschläge und Rückfälle

Frühwarnzeichen

Schlechte Laune, Angstzustände, Grübeln, zu viel Zeit auf der Couch verbringen, den Wunsch haben, soziale Kontakte zu vermeiden, die Wohnung unordentlich werden lassen, Aufschieberitis (z.B. Rechnungen nicht bezahlen), Schlafstörungen, Selbstkritik

Was ich mir merken sollte

Ich habe eine Wahl. Ich kann den Rückschlag als Katastrophe betrachten, die Dinge für hoffnungslos halten und mich wahrscheinlich noch schlechter fühlen. Oder ich kann auf meine Therapieaufzeichnungen zurückblicken, mich daran erinnern, dass Rückschläge ein normaler Teil der Genesung sind, und sehen, was ich daraus lernen kann. Wenn ich diese Dinge tue, werde ich mich wahrscheinlich besser fühlen und der Rückschlag wird weniger schwerwiegend sein.

Was zu tun ist

Wenn einige dieser Dinge passieren, sollte ich eine Selbsttherapiesitzung abhalten. Neue Ziele setzen, automatische Gedanken bewerten, Aktivitäten planen, Achtsamkeitsübungen machen, wenn ich ständig grübele, herausfinden, welche Probleme gelöst werden müssen, und vor allem – die Kinder und Charlie um Hilfe bitten.
Wenn das nicht ausreicht, rufe ich meine Therapeutin an, damit wir gemeinsam entscheiden können, ob ich mich wieder in Behandlung begeben soll, wahrscheinlich nur kurz.

Abbildung 21.4 Finns Therapienotizen über Rückschläge (**AB 19** »Therapienotizen für Rückschläge und Rückfälle«)

hung bedauern, aber stolz auf das sind, was die Patient:innen erreicht haben – und dass Sie glauben, dass sie bereit sind, es allein zu schaffen. Manche Klient:innen sagen: »Ich wünschte, Sie könnten mein Freund sein.« Eine gute Antwort, aber nur, wenn Sie es ernst meinen, ist: »Wäre das nicht schön? Aber dann könnte ich in Zukunft nicht mehr Ihre Therapeutin sein, wenn Sie mich brauchen. Und es ist mir wichtig, für Sie da zu sein.«

21.6 Auffrischungssitzungen

Ermutigen Sie Ihre Klient:innen, nach der Beendigung der Therapie Auffrischungs- oder Boostersitzungen zu vereinbaren; ein guter Zeitplan ist nach drei, sechs und zwölf Monaten. Sie können den Klient:innen den »Leitfaden für die Auffrischungssitzung« (**AB 20**, Abb. 21.5) mitgeben und Sie können diesen Leitfaden auch zur Strukturierung dieser Sitzungen verwenden. Wenn sie im Voraus wissen, dass Sie sie nach ihren Fortschritten in der Selbsttherapie fragen werden, kann das die Patient:innen motivieren, ihre Aktivitätenpläne zu erstellen und ihre Fertigkeiten zu üben. Und wenn sie wissen, dass sie nach dem Therapieende zu Auffrischungssitzungen eingeladen werden, kann dies die Sorge reduzieren, den Fortschritt nicht aufrecht erhalten zu können.

AB 20 • P

Leitfaden für die Auffrischungssitzung

---

(1) **Planen Sie im Voraus – vereinbaren Sie, wenn möglich, feste Termine und rufen Sie zur Bestätigung an.**

(2) **Ziehen Sie den Besuch als Präventivmaßnahme in Betracht, auch wenn Sie Ihre Fortschritte beibehalten haben.**

(3) **Bereiten Sie sich vor, bevor Sie kommen. Überlegen Sie, was Sie besprechen möchten, z. B. Folgendes:**

(a) Was ist gut gelaufen? Was sagen diese Erfahrungen über Sie aus? Darüber, wie andere Sie sehen? Über die Zukunft?

....

....

....

(b) Wie sehr glauben Sie an Ihre neuen Grundannahmen sowohl intellektuell als auch emotional? Wie können Sie sie weiter stärken?

....

....

....

(c) Inwieweit leben Sie in Übereinstimmung mit Ihren Werten? Welche Ziele haben Sie jetzt? Welche Hindernisse könnten auftauchen? Wie können Sie sie bewältigen?

....

....

....

(d) Welche KVT-Techniken haben Sie angewandt? Hatten Sie Selbsttherapiesitzungen? Wäre es sinnvoll, sie in Zukunft durchzuführen?

....

....

....

Abbildung 21.5 Leitfaden für die Auffrischungssitzung

Zusammenfassung

Die Rückfallprävention findet während der gesamten Behandlung statt. Es ist wichtig, die Klient:innen auf ein bevorstehendes Ausschleichen der Sitzungen und das Ende der Behandlung vorzubereiten. In dieser Therapiephase sind spezifische Maßnahmen wichtig, z. B. die Ermutigung der Patient:innen, Selbsttherapiesitzungen durchzuführen, das Erkennen von Frühwarnzeichen für einen möglichen Rückschlag oder Rückfall und die Erstellung eines Plans, was sie tun können, wenn ihre Symptome stärker werden. Probleme in den Ausschleich-Sitzungen und bei der Beendigung der Therapie werden wie alle anderen Probleme behandelt, mit einer Kombination aus Problemlösung und Reaktion auf dysfunktionale Gedanken und Überzeugungen. Mit den Bedenken oder dem Bedauern der Klient:innen über das Ende der Therapie muss sensibel umgegangen werden.

Reflexionsfragen

Was können Sie tun, um die Ängste der Klient:innen vor der Beendigung der Therapie zu verringern? Was können Sie tun, um die Wahrscheinlichkeit zu erhöhen, dass die Klient:innen ihre KVT-Fähigkeiten nach Beendigung der Behandlung weiter einsetzen?

Übung

Stellen Sie sich vor, dass Sie ein:e Klient:in sind, der sich dem Ende der Behandlung nähert. Schreiben Sie eine Therapienotiz, die Ihnen hilft, Ihre Ängste zu bewältigen.

22 Probleme im Therapieverlauf

Probleme der einen oder anderen Art treten bei vielen Patient:innen auf. Selbst erfahrene Therapeut:innen stoßen manchmal auf Schwierigkeiten, wenn es darum geht, die therapeutische Beziehung aufzubauen, die Schwierigkeiten von Patient:innen in ein Fallkonzept zu bringen oder konsequent auf gemeinsame Ziele hinzuarbeiten. Niemand wird in der Lage sein, *jedem* Klienten zu helfen (oder ausreichend zu helfen). Auch ich habe im Laufe meiner Karriere sicherlich nicht jedem Klienten helfen können. Es ist nicht vernünftig zu erwarten, dass Sie Probleme vermeiden können. Es ist vernünftig, seine Fähigkeiten zu entwickeln, Probleme aufzudecken, sie zu spezifizieren, zu konzipieren, wie sie entstanden sind, und einen Plan zu entwickeln, um sie zu beheben.

Es ist sinnvoll, Probleme oder festgefahrene Punkte in der Therapie als Gelegenheiten zu betrachten, um Ihr Fallkonzept der Patient:innen zu verfeinern. Darüber hinaus geben Probleme in der Therapie oft auch Aufschluss über Probleme, die Klient:innen außerhalb der Praxis erleben. Schließlich bieten Ihnen Schwierigkeiten mit einem Patienten die Gelegenheit, Ihre eigenen Fähigkeiten zu verfeinern, Ihre Flexibilität und Kreativität zu fördern und neue Erkenntnisse und Fachkenntnisse für andere Patient:innen zu gewinnen, da Probleme sowohl mit den Eigenschaften der Klient:innen als auch mit den Schwächen des / der Therapeut:in zusammenhängen können. In diesem Kapitel wird beschrieben, wie Sie Schwierigkeiten in der Behandlung erkennen und wie Sie solche Probleme konzeptualisieren und beheben können.

Die Antworten auf folgende Fragen finden Sie in diesem Kapitel:

- Woher weiß man, ob es in der Behandlung ein Problem gibt? Wie können Sie Probleme konzeptualisieren?
- Welche Arten von Problemen können auftreten? Was kann man an festgefahrenen Punkten tun? Wie können Sie Probleme beheben?

22.1 Die Existenz eines Problems aufdecken

Sie können ein Problem auf verschiedene Weise aufdecken:

- Indem Sie sich sowohl das unaufgeforderte Feedback der Klient:innen anhören als auch während und am Ende der Sitzung direkt zum Feedback auffordern.
- Indem Sie die Patient:innen regelmäßig bitten, das in der Sitzung Besprochene zusammenzufassen, und überprüfen, wie gut sie es verstanden haben und ob sie damit einverstanden sind.
- Durch das Nachverfolgen des Therapiefortschritts mithilfe objektiver Tests und subjektiver Berichte des Klienten sowie durch die Messung des Fortschritts in Richtung der Therapieziele.
- Indem Sie Aufzeichnungen von Therapiesitzungen allein oder mit einem Kollegen oder einer Supervisorin durchsehen und das Video bewerten (z. B. anhand der in diesem Kapitel aufgelisteten Aspekte und Fragen).

Holen Sie die Erlaubnis der Patient:innen ein, Therapiesitzungen aufzuzeichnen, um sie mit einem erfahrenen und kompetenten KVT-Therapeuten oder einer Supervisorin zu besprechen. Das Einverständnis der Klient:innen einzuholen ist normalerweise kein Problem, wenn Sie es positiv einbetten:

> »Ich habe eine ungewöhnliche Möglichkeit für Sie, die ich nur wenigen Klient:innen anbieten kann [oder ›die ich nur Ihnen anbiete‹]. Ich möchte, dass Sie sich frei fühlen, ja oder nein zu sagen. Ich nehme gelegentlich Therapiesitzungen auf, damit [mein:e Supervisor:in] und ich sie anhören und herausfinden können, wie ich noch hilfreicher sein kann. Wenn wir unsere Sitzungen aufzeichnen, haben Sie den Vorteil, dass Sie von [seinem oder ihrem] Beitrag profitieren können. Ich werde Ihren Namen vertraulich behandeln, und wir werden die Aufnahme sofort nach dem Anhören löschen. [*Pause*] Ist es für Sie in Ordnung, wenn wir die Sitzung jetzt aufzeichnen? Wenn es Sie nach ein paar Minuten stört, können wir die Aufzeichnung am Ende der Sitzung jederzeit abschalten oder löschen.«

22.2 Probleme konzeptualisieren

Nachdem Sie erkannt haben, dass ein Problem besteht, versuchen Sie, die innere Realität Ihrer Klient:innen zu verstehen. Wie sehen sie sich selbst, andere und ihre Welt? Wie verarbeiten sie ihre Erfahrungen? Welche Barrieren könnten sie daran hindern, eine funktionalere Perspektive auf ihre Schwierigkeiten einzunehmen? Achten Sie auf mögliche automatische Gedanken, die die Klientin beschuldigen (z. B. »Sie ist resistent / manipulativ / unmotiviert«). Diese Etikettierungen neigen dazu, das Verantwortungsgefühl des / der Therapeut:in für die Lösung der Schwierigkeiten abzuschwächen und die Problemlösung zu behindern. Fragen Sie sich stattdessen:

> »Was hat der Klient in der Sitzung (oder zwischen den Sitzungen) gesagt (oder nicht gesagt) oder getan (oder nicht getan), das ein Problem darstellt?«

Sie könnten sich die gleiche Frage auch bei sich selbst stellen, um einen Fehler auszuschließen, den Sie möglicherweise gemacht haben.

Als Nächstes würden Sie sich idealerweise mit einem Supervisor beraten, der eine Aufzeichnung der gesamten Therapiesitzung eingesehen hat. Sie werden zweifellos Hilfe benötigen, um festzustellen, ob das Problem mit den dysfunktionalen Kognitionen und Verhaltensweisen des Klienten zusammenhängt, mit Fehlern, die Sie gemacht haben, mit Behandlungsfaktoren (z. B. dem Grad der Betreuung, der Form der Therapie oder der Häufigkeit der Sitzungen) und / oder mit Faktoren, die außerhalb der Behandlung liegen (z. B. eine organische Krankheit, ein psychologisch toxisches häusliches oder berufliches Umfeld, eine unwirksame Medikation oder schädliche Nebenwirkungen oder das Fehlen notwendiger ergänzender Behandlungen; J.S. Beck, 2005).

Haben Sie ein Problem identifiziert, das eine Änderung Ihres Handelns erfordert, sollten Sie die Ebene konzeptualisieren, auf der das Problem aufgetreten ist:

- Handelt es sich lediglich um ein technisches Problem? Haben Sie z. B. eine ungeeignete Technik oder eine Technik falsch angewandt?
- Handelt es sich um ein komplexeres Problem mit der Sitzung als Ganzes? Haben Sie beispielsweise eine dysfunktionale Grundannahme richtig erkannt, dann aber nicht wirksam interveniert?
- Handelt es sich um ein anhaltendes Problem über mehrere Sitzungen hinweg? Brach zum Beispiel die Zusammenarbeit komplett zusammen?

22.3 Verschiedene Problemarten

Probleme im Therapieverlauf treten meist in einem oder mehreren dieser Bereiche auf:

(1) Diagnose, Fallkonzepterstellung und Behandlungsplanung
(2) Therapeutische Beziehung
(3) Motivation
(4) Struktur und Tempo der Therapiesitzung
(5) Vertrautheit bzw. Gewohnheit innerhalb der Therapie etablieren
(6) Reagieren auf dysfunktionale Kognitionen
(7) Erreichen der therapeutischen Ziele in und zwischen den Sitzungen
(8) Verarbeitung von Sitzungsinhalten

Die in den folgenden Abschnitten aufgeführten Fragen können Ihnen und Ihrer Supervisorin helfen, die Art eines therapeutischen Problems zu bestimmen. Anschließend können Sie ein oder mehrere spezifische Ziele formulieren, priorisieren und auswählen, auf die Sie sich konzentrieren wollen.

22.3.1 Diagnose, Fallkonzepterstellung und Behandlungsplanung

Diagnose

- Habe ich eine korrekte Diagnose nach dem neuesten *Diagnostischen und Statistischen Handbuch Psychischer Störungen* (DSM-5) oder der *Internationalen Statistischen Klassifikation der Krankheiten und verwandter Gesundheitsprobleme* (ICD-10 / 11) gestellt?«
- Ist eine medikamentöse Behandlung oder eine ärztliche Konsultation für diesen Klienten angezeigt?

Erstellen des Fallkonzepts

- Habe ich die positiven Überzeugungen, Eigenschaften, Stärken und Ressourcen der Klientin identifiziert?
- Habe ich das Diagramm des Fallkonzepts kontinuierlich verfeinert, um seine zentralsten dysfunktionalen Kognitionen und Verhaltensweisen zu identifizieren?
- Teile ich der Klientin mein Fallkonzept kontinuierlich zu strategisch geeigneten Zeitpunkten mit? Ergibt das Fallkonzept Sinn und ist es für sie wahr / stimmig?

Behandlungsplanung

- Habe ich die Behandlung auf mein individuelles Fallkonzept des Klienten gestützt? Modifiziere ich seine Behandlung kontinuierlich, wenn dies aufgrund meines Fallkonzepts erforderlich ist?
- Habe ich die Standard-KVT, wenn nötig, an starke Präferenzen und relevante Merkmale der Klientin angepasst: Geschlecht, Kultur, Alter, Bildungsstand usw.?
- Habe ich die Notwendigkeit einer größeren Lebensveränderung (z. B. eine neue Arbeitsstelle, eine neue Wohnsituation) angesprochen, wenn es offensichtlich ist, dass eine Verbesserung durch Therapie allein unwahrscheinlich ist?
- Habe ich bei Bedarf ein Fertigkeitentraining durchgeführt?
- Habe ich Familienangehörige in die Behandlung einbezogen, wenn dies angemessen war?

22.3.2 Therapeutische Beziehung

Zusammenarbeit

- Haben der Klient und ich wirklich zusammengearbeitet? Funktionieren wir als ein Team? Arbeiten wir beide hart? Fühlen wir uns beide für den Fortschritt verantwortlich?
- Haben wir an dem gearbeitet, was für ihn am wichtigsten ist? Haben wir uns auf die Behandlungsziele geeinigt?
- Habe ich die Zustimmung zu den Interventionen und Aktivitätenplänen eingeholt und begründet?
- Habe ich sie zu einem angemessenen Maß an Adhärenz und Kontrolle in der Therapiesitzung angeleitet?

22

Rückmeldung

- Habe ich die Klientin regelmäßig dazu ermutigt, ehrliches Feedback zu geben? Habe ich ihren Affekt während der Sitzung beobachtet und automatische Gedanken abgefragt, wenn ich eine Veränderung bemerkte?
- Habe ich effektiv auf negatives Feedback reagiert?

Sicht der Klient:innen auf die Therapie und den / die Therapeut:in

- Hat der Klient eine positive Sicht auf die Therapie und auf mich?
- Glaubt die Patient:in, zumindest bis zu einem gewissen Grad, dass die Therapie helfen kann?
- Sieht sie mich als kompetent, kooperativ und fürsorglich?

Reaktionen des / der Therapeut:in

- Liegt mir diese Klientin am Herzen? Kommt meine Fürsorge rüber?
- Fühle ich mich kompetent, ihr zu helfen? Kommt mein Gefühl von Kompetenz rüber?
- Habe ich in Bezug auf diesen Patient:en negative Kognitionen über ihn oder über mich selbst? Habe ich diese Kognitionen bewertet und darauf reagiert?
- Sehe ich Probleme in der therapeutischen Allianz als eine Gelegenheit zum Fortschritt, anstatt Schuldzuweisungen zu machen?
- Vermittle ich eine realistische und optimistische Sichtweise darüber, wie die Therapie helfen kann?

22.3.3 Motivation

- Wie motiviert scheint der Klient zu sein?«
- Was habe ich getan, um ihn zu motivieren? Verknüpfen wir seine Ziele und Handlungen regelmäßig mit seinen Bestrebungen und Werten?
- Sieht er Vorteile, wenn es ihm nicht besser geht?«
- [*Falls relevant*] Habe ich sein Gefühl der Hilflosigkeit oder Hoffnungslosigkeit angesprochen?

22.3.4 Struktur und Tempo der Therapiesitzung

Tagesordnung

- Legen wir zu Beginn der Sitzung schnell eine vollständige und konkrete Tagesordnung fest?
- Setzen wir Prioritäten bei den Themen der Tagesordnung und entscheiden wir, wie wir unsere Zeit aufteilen? Entscheiden wir gemeinsam, welches Thema wir zuerst besprechen?
- Treffen wir gemeinsam fundierte Entscheidungen über Abweichungen von der Tagesordnung?

Pacing

- Nehmen wir uns ausreichend Zeit für die Standardelemente der Sitzung: Stimmungsüberprüfung, Festlegung der Tagesordnung, Aktualisierung und Überprüfung des Aktivitätenplans, Diskussion der Themen der Tagesordnung, Festlegung neuer Aktivitätenpläne, regelmäßige Zusammenfassungen und Feedback?
- Entscheiden wir gemeinsam, was zu tun ist, wenn für ein Problem mehr Zeit benötigt wird, als wir zugewiesen haben?«
- Unterbreche ich die Klientn:innen angemessen und sanft, wenn es nötig ist? Verbringen wir zu viel Zeit mit unproduktiven Gesprächen?«
- Stelle ich sicher, dass die Patient:innen sich an die wichtigsten Punkte der Sitzung erinnern und mit hoher Wahrscheinlichkeit den neuen Aktivitätenplan ausführen? Fühlen sie sich emotional stabil, bevor ich die Sitzung beende?«

22.3.5 Klienten mit der KVT vertraut machen und an diese Arbeitsart gewöhnen

Zielsetzung

- Hat sich der Klient vernünftige, konkrete Ziele gesetzt, die auf seinen Werten und Bestrebungen basieren? Behält er diese Ziele die ganze Woche über im Hinterkopf? Ist er entschlossen, auf diese Ziele hinzuarbeiten? Hat er die Kontrolle über diese Ziele, oder versucht er, jemand anderen zu ändern?
- Überprüfen wir regelmäßig die Fortschritte bei der Erreichung seiner Ziele?
- Helfe ich ihm, sich vor Augen zu halten, warum es sich lohnt, aktiv in der Therapie mitzuarbeiten (d. h. seine Ziele zu erreichen und sein Leben nach seinen Werten zu gestalten)?

Erwartungshaltung

- Welche Erwartungen hat die Klientin an sich selbst und an mich?
- Glaubt sie, dass alle ihre Probleme schnell und einfach gelöst werden können? Oder dass ich allein ihre Probleme lösen soll? Versteht sie, wie wichtig es ist, eine aktive, kooperative Rolle einzunehmen?
- Versteht sie die Notwendigkeit, Fertigkeiten zu erlernen und sie zwischen den Sitzungen regelmäßig anzuwenden?

Problemlösungs- / Zielorientiertheit

- Gibt der Klient Probleme an, an denen er arbeiten möchte, oder Ziele, auf die er hinarbeitet?
- Arbeitet er mit mir zusammen, um Probleme zu lösen, anstatt sie nur auszusprechen?
- Hat er Angst davor, aktuelle Probleme zu lösen, weil er dann andere Probleme angehen muss (z. B. eine Entscheidung über eine Beziehung oder die Arbeit)?

Kognitives Modell

- Versteht die Klientin, dass automatische Gedanken Emotionen und Verhalten (und z. T. auch die Physiologie) beeinflussen?
- Versteht sie, dass einige automatische Gedanken verzerrt und / oder nicht-hilfreich sind?
- Fühlt sie sich besser und verhält sich anpassungsfähiger, wenn sie ihre Gedanken bewertet und darauf reagiert?

Aktivitätenplan

- Haben wir einen Aktivitätenplan entwickelt, der sich an den wichtigsten Themen, Zielen und Werten des Klienten orientiert?
- Versteht er, wie der Aktivitätenplan mit der Arbeit in der Therapiesitzung und mit seinen allgemeinen Werten und Zielen zusammenhängt?
- Denkt er die ganze Woche über unsere Therapiearbeit nach und füllt er die Aktivitätenpläne sorgfältig aus?

22.3.6 Reagieren auf dysfunktionale Kognitionen

Identifizieren und Auswählen von zentralen automatischen Gedanken

- Erkennen wir die tatsächlichen Worte und / oder Bilder, die der Klientin durch den Kopf gehen, wenn sie verzweifelt ist?
- Erkennen wir die Bandbreite ihrer relevanten automatischen Gedanken?
- Wählen wir die zentralen Gedanken aus, um sie zu bewerten (d. h. die Gedanken, die mit dem größten Leid oder der größten Störung verbunden sind)?

Reagieren auf automatische Gedanken und Überzeugungen

- Identifizieren wir die wichtigsten Kognitionen des Klienten und bewerten und reagieren wir auch auf sie?
- Vermeide ich es, von vornherein davon auszugehen, dass seine Kognitionen verzerrt sind? Nutze ich geleitetes Entdecken und vermeide Überreden und Infragestellen?
- Wenn eine Art der Befragung unwirksam ist, versuche ich dann andere Wege?
- Sind einige der automatischen Gedanken Teil eines dysfunktionalen Denkprozesses? Wenn ja, habe ich dem Klienten beigebracht, sich von diesem Gedanken zu lösen und sich auf eine wertvolle Handlung zu konzentrieren?«
- Überprüfe ich nach der gemeinsamen Erarbeitung einer alternativen Reaktion, inwieweit er sie glaubt? Nimmt sein Leidensdruck ab?«
- Versuchen wir bei Bedarf andere Techniken, um seinen Stress zu verringern? Markieren wir relevante Kognitionen für die weitere Arbeit?

Maximierung der kognitiven Veränderung

- Zeichnen wir die neuen, adaptiveren Erkenntnisse der Klientin auf, damit sie sie im Rahmen ihrer Aktivitätenpläne nachlesen kann?

22.3.7 Erreichen der therapeutischen Ziele in und zwischen den Sitzungen

Identifizierung von allgemeinen und sitzungsspezifischen Zielen

- Habe ich dem Klienten gegenüber angemessen zum Ausdruck gebracht, dass das Ziel der Behandlung nicht nur darin besteht, gesund zu werden, sondern auch, Fertigkeiten zu erlernen, um gesund zu bleiben?
- Helfe ich ihm, ein oder mehrere wichtige Themen oder Ziele zu identifizieren, die in jeder Sitzung besprochen werden sollen?
- Nehmen wir uns Zeit für Problemlösung und kognitive Umstrukturierung?
- Enthalten die Aktivitätenpläne sowohl Verhaltensänderungen als auch kognitive Veränderungen?

Beibehaltung eines konsistenten Fokus

- Nutze ich geleitetes Entdecken, um der Klientin zu helfen, relevante positive und negative Überzeugungen zu identifizieren?
- Kann ich feststellen, welche ihrer Überzeugungen am zentralsten sind und welche eher randständig?
- [*Gegen Mitte der Behandlung*] Erkunde ich konsequent die Beziehung zwischen neuen Hindernissen und zentralen Überzeugungen der Klientin? Arbeiten wir in jeder Sitzung konsequent und nachhaltig an ihren zentralen Überzeugungen [sowohl positiven als auch negativen], anstatt nur Kriseninterventionen durchzuführen?
- Wenn wir Ereignisse aus der Kindheit besprochen haben, gab es eine klare Begründung dafür, warum wir das tun mussten? Habe ich der Klientin geholfen zu erkennen, wie ihre frühen Überzeugungen mit den aktuellen Schwierigkeiten zusammenhängen, und wie diese Einsicht in der kommenden Woche helfen kann? Oder wie frühe Erfahrungen ihre positiven Überzeugungen unterstützen?

Interventionen

- Wähle ich Interventionen basierend auf meinen Zielen für die Sitzung und der Agenda des Klienten?
- Überprüfe ich vor und nach einer Intervention, wie verzweifelt der Klient sich fühlte und/oder wie stark er einen automatischen Gedanken oder eine Überzeugung bestätigte, damit ich beurteilen kann, wie erfolgreich die Intervention war?
- Wenn eine Intervention relativ erfolglos ist, wechsle ich dann den Gang und versuche einen anderen Ansatz?

22.3.8 Verarbeitung der Sitzungsinhalte

Das Verständnis der Klienten überprüfen

- Habe ich während der Sitzung häufig zusammengefasst [oder die Klientin gebeten, zusammenzufassen]?
- Habe ich sie gebeten, ihre Schlussfolgerungen in ihren eigenen Worten zu formulieren?

- Habe ich auf nonverbale Anzeichen von Verwirrung/Missverständnissen oder Uneinigkeit geachtet?

Verständnisproblemen auf den Grund gehen

- Habe ich meine Hypothesen gemeinsam mit dem Klienten überprüft?
- Wenn er Schwierigkeiten hat zu verstehen, was ich auszudrücken versuche, liegt das an einem Fehler, den ich gemacht habe? War ich zu wenig konkret? Liegt es an meinem Wortschatz oder Abstraktionsniveau? An der Menge des Materials, das ich in einem Stück oder in einer Sitzung präsentiere?
- Ist eine Verständnisschwierigkeit auf den Grad seiner emotionalen Belastung in der Therapiesitzung zurückzuführen? Auf Ablenkung? Auf automatische Gedanken, die er in diesem Moment hat?

Konsolidierung des Gelernten maximieren

- Was habe ich getan, um sicherzustellen, dass sich die Klientin während der Woche und auch nach Beendigung der Therapie an wichtige Teile der Therapiesitzung erinnern wird?
- Habe ich sie motiviert, die Therapieaufzeichnungen täglich zu lesen?

22.4 Festgefahrene Punkte

Manchmal fühlen sich Klient:innen während einzelner Sitzungen besser, machen aber im Verlauf mehrerer Sitzungen keine Fortschritte. Als erfahrener KVT-Therapeutin brauchen Sie sich die vorstehenden Fragen vielleicht nicht zu stellen. Stellen Sie stattdessen zunächst sicher, dass Sie eine korrekte Diagnose, ein Fallkonzept und einen auf die Störung des Klienten zugeschnittenen Behandlungsplan haben (und die richtigen Techniken anwenden). Dann können Sie allein oder zusammen mit einem Supervisor die folgenden Fragen beantworten:

- Haben der Klient und ich eine solide therapeutische Allianz?
- Haben wir beide eine klare Vorstellung von seinen Werten und Zielen für die Therapie? Ist er bereit, an der Erreichung dieser Ziele zu arbeiten?
- Glaubt die Klientin wirklich an das kognitive Modell [dass ihr Denken ihre Stimmung und ihr Verhalten beeinflusst, dass ihre Gedanken ungenau oder nicht-hilfreich sein können und dass die Reaktion auf ihre dysfunktionalen Kognitionen ihre Emotionen und ihr Verhalten positiv beeinflusst]?
- Ist der Klient in der KVT sozialisiert – trägt er zur Tagesordnung bei, arbeitet er gemeinsam an der Lösung von Problemen und Hindernissen, erstellt er Aktivitätenpläne und gibt Feedback?
- Beeinträchtigt die Biologie der Klientin [z. B. Krankheit, medizinischer Zustand, Nebenwirkungen von Medikamenten oder unzureichende Medikamentendosis] oder ihr äußeres Umfeld unsere gemeinsame Arbeit [z. B. ein missbräuchlicher Partner, ein extrem anspruchsvoller Job oder ein unerträgliches Maß an Armut oder Kriminalität in ihrem Umfeld]?

22.5 Probleme in der Therapie behandeln

Je nach festgestelltem Problem können eine oder mehrere der folgenden Maßnahmen hilfreich sein:

(1) Führen Sie eine tiefergehende diagnostische Evaluation durch.
(2) Überweisen Sie den Klienten zu einer medizinischen oder neuropsychologischen Untersuchung.
(3) Verfeinern Sie Ihr Fallkonzept und überprüfen Sie es mit der Klientin.
(4) Lesen Sie mehr über die Behandlung der Störung(en) des Klienten.
(5) Holen Sie spezifisches Feedback der Patientin über ihre Erfahrungen mit der Therapie und mit Ihnen ein.
(6) Vergewissern Sie sich der Wünsche, Werte und Ziele des Klienten für die Therapie (und prüfen Sie ggfs. Vor- und Nachteile der Arbeit an diesen Zielen).
(7) Besprechen Sie das kognitive Modell mit der Patientin (und räumen Sie ggfs. Zweifel oder Missverständnisse aus).
(8) Besprechen Sie den Behandlungsplan mit dem Klienten (und erheben Sie Bedenken oder Zweifel).
(9) Schätzen Sie die Erwartungen der Klientin ein, wie es ihr besser gehen wird. (Was glaubt sie, was Sie tun müssen? Was glaubt sie, was sie tun muss?)
(10) Unterstreichen Sie die Aufstellung und das Überprüfen der Aktivitätenpläne in der Sitzung und der Durchführung während der Woche.
(11) Arbeiten Sie konsequent an den wichtigsten automatischen Gedanken, Annahmen und Verhaltensweisen in allen Sitzungen.
(12) Überprüfen Sie, ob der Patient den Inhalt der Sitzung verstanden hat, und zeichnen Sie die wichtigsten Punkte auf.
(13) Ändern Sie basierend auf den Bedürfnissen und Präferenzen des Patienten das Tempo oder die Struktur der Sitzung, die Menge oder den Schwierigkeitsgrad des behandelten Materials, das Maß an Einfühlungsvermögen, das Sie zum Ausdruck bringen, das Maß, in dem Sie didaktisch oder überzeugend vorgehen, und / oder den relativen Fokus auf die Lösung von Hindernissen (in die eine oder andere Richtung).

Darüber hinaus sollten Sie Ihre eigenen Gedanken und Ihre Stimmung beobachten, wenn Sie versuchen, Schwierigkeiten in der Therapie zu konzeptualisieren und zu beheben, da Ihre Kognitionen zuweilen die Problemlösung beeinträchtigen können. Es ist wahrscheinlich, dass alle Therapeut:innen zumindest gelegentlich negative Gedanken über Klient:innen, die Therapie und / oder sich selbst als Therapeut:innen haben. Zu den typischen Annahmen von Therapeut:innen, die Veränderungen behindern, gehören:

- Wenn ich den Klienten unterbreche, wird er denken, ich kontrolliere ihn.
- Wenn ich die Sitzung mit einer Tagesordnung strukturiere, werde ich etwas Wichtiges verpassen.
- Wenn ich eine Sitzung aufnehme, werde ich zu befangen sein.
- Wenn meine Klientin sich über mich ärgert, wird sie die Therapie abbrechen.

Sie können von einem Modell der persönlichen Praxis profitieren, bei dem Sie Ihre persönliche und berufliche Entwicklung reflektieren, und zwar fortlaufend. Ein Arbeitsbuch kann diese Arbeit erleichtern (z.B. Bennett-Levy et al., 2015, oder Brüderl et al., 2021).

Zum guten Schluss: Wenn Sie in der Behandlung auf ein Problem stoßen, haben Sie die Wahl. Sie können das Problem katastrophisieren und/oder sich selbst oder dem Klienten die Schuld geben. Oder Sie können das Problem als Gelegenheit nutzen, Ihre Fähigkeiten zum Erstellen eines Fallkonzepts, zur Behandlungsplanung und zum Aufbau einer soliden therapeutischen Beziehung zu verfeinern. Schwierigkeiten bieten oft die Gelegenheit, Ihr technisches Fachwissen und Ihre Fähigkeit, die Therapie an die spezifischen Bedürfnisse jedes Klienten anzupassen, zu verbessern.

Zusammenfassung

Im Verlauf der Therapie stoßen Sie zwangsläufig auf Herausforderungen. Es ist wichtig, dass Sie weder sich selbst noch den Patient:innen die Schuld geben. Manche Schwierigkeiten entstehen, weil Sie ein Mensch sind und daher Fehler machen können. Andere Schwierigkeiten entstehen, weil Ihr Klient ein Mensch und daher fehlbar ist. Vielleicht lernen Sie am meisten von Klient:innen, deren Behandlung eine Herausforderung war.

In jeder Sitzung ist es wichtig, das emotionale Erleben Patient:innen, ihre Vorstellungen von der Therapie und von Ihnen, die Tiefe ihres Verständnisses und ihre Fortschritte zu beobachten, damit Sie Probleme aufdecken können. Wenn Sie ein Problem erkennen, integrieren Sie es in das Fallkonzept. Gibt es etwas, das der Klient in der Sitzung oder zwischen den Sitzungen tut oder nicht tut oder sagt oder nicht sagt, das ein Problem darstellt? Gibt es etwas, das Sie tun oder nicht tun oder sagen oder nicht sagen, das ein Problem ist? Handelt es sich um ein begrenztes Problem oder um ein allgemeineres? Nutzen Sie die Fragen in diesem Kapitel, um zu diagnostizieren, was los ist, und erstellen Sie einen Plan zur Verbesserung der Behandlung.

Reflexionsfragen

Mit welcher Art von Problemen werden Sie am meisten Schwierigkeiten haben? Und warum? Was können Sie tun?

Übung

Stellen Sie sich vor, Sie haben eine Klientin, die in den letzten vier Sitzungen keine Fortschritte gemacht hat. Schreiben Sie einen Plan, wie Sie die Situation verbessern können.

Anhang

Fallbeispiel Finn: Zusammenfassung

Hinweise zum Arbeitsmaterial und Übersicht

KVT-Ressourcen

Literatur

Sachwortverzeichnis

Fallbeispiel Finn: Zusammenfassung

(1) Aufnahmeinformation

Personenbezogene Informationen bei der Aufnahme
Alter: 56
Familienstand: geschieden
Geschlechtsidentität und sexuelle Orientierung: männlich, heterosexuell
Kulturelles Erbe: Amerikaner europäischer Abstammung
Religiöse / spirituelle Orientierung: gehört der Unitarischen Kirche an; geht zur Zeit der Aufnahme nicht in die Kirche
Lebensumfeld: kleine Wohnung in einer Großstadt; lebt allein
Beschäftigungsstatus: arbeitslos
Sozioökonomischer Status: Mittelschicht

Hauptbeschwerde, Hauptsymptome, mentaler Status und Diagnose
Hauptbeschwerde: Finn sucht wegen schwerer depressiver Symptome und mäßiger Angstzustände eine Behandlung.

Hauptsymptome
Emotional: Gefühle von Depression, Angst, Pessimismus und Schuldgefühlen; Mangel an Freude und Interesse
Kognitiv: Schwierigkeiten, Entscheidungen zu treffen, Konzentrationsschwierigkeiten
Verhalten: Vermeidungsverhalten (kein Aufräumen zu Hause, keine Arbeitssuche, keine Besorgungen), soziale Isolation (keine Kirchenbesuche mehr, weniger Zeit mit der Familie, keine Treffen mit Freunden)
Physiologisch: Schweregefühl im Körper, erhebliche Müdigkeit, geringe Libido, Entspannungsschwierigkeiten, verminderter Appetit
Mentaler Status: Finn scheint ziemlich deprimiert zu sein. Seine Kleidung ist etwas zerknittert; er steht oder sitzt nicht aufrecht, nimmt kaum Augenkontakt auf und lächelt während der gesamten Untersuchung nicht. Seine Bewegungen sind etwas langsam. Seine Sprache ist normal. Außer Depressionen zeigt er kaum Affekte. Sein Denkprozess ist intakt. Wahrnehmung, Kognition, Einsicht und Urteilsvermögen liegen im normalen Bereich. Er ist in der Lage, vollständig an der Behandlung teilzunehmen.
Diagnose (DSM-5 oder ICD-11): Schwere depressive Störung, einzelne Episode, schwer, mit Angstzuständen. Keine Persönlichkeitsstörung, aber leichte Merkmale einer zwanghaften Persönlichkeitsstörung.

Aktuelle psychiatrische Medikamente, Einnahme und Nebenwirkungen; gleichzeitige Behandlung
Finn nimmt keine psychiatrischen Medikamente ein und wird nicht wegen seiner Depression behandelt.

Aktuelle wichtige Beziehungen

Obwohl Finn sich etwas von seiner Familie zurückgezogen hat, ist das Verhältnis zu seinen beiden erwachsenen Kindern und seinen vier Enkelkindern im Schulalter gut. Manchmal besucht er sie oder geht zu den Sportveranstaltungen seiner Enkelkinder. Mit seiner Ex-Frau bestehen viele Konflikte und von seinen beiden männlichen Freunden hat er sich komplett zurückgezogen. Zu einem Cousin hat er ein relativ enges Verhältnis, zu einem Bruder weniger. Seinen anderen Bruder und seine Mutter sieht und spricht er nur selten und fühlt sich ihnen nicht nahe.

(2) Biografische Informationen

Höchstes Funktionsniveau im Lebensverlauf (einschließlich Stärken, Ressourcen und persönlichen Eigenschaften)

Finn hatte seine beste Zeit, als er die Schule abschloss, einen Job fand und zusammen mit einem Freund in eine WG zog. Diese Phase dauerte etwa 6 Jahre. Er leistete gute Arbeit, kam mit seinem Vorgesetzten und seinen Kollegen gut aus, traf sich oft mit guten Freunden, trieb Sport und hielt sich fit und begann, Geld für die Zukunft zu sparen. Er war ein guter Problemlöser, einfallsreich und resilient. Er war respektvoll gegenüber anderen und angenehm im Umgang und half im Familien- und Freundeskreis oft unaufgefordert. Er war fleißig, sowohl bei der Arbeit als auch im Haushalt. Finn sah sich selbst als kompetent, souverän, zuverlässig und verantwortungsbewusst. Er betrachtete andere und seine Welt als im Wesentlichen gut und wohlwollend. Seine Zukunft erschien ihm sehr positiv. Auch nach dieser Zeit funktionierte er sehr gut, obwohl er mehr Stress in seinem Leben hatte, nachdem er geheiratet und Kinder bekommen hatte.

Anamnese der gegenwärtigen Krankheit

Finn entwickelte vor 2,5 Jahren depressive und ängstliche Symptome. Seine Symptome verschlimmerten sich allmählich und mündeten vor etwa 2 Jahren in eine schwere depressive Episode. Seitdem sind die depressiven und ängstlichen Symptome konstant erhöht geblieben, ohne dass es zu einer Remission gekommen wäre.

Vorgeschichte psychiatrischer, psychologischer oder substanzbezogener Probleme und Auswirkungen auf die Funktionsfähigkeit

Finn wurde vor etwa 2,5 Jahren sehr ängstlich, als seine Arbeitsaufgaben sich änderten und er dafür nicht hinreichend geschult wurde. Er begann zu glauben, dass er bei seiner Arbeit versagen würde, und wurde depressiv. Seine Depression nahm erheblich zu, als er 6 Monate später seinen Arbeitsplatz verlor. Er zog sich in sich selbst zurück und stellte viele Aktivitäten ein: Er half nicht mehr im Haushalt, erledigte weder Gartenarbeit noch Besorgungen oder traf sich mit seinen Freunden. Seine Frau wurde daraufhin sehr kritisch, und seine Depressionen nahmen zu. Zuvor hatte er keine Probleme mit Alkohol oder anderen Substanzen gehabt.

Vorgeschichte psychiatrischer, psychologischer oder substanzmissbräuchlicher Behandlung, Art, Grad der Betreuung und Reaktion
Finn und seine Frau hatten vor etwa zwei Jahren drei Eheberatungstermine; Finn berichtete, dass diese nicht geholfen hätten. Andere frühere Behandlungen berichtet er nicht.

Entwicklungsgeschichte (relevante lernbezogene, emotionale und körperliche Entwicklung)
Finn hatte keine relevanten Schwierigkeiten in der körperlichen oder emotionalen Entwicklung oder in seinen schulischen Leistungen.

Persönlicher, sozialer, schulischer und beruflicher Werdegang
Finn war der älteste von drei Söhnen. Sein Vater verließ die Familie, als Finn 11 Jahre alt war, er sah seinen Vater nie wieder. Seine Mutter entwickelte daraufhin unrealistisch hohe Erwartungen an Finn und kritisierte ihn heftig, weil er seine jüngeren Brüder nicht konsequent zu den Hausaufgaben motivierte und die Wohnung nicht aufräumte, während sie bei der Arbeit war. Er hatte einige Konflikte mit seinen jüngeren Brüdern, die es nicht mochten, dass er sie »herumkommandierte«. Finn hatte immer ein paar gute Freunde in der Schule oder in der Nachbarschaft. Nachdem der Vater die Familie verlassen hatte, entwickelte Finn eine engere Beziehung zu seinem Onkel mütterlicherseits und später zu einigen seiner Trainer. Finn war ein durchschnittlicher Schüler und ein sehr guter Sportler. Sein höchster Bildungsabschluss ist das High-School-Diplom. Nach dem Schulabschluss begann Finn im Baugewerbe zu arbeiten und hatte zwischen seinem Abschluss und dem Zeitpunkt, als er depressiv wurde, einige Stellen in dieser Branche. Er arbeitete sich im Kundendienst bis zu einer Führungsposition hoch. Er kam mit seinen Chefs, Vorgesetzten und Kollegen gut zurecht und hatte bis zu seinem letzten Vorgesetzten immer hervorragende Beurteilungen erhalten.

Medizinische Vorgeschichte und Beschränkungen
Finn hatte in der High School ein paar kleinere Sportverletzungen. Sein Gesundheitszustand war relativ gut, abgesehen von einem mäßig hohen Blutdruck, den er in seinen späten Vierzigern entwickelte. Er hatte keine körperlichen Einschränkungen.

Aktuelle nicht-psychiatrische Medikamente, Behandlung, Einnahme und Nebenwirkungen
Finn nimmt Vasotec, 10 mg, 2 pro Tag, mit voller Adhärenz zur Behandlung von Bluthochdruck ein. Er hat keine nennenswerten Nebenwirkungen. Er erhält keine andere Behandlung.

(3) Kognitives Fallkonzept-Diagramm

Siehe Abschnitt 3.4.

(4) Zusammenfassung der Fallkonzeptualisierung

Vorgeschichte der aktuellen Erkrankung, Auslöser und Lebensstressoren

Das erste Auftreten von Finns psychischen Symptomen begann vor 2½ Jahren, als Finn anfing, leichte depressive und ängstliche Symptome zu zeigen. Auslöser waren Schwierigkeiten bei der Arbeit; sein neuer Vorgesetzter hatte seine Aufgaben erheblich verändert, und Finn hatte große Schwierigkeiten, seine Arbeit kompetent auszuführen. Er begann, sich von anderen Menschen, einschließlich seiner Frau, zurückzuziehen, und verbrachte, wenn er zu Hause war, die meiste Zeit auf der Couch. Seine Symptome verschlimmerten sich stetig und nahmen noch erheblich zu, als er vor etwa 2 Jahren seinen Arbeitsplatz verlor und seine Frau sich von ihm scheiden ließ. Danach verschlechterte sich seine Funktionsfähigkeit stetig. Zum Zeitpunkt der Aufnahme verbrachte er die meiste Zeit auf der Couch, sah fern und surfte im Internet.

Aufrechterhaltende Faktoren

Sehr negative Interpretationen seiner Erfahrungen, Aufmerksamkeitsverzerrung (er bemerkt alles, was er nicht tut oder nicht gut macht), fehlende Struktur in seinem Tag, anhaltende Arbeitslosigkeit, Vermeidung und Inaktivität, sozialer Rückzug, Tendenz, in seiner Wohnung zu bleiben und nicht auszugehen, zunehmende Selbstkritik, Verschlechterung der Problemlösungsfähigkeiten, negative Erinnerungen, Grübeln über wahrgenommene aktuelle und vergangene Misserfolge und Sorgen über die Zukunft.

Werte und Ziele

Familie, Autonomie und Produktivität waren für Finn sehr wichtig. Er strebte danach, sein Leben wieder zu gestalten, sein Gefühl für Kompetenz und die Fähigkeit, Dinge zu erledigen, wiederzuerlangen, wieder zu arbeiten, finanziell stabil zu werden, sich wieder an Aktivitäten zu beteiligen, die er aufgegeben hatte, und anderen etwas zurückzugeben.

Erzählerische Zusammenfassung unter Einbeziehung biografischer Informationen, auslösender Faktoren, aufrechterhaltender Faktoren und des kognitiven Fallkonzepts

Die meiste Zeit seines Lebens zeigte Finn zahlreiche Stärken, positive Eigenschaften und innere Ressourcen. Viele Jahre lang hatte er eine erfolgreiche berufliche Laufbahn, eine Ehe und eine Familie. Er hatte immer danach gestrebt, ein guter Mensch zu sein, jemand, der kompetent, zuverlässig und hilfreich für andere ist. Er schätzte harte Arbeit und Engagement. Seine stark ausgeprägten Wertvorstellungen führten zu adaptiven Verhaltensmustern, die darin bestanden, hohe Erwartungen an sich selbst zu stellen, hart zu arbeiten, seine Probleme selbständig zu lösen und verantwortungsbewusst zu sein. Seine entsprechenden bedingten Annahmen waren: »Wenn ich hohe Erwartungen habe und hart arbeite, werde ich schon zurechtkommen. Ich sollte Probleme selbst lösen. Ich sollte verantwortungsbewusst sein.« Seine Grundannahmen über sich selbst waren, dass er einigermaßen effektiv und kompetent, sympathisch und wertvoll war. Er sah andere Menschen und sein Umfeld als grundsätzlich neutral oder gutartig an. Seine automatischen Gedanken waren größtenteils realistisch und anpassungsfähig.

Aber die Bedeutung, die Finn bestimmten negativen Kindheitserfahrungen beimaß, machte ihn anfällig dafür, dass seine negativen Annahmen später im Leben aktiviert wurden. Sein Vater verließ die Familie, als Finn 11 Jahre alt war, was ihn zu der Überzeugung brachte, dass seine Welt zumindest ein wenig unberechenbar sei. Seine Mutter kritisierte ihn, weil er ihre unangemessen hohen Erwartungen nicht erfüllte. Da Finn nicht erkannte, dass ihre Maßstäbe unangemessen waren, begann er, sich selbst als nicht voll kompetent zu betrachten. Aber diese beiden Annahmen waren nicht unumstößlich. Finn glaubte, dass vieles in seiner Welt noch relativ vorhersehbar war und dass er in anderen Bereichen kompetent war, vor allem im Sport.

Als Erwachsener, als Finn anfing, sich im Job zu quälen, wurde er ängstlich, weil er befürchtete, dass er nicht in der Lage sein würde, seinen tief empfundenen Werten – verantwortungsvoll, kompetent und produktiv zu sein – gerecht zu werden. Die Angst führte zu Sorgen, die Konzentrations- und Problemlösungsschwierigkeiten verursachten, und seine Arbeit wurde schlechter. Er begann, sich selbst und seine Erfahrungen sehr negativ zu sehen und entwickelte Symptome einer Depression. Seine Grundannahme, inkompetent zu sein bzw. zu versagen, wurde aktiviert, und er begann, sich als etwas hilflos und außer Kontrolle zu sehen. Seine negativen Annahmen kamen zum Vorschein: »Wenn ich versuche, schwierige Dinge zu tun, werde ich versagen«; »Wenn ich um Hilfe bitte, werden die Leute sehen, wie unfähig ich bin«. Also begann er, dysfunktionale Bewältigungsstrategien anzuwenden, vor allem Vermeidungsstrategien. Diese Bewältigungsstrategien hielten seine Depression aufrecht.

Die Tatsache, dass er nicht so produktiv war, wie er glaubte, sein zu müssen, und dass er es vermied, andere um Hilfe und Unterstützung zu bitten, sowie die harsche Kritik seiner Frau, weil er nicht im Haushalt half, trugen ebenfalls zum Ausbruch seiner Depression bei. Er interpretierte seine depressiven Symptome (z. B. Vermeidungsverhalten, Konzentrations- und Entscheidungsschwierigkeiten und Müdigkeit) als zusätzliche Anzeichen von Inkompetenz. Sobald er depressiv wurde, interpretierte er viele seiner Erlebnisse durch die Brille seiner Grundannahme, inkompetent zu sein oder zu versagen. Drei dieser Situationen sind im unteren Teil des Diagramms des kognitiven Fallkonzepts aufgeführt.

Als Finn depressiv wurde, begann er, andere Menschen anders zu sehen. Er befürchtete, dass sie ihn kritisieren würden, und zog sich sozial zurück. Früher hatte er seine Welt als potenziell berechenbar angesehen. Nachdem er seinen Job verloren hatte und seine Frau ihn verlassen hatte, begann er, seine Welt als weniger sicher (vor allem finanziell), weniger stabil und weniger vorhersehbar zu betrachten.

(5) Behandlungsplan

Allgemeiner Behandlungsplan

Der Plan sieht vor, Finns Depressionen und Ängste zu reduzieren, seine Funktionsfähigkeit und seine sozialen Interaktionen zu verbessern und seinen positiven Affekt zu steigern.

Problemliste / Klientenziele und evidenzbasierte Interventionen

Arbeitslosigkeit / Arbeitssuche. Prüfung der Vor- und Nachteile der Suche nach einem ähnlichen Job wie zuvor gegenüber der Suche nach einem anderen Job (der leichter zu bekommen und auszuführen wäre), Überprüfung und Reaktion auf hoffnungslose automatische Gedanken (»Ich werde nie einen Job bekommen, und selbst wenn, werde ich wahrscheinlich wieder gefeuert«), Problemlösung bei der Aktualisierung des Lebenslaufs und der Suche nach einem Job und Rollenspiel zum Vorstellungsgespräch.

Vermeidung / Wiederaufnahme vermiedener Aktivitäten. Planen von Aufgaben im Haus zu bestimmten Zeiten und Verhaltensexperimente, um seine automatischen Gedanken zu testen (»Ich werde nicht genug Energie haben, um das zu tun«; »Ich werde das nicht gut genug machen«). Automatische Gedanken bewerten (z. B. »Das wird nur ein Tropfen auf den heißen Stein sein«) und auf sie reagieren. Planen von sozialen Aktivitäten und anderen Aktivitäten, die ein Gefühl der Zufriedenheit vermitteln könnten. Lernen, sich selbst für alles zu loben, was auch nur ein bisschen schwierig ist, und eine Lobliste zu führen.

Soziale Isolation / mit anderen in Kontakt treten. Planen von Treffen mit Freunden und Familie; Einschätzung, welcher Freund am einfachsten zu kontaktieren wäre, Bewertung automatischer Gedanken (»Er wird nichts von mir hören wollen«; »Er wird mich kritisieren, weil ich keinen Job habe«), Diskussion darüber, was man dem Freund sagen sollte, wenn man keinen Kontakt mehr hat, und Durchführen von Verhaltensexperimenten, um störende Gedanken zu testen.

Anhaltender Konflikt mit der Ex-Frau: Untersuchen, ob verbesserte Kommunikationsfähigkeiten helfen können; das Gefühl der Verantwortung für die Scheidung verringern. Vermitteln von Kommunikationsfähigkeiten wie Selbstbehauptung und Durchführen von Verhaltensexperimenten, um Gedanken zu überprüfen (»Es wird keinen Unterschied machen; sie wird nie aufhören, mich zu bestrafen oder sauer auf mich zu sein«). Tortendiagramm der Verantwortung erstellen.

Depressives Grübeln und Selbstkritik / Verringerung des depressiven Grübelns. Psychoedukation über Symptome und Auswirkungen von Depressionen, Bewertung von Annahmen über verdiente Kritik, Bewertung positiver und negativer Annahmen über Grübeln und Sorgen, Verhaltensexperiment durchführen, um die Auswirkungen von Achtsamkeit auf den Atem zu untersuchen, und Verschreiben von Achtsamkeitsübungen jeden Morgen und bei Bedarf auch tagsüber.

(6) Behandlungsverlauf und Ergebnis

Therapeutische Beziehung

Zu Beginn der Behandlung war Finn besorgt, dass ich ihm gegenüber kritisch sein könnte, und er dachte, dass er in der Lage sein müsste, seine Probleme selbst zu überwinden. Ich teilte ihm meine Sichtweise mit: dass er eine echte Krankheit habe, für die die meisten Menschen eine Behandlung benötigen, dass seine Schwierigkeiten von seiner Depression herrührten und nichts Negatives über ihn als Person aussagten, und dass es ein Zeichen von Stärke sei, dass er bereit sei zu prüfen, ob eine Behandlung helfen könne. Er schien beruhigt zu sein. Er zeigte von Anfang an ein gewisses Maß an Vertrauen zu mir; er sprach offen über seine Schwierigkeiten und arbeitete problemlos mit mir zusammen. Als er berichtete, was er in seinen Aktivitätenplänen erreicht hatte, war er zunächst skeptisch, als ich ihm sagte, dass diese Erfahrungen seine positiven Eigenschaften zeigten. Aber er konnte erkennen, dass auch er diese Aktivitäten in einem positiven Licht sehen würde, wenn jemand anderes in seiner Situation sie unternommen hätte. Finn gab am Ende der Sitzungen meist ein positives Feedback. Er war in der Lage, mich angemessen darauf hinzuweisen, wenn ich etwas, was er sagte, missverstanden hatte. Grundsätzlich war er in der Lage, eine gute therapeutische Beziehung zu mir aufzubauen und aufrechtzuerhalten.

Anzahl und Häufigkeit der Behandlungssitzungen, Dauer der Behandlung
Finn und ich trafen uns 12 Wochen lang wöchentlich, dann 4 Wochen lang alle zwei Wochen und dann 4 Monate lang einmal im Monat, insgesamt also 18 Sitzungen über 8 Monate. Es handelte sich um Standard-KVT-Sitzungen von 50 Minuten Dauer.

Zusammenfassung des Behandlungsverlaufs
Ich schlug vor, und Finn stimmte zu, dass wir zunächst daran arbeiten sollten, (1) Finn dazu zu bringen, fast jeden Tag aus seiner Wohnung herauszukommen, (2) mehr Zeit mit seiner Familie zu verbringen und (3) seine Wohnung aufzuräumen. Diese Maßnahmen stärkten sein Gefühl der Verbundenheit und sein Gefühl der Kontrolle und Kompetenz (und verringerten seinen Glauben, dass er inkompetent und sein Leben etwas außer Kontrolle sei). (Später arbeiteten wir daran, mehr Zeit mit Freunden zu verbringen und Freiwilligenarbeit zu leisten.) Die Steigerung seiner sozialen Aktivitäten verbesserte seine soziale Unterstützung und erfüllte seine wichtigen Werte wie enge Beziehungen, Hilfsbereitschaft und Verantwortung gegenüber anderen Menschen. Wir arbeiteten auch daran, sein depressives Grübeln zu verringern. Sobald es ihm etwas besser ging, arbeiteten wir daran, eine Beschäftigung zu finden; er begann mit Bauarbeiten für das Unternehmen seines Freundes. Unser letztes Ziel war es, zu sehen, ob er die Beziehung zu seiner Frau verbessern konnte – was ihm jedoch nicht gelang.

Messung der Fortschritte
Bei der Aufnahme in die Therapie erreichte Finn einen PHQ-9-Wert von 18 und einen GAD-7-Wert von 8, und sein Wohlbefinden lag auf einer Skala von 0 bis 10 bei 1. Ich überwachte die Fortschritte fortlaufend anhand dieser drei Bewertungen in jeder Sitzung. Am Ende der Behandlung lag sein PHQ-9-Wert bei 3, sein GAD-7-Wert bei 2 und sein Wohlbefinden bei 7. Obwohl es immer noch einige Tage gab, die schwierig waren, fühlte er sich an den meisten Tagen viel besser.

Ergebnis der Behandlung
Finns Depression war am Ende der Behandlung fast verschwunden. In der Folge fand er eine Vollzeitstelle, die ihm gefiel und in der er gut zurechtkam, hatte mehr Kontakt zu Freunden und Familie und fühlte sich viel besser. Als er zu seiner letzten monatlichen Auffrischungssitzung kam, war seine Depression vollständig verschwunden und sein Wohlbefinden hatte sich auf eine 8 verbessert.

Hinweise zum Arbeitsmaterial

Die Arbeitsmaterialien wurden übersetzt und stehen in englischer Version auf der Webseite des Beck Institute for Cognitive Behavior Therapy, Pennsylvania, zur Verfügung: www.beckinstitute.org. Englischsprachige Materialien: Copyright © 2018 Beck Institute for Cognitive Behavior Therapy, Philadelphia, Pennsylvania.

Die Arbeitsmaterialien sind im E-Book enthalten, das Ihnen auf www.psychotherapie.tools zur Verfügung steht. Eine Anleitung zum Download sowie den Einlöse-Code finden Sie ganz vorne im Buch. (Im E-Book sind die Arbeitsblätter im PDF-Format bereits enthalten.)

Nachfolgend finden Sie eine Übersicht über alle Materialien sowie eine kurze Beschreibung.

Übersicht und Beschreibung der Arbeitsmaterialien

AB 1 Stärkenbasiertes kognitives Fallkonzept
Dieses Arbeitsblatt hilft dabei, die Muster hilfreicher Kognitionen und Verhaltensweisen der Klient:innen zu strukturieren und zu verstehen. Es zeigt u. a. die Beziehungen zwischen wichtigen Lebensereignissen, adaptiven Grundüberzeugungen und bedingten Annahmen, automatischen Gedanken, hilfreichen Verhaltensweisen und konkreten Situationen. Setzen Sie das Diagramm erst dann ein, wenn die Klient:innen sich und ihre Erfahrungen realistischer wahrnehmen und hilfreiche Bewältigungsstrategien anwenden bzw. sich darauf einlassen können. Nutzen Sie vorbereitend **INFO 3** »Fragen zum Stärkenbasierten kognitiven Fallkonzept«, dies enthält eine Anleitung sowie hilfreiche Fragen für das Ausfüllen des Diagramms.

AB 2 (Klassisches) Kognitives Fallkonzept
Mit diesem Diagramm können Sie die zentralen Grundannahmen und Verhaltensmuster Ihrer Klient:innen erfassen und dadurch die Zusammenhänge zwischen deren Kindheitserfahrungen, der Entwicklung von Grundüberzeugungen und dem Selbst, der Welt und der Zukunft verstehen sowie die Art und Weise, wie Klient:innen mit ihren fest verankerten negativen Grundannahmen umgehen und diese kompensieren. Nutzen Sie vorbereitend **INFO 4** »Fragen zum (klassischen) Kognitiven Fallkonzept«, dort sind eine Anleitung sowie hilfreiche Fragen für das Ausfüllen des Diagramms enthalten.

AB 4 Automatische Gedanken identifizieren

Das Verhalten, die Emotionen und die physiologische Reaktion werden weniger durch eine Situation selbst, sondern eher durch ihre Interpretation – ausgedrückt durch automatische Gedanken oder Bilder – beeinflusst. Um zu einem besseren Umgang mit maladaptiven Gedanken zu gelangen, ist es wichtig, zuerst die Gedanken zu identifizieren. Dieses AB ist für Patient:innen hilfreich, die gerade lernen, ihre automatischen Gedanken zu identifizieren, oder die Schwierigkeiten haben, sich an ihre Gedanken in einer bestimmten Situation zu erinnern. Weitere Unterstützung bietet **AB 5** »Fragen zum Identifizieren automatischer Gedanken«.

AB 5 Fragen zum Identifizieren automatischer Gedanken

Wenn es Patient:innen schwerfällt, ihre Gedanken zu identifizieren, können ihnen die Strategien auf diesem Arbeitsblatt helfen, z. B.: nach dem gegenwärtigen Gedanken fragen; sich bewusst werden, was man gerade *nicht* denkt (gegenteiliger Gedanke); nach der Bedeutung der betreffenden Situation fragen; feststellen, ob es sich um eine Vorhersage oder eine Erinnerung an etwas Vergangenes handelt. Damit zusammenhängend kann **AB 4** »Automatische Gedanken identifizieren« bearbeitet werden.

AB 6 Feedbackbogen

Das abschließende Element jeder Therapiesitzung ist Feedback einholen. Dies stärkt die Arbeitsbeziehung, indem es den Patient:innen vermittelt, dass es Ihnen wichtig ist, was sie denken. Für Patient:innen wird es möglich, Missverständnisse anzusprechen – die Sie auflösen können – sowie ihre Schlüsse aus der Therapie zu äußern und auf Stimmigkeit zu prüfen. Zusätzlich zu verbalem Feedback können Sie auch um ein schriftliches Feedback bitten, eine Vorlage enthält dieses Arbeitsblatt.

AB 7 Aktivitätentabelle

Dieses Arbeitsblatt enthält einen Tagesplan, in den die Patient:innen in der Therapiesitzung oder zuhause täglich und stündlich ausgeführte Tätigkeiten eintragen und dabei auf einer Skala von 1 bis 10 bewerten, wie viel Freude und welches Ausmaß an Kontrolle / Kompetenz sie dabei erlebt haben. Eine Anleitung zur Verwendung der Aktivitätentabelle findet sich in **INFO 9** »Anwendung der Aktivitätentabelle«.

AB 8 Bewertungsskalen Freude und Kompetenz

Dieses Arbeitsblatt steht im Zusammenhang mit **AB 7** »Aktivitätentabelle«. Zur konkreten Planung von Aktivitäten ist einerseits die Tabelle hilfreich. Die Bewertungsskalen gehen vertiefend auf die einzelnen Aktivitäten ein, indem die Patient:innen vorhersagen bzw. einschätzen, wie viel Freude (oder Belastung) sie ihnen bereiten werden und welches Ausmaß an Kontrolle bzw. Kompetenz sie bei deren Ausführung erleben werden.

AB 9 Bewertungsskalen für Aktivitäten: Gesamtbewertung, Freude und Kompetenz

In diesem AB werden als zusammenfassende Übersicht die Einträge aus **AB 8** »Bewertungsskalen Freude und Kompetenz« zusammengetragen.

AB 10 Notizen zur Therapiesitzung

In diese Vorlage können Therapeut:innen vor, während oder nach der Sitzung patienten- und behandlungsbezogene Informationen eintragen. Dadurch kann gut im Blick behalten werden, was bearbeitet wurde und was für die nächste(n) Sitzung(en) eingeplant werden sollte. Tragen Sie z. B. Ziele, besprochene Probleme, dysfunktionale Gedanken und Annahmen, durchgeführte Interventionen, umstrukturierte Gedanken und Annahmen oder den Aktivitätenplan (früher »Hausaufgaben«) ein.

AB 11 Vorbereitung auf die nächste Therapiesitzung

Dieses Arbeitsblatt dient Patient:innen dazu, sich auf die nächste Therapiesitzung vorzubereiten. Sie tragen z. B. ihre Stimmung während der vergangenen Woche ein, (positive) Erfahrungen, was sie in der anstehenden Sitzung besprechen möchten und welche Ziele sie dafür haben und wie sie mit dem Aktivitätenplan zurecht kamen.

AB 12 Gedankenprotokoll

Diese Tabelle hilft Patient:innen Gedanken zu identifizieren und zu überprüfen. In Verbindung mit einer konkreten Situation werden die dabei aufgetretenen automatischen Gedanken, Emotionen, adaptiven Reaktionen und das Ergebnis erfasst. Hilfreiche Fragen unterstützen das Ausfüllen der Tabelle, ebenso ist ein Beispiel enthalten. Unterstützend hierfür kann **AB 13** »Fragen zum Gedankenprotokoll« eingesetzt werden.

AB 13 Fragen zum Gedankenprotokoll

Manchmal wissen Klient:innen nicht, wie sie die Frage »Was ist mir gerade durch den Kopf gegangen?« beantworten sollen; sie können ihre Gedanken nur schwer identifizieren. Dieses AB bietet zusätzliche Strategien, die sie anwenden können, um sich ihrer Gedanken bewusst zu werden: z. B. überlegen, was sie definitiv nicht denken (gegenteilige Gedanken); nach der Bedeutung der Situation fragen; feststellen, ob sie etwas vorhersagen, das in der Zukunft passieren könnte, oder sich an etwas erinnern, das in der Vergangenheit passiert ist.

AB 14 Automatische Gedanken überprüfen

Dieses Arbeitsblatt hilft Patient:innen in strukturierter Form, ihre Gedanken und Emotionen zu überblicken / zu verstehen, ihr Denken zu beurteilen und auf eine adaptive Weise darauf zu reagieren. Es ist ähnlich wie **AB 12** »Gedankenprotokoll«, die Fragen sind jedoch einfacher formuliert und das Eintragen der Antworten ist ebenfalls einfacher. Ein ausgefülltes Beispiel ist enthalten. Setzen Sie es ein, wenn die Klient:innen verstanden haben, dass ihr Denken ihre Stimmung und ihr Verhalten beeinflusst und manchmal verzerrt ist. Füllen Sie es zum ersten Mal gemeinsam aus.

AB 15 Annahmen verändern

Dieses Arbeitsblatt wird eingesetzt, wenn (negative) Annahmen von Patient:innen bearbeitet bzw. verändert werden sollen. Sie wählen eine negative Grundannahme aus, die dann in eine adaptive Grundannahme verändert wird. Dazu werden Belege gesammelt, die diese neue Annahme unterstützen. Ein Beispiel ist enthalten.

AB 16 Vorteile und Nachteile analysieren

Dieses Arbeitsblatt hilft Patient:innen dabei, in verschiedenen Kontexten die Vor- und Nachteile zu analysieren, z. B. beim Treffen von Entscheidungen, beim Verändern von (negativen) Annahmen und bzgl. der Motivation für oder gegen ein bestimmtes Verhalten. Ein ausgefülltes Beispiel ist enthalten.

AB 17 Schrittweise Aufgabenzuweisung

Um ein Ziel zu erreichen, ist es in der Regel notwendig, verschiedene Schritte dafür zu durchlaufen. Patient:innen fühlen sich oft davon überwältigt, wenn sie nur darauf schauen, wie weit sie von ihrem Ziel entfernt sind, anstatt sich auf den jetzt anstehenden Schritt dort hin zu konzentrieren. Es kann daher Sicherheit vermitteln, die Schritte zum Ziel grafisch darzustellen. Sie können hierfür die Vorlage in diesem Arbeitsblatt verwenden oder natürlich freihand zeichnen. Es ist nicht notwendig, tatsächlich jeden Schritt auf den Stufen einzutragen. Wichtig ist jedoch, dass die ersten Schritte sowie der vorletzte und letzte Schritt eingetragen werden.

AB 18 Leitfaden für eine Selbsttherapiesitzung

Wenn die Sitzungshäufigkeit reduziert wird, profitieren viele Patient:innen davon, anhand eines strukturierten Plans zwischen den Sitzungen sowie nach Therapieabschluss selbstständig an den Therapieinhalten weiterzuarbeiten. Dieser Leitfaden soll nur als kurze Arbeitseinheit fungieren (ca. 5 Minuten): Lesen, darüber nachdenken, kurze Notizen machen. Besprechen Sie ihn und seine Bearbeitung gemeinsam in der Sitzung.

AB 19 Therapienotizen für Rückschläge und Rückfälle

Patient:innen erfassen auf diesem Arbeitsblatt wichtige Punkte, die bei Rückschlägen oder Rückfällen nach der Therapie zu beachten sind. Sie notieren Frühwarnzeichen für einen Rückschlag / Rückfall, Woran sie sich dann (aus der Therapie) erinnern sollten und was in der Konsequenz zu tun ist.

AB 20 Leitfaden für die Auffrischungssitzung

Auffrischungssitzungen sind nach dem Therapieabschluss empfehlenswert, bspw. nach drei, sechs und zwölf Monaten. Sie dienen den Patient:innen dazu, die dort erzielten Fortschritte aufrechtzuerhalten. Dieser Leitfaden für eine Auffrischungssitzung unterstützt die Selbstständigkeit der Patient:innen. Sie nehmen es selbst in die Hand, diese Sitzungen produktiv zu nutzen, indem sie die Fragen gründlich bearbeiten und sich kurze Notizen dazu machen, was sie in dieser Sitzung mit dem / der Therapeut:in besprechen möchten.

AB 21 KVT-Bewertungsskala

Auf dieser Bewertungsskala können Patient:innen die Arbeit der Therapeut:innen einschätzen und bewerten. Sie umfasst die zwei Bereiche »Allgemeine therapeutische Fertigkeiten«, wie z. B. klare Tagesordnung, Feedback einholen, zwischenmenschliche Fertigkeiten, »Konzeptualisierung, Strategie und Technik« mit Themen wie geleitetes Entdecken, zentrale Kognitionen oder Verhaltensweisen, Strategie für den Wandel, Anwendung kognitiver Techniken und Aktivitätenpläne.

AB 22 Expositionsprotokoll
Expositionsübungen sind ein wichtiger Teil der Therapie. Dieses Arbeitsblatt enthält eine Tabelle, in der die Übungen sowie deren Einschätzung und Bewertung von den Patient:innen dokumentiert werden können.

INFO 1 Adaptive (positive) Grundannahmen
Dieses Infoblatt für Patient:innen listet verschiedene adaptive Grundannahmen aus den Bereichen Selbstwirksamkeit, Liebenswürdigkeit und persönlicher Wert auf.

INFO 2 Dysfunktionale Grundannahmen
Dieses Infoblatt für Patient:innen listet verschiedene dysfunktionale Grundannahmen aus den Bereichen Hilflosigkeit / Inkompetenz, mangelnde Liebenswürdigkeit / Ablehnung, und Wertlosigkeit auf.

INFO 3 Fragen zum stärkenbasierten kognitiven Fallkonzept
Dieses Infoblatt enthält hilfreiche Fragen zur Bearbeitung von **AB 1** »Stärkenbasiertes kognitives Fallkonzept«.

INFO 4 Fragen zum (Klassischen) Kognitiven Fallkonzept
Dieses Infoblatt enthält hilfreiche Fragen sowie eine Anleitung zur Bearbeitung von **AB 2** »(Klassisches) Kognitives Fallkonzept«. Da dieses Fallkonzept-Diagramm sehr komplex ist, ist es hilfreich, sich vor der Anwendung eingehend damit auseinanderzusetzen.

INFO 5 Liste positiver Eigenschaften
Diese Liste (modifiziert nach Gottman & Gottman, 2014) kann helfen, positive Eigenschaften der Klient:innen zu spezifizieren.

INFO 6 Liste positiver Emotionen
Viele Klient:innen haben einen verarmten Wortschatz für positive Gefühle. Die hier gebotene Auflistung positiver Emotionen kann ihre Fähigkeit verbessern, diese Emotionen zu benennen.

INFO 7 (Unvollständige) Liste negativer Emotionen
Wenn Patient:innen Schwierigkeiten haben, ihre negativen Emotionen zu identifizieren, kann die hier zusammengestellte Auflistung hilfreich sein.

INFO 8 Die Schritte der AWARE-Technik
Diese achtsame Technik wurde entwickelt, um bei Klient:innen eingesetzt zu werden, die sich übermäßig Sorgen machen und / oder übermäßige Ängste erleben. Sie können sie für wütendes oder depressives Grübeln anpassen. Das Akronym AWARE bedeutet auf Englisch »bewusst« oder »aufmerksam«, es setzt sich aus den Anfangsbuchstaben der fünf Schritte im Englischen zusammen. In diesem Infoblatt sind die einzelnen Schritte dieser Technik erläutert.

INFO 9 Anwendung der Aktivitätentabelle
Dieses Infoblatt erläutert Therapeut:innen die verschiedenen Anwendungsmöglichkeiten der Aktivitätentabelle und welche – für die Therapie sehr wichtigen – Informationen daraus gewonnen werden können. Ein ausgefülltes Beispiel der Tabelle ist enthalten.

KVT-Ressourcen

Ausbildung

- https://beckinstitute.org
  Das Beck Institute for Cognitive Behavior Therapy in einem Vorort von Philadelphia bietet zahlreiche Onsite-, Offsite- und Online-Schulungsprogrammen für Einzelpersonen und Organisationen weltweit sowie Supervisions- und Beratungsprogramme an.
- www.verhaltenstherapie.de
  Im Deutschen Fachverband für Verhaltenstherapie e. V. engagieren sich verhaltenstherapeutisch tätige Ärzte, Psychologische Psychotherapeut:innen, Kinder- und Jugendlichenpsychotherapeut:innen und anerkannte Ausbildungsinstitute für hohe Qualitätsstandards in der Verhaltenstherapie. Auf der Website gibt es Informationen zur Aus- und Fortbildung sowie zu Ausbildungsinstituten.

Im gesamten deutschsprachigen Raum gibt es zahlreiche Institute und Programme, umfanssende Informationen bieten auch die Psychotheraepteutenkammern der Bundesländer.

Weitere Ressourcen

- Arbeits- und Infomaterial in diesem Buch
- Broschüren oder Selbsthilfebücher, die den Patient:innen therapiebegleitend empfohlen werden können. Zum Thema Depression bspw. Zwick, J. & Hautzinger, M. (2018). Dem Leben wieder Farbe geben. Aktiv werden, Denkmuster verändern, Depressionen überwinden. Ein Selbsthilfebuch für Betroffene und Angehörige. Mit Online-Material. Weinheim: Beltz.
- https://psychotherapie.tools: Eine Marke von Beltz. Online-Shop mit ca. 12.000 hochwertigen Materialien für Therapeut:nnen und Patient:innen – Arbeitsblätter, Infoblätter, Videostreaming – sowie einem breiten Angebot an z.T. akkreditierten Fortbildungen in Form von Webinaren und Online-Workshops. Monatliche Erweiterung der Materialien.
- Die Grundsätze der KVT, Arbeitsblätter, Videos, Konzeptualisierungsdiagramme, die Fallzusammenfassung, die Bewertungsskala für kognitive Therapie und das Handbuch finden Sie unter beckinstitute.org/CBTresources.

Diagnostische Materialien

Verschiedene Fragebögen und diagnostische Instrumente können bei Pearson (www.pearsonclinical.de oder https://www.pearsonclinical.de/themen/beck-produktfamilie) bestellt werden, u. a.:

- Beck-Angst-Inventar (BAI®)
- Beck Depressions-Inventar – Revision (BDI-2®)
- Beck-Hoffnungslosigkeits-Skala (BHS®)
- Beck-Suizidgedanken-Skala (BSS®)
- Beck Youth Inventories – Second Edition (BYI-2®)

Öffentlich zugängliche Instrumente und Skalen

- Gesundheitsfragebogen für Patienten (PHQ-9/PHQ-D) https://www.uke.de/dateien/institute/institut-und-poliklinik-f%C3%BCr-psychosomatische-medizin-und-psycho therapie/downloads/phq-9.pdf
- Generalized Anxiety Disorder Scale“ (GAD-7; deutsch: „Gesundheitsfragebogen für Patienten“) https://www.uke.de/kliniken-institute/kliniken/psychosomatische-medizin-und-psychotherapie/selbstmanagement/index.html.

Die folgenden Skalen und Handbücher können unter www.beckinstitute.org abgerufen werden:

- Personality Belief Questionnaire
- Personality Belief Questionnaire-SF (Short Form)
- Dysfunctional Attitude Scale

Literatur

Abbott, R. A., Whear, R., Rodgers, L. R., Bethel, A., Coon, J. T., Kuyken, W., … Dickens, C. (2014). Effectiveness of mindfulness-based stress reduction and mindfulness based cognitive therapy in vascular disease: A systematic review and meta-analysis of randomised controlled trials. Journal of Psychosomatic Research, 76(5), 341–351.

Alford, B. A. & Beck, A. T. (1997). The integrative power of cognitive therapy. New York: Guilford.

American Psychiatric Association. (2013). Diagnostic and statistical manual of mental disorders (5th ed.). Arlington, VA: Author.

Antony, M. M. & Barlow, D. H. (Eds.). (2010). Handbook of assessment and treatment planning for psychological disorders (2nd ed.). New York: Guilford.

Arnkoff, D. B. & Glass, C. R. (1992). Cognitive therapy and psychotherapy inte- gration. In D. K. Freedheim (Ed.), History of psychotherapy: A century of change (pp. 657–694). Washington, DC: American Psychological Association.

Bannink, F. (2012). Practicing positive CBT: From reducing distress to building success. Hoboken, NJ: Wiley.

Barlow, D. H. (2002). Anxiety and its disorders: The nature and treatment of anxiety and panic (2nd ed.). New York: Guilford.

Beck, A. (2016). Transcultural cognitive behavior therapy for anxiety and depression. New York: Routledge.

Beck, A. T. (1964). Thinking and depression: II. Theory and therapy. Archives of General Psychiatry, 10, 561–571.

Beck, A. T. (1967). Depression: Causes and treatment. Philadelphia: University of Pennsylvania Press.

Beck, A. T. (1976). Cognitive therapy and the emotional disorders. New York: International Universities Press.

Beck, A. T. (1987). Cognitive approaches to panic disorder: Theory and therapy. In S. Rachman & J. Maser (Eds.), Panic: Psychological perspectives (pp. 91–109). Hillsdale, NJ: Erlbaum.

Beck, A. T. (1999). Cognitive aspects of personality disorders and their relation to syndromal disorders: A psychoevolutionary approach. In C. R. Cloninger (Ed.), Personality and psychopathology (pp. 411–429). Washington, DC: American Psychiatric Press.

Beck, A. T. (2005). The current state of cognitive therapy: A 40-year retrospective. Archives of General Psychiatry, 62, 953–959.

Beck, A. T. (2019). A 60-year evolution of cognitive theory and therapy. Perspectives on Psychological Science, 14(1), 16–20.

Beck, A. T. & Beck, J. S. (1991). The personality belief questionnaire. Philadelphia: Beck Institute for Cognitive Behavior Therapy.

Beck, A. T., Davis, D. D. & Freeman, A. (Eds.). (2015). Cognitive therapy of personal- ity disorders (3rd ed.). New York: Guilford.

Beck, A. T. & Emery, G. (with Greenberg, R. L.). (1985). Anxiety disorders and phobias: A cognitive perspective. New York: Basic Books.

Beck, A. T., Finkel, M. R. & Beck, J. S. (2020a). The theory of modes: Applications to schizophrenia and other psychological conditions. Cognitive Therapy and Research.

Beck, A. T., Perivoliotis, D., Brinen, A. P., Inverso, E. & Grant, P. M. (2020b). Recovery-oriented cognitive therapy for schizophrenia and serious mental health conditions. New York: Guilford.

Beck, A. T., Rush, A. J., Shaw, B. F. & Emery, G. (1979). Cognitive therapy of depression. New York: Guilford.

Beck, A. T., Wright, F. D., Newman, C. F. & Liese, B. S. (1993). Cognitive therapy of substance abuse. New York: Guilford.

Beck, J. S. (2001). A cognitive therapy approach to medication compliance. In J. Kay (Ed.), Integrated treatment of psychiatric disorders (pp. 113–141). Washington, DC: American Psychiatric Publishing.

Beck, J. S. (2005). Cognitive therapy for challenging problems: What to do when the basics don't work. New York: Guilford.

Beck, J. S. (2007). The Beck diet solution: Train your brain to think like a thin person. Birmingham, AL: Oxmoor House.

Beck, J. S. (2018). CBT worksheet packet. Philadelphia: Beck Institute for Cognitive Behavior Therapy.

Beck, J. S. (2020). Coping with depression. Philadelphia: Beck Institute for Cognitive Behavior Therapy.

Bennett-Levy, J., Butler, G., Fennell, M., Hackman, A., Mueller, M. & Westbrook, D. (Eds.). (2004). Oxford guide to behavioral experiments in cognitive therapy. Oxford, UK: Oxford University Press.

Bennett-Levy, J. & Thwaites, R. (2007). Self and self-reflection in the therapeutic relationship. In P. Gilbert & R. L. Leahy (Eds.), The therapeutic relationship in the cognitive behavioral psychotherapies (pp. 255–281). New York: Routledge / Taylor & Francis.

Bennett-Levy, J., Thwaites, R., Haarhoff, B. & Perry, H. (2015). Experiencing CBT from the inside out: A self-practice / self-reflection workbook for therapists. New York: Guilford.

Benson, H. (1975). The relaxation response. New York: Avon.

Bishop, S. R., Lau, M., Shapiro, S., Carlson, L., Anderson, N. D., Carmody, J., … Devins, G. (2004). Mindfulness: A proposed operational definition. Clinical Psychology: Science and Practice, 11(3), 230–241.

Boisvert, C. M. & Ahmed, M. (2018). Using diagrams in psychotherapy: A guide to visually enhanced therapy. New York: Routledge.

Boswell, J. F., Kraus, D. R., Miller, S. D. & Lambert, M. J. (2015). Implementing routine outcome monitoring in clinical practice: Benefits, challenges, and solutions. Psychotherapy Research: Building Collaboration and Communication between Researchers and Clinicians, 25(1), 6–19.

Braun, J. D., Strunk, D. R., Sasso, K. E. & Cooper, A. A. (2015). Therapist use of Socratic questioning predicts session-to-session symptom change in cognitive therapy for depression. Behaviour Research and Therapy, 70, 32–37.

Brüderl, L., Riessen, I. & Zens, C. (2021). Therapie-Tools Selbsterfahrung (2. Aufl.). Weinheim: Beltz.

Burns, D. D. (1980). Feeling good: The new mood therapy. New York: Signet.

Butler, A. C., Chapman, J. E., Forman, E. M. & Beck, A. T. (2006). The empirical status of cognitive-behavioral therapy: A review of meta-analyses. Clinical Psychology Review, 26, 17–31.

Callan, J. A., Kazantzis, N., Park, S. Y., Moore, C., Thase, M. E., Emeremni, C. A., … Siegle, G. J. (2019). Effects of cognitive behavior therapy homework adherence on outcomes: Propensity score analysis. Behavior Therapy, 50(2), 285–299.

Carpenter, J. K., Andrews, L. A., Witcraft, S. M., Powers, M. B., Smits, J. A. & Hofmann, S. G. (2018). Cognitive behavioral therapy for anxiety and related disorders: A meta-analysis of randomized placebo-controlled trials. Depression and Anxiety, 35(6), 502–514.

Chambless, D. & Ollendick, T. H. (2001). Empirically supported psychological interventions. Annual Review of Psychology, 52, 685–716.

Chaves, C., Lopez-Gomez, I., Hervas, G. & Vazquez, C. (2019). The integrative positive psychological intervention for depression (IPPI-D). Journal of Contemporary Psychotherapy, 49(3), 177–185.

Chiesa, A. & Serretti, A. (2011). Mindfulness based cognitive therapy for psychiatric disorders: A systematic review and meta-analysis. Psychiatry Research, 187(3), 441–453.

Clark, D. A., Beck, A. T. & Alford, B. A. (1999). Scientific foundations of cognitive theory and therapy of depression. Hoboken, NJ: Wiley.

Clark, D. M. (1989). Anxiety states: Panic and generalized anxiety. In K. Hawton, P. M. Salkovskis, J. Kirk & D. M. Clark (Eds.), Cognitive-behavior therapy for psychiatric problems: A practical guide (pp. 52–96). New York: Oxford University Press.

Constantino, M. J., Ametrano, R. M. & Greenberg, R. P. (2012). Clinician interventions and participant characteristics that foster adaptive patient expectations for psychotherapy and psychotherapeutic change. Psychotherapy, 49(4), 557–569.

Craske, M. G., Treanor, M., Conway, C. C., Zbozinek, T. & Vervliet, B. (2014). Maximizing exposure therapy: An inhibitory learning approach. Behaviour Research and Therapy, 58, 10–23.

Cuijpers, P., van Straten, A. & Warmerdam, L. (2007). Behavioral activation treatments of depression: A meta-analysis. Clinical Research, 14, 469–482.

Dobson, D. & Dobson, K. S. (2018). Evidence-based practice of cognitive-behavioral therapy. New York: Guilford.

Dobson, K. S. & Dozois, D. J. A. (2009). Historical and philosophical bases of the cognitive-behavioral therapies. In K. S. Dobson (Ed.), Handbook of cognitive-behavioral therapies Psychology Review, 27, 318–326.

D'Zurilla, T. J. & Nezu, A. M. (2006). Problem-solving therapy: A positive approach to clinical intervention (3rd ed.). New York: Springer.

David, D., Cristea, I. & Hofmann, S. G. (2018). Why cognitive behavioral therapy is the current gold standard of psychotherapy. Frontiers in Psychiatry, 9, 4.

Davis, M., Eshelman, E. R. & McKay, M. (2008). The relaxation and stress reduction workbook (6th ed.). Oakland, CA: New Harbinger.

de Jonge, M., Bockting, C. L., Kikkert, M. J., van Dijk, M. K., van Schaik, D. J., Peen, J., … Dekker, J. J. (2019). Preventive cognitive therapy versus care as usual in cognitive behavioral therapy responders: A randomized controlled trial. Journal of Consulting and Clinical Psychology, 87(6), 521.

De Oliveira, I. R. (2018). Trial-based cognitive therapy. In S. Borgo, I. Marks & L. Sibilia (Eds.), Common language for psychotherapy procedures: The first 101 (pp. 202–204). Rome: Centro per la Ricerca in Psicoterapia.

De Shazer, S. (1988). Clues: Investigating solutions in brief therapy. New York: Norton.

DeRubeis, R. J. & Feeley, M. (1990). Determinants of change in cognitive therapy for depression. Cognitive Therapy and (3rd ed., pp. 3–37). New York: Guilford.

Dobson, K. S., Hollon, S. D., Dimidjian, S., Schmaling, K. B., Kohlenberg, R. J., Gallop, R. J., … Jacobson, N. S. (2008). Randomized trial of behavioral activation, cognitive therapy, and antidepressant medication in the preven- tion of relapse and recurrence in major depression. Journal of Consulting and Clinical Psychology, 76(3), 468–477.

Dunn, B. D. (2012). Helping depressed clients reconnect to positive emotion experience: Current insights and future directions. Clinical Psychology and Psychotherapy, 19(4), 326–340.

Dutra, L., Stathopoulou, G., Basden, S. L., Leyro, T. M., Powers, M. B. & Otto, M. W. (2008). A meta-analytic review of psycho-social interventions for sub- stance use disorders. American Journal of Psychiatry, 165(2), 179–187.

Elliott, R., Bohart, A. C., Watson, J. C. & Greenberg, L. S. (2011). Empathy. Psychotherapy, 48(1), 43–49.

Ellis, A. (1962). Reason and emotion in psychotherapy. New York: Lyle Stuart.

Engelmann, B. (2022). Therapie-Tools Positive Psychologie. Achtsamkeit, Glück, Mut (3. Aufl.). Weinheim: Beltz.

Ezzamel, S., Spada, M. M. & Nikcevic, A. V. (2015). Cognitive-behavioural case formulation in the treatment of a complex case of social anxiety disorder and substance misuse. In M. Bruch (Ed.), Beyond diagnosis: Case formulation in cognitive-behavioural psychotherapy (pp. 194–219). London: Wiley.

Fairburn, C. G., Bailey-Straebler, S., Basden, S., Doll, H. A., Jones, R., Murphy, R., … Cooper, Z. (2015). A transdiagnostic comparison of enhanced cognitive behaviour therapy (CBT-E) and interpersonal psychotherapy in the treatment of eating disorders. Behaviour Research and Therapy, 70, 64–71.

Faßbinder, E., Klein, J.P., Sipos, V. & Schweiger, U. (2015). Therapie-Tools Depression. Weinheim: Beltz.

Foa, E. B. & Rothbaum, B. O. (1998). Treating the trauma of rape: Cognitive- behavioral therapy for PTSD. New York: Guilford.

Fredrickson, B. L. (2001). The role of positive emotions in positive psychology: The broaden-and-build theory of positive emotions. American Psychologist, 56, 218–226.

Frisch, M. B. (2005). Quality of life therapy. New York: Wiley.

Goldstein, A. (1962). Therapist-patient expectancies in psychotherapy. New York: Pergamon.

Goldstein, A. & Stainback, B. (1987). Overcoming agoraphobia: Conquering fear of the outside world. New York: Viking Penguin.

Gottman, J. & Gottman, J. S. (2014). Level 2 clinical training: Gottman method couples therapy [DVD]. Seattle, WA: Gottman Institute.

Gould, R. L., Coulson, M. C. & Howard, R. J. (2012). Efficacy of cognitive behavioral therapy for anxiety disorders in older people: A meta-analysis and meta-regression of randomized controlled trials. Journal of the American Geriatrics Society, 60(2), 218–229.

Grant, P. M., Bredemeier, K. & Beck, A. T. (2017). Six-month follow-up of recovery-oriented cognitive therapy for low-functioning individuals with schizophrenia. Psychiatric Services, 68(10), 997–1002.

Grant, P. M., Huh, G. A., Perivoliotis, D., Stolar, N. M. & Beck, A. T. (2012). Randomized trial to evaluate the efficacy of cognitive therapy for low- functioning patients with schizophrenia. Archives of General Psychiatry, 69(2), 121–127.

Gräßer, M. & Hovermann, E. (2022). Positive Aktivitäten. 100 Bildkarten zur Verhaltensaktivierung. Weinheim: Beltz.

Greenberg L. S. (2002). Emotion focused therapy: Coaching clients to work through their feelings. Washington, DC: American Psychological Association.

Hackmann, A., Bennett-Levy, J. & Holmes, E. A. (2011). Oxford guide to imagery in cognitive therapy. Oxford, UK: Oxford University Press.

Hall, J., Kellett, S., Berrios, R., Bains, M. K. & Scott, S. (2016). Efficacy of cognitive behavioral therapy for generalized anxiety disorder in older adults: Systematic review, meta-analysis, and meta-regression. American Journal of Geriatric Psychiatry, 24(11), 1063–1073.

Hanrahan, F., Field, A. P., Jones, F. W. & Davey, G. C. L. (2013). A meta-analysis of cognitive therapy for worry in generalized anxiety disorder. Clinical Psychology Review, 33, 120–132.

Hautzinger, M. (2021). Kognitive Verhaltenstherapie bei Depressionen (8. Aufl.). Weinheim: Beltz.

Hautzinger, M., Keller, F., & Kühner, C. (2006). Beck Depressions-Inventar (BDI-II). Revision. Frankfurt / Main: Harcourt Test Services. Deutsche Bearbeitung von Beck, A. T., Steer, R. A., & Brown, G. K. (1996). Beck Depression Inventory-II (BDI-II). San Antonio, TX: Harcourt Assessment Inc.

Hayes, S. C., Follette, V. M. & Linehan, M. M. (Eds.). (2004). Mindfulness and acceptance: Expanding the cognitive-behavioral tradition. New York: Guilford.

Hayes, S. C., Strosahl, K. D. & Wilson, K. G. (1999). Acceptance and commitment therapy: An experiential approach to behavior change. New York: Guilford. Hays, P. A. (2009). Integrating evidence-based practice, cognitive-behavior therapy, and multicultural therapy: Ten steps for culturally competent practice. Professional Psychology: Research and Practice, 40(4), 354–360.

Heiniger, L. E., Clark, G. I. & Egan, S. J. (2018). Perceptions of Socratic and non-Socratic presentation of information in cognitive behavior therapy. Journal of Behavior Therapy and Experimental Psychiatry, 58, 106–113.

Heßler-Kaufmann, J. & Neudeck, P. (2020). Therapie-Tools Störungsmodelle in der Verhaltenstherapie. Weinheim: Beltz.

Hofmann, S. G. (2016). Emotion in therapy: From science to practice. New York: Guilford.

Hofmann, S. G., Asnaani, A., Vonk, I. J., Sawyer, A. T. & Fang, A. (2012). The efficacy of cognitive behavioral therapy: A review of meta-analyses. Cognitive Therapy and Research, 36(5), 427–440.

Hofmann, S. G., Sawyer, A. T., Witt, A. A. & Oh, D. (2010). The effect of mindfulness-based therapy on anxiety and depression: A meta-analytic review. Journal of Consulting and Clinical Psychology, 78(2), 169–183.

Hollon, S. D., DeRubeis, R. J., Fawcett, J., Amsterdam, J. D., Shelton, R. C., Zajecka, J., … Gallop, R. (2014). Effect of cognitive therapy with antidepressant medications vs antidepressants alone on the rate of recovery in major depressive disorder: A randomized clinical trial. JAMA Psychiatry, 71(10), 1157–1164.

Ingram, R. E. & Hollon, S. D. (1986). Cognitive therapy for depression from an information processing perspective. In R. E. Ingram (Ed.), Personality, psychopathology, and psychotherapy series: Information processing approaches to clinical psychology (pp. 259–281). New York: Academic Press.

Iwamasa, G. Y. & Hays, P. A. (Eds.). (2019). Culturally responsive cognitive behavior therapy: Practice and supervision (2nd ed.). Washington, DC: American Psychological Association.

Jacobson, E. (1974). Progressive relaxation. Chicago: University of Chicago Press, Midway Reprint.

Jeste, D. V. & Palmer, B. W. (2015). Positive psychiatry: A clinical handbook. Arlington, VA: American Psychiatric Publishing.

Johnstone, L., Whomsley, S., Cole, S. & Oliver, N. (2011). Good practice guidelines on the use of psychological formulation. Leicester, UK: British Psychological Society.

Kabat-Zinn, J. (1990). Full catastrophe living. New York: Delta.

Kallapiran, K., Koo, S., Kirubakaran, R. & Hancock, K. (2015). Effectiveness of mindfulness in improving mental health symptoms of children and adolescents: A meta-analysis. Child and Adolescent Mental Health, 20(4), 182–194.

Kazantzis, N., Luong, H. K., Usatoff, A. S., Impala, T., Yew, R. Y. & Hofmann, S.G. (2018). The processes of cognitive behavioral therapy: A review of meta-analyses. Cognitive Therapy and Research, 42(4), 349–357.

Kazantzis, N., Whittington, C., Zelencich, L., Kyrios, M., Norton, P. J. & Hofmann, S. G. (2016). Quantity and quality of homework compliance: A meta- analysis of relations with outcome in cognitive behavior therapy. Behavior Therapy, 47(5), 755–772.

King, B. R. & Boswell, J. F. (2019). Therapeutic strategies and techniques in early cognitive-behavioral therapy. Psychotherapy, 56(1), 35–40.

Kliem, S. & Brähler, E. (2016), Beck-Hoffnungslosikgeits-Skala (BHS). Frankfurt a. M.: Pearson. Deutsche Bearbeitung von Beck, A. T. & Steer, R. A. (1993b). Beck Hopelessness Scale. San Antonio, TX: Psychological Corporation.

Knapp, P., Kieling, C. & Beck, A. T. (2015). What do psychotherapists do?: A systematic review and meta-regression of surveys. Psychotherapy and Psychosomatics, 84(6), 377–378.

Kuyken, W., Padesky, C. A. & Dudley, R. (2009). Collaborative case conceptualization: Working effectively with clients in cognitive behavioral therapy. New York: Guilford.

Lambert, M. J., Whipple, J. L., Smart, D. W., Vermeersch, D. A., Nielsen, S. L. & Hawkins, E. J. (2001). The effects of providing therapists with feedback on patient progress during psychotherapy: Are outcomes enhanced? Psycho- therapy Research, 11(1), 49–68.

Lambert, M. J., Whipple, J. L., Vermeersch, D. A., Smart, D. W., Hawkins, E. J., Nielsen, S. L. & Goates, M. (2002). Enhancing psychotherapy outcomes via providing feedback on client progress: A replication. Clinical Psychology and Psychotherapy, 9(2), 91–103.

Lazarus, A. A. & Lazarus, C. N. (1991). Multimodal life history inventory. Champaign, IL: Research Press.

Leahy, R. L. (2002). A model of emotional schemas. Cognitive and Behavioral Practice, 9(3), 177–190.

Leahy, R. L. (Ed.). (2018). Science and practice in cognitive therapy: Foundations, mechanisms, and applications. New York: Guilford.

Ledley, D. R., Marx, B. P. & Heimberg R. G. (2005). Making cognitive-behavioral therapy work: Clinical process for new practitioners. New York: Guilford.

Lee, J. Y., Dong, L., Gumport, N. B. & Harvey, A. G. (2020). Establishing the dose of memory support to improve patient memory for treatment and treatment outcome. Journal of Behavior Therapy and Experimental Psychiatry, 68, 101526.

Lewinsohn, P. M., Sullivan, J. M. & Grosscup, S. J. (1980). Changing reinforcing events: An approach to the treatment of depression. Psychotherapy: Theory, Research, Practice, and Training, 17(3), 322–334.

Linardon, J., Wade, T. D., de la Piedad Garcia, X. & Brennan, L. (2017). The efficacy of cognitive-behavioral therapy for eating disorders: A systematic review and meta-analysis. Journal of Consulting and Clinical Psychology, 85(11), 1080–1094.

Linehan, M. M. (1993). Cognitive-behavioral treatment of borderline personality disorder. New York: Guilford.

Linehan, M. M. (2015). DBT skills training manual (2nd ed.). New York: Guilford.

Lotz, N. (2016). Metaphern in der Akzeptanz- und Commitmenttherapie: Weinheim: Beltz.

Magill, M. & Ray, L. A. (2009). Cognitive-behavioral treatment with adult alcohol and illicit drug users: A meta-analysis of randomized controlled trials. Journal of Studies on Alcohol and Drugs, 70(4), 516–527.

Margraf, J. & Ehlers, A. (2007). BAI. Beck-Angst-Inventar. Frankfurt a. M.: Harcourt Test Services GmbH. Deutsche Bearbeitung von Beck, A. T. & Steer, R. A. (1993a). Beck Anxiety Inventory. San Antonio, TX: Psychological Corporation.

Martell, C., Addis, M. & Jacobson, N. (2001). Depression in context: Strategies for guided action. New York: Norton.

Matusiewicz, A. K., Banducci, A. N. & Lejuez, C. W. (2010). The effectiveness of cognitive behavioral therapy for personality disorders. Psychiatric Clinics of North America, 33(3), 657–685.

Mayo-Wilson, E., Dias, S., Mavranezouli, I., Kew, K., Clark, D. M., Ades, A. E. & Pilling, S. (2014). Psychological and pharmacological interventions for social anxiety disorder in adults: A systematic review and network meta-analysis. Lancet Psychiatry, 1(5), 368–376.

McCown, D., Reibel, D. & Micozzi, M. S. (2010). Teaching mindfulness: A practical guide for clinicians and educators. New York: Springer.

McCullough, J. P., Jr. (1999). Treatment for chronic depression: Cognitive behavioral analysis system of psychotherapy. New York: Guilford.

McEvoy, P. M., Saulsman, L. M. & Rapee, R. M. (2018). Imagery-enhanced CBT for social anxiety disorder. New York: Guilford.

Meichenbaum, D. (1977). Cognitive-behavior modification: An integrative approach. New York: Plenum Press.

Miller, S. D., Hubble, M. A., Chow, D. & Seidel, J. (2015). Beyond measures and monitoring: Realizing the potential of feedback-informed treatment. Psychotherapy, 52(4), 449–457.

Needleman, L. D. (1999). Cognitive case conceptualization: A guidebook for practitioners. Mahwah, NJ: Erlbaum.

Norcross, J. C. & Lambert, M. J. (2018). Psychotherapy relationships that work: III. Psychotherapy, 55(4), 303–315.

Norcross, J. C. & Wampold, B. E. (2011). Evidence-based therapy relationships: Research conclusions and clinical practices. Psychotherapy, 48(1), 98–102.

Öst, L. G., Havnen, A., Hansen, B. & Kvale, G. (2015). Cognitive behavioral treatments of obsessive–compulsive disorder: A systematic review and meta- analysis of studies published 1993–2014. Clinical Psychology Review, 40, 156– 169.

Overholser, J. C. (2018). The Socratic method of psychotherapy. New York: Columbia University Press.

Padesky, C. A. (1994). Schema change processes in cognitive therapy. Clinical Psychology and Psychotherapy, 1(5), 267–278.

Padesky, C. A. & Mooney, K. A. (2005). Cognitive therapy for personality disorders: Constructing a new personality. Paper presented at the 5th International Congress of Cognitive Psychotherapy, Gotenburg, Sweden.

Persons, J. B. (2008). The case formulation approach to cognitive-behavior therapy. New York: Guilford.

Petermann, F. (2020). Entspannungsverfahren. Praxishandbuch (6. Aufl.). Weinheim: Beltz.

Pitschel-Walz, G. (2017). Lebensfreude zurückgewinnen: Ratgeber für Menschen mit Depressionen und deren Angehörige. München: Urban & Fischer.

Pugh, M. (2019). Cognitive behavioural chairwork: Distinctive features. Oxon, UK: Routledge.

Raue, P. J. & Goldfried, M. R. (1994). The therapeutic alliance in cognitive-behavioral therapy. In A. O. Horvath & L. S. Greenberg (Eds.), The working alliance: Theory, research, and practice (pp. 131–152). New York: Wiley.

Resick, P. A. & Schnicke, M. K. (1993). Cognitive processing therapy for rape victims: A treatment manual. Newbury Park, CA: SAGE.

Ritschel, L. A. & Sheppard, C. S. (2018). Hope and depression. In M. W. Gallagher & S. J.

Lopez (Eds.), The Oxford handbook of hope (pp. 209–219). New York: Oxford University Press.

Rosen, H. (1988). The constructivist–development paradigm. In R. A. Dorfman (Ed.), Paradigms of clinical social work (pp. 317–355). New York: Brunner/Mazel. Rush, A. J., Beck, A. T., Kovacs, M. & Hollon, S. D. (1977). Comparative efficacy of cognitive therapy and pharmacotherapy in the treatment of depressed outclients. Cognitive Therapy and Research, 1(1), 17–37.

Safran, J. & Segal, Z. V. (1996). Interpersonal process in cognitive therapy. Lanham, MD: Jason Aronson.

Salkovskis, P. M. (1996). The cognitive approach to anxiety: Threat beliefs, safety- seeking behavior, and the special case of health anxiety obsessions. In P. M. Salkovskis (Ed.), Frontiers of cognitive therapy: The state of the art and beyond (pp. 48–74). New York: Guilford.

Schmitt R. & Heidenreich, Th. (2019). Metaphern in Psychotherapie und Beratung. Eine metaphernreflexive Perspektive. Weinheim: Beltz.

Segal, Z., Williams, M. & Teasdale, J. (2018). Mindfulness-based cognitive therapy for depression (2nd ed.). New York: Guilford.

Smith, T. B., Rodriguez, M. D. & Bernal, G. (2011). Culture. In J. C. Norcross (Ed.), Psychotherapy relationships that work (2nd ed.). New York: Oxford University Press.

Snyder, C. R., Michael, S. T. & Cheavens, J. (1999). Hope as a psychotherapeutic foundation of common factors, placebos, and expectancies. In M. A. Hubble, B. Duncan & S. Miller (Eds.), The heart and soul of change (pp. 179–200). Washington, DC: American Psychological Association.

Stavemann, H.H. (2018). Im Gefühlsdschungel. Emotionale Krisen verstehen und bewältigen (3. Aufl.). Weinheim: Beltz.

Stott, R., Mansell, W., Salkovskis, P., Lavender, A. & Cartwright-Hatton, S. (2010). Oxford guide to metaphors in CBT: Building cognitive bridges. Oxford, UK: Oxford University Press.

Sudak, D. M. (2011). Combining CBT and medication: An evidence-based approach. Hoboken, NJ: Wiley.

Sue, S., Zane, N., Nagayama Hall, G. D. & Berger, L. K. (2009). The case for cultural competency in psychotherapeutic interventions. Annual Review of Psychology, 60, 525–548.

Swift, J. K., Greenberg, R. P., Whipple, J. L. & Kominiak, N. (2012). Practice recommendations for reducing premature termination in therapy. Professional Psychology: Research and Practice, 43, 379–387.

Tarrier, N. (Ed.). (2006). Case formulation in cognitive behavior therapy: The treatment of challenging and complex cases. New York: Routledge.

Teismann, T. & Gysin-Maillart, A. (2019). Beltz Video-Learning Krisenintervention und Suizidalität. DVD. Weinheim: Beltz.

Teismann, T. & Friedrich, S. (2022). Therapie-Tools Suizidalität und Krisenintervention. Weinheim: Beltz.

Thoma, N., Pilecki, B. & McKay, D. (2015). Contemporary cognitive behavior therapy: A review of theory, history, and evidence. Psychodynamic Psychiatry, 43(3), 423–461.

Tolin, D. F. (2016). Doing CBT: A comprehensive guide to working with behaviors, thoughts, and emotions. New York: Guilford.

Tompkins, M. A. (2004). Using homework in psychotherapy: Strategies, guidelines, and forms. New York: Guilford.

Tugade, M. M., Frederickson, B. L. & Barrett, L. F. (2004). Psychological resilience and positive emotional granularity: Examining the benefits of positive emotions on coping and health. Journal of Personality, 72(6), 1161–1190.

Vittengl, J. R., Stutzman, S., Atluru, A. & Jarrett, R. B. (in press). Do cognitive therapy skills neutralize lifetime stress to improve treatment outcomes in recurrent depression? Behavior Therapy.

von Brachel, R., Hirschfeld, G., Berner, A., Willutzki, U., Teismann, T., Cwik, J. C., … Margraf, J. (2019). Long-term effectiveness of cognitive behavioral therapy in routine outpatient care: A 5- to 20-year follow-up study. Psychotherapy and Psychosomatics, 88(4), 225–235.

Weck, F., Kaufmann, Y. M. & Höfling, V. (2017). Competence feedback improves CBT competence in trainee therapists: A randomized controlled pilot study. Psychotherapy Research, 27(4), 501–509.

Weissman, A. N. & Beck, A. T. (1978). Development and validation of the Dysfunctional Attitude Scale: A preliminary investigation. Paper presented at the annual meeting of the American Educational Research Association, Toronto, Canada.

Wenzel, A., Brown, G. K. & Beck, A. T. (2009). Cognitive therapy for suicidal patients: Scientific and clinical applications. Washington, DC: American Psychological Association.

Wuthrich, V. M. & Rapee, R. M. (2013). Randomised controlled trial of group cognitive behavioural therapy for comorbid anxiety and depression in older adults. Behaviour Research and Therapy, 51(12), 779–786.

Young, J. E. (1999). Cognitive therapy for personality disorders: A schema-focused approach (3rd ed.). Sarasota, FL: Professional Resource.

Young, J. E., Klosko, J. S. & Weishaar, M. E. (2003). Schema therapy: A practitioner's guide. New York: Guilford.

Zilcha-Mano, S., Errázuriz, P., Yaffe-Herbst, L., German, R. E. & DeRubeis, R.J. (2019). Are there any robust predictors of «sudden gainers," and how is sustained improvement in treatment outcome achieved following a gain? Journal of Consulting and Clinical Psychology, 87(6), 491–500.

Zwick, J. & Hautzinger, M. (2018). Dem Leben wieder Farbe geben. Aktiv werden, Denkmuster verändern, Depressionen überwinden. Ein Selbsthilfebuch für Betroffene und Angehörige. Weinheim: Beltz.

Sachwortverzeichnis